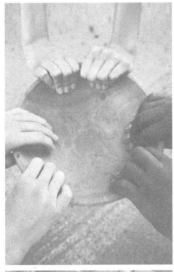

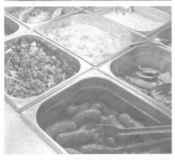

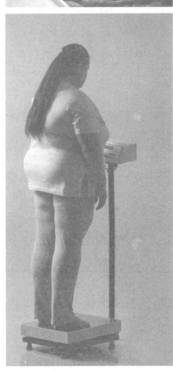

# 营养经济学

## Nutrition Economics

张 兵 王惠君 李 滢 主 译

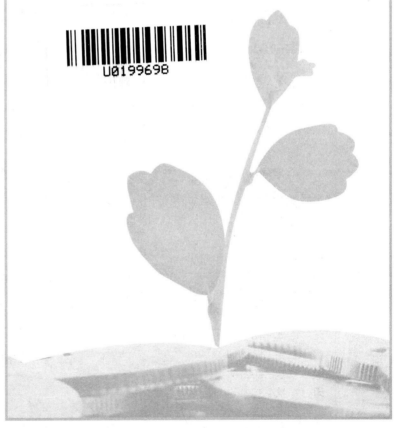

人民卫生出版社

·北 京·

**图书在版编目（CIP）数据**

营养经济学 /（美）苏雷什·巴布（Suresh C. Babu）
原著；张兵，王惠君，李滢主译 . —北京：人民卫生
出版社，2021.10
书名原文：Nutrition Economics
ISBN 978-7-117-31676-7

Ⅰ.①营… Ⅱ.①苏… ②张… ③王… ④李… Ⅲ.
①营养学 - 经济学 Ⅳ.①R151-05

中国版本图书馆 CIP 数据核字（2021）第 104736 号

| | | |
|---|---|---|
| 人卫智网 | www.ipmph.com | 医学教育、学术、考试、健康，购书智慧智能综合服务平台 |
| 人卫官网 | www.pmph.com | 人卫官方资讯发布平台 |

图字：01-2021-5779 号

**营养经济学**
Yingyang Jingjixue

主　　译：张　兵　王惠君　李　滢
出版发行：人民卫生出版社（中继线 010-59780011）
地　　址：北京市朝阳区潘家园南里 19 号
邮　　编：100021
E - mail：pmph @ pmph.com
购书热线：010-59787592　010-59787584　010-65264830
印　　刷：天津安泰印刷有限公司
经　　销：新华书店
开　　本：787×1092　1/16　印张：21
字　　数：511 千字
版　　次：2021 年 10 月第 1 版
印　　次：2021 年 11 月第 1 次印刷
标准书号：ISBN 978-7-117-31676-7
定　　价：85.00 元

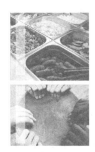

# 编译委员会

**原　著**

Suresh C. Babu

International Food Policy Research Institute (IFPRI), Washington, DC, United States

Shailendra N. Gajanan

University of Pittsburgh, Bradford, PA, United States

J. Arne Hallam

Iowa State University, Ames, IA, United States

**主　审**

翟凤英（中国疾病预防控制中心营养与健康所）

丁钢强（中国疾病预防控制中心营养与健康所）

**主　译**

张　兵（中国疾病预防控制中心营养与健康所）

王惠君（中国疾病预防控制中心营养与健康所）

李　滢（河北农业大学经济管理学院）

**副主译**

王志宏（中国疾病预防控制中心营养与健康所）

苏　畅（中国疾病预防控制中心营养与健康所）

## 译 者

| | |
|---|---|
| 第一章 | 苏 畅、白 晶(中国疾病预防控制中心营养与健康所) |
| 第二章 | 苏 畅、白 晶(中国疾病预防控制中心营养与健康所) |
| 第三章 | 姜红如、黄绯绯(中国疾病预防控制中心营养与健康所) |
| 第四章 | 李 滢(河北农业大学经济管理学院) |
| 第五章 | 杨宾宾(河北农业大学经济管理学院) |
| 第六章 | 李 滢(河北农业大学经济管理学院) |
| 第七章 | 杨钰泽(河北农业大学经济管理学院) |
| 第八章 | 李 滢(河北农业大学经济管理学院) |
| 第九章 | 李雪男(福建农林大学安溪茶学院) |
| 第十章 | 李 滢(河北农业大学经济管理学院) |
| 第十一章 | 欧阳一非(中国疾病预防控制中心营养与健康所) |
| 第十二章 | 张继国、黄丽娜(中国疾病预防控制中心营养与健康所) |
| 第十三章 | 杜文雯、王柳森(中国疾病预防控制中心营养与健康所) |
| 第十四章 | 郭春雷(中国疾病预防控制中心营养与健康所) |
| 第十五章 | 汪 云(中国疾病预防控制中心营养与健康所) |
| 第十六章 | 贾小芳(中国疾病预防控制中心营养与健康所) |
| 第十七章 | 李 丽(中国疾病预防控制中心营养与健康所) |

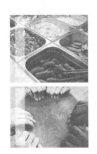

# 译者序

过去的四十年,得益于改革开放和国际交流合作,我国的公共营养在学术思想、专业理论和研究技术等方面取得了长足进步,形成了较为系统的学科体系,如公共营养学、营养流行病学,这些为人群营养调查、健康影响因素评价、营养问题干预等提供了有效的理论和技术支撑。

然而,在对营养问题、营养健康政策、营养改善行动进行评价时,常常会遇到一个紧迫的需求——怎样开展经济学分析? 如何提供系统的经济负担或效益证据? 作为营养专业人员往往缺乏必要的经济学技术方法和工具。近十年来,我们一直有一个夙愿,将营养学与经济学有机地结合起来,形成一门新的学科——营养经济学,以便为专业领域的相关需求服务。

中国在消除贫困、增加食物供应、改善国民膳食营养状况、降低婴幼儿及儿童死亡率等方面都取得了巨大成就,尤其是营养改善的成效非常显著。但我们很少从经济学的角度定性和定量地去衡量营养的作用,这也是营养专业人员与政府决策者沟通营养重要性时所面临的一个挑战,专业人员更关注健康影响因素,而政府决策者更关心经济收益。因此,如果能够使两者有机地结合起来,将有助于营养专业人员与政府决策者之间的沟通,融合双方智慧制定合理的营养政策和规划,正确引导食物消费,优化膳食模式,促进健康的生活方式,进而全面改善国民营养与健康状况,增加经济收益。

本书的主要译者在公共营养及营养政策研究领域从事研究二十余年,深感多学科交叉应用对于解决复杂的营养问题的必要性和迫切性,对于政策、经济等方面也做过一些研究探索和尝试,但内容还缺乏系统性。2018 年研读 Suresh C. Babu 博士等编著的 *Nutrition Economics：Principles and Policy Applications* 后,感觉很有启发,这本书较好地构建了营养经济学的理论框架,并在此框架下将原有分散的方法学内容整合在一起,是一本全面了解和掌握营养经济学理论和方法的教材,自此产生了翻译该书的想法。

本书的翻译工作主要由中国疾病预防控制中心营养与健康所公共营养研究团队完成。这一团队由一群对营养经济学和新生事物充满兴趣的年轻人组成,且他们在营养政策及相关课题的研究工作中深刻体会到将经济学研究方法应用于营养政策及相关研究的重要性。

鉴于本书涉及营养学和应用经济学两个专业内容,为保证翻译质量和专业水准,特别邀请了河北农业大学经济学院4位专门从事经济学教学和科研的学者加入本书的翻译工作中。虽然本书的翻译不是团队的本职工作任务,但大家都付出了很多心血并且保持了极大的工作热情。2019年10月各位译者完成了各章节的翻译及3次团队内互审和修改,形成了翻译初稿。2019年11月~2020年3月间,本书主要编译人员又对全部内容进行了四次审核与修改,形成翻译二次修订稿。为保证本书的专业水准,邀请了在营养学领域有很深造诣的翟凤英研究员和丁钢强主任医师对本书的营养学内容进行了审核;邀请了知名经济学者,首都经济贸易大学于保荣教授对本书的经济学内容进行了审校,3位学者均提出了宝贵的意见。在译者团队中,白晶博士在书稿审校和统稿方面做了大量工作,不仅使翻译充分尊重原著,而且提高了翻译质量,使各章节翻译语言严谨统一。白晶博士的不懈努力帮助译者团队将本书以更严谨和更完美的形式呈现给读者。

本书翻译忠实于原著,但在原著第六章列出的公式中存在标注或者公式推导错误,经与原著者Suresh C.Babu博士确认,本书对错误进行了更改,因此导致本书第六章中出现的公式与原著不尽相同,为避免误解,特此说明。

张 兵

中国疾病预防控制中心营养与健康所

2020年7月1日

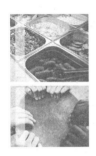

# 前　言

　　编写这本书的初衷是通过多学科和多部门协作以解决人类所面临的饥饿和营养不良问题。目前针对营养问题，多学科和多部门决策之间还存在很多障碍，比如，如何确定营养政策议题，进行政策抉择分析，设计干预方案并实施干预，监测、评价项目实施的成本与效益，收集相应证据以评估营养政策实施效果等。关于营养问题的经济学及公共政策分析方面的现有文献资料相对分散，缺乏综合性，无法从一篇文献或一本书中获得所需的全部信息。因此，出版本书将在一定范围内弥补这一需求空白。

　　本书旨在结合人类营养学和应用经济学内容，弥补决策者在制定营养健康政策及规划时面临的长期空白和关键知识缺口，全面展示新兴营养经济学领域的相关知识。

　　本书分为 8 个部分，共包含 17 章内容，每一章节均从前沿理论、模型、概念框架以及营养决策者实践应用等方面进行介绍，内容涵盖了诸多领域。哪些读者将能从本书中受益呢？

　　首先，本书可以作为营养、农业、经济学、发展研究、公共政策等专业高年级本科生或一年级硕士研究生在公共政策方面一个学期的学习教材，帮助来自不同专业背景但对营养问题感兴趣的多学科学生，了解如何运用经济学原理和计量经济学方法去研究营养问题及评价公共政策与计划。

　　其次，本书也面向有意愿在营养经济学相关领域进行探索和自我提升的读者和决策者。本书有助于政府政策分析人员尽快熟悉营养政策分析和项目评价等内容，有助于公共部门、私立机构以及民间社会团体中的营养学家更新其公共政策、计划管理及评价方面的知识，并且促进他们与其他社会科学人员在相关经济学目标方面达成共识。此外，从事营养工作的国际机构和非政府组织的项目官员也可以通过本书更好地理解营养政策的相关文献，并将其应用于干预政策的设计、监测和评估。

　　再者，学术领域的政策研究人员可以应用本书各章演示的政策分析工具来提高研究和分析能力，以解决实际问题。对于那些不熟悉计量经济学方法，但对营养政策问题感兴趣，以及对营养政策领域各种问题进行辩论和讨论的文献结果感兴趣的专业人士，也可以从本书中获益。本书向读者介绍了全球、各区域和各国营养公共政策制定的现状。读者可以跳过本书的理论章节和一些章节中的数据分析部分,从其余内容中获益。

最后,本书对于那些经常或偶尔面对营养政策问题的人士,包括国际和国家营养和发展顾问,也具有很好的参考价值。

本书作者从事营养经济学研究和教学工作超过 25 年。虽然编写本书的创意是近年才以目前的形式构思出来的,但以营养经济学为主题,并将政策和营养界所面临的发展挑战汇聚在一起的动力源自我们与爱荷华州立大学、康奈尔大学、国际粮食政策研究所、世界银行(The World Bank,WB)和匹兹堡大学的同事们的最初讨论。

通过在北美洲、欧洲、亚洲、非洲和拉丁美洲的一些发达国家和发展中国家的大学中开设本书涉及的基础内容教学课程,我们发现营养政策学课程中有关经济学的空白亟待填补。这有助于教育工作者有效地培养未来的营养政策研究者和决策者,以便在制定经济政策时设法解决营养不良问题。此外,决策者目前无法从单独的一本书中获得有关营养政策的全部相关知识内容,这是撰写这本书的另外一个紧迫的原因。遗憾的是,研究者和教学人员常常将更多的精力放在对自身有更高利益价值的科研论文创作上,很少有兴趣去编写多学科综合性书籍,但是对研究者和决策者来说,许多在高质量期刊上发表的营养政策文献难以获得,特别是对亟需制定营养政策的发展中国家,获得这些高质量文献难度更大。

新一代政策研究者和分析人员将通过营养政策来应对营养挑战,他们能够独立解决问题,不需要等待外部的研究团队开展相关的研究分析为他们提供证据。在此背景下,1997 年克里斯托弗·尤迪教授指出,发展研究中面临的主要障碍是缺乏公开可用的数据以及相关的计算机编码,这些都是必备条件,可以为学生和新入职的研究人员提供帮助和信息指导,本书可以在一定程度上解决这一能力挑战问题。随着时间的推移,数据和相关的计算机编码逐渐变得可获取。例如,在第十三章"学校营养经济学:断点回归的应用"中,来自 Broussard 的 2012 年的公开数据被应用于社会保障营养内容研究。同样,我们使用了几个简单的示例数据集来说明 STATA 程序编码的工作原理并解释输出结果。数据和示例的使用旨在说明基础理论、政策问题和相关讨论的工作原理。因此,本书阐释了一个可能的方向,即通过多学科交叉的教学发展提升解决实际问题的能力。

本书不仅可以用于独立的课程教学,而且也可以用作预备课程的教材,帮助学生获取运用基本统计方法的技能。此外,由爱思唯尔学术出版社(Elsevier/Academic Press)出版的题为《食物保障、贫困和营养政策分析》(*Food Security*,*Poverty*,*and Nutrition Policy Analysis*)(Babu 等,2014)的书中也包含了营养政策的基本素材,能为本科生或一年级研究生提供完整的预备课程内容。上述两个内容的教学可以组合成一门完整的"营养政策"课程,供本科生、研究生作为必修或选修课。

本书现有内容及结构在很大程度上得益于与来自多个机构的专家们多年来的合作互动。除此之外,我们通过总结课程内容和阅读材料,与他们一起参与案例教学,聆听他们有关本书主题的讲演,与他们交流本书的内容,得到了极大的启发和创意。这些专家对营养经济学领域的贡献是推动本书编写的动力源泉。

这些专家是:国际食物政策研究所(IFPRI)Akhter Ahmed,国际食物政策研究所 Alderman,麻省理工大学经济学院 Abhijit Banerjee,康奈尔大学 Christopher Barrett,宾夕法尼亚大学 Jere Behrman,马里兰大学 Alok Bhargawa,克莱姆森大学 Katherine Cason,西密歇根大学 Kenneth A.Dahlberg,堪萨斯州立大学 Timothy Dalton,密歇根州立大学 Cynthia Donovan,国

际食物政策研究所 Paul Dorosh，麻省理工大学经济学院 Esther Duflo，国际食物政策研究所 Shenggan Fan，乔治梅森大学 Constance Gewa，国际食物政策研究所 Stuart Gillespie，国际食物政策研究所 Dan Gilligan，伊利诺伊大学厄巴纳-香槟分校 Craig Gundersen，康奈尔大学 Jean Pierre Habicht，国际食物政策研究所 Lawrence Haddad，北卡罗莱纳大学 Sudhanshu Handa，国际食物政策研究所 Derek Heady，比勒陀利亚大学 Sheryl Henriks，康奈尔大学 John Hoddinott，滑铁卢大学 Sue Horton，爱荷华州立大学 Helen H.Jensen，澳大利亚国立大学 Raghbendra Jha，约翰霍普金斯大学 Rolf Klemm 和 Keith West，佛蒙特大学 Jane Kolodinsky，国际食物政策研究所 Jef Leroy，塔夫斯大学 Jim Levinsohn，农业-营养实践社区 Emily Levitt Ruppert，塔夫斯大学 William Masters，塔夫斯大学 Dan Maxwell，波士顿大学 Ellen Messer，芝加哥大学 Bruce Meyer，哈佛大学 Sendhil Mullainathan，斯坦福大学 Rosamond L. Naylor，纽约大学 Marion Nestle，康奈尔大学 Christine Olson，哈佛肯尼迪学院 Robert Paarlberg，国际食物政策研究所 Rajul Pandya-Lorch，康奈尔大学 Prabhu Pingali，康奈尔大学 Per Pinstrup-Andersen，北卡罗莱纳大学 Barry Popkin，国际食物政策研究所 Agnes Quisumbing，康涅狄格大学 Susan M. Randolph，加州大学 Jonathan Robinson，诺丁汉大学 Marie-Claire Robitaille-Blanchet，塔夫斯大学 Beatrice Rogers，国际食物政策研究所 Marie Ruel，康奈尔大学 David Sahn，桑迪亚国家实验室 Prabuddha Sanyal，世界银行 Meera Shekar，马里兰大学 Prabhakar Tamboli，塔夫斯大学 James Tillotson，全球发展中心 Peter Timmer，国际食物政策研究所 Maximo Torero，乔治敦大学 Francis Vella，波恩大学 Joachim von Braun，塔夫斯大学 Partick Webb。

　　本书内容也得益于来自世界各地多所大学的几位同行对各章节初稿的评议意见。我们定期开设关于食物保障、营养和贫困相关主题的课程，这些课程的参与者不仅帮助我们完善了教学方法，而且完善了面向普通读者的讲义内容。多年来，我们在向多所大学提供精选课程内容的过程中获益匪浅，这些大学包括华盛顿特区美国大学、比勒陀利亚大学、马拉维大学、莫桑比克爱德华多·蒙德莱恩大学、新德里印度农业研究所、哥印拜陀泰米尔纳德邦农业大学、乌兹别克斯坦塔什干州农业大学、内罗毕大学、南非夸祖鲁-纳塔尔大学、马里兰大学公园学院、新德里英迪拉·甘地国家开放大学、哥本哈根皇家兽医大学、秘鲁利马国家农业大学、梅德福塔夫斯大学、德国斯图加特霍恩海姆大学、加纳塔玛拉发展研究大学、瑞典乌普萨拉农业科学大学、哈拉雷津巴布韦大学、艾姆斯爱荷华州立大学和布拉德福德匹兹堡大学。

　　最后，爱思唯尔学术出版社的 Nancy Maragioglio 和 Billie-Jean Fernandez 编辑对本书出版给予了很大的帮助，他们提供的支持使得我们能够及时完成本书编写计划。我们非常感谢他们！

　　毋庸置疑，每位作者都对本书的内容负责。

Suresh C.Babu，Shailendra N.Gajanan 和 J.Arne Hallam

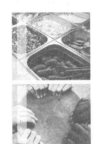

# 目　录

## 第二部分　营养的经济学分析

## 第三部分　营养素需求经济学

## 第四部分　营养状态的决定因素和因果分析

## 第五部分　项目评估与营养政策分析

**第六部分　三重经济负担：营养不足、营养过剩、微量营养素缺乏**

## 第七部分　营养政策中的特色话题

## 第八部分　总结

# 第一部分

# 引　言

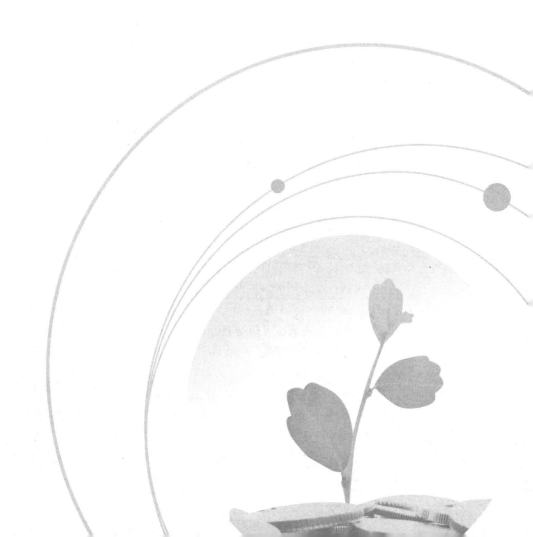

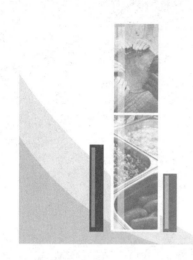

# 第一章

# 为什么要学习营养经济学

投资儿童早期营养是一项必定成功的策略,有令人难以置信的高回报率。

——安妮 M·马尔卡希

尽管科学技术已经取得了很大进步,众多发展中国家食物生产有所增加,经济全球化使食物运输变得更加容易,但营养不良问题带来的挑战仍是一个重要的发展议题。2015 年《全球营养报告》(IFPRI——全球营养报告)总结了由各种原因导致营养不良的人群规模:7.94 亿人处于能量缺乏性营养不良状态;1.61 亿 5 岁以下儿童生长迟缓——这是慢性营养不良的指标;5 100 万 5 岁以下的儿童消瘦——这是社区急性营养不良的指标;微量营养素缺乏,也被称为隐性饥饿,是对包括诸如维生素 A、碘、铁和锌等微量元素摄入不足状态的统称,它影响着约 20 亿人口;超重和肥胖则影响着 19 亿成年人。因此,营养不良依然是全球发展所面临的共同挑战。

营养不良以不同方式影响着一些国家的可持续发展。在个人层面,营养不良的若干表现形式包括营养不足、营养过剩、膳食摄入不均衡、微量营养素缺乏形式的隐性饥饿等,无论是长期还是短期的营养不良都会付出高昂的代价。短期营养不良会造成劳动生产率降低,进而导致生产力水平低下;长期而言,营养不良不仅会加重疾病负担和增加卫生保健费用,还会导致抗病能力减弱,降低儿童生长发育阶段的潜能发展,从而导致人力资本回报的损失(Hoddinott 等,2013;Hoddinott,2016)。持续的不同类型的严重营养不良会导致防控成本居高不下,根据全球农业和食物系统委员会技术简报对营养问题的估计,全球每年用于解决营养不良问题的各项支出高达 3.5 万亿美元(GLOPAN,2016)。

营养经济学不是只关注食物摄入量及其营养成分的经济学研究。营养是一个复杂过程的综合体现,不仅包括对食物和营养物质的有效利用,同时也包括与之相关的清洁饮用水、卫生设施、保健、医疗服务和安全的食物资源等因素。要实现良好的营养就需要这些相关因素均达到满足人类健康的质量水平,而这些因素的质量水平又取决于包括个人、家庭和社区收入水平在内的若干其他非食物因素。一般而言,获得良好营养所需的食物和非食物因素的可及性取决于影响个人、家庭、社区以及国家的社会经济因素和地理因素（Smith 和 Haddad，2015）。

　　从政策角度研究营养经济学，需要了解不同社会中食物和营养素摄入模式之间的差异。食物和营养素摄入模式随着国家整体经济的变化而变化，特别是在农村地区，随着家庭收入的增加，食物质量随之提高，同时，含有较多饱和脂肪酸、反式脂肪、糖分和盐分的食物摄入增加导致超重及肥胖，也是加重非传染性疾病发生的原因之一。此外，在收入水平较高的家庭和生活在城市中的家庭，家庭成员倾向于久坐不动的生活方式和摄入更多的加工食品。即便是较低收入水平的家庭，在收入增加时，也会在原本能量偏高的饮食中添加更多的油和糖（Hawkes 等，2007；Popkin 等，2012）。因此，研究食物和营养素摄入模式的变化不仅是制定政策和社会不同阶层干预计划的关键，而且有助于社会实现最佳营养和健康目标（Reardon 等，2012；Ruel 和 Alderman，2013）。

　　营养不良的原因广泛且复杂，影响营养结局的因素复杂多样。其中主要因素包括食物保障、清洁饮用水、健康、卫生设施、保健、两性关系以及营养和健康干预的可及性等（Smith 和 Haddad，2015）。技术、环境、政治、文化以及社会经济等因素是影响社区居民营养摄入状况的决定因素，因此，能够影响这些决定因素的因素将会对居民的营养状况产生间接影响。例如，气候变化会影响食物保障和环境条件，进而对相应人群的营养状况带来深层次的影响（Springman 等，2016）。同样，食品安全也会通过影响食品质量及与健康相关的结局进而影响居民营养状况。分析营养状况的决定因素可以为制定政策和干预措施提供理论依据。

　　营养不良导致了个人、家庭、社区、国家和全球层面上的经济损失（Horton 和 Steckel，2013）。在国家层面，如果没有足够的经费投入，将无法针对不同生命周期面临的营养问题实施有针对性的干预措施（Bhutta 等，2013；Shekar 等，2015；Rollins 等，2016）。一方面，各国正在努力减少营养不足问题；另一方面，日益严重的营养过剩和肥胖问题正在对各国有限的健康和营养资源构成新的威胁（Black 等，2013；Shekar 等，2016）。

　　国际社会已经制定了 2025 年全球营养目标：5 岁以下儿童生长迟缓率下降 40%；育龄妇女贫血率下降 50%；纯母乳喂养率提高到 50%；儿童消瘦率降低到 5%；低出生体重率下降 30%；控制儿童肥胖率的上升势头［世界卫生组织（World Health Organization，WHO），2014］，实现这些目标需要全球、各国和全社会协调一致的行动。据估计，为了实现生长迟缓、贫血、母乳喂养和消瘦方面的目标，在未来 10 年内，每年需要追加 70 亿美元的支出（Shekar 等，2016）。即使各国政府和全球捐助界动员的资源可以达到这一水平，要实现这些目标还需要地方政府具备有效利用这些投资的能力，并将其转化为营养成果。但遗憾的是，地方政府的能力严重缺乏。

　　许多国家已经重新评估营养挑战并且增加全球性的关注［WHO，2014；联合国儿童基金会（United Nations International Children's Emergency Fund，UNICEF），WHO 和 World Bank，2015；Shekar 等，2016］。营养不良包括营养不足和营养过剩，是实现全球可持续发展的关键性目标（UN，2015）。国际社会已经将减少营养不良的目标定为千年发展目标的一部分，并同意将其作为可持续发展目标（sustainable development goals，SDGs）。在过去二十年中，许多发展中国家已经将国家战略聚焦于解决营养不良问题，作为必要条件而非充分条件，食物保障被公认为是一项基本人权。国际宣言呼吁采取多方面措施解决营养不良问题：如开展符合各国发展目标与国家利益的全球营养援助；提高食物系统的可持续性和适应力，为社会提供均衡的膳食；制定和实施全面的公共政策和制度；发展安全、均衡膳食的食物供应系统；促进食品市场和分配系统发展，减少食物浪费［联合国粮农组织（Food and Agriculture Organization，FAO）和 WHO，2014］。然而，由于尚缺乏这些政策和干预措施在实现上述全球发展目标方面有实效的科学证据，这类策略在各个层面的实施仍然是一项挑战。从政策分析的角度开展营养经济学研究将有助于获得上述有实效的证据。

怎样才能有效解决个体、家庭、社区、国家、区域和全球各层面的营养不良问题？如何确定营养不良的易感人群？解决营养不良问题需要制定和实施什么政策和干预措施？相关的多个部门将如何合作解决营养挑战？怎样的食品生产、市场、贸易和分配系统能够促进国家、区域和全球范围内的营养改善？如何通过提高食物保障体系的弹性来应对气候变化和食物价格波动所带来的挑战？如何建立共通的措施和标准，为民众提供安全以及营养的膳食？这些都是全球、区域和各国论坛会议中经常讨论的问题。

回答这些问题需要有特定背景的证据。提供及时可靠的证据则需要各国专家具备向决策者提供咨询的能力，遗憾的是，目前这种能力依然十分薄弱，许多营养问题的应对政策是在缺乏信息证据基础的情况下作出的。此外，收集、处理、分析和解释有关食物保障和营养指标数据的能力是发展中国家所面临的一个长期挑战（Babu 和 Pinstrup-Andersen，1994 年；Babu，2015）。本书旨在通过提供相关内容和方法，培养多学科政策研究人员和分析人员的分析技能，为制定、实施营养政策和干预计划提供证据，从而填补这一空白。

## 本书的章节构成

本书由八个部分组成。

第一部分是本书的基础性内容。其中第二章"全球性营养挑战与目标：发展与政策视角"展示了全球营养挑战和营养指标的变化趋势，阐明了营养指标的相关定义，并澄清了诸如饥饿、食物短缺、营养不良、营养过剩、营养缺乏和隐性饥饿等术语的长期混乱。一套通用的定义可以帮助不同学科的读者在面对营养挑战及其解决方案时使用规范的专业术语。第三章"营养投资的概念框架：问题、挑战与分析方法"使用一个被广泛接受的概念框架来研究贯穿全书的营养保障的决定因素，并展示了在需要多部门协作的干预和计划实施的情形下，如何综合运用本书各章中的分析方法来解决营养不良这一个多学科的、复杂的问题。

第二部分介绍了营养政策分析中微观和宏观经济的基本原理。第四章"营养政策的微观经济学分析"展示了营养在食物和营养素需求方面的微观经济学内容，还介绍了在家庭成员间营养分配的微观经济原则，并进一步将最佳营养视为生产过程投入的结果，涉及诸如食物获取、健康状况、保育、水和卫生设施等的投入。第五章"营养政策的宏观经济学分析"介绍了营养政策的宏观经济内容和宏观政策对营养结局所产生的影响。

第三部分论述了营养素摄入的经济分析和政策应用。其中第六章"消费者理论和食物需求估算"讲述了食物和营养素需求的估算方法。这些估算有助于理解食物价格和收入变化对消费者营养素摄入的影响。通过税收和补贴来改变价格的政策可以更好地用于估算营养素价格和收入弹性。第七章"营养素需求和政策影响"重点探讨了食物补贴和食品税，以及如何在发展中国家和发达国家不同的营养背景下分析这些政策。

除了食物价格和收入因素外，人群的营养状况还受到其他因素的影响。第四部分专门分析了这些因素。这些因素从经济领域一直扩展到社会、环境、健康和卫生领域。其中第八章"营养的社会经济决定因素:分位数回归的应用"从营养的社会经济决定因素分析开始,展示理解各种社会经济变量的作用如何有助于国家、地区、社区层面的项目开发与政策干预。第九章"家庭内部分配和营养的性别偏倚:Heckman 两步法的应用"关注家庭成员中营养素如何分配,对性别歧视问题是妇女和女童营养状况的一个决定因素进行了讨论。

第十章"儿童保育、水、卫生设施、卫生和健康的经济学:Blinder-Oaxaca 分解法的应用"将关注点放在营养保障的非价格性关键决定因素上,这些因素包括保育、水、卫生设施、卫生与健康等,也被称作 WASH 因素。健康状况是对营养状况的输入,也是良好营养状况的结局。理解健康与营养之间的相互联系及其循环性特征,将有助于确定各种营养不足和营养过剩问题的病因。

营养干预计划有助于实现理想的营养状态。然而,要提高营养计划的预期效果、效率及责任意识,还需要对营养计划预期目标进行评估。第五部分专门介绍了营养计划评估内容。其中第十一章"项目评估方法:案例分析和实施策略"描述了项目评估的方法,介绍了文献回顾、评估方法的发展及其在营养干预计划中的应用。第十二章"社会保障的营养意义:面板数据方法应用"回顾了特定干预措施——社会安全网计划分析的文献,讨论了条件和非条件现金转移支付议题,并阐述了分析方法。第十三章"学校营养经济学:断点回归的应用"探索了针对学校的营养干预,即学校供餐计划。学校供餐计划不仅有助于减少在校学生的饥饿问题,而且还增加了学校的入学率,改善了教育成果。这类多目标计划需要将营养和教育领域联合起来共同开发和实施营养干预。

本书的第六部分是关于"三重负担"的经济学:营养不足、营养过剩和微量营养素缺乏全部发生在同一个社区,有时甚至在同一个家庭。其中第十四章"肥胖的经济学分析及其对生活质量的影响:非参数方法的应用"讨论了由于脂肪、糖和盐的过度摄入以及不均衡的膳食所引起的营养过剩问题,即超重和肥胖。该章特别关注已经实施的针对肥胖问题的政策和干预计划的评价,包括为调节特定食品和饮料的消费而采取的尚有争议性的消费税政策。

第七部分讨论了与农业和粮食系统有关的特殊主题,这些主题有助于解决营养不良问题和实现最佳营养计划。其中第十五章"农业、营养、健康:如何使多部门共同致力于营养目标"分析了与农业-营养联系相关的政策,以鼓励其向合理营养的转型。正经历经济转型的一些国家在从营养不足向合理营养过渡的过程中也面临着扭曲的营养变迁。在制定相关政策和计划提高地方食物、农业系统和食物价值链的营养贡献的情况下,分析食物质量及其对最佳营养状况的作用。第十六章"设计营养需求导向的去中心化食物系统:最佳方法"介绍了合理膳食的问题,如新食物的可接受性及食物和营养素的口味。还展示了如何运用线性规划指导营养政策和干预。

第八部分即本书的第十七章"营养政策制定与实施的未来方向",讨论如何理解从全球到区域,来自多部门的行动者和参与者制定营养政策的过程。这一章着重强调将证据提交到决策者手中所面临的挑战,以及政策制定、采纳、实施和修订的过程。它综合了应用本书各章中所展示的方法时所面临的营养挑战,同时也特别强调了在营养政策传播和营养干预过程中所面临的挑战。

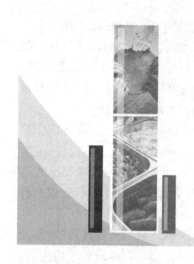

## 第二章

# 全球性营养挑战与目标：发展与政策视角

*如果一位母亲能够在工作场所喂养孩子,那么她的孩子将会更健康,母亲也会消除紧张,并真心实意地对待工作。*

*——孟加拉国首相、SUN 运动领导小组成员 Sheikh Hasina(2015 年 8 月 12 日营养新闻)*

人群营养状况既是影响一个国家经济发展进程的关键因素,也是该发展进程的结果(Hoddinott,2016)。一个营养状况良好的人不仅有更高的生产力,而且可以更好地面对来自个人、群体和社会的各种挑战。因此,保持人群的健康和良好营养状况,正成为国家对未来的一项经济投资。与任何经济活动一样,开展营养经济学研究是为了最好地分配稀缺资源,使社会的营养效益最大化。营养状况良好的社会群体是构建一个国家健康且具有生产力的人力资本的基础,营养经济学研究旨在应用经济学原理和分析方法来解决营养问题,促进个人、家庭、社区、国家和全球各个层面的营养效益最大化。

在本章中,我们回顾了发展共同体所面临的营养挑战的性质和规模,为其他章节的主题内容提供背景资料。为应对这些营养挑战,国际社会制定了一系列在今后 15～20 年内要实现的营养目标,我们对这些目标进行回顾,以突出国际营养界的未来任务。同时,我们简要回顾了目前全球、区域和国家层面为实现这些目标成立的各类组织及其举措,并强调在执行营养政策和干预措施方面应汲取的经验教训。

## 全球性营养挑战

营养经济学研究有助于应对各个层面的营养挑战。然而,对营养挑战有一个基本理解是非常重要的,专栏 2.1 对食物保障和营养指标的基本定义进行了界定。发展共同体所面临的营养挑战可归纳如下(FAO,2015;IFPRI—《全球营养报告》,2015;UNICEF/ WHO/世界银行,2015):

- 每天约有 8 亿人能量摄入不足;

- 约 20 亿人面临微量营养素缺乏的隐性饥饿;
- 在 5 岁以下儿童中,有 1.61 亿儿童生长迟缓,5 100 万儿童消瘦,4 200 万儿童超重或肥胖;
- 约 20 亿人超重或肥胖。

---

**⊙ 专栏 2.1　食物保障和营养指标的基本定义**

**食物保障**是指所有人在任何时候都能够在物质、社会和经济方面获得充足、安全和富有营养的食物,以满足其积极和健康生活的食物偏好。

**营养不足**是指一个国家低于理想水平的营养状况。微量营养素和宏量营养素缺乏、低年龄别体重、低年龄别身高、低身高别体重都是儿童营养不足的指标。

**营养不良**是由于一个或多个有益于良好营养状况的因素缺失造成的包含广泛营养问题及结局的常用名词。营养不良包括营养过剩和不足,可以由包括食物或非食物因素在内的许多因素引起。任何合理营养状况的失衡都可能导致营养不良。

**生长迟缓**是指 5 岁以下儿童的年龄别身高低于 WHO 儿童生长标准中位数的 2 个标准差。当超过 20% 的 5 岁以下儿童受到影响时,生长迟缓即成为一个公共卫生问题。生长迟缓反映的是长期和慢性营养不良问题。

**消瘦**是一种由于急性营养短缺导致短期营养不良的表现形式。如果 5 岁以下儿童的身高别体重低于 WHO 儿童生长标准中位数的 2 个标准差,则被归类为消瘦。当超过 5% 的 5 岁以下儿童受到影响时,消瘦即成为一个公共卫生问题。

**低体重**是指 5 岁以下儿童的年龄别体重低于 WHO 健康儿童生长标准中位数的 2 个标准差。它可以是短期或长期营养不足的结果。

**超重**是指 5 岁以下儿童的身高别体重高于 WHO 健康儿童生长标准中位数的 2 个标准差。

**体质指数**(body mass index,BMI)是针对 5 岁以上个体的常用评价指标,表示为体重/身高$^2$(kg/m$^2$)。成人 BMI 的正常范围为 18.5~24.99kg/m$^2$。低于 18.5kg/m$^2$ 为消瘦,高于 24.99kg/m$^2$ 为超重,BMI 超过 29.99kg/m$^2$ 为肥胖。

**微量营养素缺乏**是衡量个体一种或多种必需的维生素或矿物质的功能性缺乏的指标,如维生素 A、铁或锌的功能性缺乏。

资料来源:2006 年联合国粮农组织.食物保障.2006 年 6 月发布政策简报 2:〈http://www.fao.org〉(于 2007 年 10 月获取),2012 年联合国粮农组织,罗马;2012 年 P.,Block,S.经济转型期间对农业的支持:对贫困和营养不足的影响.美国国家科学院学报:109(31),12309-12314;IFPRI.2014 年全球营养报告:促进世界营养进步的行动和问责制.2013 年华盛顿特区:IFPRI,WHO。

---

## 能量缺乏膳食

以 FAO 公布的发展中国家和发达国家的食物短缺程度最新数据为基础,我们将该数据与 21 世纪初的食物短缺数据进行了比较。2015 年食物短缺影响了全球 8 亿人口,而 15 年前这个数字也是大约 8 亿,南亚和撒哈拉以南非洲国家仍然是食物短缺人口数量最多的国家。虽然通过增加食物供应来减少食物短缺已取得相当大的进展,然而由于人口增加和不合理的分配政策,仍有大量人口无法获得充足的食物。全球贫困人口的数量也是造成食物短缺的一个极具挑战性的因素。如果以日常可获得的收入能满足健康生活营养需求的程度来衡量营养贫困,2015 年全球有 11 亿人口每日生活费用低于 1.25 美元(世界银行,2015)。

国家层面的食物短缺反映了饥饿问题的程度(至少部分反映,个人层面的饥饿程度可能差异更大),人群的营养状况可以用若干指标衡量。我们将在后面的章节中对此内容进行讨论。

## 微量营养素缺乏

作为全球发展议题,营养不良的挑战也在不断演变。在 20 世纪 80 年代,研究人员和发展共同体主要关注的是低质量膳食导致的营养不足,使用儿童生长迟缓、低体重等营养状况指标。到 20 世纪 90 年代,人们发现了一个可能存在了很长时间的新现象:有低体重儿童的家庭中同时也存在超重的家庭成员(通常是成年人)。这种现象被称为"双重负担",这对发展共同体是新的挑战,需要对家庭层面采取整体性营养措施(Gillespie 和 Haddad,2000)。

在 20 世纪 80 年代至 2000 年,微量营养素营养不良(也被称为"隐性饥饿")的严峻挑战日益凸显,并被列入千年发展目标。在同一家庭中,营养不足、营养过剩与微量营养素缺乏现象并存,成为发展共同体所面临的营养不良的"三重负担"。

与社会发展有关的微量营养素缺乏问题主要包括:维生素 A 缺乏、铁缺乏和碘缺乏。由铁缺乏引起的贫血是主要的微量营养素缺乏问题,对孕妇来说,贫血不仅影响孕妇自身健康,而且会影响下一代的健康和营养状况。到目前为止,中南亚是受贫血影响最严重的地区,约 70% 的女性长期处于铁缺乏状态。除此之外,食物摄入量低、摄入的食物中铁的含量低、吸收率低等都是导致铁缺乏的原因。女孩在儿童和青春期强调富铁膳食、增加铁营养,对其成为健康母亲、生出健康孩子,并且使孩子的生理和智力潜能都得到充分发展至关重要。

碘缺乏虽然在大多数发展中国家已经得到一定程度的控制,但仍然是微量营养素缺乏的另一主要问题。东南亚是碘缺乏最严重的地区,尽管通过食盐加碘等干预措施有所改善,但由于对食盐加碘监测和质量控制的监管体系不健全,消除碘缺乏工作仍然面临挑战。碘缺乏与儿童的认知能力低和脑部发育缓慢有关,这可能降低他们的成长和学习能力。

在许多低收入国家中维生素 A 缺乏是最常见的微量营养素缺乏问题。多年来,提供维生素 A 胶囊补充剂是解决其缺乏的关键性干预措施。南亚和撒哈拉以南非洲地区在解决维生素 A 缺乏问题方面仍然落后于其他地区。食物多样化和主食生物强化是减少贫困人群维生素 A 缺乏的可持续干预措施。此外,在贫困人群中其他微量营养素缺乏也会造成短期或长期的健康和经济损失。

在 21 世纪初,大约有 20 亿人患有贫血,过去的 15 年中,微量营养素缺乏导致的营养不良并没有显著下降。例如,贫血持续影响着发展中国家的数百万人。贫血的判定标准是血液中血红蛋白水平低于 120g/L,作为营养问题,贫血主要由铁缺乏所致,并且主要影响育龄妇女。2012 年 Lim 等人的研究表明,全球每年约有 12 万人死于贫血。铁缺乏引起孕妇健康状况不佳的结果将直接导致新生儿低出生体重,进一步造成儿童营养不良,影响儿童健康。一些国家对成年和孕期女性采取了补充铁和叶酸等干预措施。在过去的 20 年中,谷物面粉和加工食品的食品强化一直是城市地区提高食物中铁含量的常用方法。近年来,选取某些作物,如木薯、豆类、珍珠粟和小麦实施的生物强化措施使农村居民获得富铁食物成为可能,农村居民可以种植和食用这些农作物而无需依赖于市场。持续努力提高青春期女孩、孕妇和乳母等易感人群的膳食铁摄入量是减少缺铁性贫血的关键。

## 生长迟缓

21 世纪初,生长迟缓影响了 1.65 亿 5 岁以下儿童,已经成为一项难以攻克的挑战。儿童期生长迟缓会造成终身影响。由于认知能力较低,儿童期生长迟缓导致成年后生产能力较低,进而影响其成年后的创收潜力。儿童生长迟缓造成的后果在很大程度上是不可逆转的。由于慢性营养不足导致免疫系统功能低下,生长迟缓儿童更易受到健康挑战和死亡威胁,在发展中国家,营养不足是造成儿童死亡的主要原因,45% 的儿童死亡可归因于营养不足(Hoddinott 等,2008;Martorell 等,2010;Black 等,2013)。

生长迟缓是衡量儿童长期营养不良的指标,以 5 岁以下儿童的低年龄别身高来测算,反映了长期的营养不足状况,并且与经济增长有关。2014 年《全球营养报告》显示,全球 5 岁以下儿童中有 25% 为生长迟缓,并且多集中在最贫困的国家中——其中大约 80% 的生长迟缓儿童集中在 14 个贫困国家(IFPRI,2014)。生长迟缓是这些国家经济长期不发达的结果。

在生命周期中,生长迟缓始于营养状况低下的孕妇。孕妇膳食质量会影响子宫内胎儿的生长,并能够影响孕期胎儿的发育和分娩后婴幼儿的生长。持续的低质量膳食和不良生长环境也会影响儿童的成长。生长迟缓儿童更容易受到疾病的侵袭,面临着更高的死亡风险。即使在没有任何突发情况或自然灾害的正常情况下,也有多种因素影响儿童的生长,因此将生长迟缓作为营养不良问题来处理也极具挑战性(Black 等,2013;De Onis 等,2013)。人们越来越认识到,仅靠增加食物数量和提高膳食质量尚不足以降低生长迟缓的水平,对卫生、清洁饮用水、保健服务和儿童保育等非食物方面的投入也是很重要的。这需要在国家、社区和家庭等层面进行多部门的协作。

## 消瘦

据估计,每年有 200 万儿童死于消瘦,它是急性营养不良的一种重要表现形式(Shekar 等,2016),严重消瘦的儿童死亡率是健康儿童的 11 倍。消瘦以身高别体重来判断,被用来判断儿童短期的营养不良问题。在遭受食物短缺、自然灾害和受武装冲突等人为灾难影响的地区,消瘦问题最为普遍,即使在正常增长的经济体中,消瘦也日益成为一项挑战。解决消瘦问题需要紧急响应,即使在正常时期,在某些社会群体中消瘦的严重程度也可能很高,消瘦主要反映极度贫困和特定群体的脆弱性。

## 超重与肥胖

营养过剩正在成为重点关注的营养和健康问题;随着各国收入的增加,居民膳食和营养状况也经历着变迁(Webb 和 Block,2012)。超重和肥胖随着经济增长而增加,通过各种途径每年可能导致近 340 万人死亡(Ng 等,2014)。拉丁美洲和加勒比地区是全世界受肥胖影响最严重的地区,同时这些地区的国家也伴随着严重的营养不足问题。例如,埃及近年来生长迟缓、消瘦和超重现象都有所增加,有些家庭则面临着双重营养问题。个体的多重营养失调也是一种常见现象,超重或肥胖的女性同时又面临包括铁缺乏在内的微量营养素缺乏问题。

儿童生命早期营养不良更易导致成年后超重和肥胖的发生,而且极易患上高血压和糖尿病等慢性非传染性疾病。当儿童身高别体重增加时,就可能出现超重和肥胖问题,其判定标准为 5 岁以下儿童体重超过 WHO 中位数的 2 个标准差(WHO,2006)。超重和肥胖现象在发达国家和发展中国家都在增加,世界上大约有 70% 的超重儿童在中低收入国家(UNICEF,2013)。随着收入的增加,生活方式和膳食模式发生变化,促使儿童膳食向高糖、高脂肪转变,进而导致儿童超重。

## 纯母乳喂养

出生后至 6 月龄的纯母乳喂养是确保婴儿营养和健康需求得到满足的一项干预措施,纯母乳喂养率增加至 50% 是国际营养界制定的近期目标。然而,监测和评价这一指标需要以抽样调查为基础,这带来了数据收集方面的挑战。有必要加强对母亲的营养教育,让她们了解有关纯母乳喂养、卫生和 6 月龄后婴儿离乳食品优点等相关知识,对儿童保育、母亲不能照料儿童时母乳的储存和喂养等各方面提供干预措施(Shekar 等,2016)。

## 低出生体重

从经济发展的角度来看,低出生体重对营养和健康有重大影响,它与胎儿期死亡率、儿童发病率有关,低出生体重儿童在成人期面临着更高的慢性非传染性疾病的患病风险(Shekar 等,2016)。出生体重低于 2 500g 即为低出生体重儿,可能是母亲在怀孕期间,甚至青春期的营养和健康状况不良的结果,也可能是由于早产所致(WHO/UNICEF,2005)。由于低出生体重儿童在出生时生长速度减慢,会进一步导致儿童生长迟缓。造成儿童低出生体重的因素主要包括孕妇的膳食摄入、工作和生活方式以及孕妇产前保健的可及性等。在全球范围内,低出生体重仍然是儿童营养不良的主要原因,孕期和哺乳期妇女的低体重加剧了儿童营养不良问题。

## 从发展和政策视角认识营养不良

在全球层面,营养不良(包括营养不足和营养过剩)仍然是主要的发展挑战。虽然发达国家已经基本解决了营养不足问题,但许多国家却面临着营养过剩的挑战,如超重、肥胖及其相关疾病。发达国家和发展中国家在居民营养状况方面存在着巨大差异,值得关注的是:尽管亚洲国家营养不良儿童的数量仍然占绝大多数,但发展中国家学龄前儿童营养不良的重心正从亚洲转向非洲地区。研究世界各地区营养不良分布的差异有助于指导全球的营养投资(Shekar 等,2016)。

虽然营养不良本身是社会对其人口缺乏投资的结果,但它会对当前和未来的社会健康状况产生重要影响。例如,营养不良会导致肥胖和与膳食相关的非传染性疾病等健康问题,这些健康问题约占全球疾病负担的 46%,造成全球约 60% 的死亡。值得注意的是,在某些国家人群超重与儿童和母亲的营养不足现象同时存在,导致这些国家出现营养不良的双重负担(Gillespie 和 Haddad,2002)。母亲的肥胖率令人担忧,中东和北非国家具有最高的超重率,其次是拉丁美洲和加勒比地区的国家。发展中国家的儿童超重现象也呈上升趋势,特别是在发展中国家的中高收入群体中。

营养不良给各国和全球发展共同体带来多大的损失?对人群的健康状况、人力资本的质量以及社会生产力有何影响?为解决上述营养不良问题需要投入多少资金?要想回答这些问题及其他相关问题,需要全面地了解经济学概念以及营养不良数据背后的含义。

在本章其余部分,我们着眼于如何在全球层面分析这些主要的营养指标,以了解相关问题的性质和程度,并将它们与国家和地区的情况联系起来。这些阐述有助于将营养问题与全球可持续发展目标紧密联系起来,并从不同层次的分析中找到具体的解决方案。尽管发展中国家已经在营养不足的控制方面取得了一定进展,但这仍然是其社会发展面临的重要挑战。此外,超重和肥胖率的上升正带来一系列新问题,对个体健康状况造成了不良影响,增加了高血压、糖尿病和心脏病等非传染性疾病的患病风险。目前,不同学科的研究人员应用不同方法研究和发掘营养不良的成因,其中经济学家认为营养不良是低收入和经济增长缓慢所致,而营养学家则认为营养不良是由缺乏足够的能量或蛋白质、营养知识匮乏、微量营养素缺乏和疾病感染导致的(Ruel 和 Alderman,2013)。

# 国际社会如何组织实现全球营养目标

在 21 世纪初,为引导各国在各方面取得进展,国际社会制定了若干发展目标,这些目标被统称为千年发展目标(Millennium development goals,MDGs)。至 2015 年,已经确定但尚未完全实现的具体目标有 8 个。之后,发展共同体再次组织制定了一组新的目标,称之为可持续发展目标(SDGs,参见专栏 2.2)。我们只有理解了本章前述的营养状况变化趋势与当前设定的营养目标的关联性,才能够理解这些营养目标在解决营养挑战以实现更大的发展目标方面是极其重要的。

**|Ô| 专栏 2.2　可持续发展目标**

目标 1:消除所有形式的贫困。
目标 2:消除饥饿,实现食物保障和营养改善,促进农业可持续发展。
目标 3:确保健康生活,促进所有年龄段人群处于良好状态。
目标 4:确保包容和公平的优质教育,并为所有人提供终身学习的机会。

目标 5:实现两性平等,赋予妇女和女童权力。

目标 6:确保人人都能获取可持续的供水和卫生设施体系。

目标 7:确保人人都能获取可负担的、可靠的和可持续的现代能源供应。

目标 8:促进持久、包容和可持续的经济增长,实现充分且高效的就业,以及人人享有体面的工作。

目标 9:建立灵活的基础设施,促进包容和可持续的工业化进程,鼓励创新。

目标 10:减少国家内部和国家之间的不平等。

目标 11:建设包容、安全、弹性和可持续的城市和人类居住区。

目标 12:确保消费和生产模式的可持续性。

目标 13:采取紧急行动,应对气候变化及其影响。

目标 14:保护和可持续地利用海洋和海洋资源,促进可持续发展。

目标 15:保护、修复和促进陆地生态系统的可持续利用,可持续性地管理森林,治理荒漠化,制止和逆转土地退化,阻止生物多样性的减少。

目标 16:促进和平和包容性社会的可持续发展,为所有人提供伸张正义的途径,并建立有效、负责和包容的各级机构。

目标 17:强化执行手段,重建可持续发展的全球伙伴关系。

资料来源:2015 年 IFPRI.全球营养报告,2015 年联合国,2015 年 Wage 等。

## 2025 年全球营养目标

认识到各种形式营养不良现象的持续高发所带来的严重影响,在联合国领导下,全球营养界制定了 2025 年全球营养目标。国际捐助界对营养投资表现出了浓厚的兴趣,且投资水平一直在上升。各国政府在第二届国际营养大会上共同签署了《营养问题罗马宣言》,并作出了更具体的承诺(FAO 和 WHO,2014)。例如,已有超过 57 个国家签署了包括加强营养内容的增强营养行动(Scaling Up Nutrition,SUN,2010)。所有这些承诺都是为了实现世界卫生大会确定的多项营养目标(WHO,2012),该目标包括以下内容:

- 与 2010 年全球估计值相比,使 5 岁以下儿童的生长迟缓率下降 40%。
- 育龄妇女贫血率下降 50%。
- 儿童低出生体重率下降 30%。
- 控制儿童超重率的上升势头。
- 出生至 6 月龄的纯母乳喂养率提高到至少 50%。
- 将儿童的消瘦率降低并保持在 5% 以下。

2015 年制定的 SDGs 中共有 17 项营养相关目标。Wage 等人于 2015 年在营养健康背景下对这些目标进行了分析。为方便大家参考,在专栏 2.2 中列出了这些目标,虽然其中只有一个明确涉及健康和福祉,但前 3 个目标均直接或间接地有助于实现营养目标。在制定营养不良问题的解决方案和政策时,需要很好地理解这些目标之间的关联性和协同增效作用。

事实上,实现这些全球营养目标会带来极大的收益。例如,2016 年 Hoddinott 研究表明,对于 15 个非洲国家来说,仅仅实现世界卫生大会提出的一项生长迟缓率下降的目标,便可使其国民收入增加 830 亿美元。近年来成立的营养行动基金会(Shekar 等,2016)呼吁采取紧急行动以解决各种形式的营养不良问题,尽管目前全世界每年在解决营养问题方面的开支可达约 39 亿美元,但该报告估计,要实现营养目标每年还需要增加 70 亿美元的投资。各国政府和发展伙伴有必要加大投资力度,增加成本效益高的项目投入,这就需要在今后 10 年内每年额外增加 100 亿美元投资。据估计,这些投资可以挽救 220 万人的生命,使 2025 年的生长迟缓儿童数与 2015 年相比下降 5 000 万(Shekar 等,2016)。

这些目标涵盖各种营养不良问题,后者通过不同原因和途径影响各类人群,因此,需要开展多部门协作,共同解决儿童的生长迟缓、消瘦、低出生体重等营养不足问题,以及儿童和成人微量营养素摄入不足而导致的贫血、超重和肥胖问题。

## 我们学到了什么和如何推进

营养界和政界已经制定了广泛的、多部门参与的干预计划。食物和农业部门一直在提高食物生产率,并且在提高食物营养品质方面进行投资,目的是增加营养素的可利用率、可及性和可负担性。此外,在发展中国家,中高价值农业正在迅速增长,以满足人们日益增长的对牛奶、牲畜、家禽和鱼类等营养丰富食物的需求,我们也认识到价值链的发展及其在改善这些食物可及性方面的作用。对食品安全作用的认知也在增加。为增加家庭对营养的可及性,已经开展了面向脆弱人群的干预活动,例如学校供餐计划和其他形式的社会保障计划。然而,如何推广已取得成功的项目是目前面临的挑战(IFPRI-GNR,2015)。

在实现营养目标的过程中,还有几个问题有待回答:
- 在有其他的资源竞争,并且多部门已将营养工作作为其授权职责的一部分,但未对其战略和政策中的营养相关内容给予应有的重视的情况下,如何在国家层面重视营养工作?
- 如何真正地发展营养驱动型项目和政策,并将营养置于发展议程的核心?
- 是什么原因阻止了不同学科背景的行动者和参与者一起工作?
- 为什么发展所必需的跨部门合作关系如此困难?
- 国家在解决营养挑战方面存在哪些筹资难题?
- 捐助者如何在国家层面协调其营养投资?
- 如何强化各方履行承诺的责任?
- 如何在实施营养干预中改进数据收集、监测和评价方法,以便积累经验和改善干预效果,加快实现营养目标?

这些是我们在各类营养会议上听到的一些常见问题。然而,从国家和能力背景的角度来充分理解问题的含义,以制定适宜的干预措施,对政策和计划的实施投入资源,有效推进实施进程,并且对它们的产出、结果、可持续性和影响等进行监测,仍然存在困难。

## 增加营养投资

近期的一些营养大会和峰会都呼吁加快解决营养挑战的进程。有 40 多个组织参与的 2013 年伦敦营养峰会试图解决降低营养不良进展缓慢的问题,并回顾了营养干预实践中的经验教训,在扩大营养干预上所面临的难题,以及国家、区域和国际各层面的行动者和参与者缺乏问责机制的问题。2014 年在罗马举行的第二届国际营养大会重新回顾了 20 年前第一届国际营养大会期间各国作出的承诺。营养发展基金会突出强调了做好国际、国家和私营部门协调投资的必要性(Shekar 等,2016)。

## 持续积累证据的作用

良好营养对社会可持续发展的重要性已经得到了充分证明。2013 年《柳叶刀》杂志发表了一系列文章,为社会发展提供了一些关键信息。第一,约 45% 的儿童死亡是由营养不良所导致,因此改善儿童营养状况是预防儿童死亡的关键。第二,营养投资可以获得良好的经济回报,在营养改善方面每 1 美元投资能够带来 16 美元的回报。第三,将营养政策的覆盖范围扩大至 90%,可以减少 20% 的生长迟缓。这些知识基础对了解各国所面临的营养挑战具有重要贡献。这些信息不仅是超越了人权的经济问题,更是用来说服决策者投资营养发展的伦理和道义需要(Ruel 和 Alderman,2013)。

## 增加对营养的承诺

营养不良影响着世界上的每个国家。无论贫富,各国都面临各种形式的营养不良问题。考虑到发达国家和发展中国家都有超重和肥胖增加的趋势,这种双重负担要求营养政策和干预计划要更具有战略性和针对性。此外,某些微量营养素缺乏使双重负担成为更加严峻的三重负担。由于经济发展水平不同,这三方面的挑战对各国的影响各不相同,它们也为制定更具战略性的干预措施提供了机会。增加对社会研究、发展和政策的承诺是在这种新环境下探索机会的关键(Gillespie 等,2012)。要使决策者以及营养政策进程的其他参与者准备好面对新环境和迎接一系列新挑战,以便多个部门协作制定创新干预措施,就需要加强各级的能力(Haddad 等,2014)。

## 监测和追踪营养进展

当全球营养目标确立后,要监测各国此类指标的进展状况,则需要各国和地区构建具有代表性的、能够开展常规监测的国家级数据信息系统。这不仅有助于修改完善国家层面的干预措施,而且有助于国际社会追踪世界卫生大会的各项指标。数据采集、及时的数据处理方式、分析数据以便制定地区性的干预措施,以及通过公开可获得的方式实现数据共享,这些都需要各国完善食物保障和营养监测系统。在全球层面,这类信息将有助于追踪各国的一个或多个营养指标是否达到目标,并分析其原因(Babu,2015)。

## 投资于开放性数据系统

制定适宜的营养干预措施,并对其进行完善以达到设定目标,这些都需要以各项指标和营养影响因素的高质量数据为基础。然而,发展中国家的数据系统质量不佳,并且经常受到外部因素的影响。许多发展中国家缺乏制定良好营养规划和政策所需的数据,没有能力追踪营养状况的变化,然而这些对于进行适宜的投资和使决策者承担相应责任却是至关重要的。有些国家虽然已经收集了营养指标数据,但往往没有定期进行数据更新,其部分原因是缺乏相应的证据证明收集和使用可靠和更新的数据可以节省资源,并获得政策实施的良好结果(IFPRI-GNR,2015)。

决策者经常将数据收集视为一种无用功,并且因成本高昂而放弃对其投资。部分原因是所收集的数据没有得到充分处理,许多处理好的数据没有用于分析,即使有少量的数据分析结果,但也没有上报并用于政策讨论和意见交流。不久后便又有新一轮的数据收集的需要。必须强调的是改善数据利用和提高决策者对数据收集系统投资的信心需要集合各级的能力,地方层面需要有数据收集、处理、管理和分析、解释和结果交流等方面的能力。在具备数据分析和应用的能力,并证明可以从中受益之前,要求各国对数据收集进行投资可能是不现实的(Babu,1997;IFPRI-GNR,2015)。

## 近期全球行动

在全球层面,许多网络平台通过协调相关行动、资源调动和信息分享等为实现营养目标作出了贡献。这些学习和运行平台通过动员捐助者资助并确定国家优先解决的重大问题,已经成功地将营养问题置于发展议程的首位。

例如,营养安全是世界银行六个知识平台之一,所有这些平台均旨在促进世界各国向开放的发展方向转变:开放的数据、开放的知识和开放的解决方案。营养安全平台旨在为农业、食物保障和营养领域的应用知识架起桥梁。该平台针对当前的挑战和潜在解决方案提供信息资源,并将应用知识转变为政策和干预计划。

SUN 始于 2010 年,旨在集中解决国家层面的营养挑战。1992 年第一届国际营养大会后,支持营养议题的各国捐助机构缺乏协调一致的行动,相关各方面在落实承诺方面行动缓慢,这成为建立 SUN 行动的主要源动力。2007—2008 年的食物危机进一步加大了全球营养界迅速行动的压力,并为发展中国家将营养改善提升为最重要的发展议题提供了政治机遇。对 SUN 行动的评价表明,当该项行动在国家意志和国家领导下,通过政府、私营部门、民间团体的行动者和参与者联动,采取多部门协作,国家层面的资源动员已经取得了相当大的进展。它源于少数发起国,这些国家对解决营养问题作出了高度的承诺,随之该行动在一年中迅速扩大到 20 个国家。

目前,有 57 个国家成为 SUN 行动的成员。参与 SUN 行动的国家将营养工作确定为高层次的政治优先事项,并且国家计划致力于使各相关部门在实现营养目标方面协调一致。SUN 行动虽然使从事营养工作的行动者和参与者在国家层面能够一起分享经验和知识,但结果仍未充分达到预期,部分原因是该行动参与者应有的责任意识需要提高。总而言之,SUN 行动一直是国家和国际营养系统的核心内容,致力于确立营养的优先事项,推动国家层面的营养议题。

## 政策制定过程及最佳实践路径

应对营养挑战的最佳实践路径包括制定国家级的干预措施,然而,我们从成功的营养干预政策制定和实施中所学习的经验是有限的。从国家层面的营养干预案例及其成功的驱动因素中学习经验,对于共享知识和避免高昂代价的失误从而节约资源是非常重要的。这类经验不仅有助于对解决营养问题的政策制定过程的本质的理解,而且有助于理解公共和私营部门之间的可持续伙伴关系的基本特征,以及理解私营部门在国家应对营养挑战中的各种角色(Babu 等,2016)。

## 地方自主权和领导力

为了应对营养挑战,一些国家和区域已经展现出高度的自主权和领导力。然而,如何才能在国家层面维持这种领导力,如何在政府更迭和领导变换的情况下,维持一个重要参与者组织发起的政策和计划? 营养界的重要参与者,包括营养学家、研究人员、公共部门分析人员、学术机构和智库等,应能够提出倡议。然而,他们提出有效营养倡议的能力需要建立在可靠的分析能力基础之上,仅仅依赖外部研究组织产出的结果可能无法建立起应对营养挑战所需的地方能力和可靠性。我们期待各国政府应该对营养情况进行控制,为多方对话创造有利环境,制定有针对性的干预措施,在国家政策和策略中发挥领导力。然而,如何实现这种地方自主权和控制力,还没有得到充分地理解(Nesbitt 等,2014)。

## 民间社会组织的作用

民间社会组织(civil society organizations,CSOs)在营养领域,特别是在各国政府履约方面,发挥着越来越重要的作用,他们在发展国家层面的新伙伴关系,以及执行这些伙伴关系方面发挥了关键作用。民间社会组织为国家层面的讨论提供了广泛的全球知识,促进了其参与政策环境。在一些发展中国家,作为 SUN 行动的一部分,民间社会组织也对政府营养支出进行监测,这有助于将预算过程统筹纳入营养计划和政策制定之中。然而,依赖外部资金是国际和地方民间社会组织面临的重大难题,没有资金他们的活动就无法持续。民间社会组织的能力是其可持续性的决定因素,资源配置能力包括在筹集资源、组织分析研究和以可靠方式促进营养目标实现等方面的能力,是其在国内有限的捐助资源竞争中赖以生存的关键(USAID-多部门营养战略,2014)。

## 多部门协作

全球面临的营养挑战需要多方面的、并且是协调一致的解决对策。没有任何一种对策可以适用于所有情况和条件。全球营养界认为,为了使各部门共同制定综合性解决对策,有必要创建一个有利的环境。然而,对于来自多方利益相关群体的行动者和参与者们做好领域间协调,这是营养面临的挑战。虽然在一些国家,这些领域之间存在着共同协作的自然趋势,但在其他国家并不奏效。其部分原因是营养工作专业人员缺乏多学科技能。大多数专业人士只愿意在自己的领域内工作,而不想为各领域间协调制定对策做任何事情。目前,只有少数几个国家初步具有建立地方多部门间协调对策的能力,因此,我们仍有很长的路要走。提升这种能力,并加强国家和区域水平的工作力度,有助于培养新一代具有解决多学科问题的技能和经验的专业人员,这是应对未来二十年的营养挑战的关键(USAID,2014;Gillespie 等,2015)。

## 新兴挑战

营养界不断面临着新的挑战。气候变化及其对农业、食物系统和个人健康的作用将对营养结局以及营养计划的制定与实施方式产生巨大影响(Jones 和 Allison,2015)。各种行动者和参与者的影响,以及若干国家为应对新食物消费模式而制定的新的政策措施,如糖税和碳酸饮料税,将增加决策和干预的复杂性(Fletcher 等,2010a,b)。此外,为实现合理营养的行为改变,向脆弱人群提供教育和培训的援助手段已经超出政策范畴。随着加工食品消费的增加,食品标签和信息交流变得越来越重要,即使对发展中国家也是如此(Andersen,2015)。私营部门在实现营养目标方面所起的作用和责任也已受到认真的审视(IFPRI-GNR,2015)。

## 研究空白

在以跨学科方式应对营养挑战方面仍存在着一些研究空白。美国人类营养跨机构委员会(Interagency Committee on Human Nutrition,2016)确定了下列优先事项:需要进一步研究认识营养作为营养状况和人类健康状况的决定因素的作用。食物的可获得性、获取途径和家庭及个人对其有效利用以实现营养目标的能力将依然是一个主要的研究领域。在这种情况下,消费者如何改变他们的饮食习惯和膳食模式,从政策上引导食物系统的变化是至关重要的。想要通过营养干预减少营养不足和减缓营养过剩则需要更好地了解营养所发挥的双重作用。研究健康的膳食模式、影响饮食选择的因素,以及设计和评估促进健康饮食习惯的干预政策,对于设计创新性和可持续性的食物系统开始变得非常重要。数据信息系统、创新性的分析方法以及使用数据的能力,对于开展有效的营养干预和评估至关重要。

## 结论

为什么研究用于分析营养影响因素的方法以及对干预过程和效果影响因素进行评价很重要?营养不良问题具有广泛的经济影响。例如,儿童生长迟缓是一个终身无法逆转的问题。营养不良问题造成人类生产力的显著损失和对社会贡献力的明显降低。因此,营养不良是一个超越人权和伦理的经济问题。更为重要的是,营养问题及其干预影响整个生命周期,开始于人类生命的前 1 000 天,即从受孕至 2 岁。营养问题涉及所有的家庭成员。孕妇、乳母和成年人都面临着特定的营养问题。因此,针对其需求而采取的干预措施是不同的,基于所处的社会环境需要多部门参与。然而,我们缺乏经多部门培训的人才,以至于有良好预期的政策而计划无法付诸实践,提供营养和健康服务的进程遭受挫折。

在营养计划中的一个主要挑战是:我们期望专家们从营养角度考虑问题的同时也关注其他相关问题,比如性别方面的问题。然而,他们常常缺乏这些方面的培训。基于这些原因,干预措施的设计存在缺陷,其实施也受到影响。食物系统和农业的作用以及利用其提供多样性膳食已得到认同,但农业推广工作者没有接受过营养培训,一线的营养工作人员没有接受过农业培训,在社区层面实施的有关营养干预的活动和信息存在着高度的不协调性(Babu等,2015)。人们谈论价值链的发展和整个价值链中的营养融合问题,但很少有营养学家受过价值链发展方面的培训,而得到营养培训的农业专家则更少。发展营养领域的公私伙伴关系需要诸如谈判能力、多部门行动的协调能力、研究和强化政策进程等的软技能——其大部分不在营养教学课程中,即使在研究生阶段也是如此。这本书的其余章节是将不同学科结合在一起的一个适度尝试,希望有兴趣将营养经济学内容纳入其工具包的营养学家和其他社会学家对营养问题的经济分析有更好的理解。

## 练习

1. 确定本章未完全涵盖但仍与营养政策制定有关的营养不良指标,列出一份清单,并讨论除了指标应用之外,它们对全球营养目标的重要性及原因。

2. 为了运用本书中所学的方法来制定发展政策和策略,鼓励读者根据自己的意愿选择一个国家,完成建议的练习内容。根据本章的讨论,为你所选定的国家编制出一个营养概况,并讨论在应对该国营养挑战中可应用的政策策略。

3. 建立一份在所研究国家中营养政策制定过程的行动者和参与者的清单,并说明如何改善营养干预工作的协调性。讨论将营养作为一项多部门挑战需要解决的政策、体制和能力的差距问题。

4. 本章已经对选定的全球和区域举措进行了回顾。对其他重要的营养行动和多边及双边捐助者委员会进行评论,并讨论他们与你所在地区和受关注的国家的相关性。对国家层面的政策和项目干预的联系和适应性有何评论? 如何才能更有效和更有责任地解决你所在地区的营养问题?

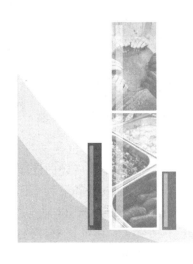

# 第三章

# 营养投资的概念框架：问题、挑战与分析方法

世界上七分之一的人没有足够的食物，三分之一的人没有获得维持健康所需要的足够的营养。目前我们面临着非常严重的营养不良问题。我们可以通过对因果关系的认知来解决部分问题，包括食物系统如何影响营养，以及它如何影响人类健康。

——2001 届世界粮食奖得主及康奈尔大学研究生院教授安德森（Pinstrup-Andersen）

人们早已认识到了人类面临营养不良问题的挑战，经济学家从经济增长和投资的角度来应对这一挑战。在过去 50 年间有两轮受到广泛关注的经济学争论。第一轮争论中的文献聚焦于效率工资假说，即个人的生产力和收入潜力取决于他们的工作能力，而他们的工作能力又取决于他们的营养状况，营养状况良好的人比营养不良的人能完成更多工作（Majumdar，1956；Leibenstein，1957）。此外，工资水平还决定了在食物上的支出，因此需要有最低工资水平，以满足人们的营养需要，使其富有生产能力并有助于其参与经济活动（Mirrless，1975；Stiglitz，1976；Dasgupta，1995）。

在第二轮争论中营养经济学家则关注收入增长对营养消费的贡献（Timmer，1981；Wolfe 和 Behrman，1984；Behrman 和 Deolalikar，1987；Deaton，1988；Subramanian 和 Deaton，1996；Bhargawa，2008）。他们从食物和营养需求的角度探讨营养不良问题，认为经济增长对增加家庭收入至关重要，而收入的增加又有助于改善家庭成员的营养状况。这轮研究估算了由于家庭收入变化导致的对食物和营养素摄入量的需求变化。

我们将在第六章"消费者理论和食物需求估算"中详细回顾这些研究。与收入和价格变化有关的食物和营养素的需求估计因数据可用性、质量、估算方法和家庭居住地的分散程度而有所不同［参见早期文献，例如 Pitt（1983），孟加拉国；Behrman 和 Deolalikar（1987），Babu（1989），Subramanian 和 Deaton（1996），Dawson 和 Tiffin（1998），印度；Sahn（1988），斯里兰卡；Alderman（1988），巴基斯坦；Ravillion（1990），印度尼西亚；Bouis 和 Haddad（1992），菲律宾］。收入增加有助于解决营养不良问题的假说来源于对特定社会中收入与能量关系的估算。有关这些预测关系的性质、相关程度以及改善这些关系的举措，经济学家们的争论仍在继续。尽管收入对于获得食物和营养可能是最重要的,但是人们的营养状况不仅仅取决于收入,即使收入足够,把家庭收入转化为食物消费和营养还取决于许多其他因素(Smith 和 Haddad,2015)。在本章中,我们提出了确定这些因素的概念框架。本书的其余章节探讨了各种指标之间的联系,以及家庭和个人层面的食物保障和营养状况的因果关系。

## 贫困、饥饿与营养不良问题

在制订营养政策和干预计划时,首先要了解全球、国家和地方各级营养不良问题的性质和程度。此外,由于营养不良问题经常与诸如食物短缺、饥饿和贫困等其他发展和福利指标联系在一起,研究它们之间的相互关系非常重要(Babu,2009)。对营养不良与发展和福利之间的因果关系、相关挑战及影响的认知,有助于更好地理解营养不良挑战。在本章中,我们首先概述了发展中国家贫困与营养不良之间的相互联系,然后提出了营养不良原因的分析概念框架,以确定一套广泛的政策和规划方向,减少文献所报道的营养不良。

我们首先从贫困、饥饿、食物短缺、营养不良和健康等概念的关联性入手。在相当长的一段时期,对多维度的贫困研究已经将营养状况作为衡量贫困的指标之一(Sen,1981;Babu 和 Subramanian,1988;Rhoe 等,2008)。这些概念可以被认为是家庭层面上个人或群体福利的指标,即使在家庭层面已达到指标要求,也并不能保证家庭中所有成员都达到这些指标要求(见第 9 章:家庭内部分配和营养的性别偏倚:Heckman 两步法的应用)。

图 3-1 展示了各种福利指标之间的相互关系,这些指标将各学科汇集在一起。发展经济学家往往把减少贫困作为主要目标,农业发展计划侧重于宏量和微量营养素的可获得性(FAO,2015),而健康指标则以营养指标作为起点。教育学家从儿童认知能力和学习成绩的角度看待营养问题(见第十三章:学校营养经济学:断点回归的应用)。这些福利指标不仅相互关联,而且常常由相同变量子集引起,并具有周期性因果关系。可以由一个方框中的任何变量开始这个循环,并从指标的角度讲述个人和家庭福利的故事。

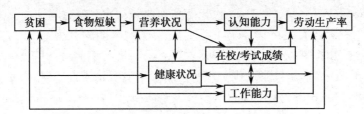

**图 3-1 贫困、食物保障和营养之间的相互联系**

参考:改编自 Dasgupta,P.(1995).The population problem:theory and evidence.J.Econ.Lit.,33(4),1879—1902;Flores(2001);Gillespie 等(2013);(IFPRI-GNR,2015).

营养状况可以被视为结果,但有时也可以被视为对健康的投入。比如,关注劳动生产率的分析人士就把健康视为一种投入,健康有助于提高工作能力,间接或直接地提高短期或长期劳动生产率。改善健康状况越来越被视为一个关键的福利指标,其中良好的营养及其他因素(如生活方式、口味、偏好和饮食习惯等)都是关键的影响因素。至少从一个角度可以看到这种关联的周期性。在一个有足够就业机会的经济体中,生产能力高的劳动者应该有助于减少贫困,从而减少饥饿和营养不足,进而改善健康状况,并与其他影响因素一起提高劳动生产率。

## 营养不良的原因：概念框架

在本节中,我们将重点关注儿童营养不良及其原因,以便梳理发展中国家面临的政策问题。图 3-2 显示了不同阶段营养不良影响因素之间的联系,这个概念框架可以根据面临的问题背景和重点研究内容的不同而进行演化和修改。基于此要点,我们展示了一个原始的版本并做了一些修改,它是国际发展共同体在 20 世纪 90 年代初开发并很快被采纳的版本。

如何达到最佳营养,图 3-2 提供了一个简单且全面的框架。最佳营养的原因被分为三个层级。第一层级为直接原因,即膳食摄入不足和疾病,以负协同作用的方式相互影响,导致营养不良。第二个层级是营养不良的潜在原因,概括为"食物保障、卫生和保健"因素,包括家庭和社区缺乏食物保障、获得卫生保健机会不足(反映在安全饮用水、卫生设施和初级卫生保健方面)、家庭儿童保育行为和实践,以及上述因素的交互作用。第三个层级为更基础层面,诸如资源的控制和使用、社会利用资源用于生产目的的能力以及与社会经济和政治结构相关的广泛因素,这些社会基本层面的因素也是造成营养不良的潜在原因。研究证实,国家层面的食物供应不是最重要的营养决定因素,而其他因素,如母亲知识、照料实践,获得卫生服务、水和卫生设施的机会也是营养状况的重要决定因素(Engle 等,1999;Smith 和 Haddad,2003,2015)。

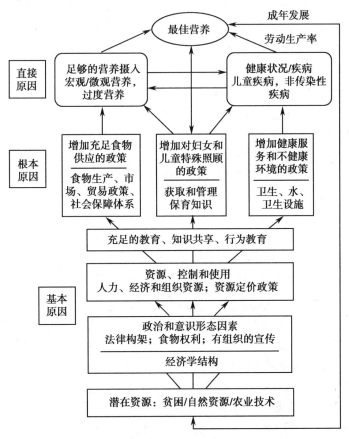

**图 3-2 最佳营养的决定因素**

来源:基于 UNICEF(1991);Smith 和 Haddad(2000);FAO,2006。

多年来,人们在应对营养不良挑战方面学到了很多东西。在实现营养保障的进程中,建立与清洁的环境、适宜的卫生服务和专业性保健相结合的食物供给是确保每个人享有健康生活的关键(世界银行,2005)。这里必须强调几个公认的事实。

营养不良不一定只是食物摄入充足与否的问题,食物充足并不能保证在家庭或个人层面的营养需求。一个国家可能在总体水平上能为所有人口提供充足的食物,但具体到某些家庭可能无法获得这些食物,原因可能是因为购买力低,也可能是因为地域偏远无法获取食物。同样,一个家庭可能有足够的食物,但个别的家庭成员可能无法获得足够的食物、保健和营养的健康决定因素。但是,可以确定的是当人口长期遭受干旱和饥荒状况时,仅仅是食物摄入因素就可能引发严重的营养不良问题(Babu 和 Pinstrup-Anderson,1994)。

营养不良可出现在家庭购买力不足的情况下,即使市场上有食物供应也是如此。然而,在非贫困家庭也有营养不良的儿童和个人,部分原因是家庭在营养方面的优先次序被扭曲了,这主要是由于缺乏有关营养益处的信息而造成的。因此,营养改善不是减少贫困或广义经济增长的必然结果(Ruel 和 Alderman,2013)。

此外,自给自足型家庭和市场导向型家庭之间不存在营养不良差别。自给自足型家庭如果有充足的食物,但没有卫生和适当的医疗保健也可能会出现营养不良(Smith 和 Haddad,2015)。市场导向型家庭,即使出售农作物获得收入,但如果不将收入用于改善营养状况,也同样会有营养不良(Babu 和 Mthindi,1994;Babu 等,2015)。女性户主很可能将自己的家庭收入用在孩子的营养上,即使其家庭收入低于男性户主(Kennedy 和 Peters,1994)。然而,由于较低的资源水平和贫困,以女性为户主的家庭仍然容易出现营养不良(Quisumbing 和 Meizen-Dick,2012)。

基础广泛的营养战略在大规模人群中是可行的,并且可以在减少营养不良方面发挥作用(Shekar 等,2016),为了获得更好的营养和健康,许多国家已经实施了具有高成本效益的项目(Bhutta 等,2013)。营养不良是一个多维度的问题,可以从能量不足、饥饿、微量营养素缺乏、超重和肥胖等多个方面来衡量,营养不良的结果也各不相同,从精神障碍到失明,以及成为非传染性疾病的病因。因此,解决营养不良需要多方面的努力(USAID,2014)。营养不良也有代际影响现象,低出生体重的女婴在成长中会成为生长迟缓儿童,伴有贫血且发育不良,而当她怀孕后又会生下一个低出生体重的婴儿,使得营养不良延续到下一代(Gillespie 等,2015)。

解决营养不良问题具有很高的经济收益,可以促进经济增长和减少贫困(世界银行,2006)。营养不良不仅影响发展中国家,在中、高收入国家营养不良也很普遍,随着各国的发展和进步,营养不良问题的性质从营养不足转变为营养过剩。此外,营养问题的多部门性质涉及农业、卫生和食品等各个部门,即使各部门已在通力合作共同解决营养不良问题,但是这在许多发展中国家仍然是一项艰巨的任务(Ruel 和 Alderman,2013;USAID,2014)。

鉴于营养不良是人类发展指数不可或缺的一个组成部分,因此有一个机会之窗可以改善一个国家的营养状况,从而促进人类健康发展。决策者认识到 SDGs 的实现关键取决于更好的营养,因此可以通过更好的营养来实现 SDGs,这有助于提高决策者对营养投资的重视(IFPRL-GNR,2015;Wage,2015)。

全球和国家层面的营养目标需要协调一致。由于决策者能力欠缺、管理不善、对营养重视不足,以至于小规模的成功干预并不能对更大范围的营养改善产生影响。针对营养问题、营养计划和政策开展经济方面的研究,将有助于理解各种营养改善方式和方法的成本效益。改善国家和全球层面的营养投资,将营养与一系列广泛的发展计划和方案相结合,这些都需要对营养有更广泛的认识(Shekar 等,2016)。

## 投资营养的根本原因

对营养经济学的研究有助于理解投资营养的各种选项和策略。但是为什么一个国家、一个社区、一个家庭或者一个个体应该投资营养呢?这是因为人们普遍认为,改善营养可以提高人类生产力,而生产力的提高反过来又有助于提高单位劳动的回报。对于一个自给自足的家庭,当它拥有营养良好的劳动力时,有助于增加家庭收入;在社会层面,提高生产率可保障私人物品和公共物品的有效供给;在国家层面,增加营养方面的投入有助于生产性劳动力的增加,从而促进经济增长。营养更好的劳动者带来的间接好处包括降低医疗费用、减少病假和缺勤的时间。然而,在经济领域中将营养作为经济投资的重点仍然是有限的(Hoddinott 等,2013;WHO,2013;Shekar 等,2016)。

众所周知,营养不良会导致直接经济损失(Horton 和 Ross,2003;Horton 和 Stekel,2013)。营养不良和生产力之间最密切的联系发生在人类生命早期的人力资本开发中。例如,非洲的饥饿成本研究表明,每年营养不足带来的成本占国民收入的 3%~16%(Hoddinott,2016)。世界银行(2006)早期报告指出,由于生长迟缓造成的成人身高每下降 1%,就会导致其一生的生产力下降 1.4%。它还指出,消除贫血可提高 5%~17% 的生产力。在贫血是严重的健康问题的地区,其相应的生产力损失可以占到 GDP 的 2%。报告还指出,全世界 60% 的死亡归因于营养不良导致的健康问题(世界银行,2006)。

在改善营养不良方面缺少投资,就会由于预算支出增加和国民收入减少导致更高成本(世界银行,2006)。在不同类型的职业和工作中,营养不良人口由于认知能力较低,不仅人均产出会减少,还会失去有效地利用其智能的机会,并且对营养不良相关疾病易感,进一步导致与包括非传染性疾病在内的健康问题相关的高昂费用。营养不良的儿童在学校学习能力不佳,成年后人力资本的质量降低,造成显著的经济损失(Hoddinott 等,2013)。例如,早期的综述(Behrman 等,2004;世界银行,2006)报告了由于营养不良导致的损失如下:低出生体重使儿童智商降低 5%;生长迟缓可使智商降低 5%~11%;缺铁可使智商降低 10%~15%;早期营养不良的儿童在认知功能、精神运动功能和精细运动技能测试中均得分较低;在学校注意力持续时间的缩短和活动水平的降低,造成日后工作能力不佳和生活成功机会较低等问题。

忽视对解决营养问题的投资会给社会带来巨大损失,而且,对大规模营养干预计划的评估表明,营养投资具有高回报特点。多年来,各国一直试图通过国家营养计划和早期儿童干预计划等大规模干预措施来解决营养不良问题。迄今为止的经验表明,投资营养是一项有价值的经济活动,具有很高的投入产出比(Behrman 等,2004 等;Hoddinott 等,2013)。

关于改善营养的潜在收益,也有一些早期的估算。例如,Alderman 和 Behrman(2004)建议,要预防低出生体重,每个孩子需要 580 美元。此外,具有里程碑意义的出版物《将营养重新定位为发展的核心》(世界银行,2006)介绍了国家层面的营养投资重要性的关键证据,例如,肥胖和非传染性疾病的成本,在中国占国民收入的 2%。在印度,生长迟缓、碘缺乏和铁缺乏造成的生产力损失,导致其国民收入减少 2.95%。预防微量营养素缺乏可使中国的 GDP 总量增加 25 亿至 50 亿美元,占其年度 GDP 的 0.2%~0.4%。在印度,微量营养素缺乏每年持续造成 25 亿美元的损失,约占其年度 GDP 的 0.4%。在塞拉利昂,忽视女性贫血问题将导致未来 5 年农业生产力损失 9 450 万美元(世界银行,2006)。

单靠市场力量无法改善人群的营养状况,因此营养改善是一个需要公共干预的领域。如果社会中的每一个人都了解良好营养的益处和成本,知道如何有效地利用食物、健康和保健来实现营养目标的所有信息,那么就无需公共干预。但在许多社会,特别是在发展中国家,缺乏促使个人和家庭获得更多必要营养信息的教育和激励机制。因此,在个人、家庭和国家层面都需要公共干预,确定缺失的要素并填补这些空白。通过了解个体和家庭对营养投资的行为及其相关成本来研究营养经济学,有助于促进减少营养不良的政策措施的制定和有效实施(Sunny Kim 和 Phuong Nguyen,2016)。如果没有这样的战略干预,营养不良人群可能会带来巨大的社会成本。

发达国家和发展中国家都会受到营养不良的影响。在发展中国家,营养不良发病率的增加导致较高的儿童健康服务成本,并且由于营养不良儿童的额外护理导致更高的成本。在发达国家,营养过剩也会影响医疗保健费用。例如,在美国营养过剩是肥胖的一个主要原因,这是一个重大的健康问题,成本估计为 1 230 亿美元(CDC,2008)。然而,干预措施的投资回报率通常较高,Behrman 等(2004)展示了各种营养干预方案的主要研究结果。营养干预措施的成本收益率一般都相当高。例如,在医院提倡母乳喂养的效益是成本的 5~67 倍;对于综合性的儿童保育措施来说,效益是成本的 9~16 倍;女性补碘的效益是成本的 15~520 倍;6 岁以下儿童补充维生素 A 的效益是成本的 4~43 倍;铁强化的效益最高,是成本的 176~400 倍;最后,孕妇补充铁的效益是成本的 6~14 倍(Behrman 等,2004)。

综上所述,从个人和家庭的角度理解市场在营养供给方面的不足,设计通过营养教育弥合营养信息方面鸿沟的政策和方案,将有助于进一步规划和实施公共营养干预政策,提高人群营养水平——这是使整个社会受益的公益事业。

## 营养和其他发展目标

当社会发展目标和战略都需要预算资源时,他们之间存在相互竞争。对营养改善目标及其与其他发展目标关系的辩证认识非常重要。营养改善与减贫目标有何联系?正如前面所述,虽然营养不足和微量营养素缺乏是贫困的直接衡量指标,但它们也可能出现在贫困不是主要发展问题的社会。然而,营养不足与贫困确实有着密切的联系。正如世界银行(2006)所指出的,最贫困群体的营养不良患病率是收入最高群体的 2~3 倍。此外,生活在贫困状态的某些社会阶层更容易受到营养问题的影响。例如,在女性营养低下的国家,改善青春期少女和妇女的营养可以减少社会各阶层之间的不平等(FAO/ADB,2013)。

最后,贫困和营养不良通过恶性循环相互加剧(Babu 和 Sanyal,2008)。贫困与不良的饮食、不健康的环境、体力劳动和高生育率有关,所有这些都会导致营养不良问题。而贫困导致的长期营养不良会减少人力资本,进而降低个人和家庭的未来收入。低收入家庭中营养不良的女性很可能生育出低出生体重儿,从而使贫困循环下去。在减贫战略背景下研究营养干预,并以营养为重点制定减贫计划,无论是作为发展投入,还是作为发展过程产出的结果,都需要全面了解营养的社会经济决定因素。

在营养改善方面,哪些干预和政策行之有效,哪些不能,已经积累了一些经验,但是这些经验大多是基于局部和小规模的干预,其营养效果很少来自大规模的干预(Gillespie 等,2013)。在扩大有效干预措施时仍然存在巨大的认知障碍,一些操作上的问题仍然需要研究。若要建立全球和国家承诺以及营养投资能力,则需要有对营养干预措施的经济、效率和公平利益有充分了解的人员。将营养纳入国家发展战略,并重新定位低效率但有潜在收益的大规模营养干预措施,都需要类似的知识。

研究营养经济学可以提高对营养干预的分析能力,并通过"边做边学"来改善营养(Babu 1997a,b,2011)。在对服务运行机制进行精准调节和为营养投资增强基础证据方面还存在问题,需要进行有关营养措施评估的基础培训。由于在加强营养干预的高级别承诺和筹资的有效协调能力方面存在不足,全球倡议仍然面临严峻挑战。将国家投资重点优先放在营养和营养项目推广上,需要有充分的能力开展最佳实践,并将营养纳入发展目标的主线。如果从资助小型项目转向资助大型项目,还必须具备方案设计、实施、监测和评价的能力(Babu,1997c)。

鉴于营养在发展过程中所起的关键和根本作用,营养多年来都被视为健康和发展目标。在全球层面,早在 1948 年,《世界卫生组织章程》就明确将改善营养列为其职能之一。此后,通过各种国际宣言和公约,营养已成为一个主要的发展目标(WHO,2005)。1978 年《阿拉木图宣言》承认促进食物和营养作为其初级卫生保健基本要素之一(WHO,1978)。1981 年制定的《全民健康全球战略》提出了将营养监测作为人口福祉指标的重要性,并将营养作为其支柱之一(WHO,1981)。1990 年世界儿童问题首脑会议确定了 8 个儿童营养相关目标(UNICEF,1990)。《世界营养宣言和行动计划》列出了 9 个营养干预和行动目标(FAO/WHO,1992)。21 世纪的"全民健康"目标也包括营养不良和微量营养素缺乏(WHO,2000)。1996 年在罗马举行的世界粮食首脑会议上确定全民食物和营养保障为其首要目标。在"千年发展目标"8 个目标中,有 6 个目标直接或间接地明确了改善营养的重要性(Haddad 和Gillespie,2002)。一些 SDGs 直接或间接地与"全球营养挑战"中讨论的全球营养目标有关,并取决于该目标的实现(IFPRI-GNR,2015;Wage 等,2015)。

尽管在全球和国家层面上认识到营养问题,营养仍然是全球发展的挑战,营养问题以及其他食物和健康相关的挑战继续阻碍着许多发展中国家的发展进程。明确面临的营养挑战、确定具体的营养目标,并将其纳入国家发展政策和策略,需要在全球和国家层面给予关注(Babu,1999,2001)。改善食物和营养保障、为人群提供足够数量和质量的食物仍然是一项重大挑战。作为发展过程的投入及发展的产出,需要特别关注对营养实施评估、分析和监测(Babu 和 Mthindi,1995a)。所有这些都需要充分了解营养的作用及其对社会经济的影响。设计和实施营养计划和政策需要在个人、家庭、社区、国家和全球层面了解营养干预的行为、动机和益处(Babu 和 Mthindi,1995b)。

本书的各章节包含了研究营养经济学所需的分析工具,这些工具为读者理解复杂的营养挑战、设计方案和政策提供了基础,而这些方案和设计则是各级营养决策的主要来源。

## 营养挑战及其经济政策分析

在对发展共同体所面临的营养挑战的回顾中，强调了在发展中国家推进循证政策制定时存在着知识和能力的差距。在过去的 30 年，人们发现了各种导致营养问题的因素，并对其政策含义进行了研究。在其他章节中，我们试图用不同的分析方法分析这些营养的决定因素。为了向读者展示我们对各章政策主题的选择以及分析程序，需要先重点介绍基于定量数据分析的必要技能，并利用这些技能来指导政策制定过程。

一个国家面临的营养挑战与该国的宏观经济和微观经济政策环境密不可分。经济增长进程、规模和速度对贫困和营养水平的影响本身就值得研究，通过该研究还可以获得对影响营养结局的若干部门间相互关系的更深入的认识。持续和积极的经济增长可以减少贫困、饥饿和营养不良。但是，正如我们所知，减少贫困的速度比减少营养不良的速度要快。为什么会出现这样的差异？还有哪些缺失的因素造成发展中国家的营养不良水平居高不下？经济变迁也带来了膳食的转变、对高营养价值的食物的高需求，以及对富含脂肪和糖分的加工食品的高需求（Webb 和 Block，2012）。在社会贫困阶层，食物和营养素的边际消费倾向随着收入的增加而增加。要理解价格和收入变化的影响，就需要对家庭和个人在分配资源时作出的经济选择有基本的了解。第四章"营养政策的微观经济学分析"介绍了食物和营养选择的微观经济学。第五章"营养政策的宏观经济学分析"介绍了与宏观和贸易政策影响相关的问题。

虽然营养干预计划越来越多地通过随机对照试验进行干预效果评估，但国家层面关于收入转移、食物补贴和价格变化的政策制定需要了解影响食物和营养素需求的因素（Pinstrup-Andersen，2012）。消费者需求理论及其应用于需求参数实证估计时的假设和限制，将有助于理解政策和干预计划对食物和营养素摄入的影响（Jensen 和 Miller，2012）。此外，全行业分析（如多市场模型）和经济分析，如一般均衡模型，都需要估计需求系统的参数。在第六章"消费者理论和食物需求估算"中，我们向读者介绍了需求系统的理论和实证规范。食物需求的营养影响来自于对价格与收入变化以及营养素消费之间的关系的估算。应用政策分析涉及营养需求参数的估计。我们将在第七章"营养素需求和政策影响"中介绍这部分内容，并展示需求参数如何应用于营养政策研究。

正如前两章（第一章"为什么要学习营养经济学"、第二章"全球性营养挑战与目标：发展与政策视角"）和本章前半部分所述，营养不良是一项多部门的挑战。这就要求政策分析人员要超越食物和农业部门的局限去了解非食物因素对营养结局的影响。营养干预策略必须与水、卫生、性别、教育、社会保障、食物和农业等关键部门协调（Smith 和 Haddad，2015）。然而，这种协调需要了解与初级卫生保健、免疫、母乳喂养、母亲教育、留守儿童以及其他社会经济和文化决定因素有关的因素的贡献，这些因素在不同社区和国家是有差异的。我们在第八章"营养的社会经济决定因素：分位数回归的应用"中讨论了这些问题，并应用分位数回归进行分析。

由于每个家庭成员都有可利用的资源，家庭内部的动态变化对营养结局有影响。女性在家庭资源中占有比例较低，但却为家庭作出了大部分的营养决策。营养摄入中的性别偏倚严重影响当前的和长期的政策制定过程（Babu 等，1993；Babu 和 Chapasuka，1997）。旨在通过教育和有针对性的干预措施增加女性赋权的政策，提高了女性在家庭层面的决策权，这是改善妇女和儿童营养状况的关键。我们在第九章"家庭内部分配和营养的性别偏倚：Heckman 两步法的应用"中介绍了二分类结局模型及其估计方法，以便更好地理解影响家庭内部动态的变量对营养的影响。

越来越多的人认识到，与卫生、卫生设施、清洁饮用水和儿童保育相关的因素在决定人群营养结局方面起着重要的作用（Spears，2012）。但是，这些因素在营养学文献中并没有得到很好的研究。影响这些因素的政策不属于传统上负责营养的农业和卫生部门的管理的范畴。同时，营养教育和行为改变在营养行为学研究中也获得了越来越大的动力。在第十章"儿童保育、水、卫生设施、卫生和健康的经济学：Blinder-Oaxaca 分解法的应用"中，我们介绍了这些问题，并应用分解法研究了来自两个地区家庭的结局变量之间的差异。

如果对营养干预措施试点进行成本和效益研究，可以节省项目评估资源（Banerjee 和 Duflo，2009）。第十一章"项目评估方法：案例分析和实施策略"中，回顾了结合不同手段的营养干预措施。该章还展示了多年来开发和应用的各种项目评估方法，为了完善项目和扩大应用规模，除了关注对营养结局的影响，还需要强调从干预项目中吸取经验和教训。

社会保障体系对营养的影响尚未得到充分理解，直接实现营养目标的研究有限（Grosh 等，2008；FAO，2015）。在第十二章"社会保障的营养意义：面板数据方法应用"中，我们回顾了有关社会保障体系的文献并利用面板数据方法来研究社会保障计划的营养意义。学校营养计划是一项特殊形式的营养干预措施，旨在吸引儿童上学、坚持上学，并改善他们的营养素摄入状况（Alderman，2010）。用于教育项目的食物也减轻了家庭的营养负担（Ahmed 和 Babu，2006）。不过，项目干预的结果取决于这些项目设计、实施和评价的背景。在第十三章"学校营养经济学：断点回归的应用"中，我们回顾了当前关于学校供餐计划的文献，并运用断点回归模型来解释学校营养干预的收益。

超重、肥胖与营养不足的挑战在社区中并存，在这种情况下设计干预措施需要创新（Babu，2002；Pinstrup-Andersen，2013）。在第十四章"肥胖的经济学分析及其对生活质量的影响：非参数方法的应用"中，我们不仅介绍了用非参数估计方法研究在家庭层面导致肥胖的原因，还介绍了其他食物保障指标。在第十五章"农业、营养、健康：如何使多部门共同致力于营养目标"中，讨论需要如何改变食物系统来解决新出现的食物和营养问题。该章表明，需要通过研究和创新来设计干预措施以增加食物价值链中的膳食多样性、生物强化、食品安全以及营养改善。

应对营养挑战时，尤其当微量营养素缺乏一直是主要的营养挑战时，设计满足家庭营养需求的种植模式可能是一种重要的改善方法（Pinstrup-Andersen，2013）。然而，农业推广工作者缺乏营养需求方面的知识，因此，必须将农户的需求与农业生态、资源制约和市场因素等结合起来考虑，才能选择种植什么样的农作物（Babu 等，2016）。在第十六章"设计营养需求导向的去中心化食物系统：最佳方法"中，我们使用了一个简单的结合了农户营养需求的线性规划模型。此外，我们还展示了如何从农场级别的模型中得出结果，并进一步改善种植模式，从而帮助农户满足其营养需求。在最后一章中，我们强调了需要协调合作，强化营养管理、责任、能力、资金和可持续性，以实现全球营养目标。

## 结论

在本章中,通过一个概念框架确定了影响营养结局的政策和计划的相关问题,并将它们与更大范围的贫困、饥饿和食物保障问题联系起来。多年来,对营养政策和计划的投资需求不断增加,并在主要的公约和宣言中得到强调。在过去 30 年里,国际和双边机构一直积极致力于投资营养,并强调营养是社会发展的核心挑战。然而,把有助于营养计划、政策制定和实施的多个部门聚集在一起的挑战仍然存在(WHO,2013;FAO/WHO,2014;USAID,2014)。为了结合不同的方法来解决第二章"全球性营养挑战与目标:发展与政策视角"和第三章"营养投资的概念框架:问题、挑战与分析方法"中所提出的挑战,本书的其余章节不仅介绍并演示了这些问题、分析方法和经验策略,还阐述了从结果中得出的政策见解。

表 3-1 总结了一系列政策问题和章节内容,可以帮助读者选择政策主题和相关章节,以便轻松浏览本书其余内容。

表 3-1　本书各章节所涉及的政策挑战和使用的方法论路径

| 序号 | 主题/政策问题 | 章和应用的方法 |
|---|---|---|
| 1 | 经济增长对减少贫困和营养不良至关重要。然而,营养不良的减少率落后于贫困的减少率 | **第一章** 为什么要学习营养经济学,**第二章** 全球性营养挑战与目标:发展与政策视角,**第三章** 营养投资的概念框架:问题、挑战与分析方法,**第四章** 营养政策的微观经济学分析,**第五章** 营养政策的宏观经济学分析,**第六章** 消费者理论和食物需求估算。第四章 营养政策的微观经济学分析,第五章 营养政策的宏观经济学分析,论述了营养的微观和宏观经济内容 |
| 2 | 营养不良是一个多部门的挑战,需要超越卫生和农业部门。营养的干预策略必须由与水、卫生设施、性别、教育、社会保障、食物和农业等相关的关键部门共同协作 | **第二章** 全球性营养挑战与目标:发展与政策视角,**第三章** 营养投资的概念框架:问题、挑战与分析方法,**第四章** 营养政策的微观经济学分析,**第十章** 儿童保育、水、卫生设施、卫生和健康的经济学:Blinder-Oaxaca 分解法的应用,**第十二章** 社会保障的营养意义:面板数据方法应用,**第十三章** 学校营养经济学:断点回归的应用,**第十七章** 营养政策制定与实施的未来方向。这些问题演变将在以下章节中介绍:**第二章** 全球性营养挑战与目标:发展与政策视角,**第三章** 营养投资的概念框架:问题、挑战与分析方法。第八章 营养的社会经济决定因素:分位数回归的应用,**第十章** 儿童保育、水、卫生设施、卫生和健康的经济学:Blinder-Oaxaca 分解法的应用涵盖了更多细节 |
| 3 | 政策环境、领导、管理、协调、资金和干预措施的可持续性是协调多部门行动的关键 | **第二章** 全球性营养挑战与目标:发展与政策视角,**第三章** 营养投资的概念框架:问题、挑战与分析方法,**第十七章** 营养政策制定与实施的未来方向,这些章涵盖了协调、管理、责任、资金、可持续性和影响等问题 |

续表

| 序号 | 主题/政策问题 | 章和应用的方法 |
|---|---|---|
| 4 | 除了食物和营养素摄入之外，还需要充分了解与初级卫生保健、免疫、母乳喂养、母亲教育、留守儿童以及其他特定社会背景的社会经济和文化决定因素有关的问题 | 与直接原因(图 3.2)相关的问题在**第二章** 全球性营养挑战与目标：发展与政策视角，**第三章** 营养投资的概念框架：问题、挑战与分析方法，**第八章** 营养的社会经济决定因素：分位数回归的应用，**第十七章** 营养政策制定与实施的未来方向中介绍。在**第八章** 营养的社会经济决定因素：分位数回归的应用中，我们介绍了分位数回归方法来研究营养的决定因素 |
| 5 | 为了提高营养投资的有效性，需要采取干预措施，来帮助改善卫生设施、儿童保健、清洁饮用水和行为改变的营养教育方面的服务 | **第二章** 全球性营养挑战与目标：发展与政策视角，**第三章** 营养投资的概念框架：问题、挑战与分析方法，**第十章** 儿童保育、水、卫生设施、卫生和健康的经济学：Blinder-Oaxaca 分解法的应用，**第十七章** 营养政策制定与实施的未来方向，讨论了与理解原因相关的问题。在**第十章** 儿童保育、水、卫生设施、卫生和健康的经济学：Blinder-Oaxaca 分解法的应用中，我们介绍了研究结局变量差异的分解技术 |
| 6 | 通过教育和干预提高妇女在家庭层面的决策能力是改善妇女和儿童营养状况的关键。需要继续了解家庭内部在资源分配和营养、卫生服务利用等方面的动态 | **第二章** 全球性营养挑战与目标：发展与政策视角，**第三章** 营养投资的概念框架：问题、挑战与分析方法，**第九章** 家庭内部分配和营养的性别偏倚：Heckman 两步法的应用，讨论了性别关系、家庭内部决策和女性赋权问题。其中**第九章** 家庭内部分配和营养的性别偏倚：Heckman 两步法的应用介绍了二分类结局模型 |
| 7 | 需要对项目实施过程中的经验教训和收益影响进行监测与评价 | **第十一章** 项目评估方法：案例分析和实施策略。项目评估方法在**第十一章** 项目评估方法：案例分析和实施策略中进行了介绍和回顾。通过实证研究，论证了目前项目评价的方法 |
| 8 | 社会保障项目需要特定的方法，只有在设计阶段专门针对营养目标，才能实现其营养效益 | **第十一章** 项目评估方法：案例分析和实施策略，**第十二章** 社会保障的营养意义：面板数据方法应用。保护脆弱人群免于赤贫，保护后代免受营养不良的伤害，需要社会保障项目。**第十二章** 社会保障的营养意义：面板数据方法应用，应用面板数据模型来研究社会保障的影响 |
| 9 | 学校营养计划依旧是吸引孩子上学，使他们留在学校，并提高他们学习能力的最受欢迎的干预措施。然而，根据环境和计划设计不同，结果也会不同 | **第十一章** 项目评估方法：案例分析和实施策略，**第十三章** 学校营养经济学：断点回归的应用。学校营养计划帮助在校儿童，为儿童的正常成长提供所需的营养。在**第十三章** 学校营养经济学：断点回归的应用中，我们介绍了断点回归模型来研究学校供餐计划的效益 |
| 10 | 即使在发展中国家，超重和肥胖也在增加。在同一社区和家庭中解决营养过剩和营养不足问题的战略需要所有部门的创新 | **第二章** 全球性营养挑战与目标：发展与政策视角，**第三章** 营养投资的概念框架：问题、挑战与分析方法，**第十章** 儿童保育、水、卫生设施、卫生和健康的经济学：Blinder-Oaxaca 分解法的应用，**第十七章** 营养政策制定与实施的未来方向。超重和肥胖的挑战越来越大，需要制定能够影响消费模式以及行为挑战的政策。我们介绍了非参数技术来研究肥胖的影响因素 |

续表

| 序号 | 主题/政策问题 | 章和应用的方法 |
|---|---|---|
| 11 | 微量营养素缺乏仍然是一系列主要的营养挑战。需要对碘、铁、维生素 A 和其他微量营养素进行连续的多管齐下的干预。农业和食物系统在解决微量营养素缺乏的问题上起着重要的作用。通过研究和创新设计干预措施,增加食物价值链中的饮食多样性、生物强化、食品安全以及营养改善至关重要 | **第二章** 全球性营养挑战与目标:发展与政策视角,**第三章** 营养投资的概念框架:问题、挑战与分析方法,**第十五章** 农业、营养、健康:如何使多部门共同致力于营养目标,**第十七章** 营养政策制定和实施的未来方向。对农业和食物系统的干预措施进行研究:**第十五章** 农业、营养、健康:如何使多部门共同致力于营养目标。这包括增加食物价值链中的饮食多样性、生物强化、食品安全以及营养改善 |
| 12 | 营养挑战是普遍存在的,但解决方案需要当地特有的干预措施。设计和实施分散具体的营养干预措施,使若干部门协调一致,需要地方各级的能力 | **第十六章** 设计营养需求导向的去中心化食物系统:最佳方法,**第十七章** 营养政策制定与实施的未来方向。需要分散的干预措施来解决当地特有的问题。我们介绍了一种优化的种植系统的设计方法 |

## 练习

1. 复习图 3.2 中的概念框架。为你选择的国家设计一个概念框架,要考虑到其独特的农业生态、自然资源基础、劳动力和技术的制约。

2. 列出你选择的国家的各种营养干预措施,并展示它们是如何与各个部门相互联系的。他们在国家、地方和社区层面的协作如何进一步完善。向利益相关方提出让项目执行者负责的方法。

第二部分

# 营养的经济学分析

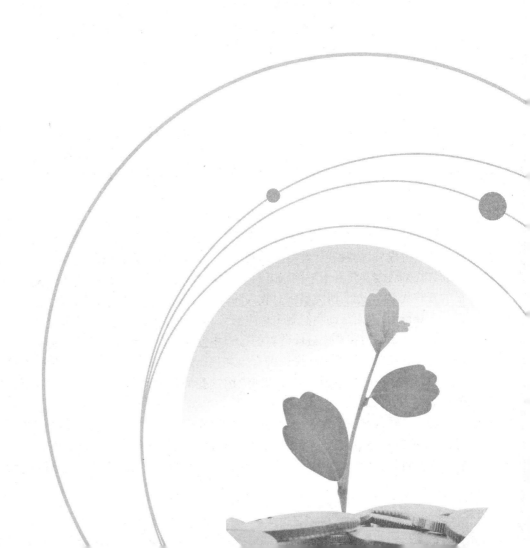

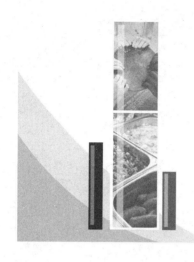

## 第四章

# 营养政策的微观
# 经济学分析

虽然心理学和行为理论有助于解释某些领域的经济行为,但就吉芬现象(Giffen phenomenon)以及更具一般性的极端贫困人群的消费行为而言,标准模型似乎才是正确的。
——罗伯特 T. 詹森,诺兰 H. 米勒,2008,美国经济评论,98(4):1553-1577.

## 概述

个人和家庭如何作出与营养选择相关的决定?他们作决策吗?为了使个人和家庭能够选择最佳营养,需要哪些激励措施?如何更好地制定营养计划和政策干预措施才能改善人们的营养和健康状况?这些都是发展共同体在努力解决各种形式的营养不良问题时所面临的基本困扰。

毫无疑问,个人和整个家庭的营养状况是选择行为的结果。从我们在第三章"营养投资的概念框架:问题、挑战与分析方法"中介绍的概念框架来看,获得最佳营养的选择行为与食物、水、卫生设施、健康和保健等方面密切相关。家庭对其收入、时间和其他关键资源进行配置的方式将决定其营养水平,而如何在家庭成员内部进行资源配置又将决定每一位家庭成员的营养状况。因此,研究家庭对收入和其他资源进行配置的决策过程,有助于理解家庭的营养选择行为,进而帮助我们制定相应的营养计划和干预政策,以实现全社会的最佳营养水平。研究家庭如何在获取最佳营养的过程中使用这些关键资源要素,这将有助于我们制定相应的计划和政策从而提高投资的有效利用。本章中,我们介绍了营养投资要素和营养生产过程的基本经济学原理。关于如何应用这些原理探讨营养政策和干预计划,将在本书其他章节中一一介绍。

首先来看营养投资要素。如第三章"营养投资的概念框架:问题、挑战与分析方法"所述,除食物要素外,家庭还需要水、卫生设施、保健、健康和其他投资要素为所有成员提供良好营养。因此,单就食物本身而言,虽然必要但其自身并不足以提供最佳的营养结局,可是如果没有食物,营养又无从谈起,因为宏量营养素(如能量和蛋白质)和微量营养素都来自人们所消费的食物。非食物投资要素的营养需求将在本章后面几节讨论。让我们先从食物要素的需求开始研究人们的营养状况。具体而言,是研究与食物消费数量和质量密切相关的消费者选择行为如何影响其营养状况。

食物消费量与国家、市场、社区、家庭和个人等各个层面的食物供应情况密不可分,各层面的食物供应情况又取决于食物生产、储存、运输、出口、进口等环节提供的食物总量以及市场上可供购买的食物数量,而市场上的食物供应情况决定了家庭购买需支付的价格。对于一个完全依赖自家后院或农业生产保障食物供给的家庭来说,食物的市场供应状况及其价格水平可能并不重要。然而,对于那些主要依靠市场购买获取食物的家庭来说,与其他影响因素(如口味、饮食偏好、社会文化规范和对特定食物类型的宗教信仰等)相比,收入水平和食物价格就显得尤为重要。家庭在市场上能够用于食物购买的支出在其收入中所占比例的大小,是影响他们食物消费选择的一个主要决定因素。

无论是通过市场购买还是靠自身生产获得的食物都要经过加工、烹饪才能食用,这说明不仅需要食物,还需要时间和烹饪用燃料等其他投资。因此,一个家庭选择食物、清洁水、卫生设施、医疗保健与其他非食物投资要素的行为方式,决定了个体和整个家庭的营养状况。研究家庭在各种食物和非食物要素上的消费支出,以及他们在食物制备、儿童保育和安全饮用水等方面的时间分配行为,有助于指导决策者制定正确的政策和干预措施以实现人们的最佳营养。本章从微观经济学角度分析了家庭消费选择行为对其营养状况的影响。

我们以家庭为决策单位对消费选择进行图形分析[①]。然后在此基础上对食物和营养素进行需求分析,包括收入、价格和其他非经济因素的变化如何影响家庭和个人的食物消费选择,进而影响他们的营养状况。为给后续章节中计量经济学分析方法的学习做好准备,在此还介绍一些有关营养结局分析的通用简化模型,并将非食物投资要素纳入营养决策研究中。最后展示营养选择的动态过程,以促使读者思考在生命全周期的不同阶段如何作出恰当的营养选择,不同年龄组人群受营养政策的影响不同,这或许能为决策者带来一定的启示。

## 以家庭为决策单位

本章以下内容基于并严格遵循 Bryant(1990)、Chernichovsky 和 Zangwill(1990)的相关论述,而且采用了和 Bryant(1990)相同的符号表达。

在解释个人对政策和市场变化作出的反应时,有必要了解家庭如何在有限资源的配置或再配置的众多选项中作出最终选择。新的家庭经济理论中,假设家庭是一个以增加集体福利为目标的和谐单位,一个家庭可以是一个人,也可以是一小群为了追求共同利益而共享资源的人(Bryant,1990)。家庭经济组织的研究涉及家庭的规模、结构、组成以及资源利用模式和其所从事的活动(Bryant,1990)。

家庭资源包括人力资源和物力资源。人力资源包括每个成员的时间、技能和精力。物

---

① 在此,我们只提出对理解本书其他内容和进行营养政策分析有帮助的概念。任何初级微观经济学教材都可以帮助读者理解微观经济学理论的相关概念(Nicholson,W.,2000.《微观经济学理论及其应用》,第 8 版,德莱登出版社,沃斯堡)。

力资源指家庭财政资源。家庭活动涉及资源的使用并具有使家庭成员直接或间接获得满足感的属性,消费和休闲是可以直接获得满足感的家庭活动,而工作是能间接获得满足感的家庭活动。工作又可以进一步区分为市场工作和非市场工作,两者的区别在于工作是发生在雇佣劳动关系场所,还是发生在其他场所(如工人家中)。家庭活动也可以根据是即时获得满足感还是未来获得满足感进行区分,提供即时满足感或效用的活动称为消费活动,而追求未来满足感的活动称为储蓄或投资活动。将资源从一个家庭转移到其他家庭或社会群体的活动称为转移活动(Bryant,1990)。

　　家庭追求最大限度满足感或最大效用水平的活动会受到一定的条件约束,包括经济约束、技术约束、法律约束和社会文化约束。经济约束主要是指家庭资源是有限的,如每天只有 24 小时、家庭收入和资产有限、信贷额度有限等。技术约束是指任何活动过程都要遵循生物、化学和物理规律,如不同类型的食物会以特定的方式改变其原始的颜色、味道、浓度和营养成分等。法律约束是指家庭活动也受其所在政治体系的法律、法规的支配和引导,如法律禁止某些活动和某些资源的使用,并可改变资源购买或出售的价格。此外,家庭资源、家庭活动和所获满足感也会受到社会和文化规范制约,称为社会文化约束。

## 家庭均衡与营养需求

　　让家庭如何作出最佳营养选择? 一个家庭对营养物质的需求取决于两个关键特征,第一个特征是在给定的收入水平和市场价格下家庭对能够负担并愿意购买的食物和非食物的消费组合偏好;第二个特征是与家庭目标相关联的商品偏好。

　　首先,来看一下家庭在努力满足其营养需求时所面临的预算约束。为了简单起见,在此我们假设要讨论的某种食物的某种营养素是全麦面包的膳食纤维含量。在该讨论中涉及两种商品:一种是高膳食纤维食物商品(如全麦面包),另外一种是非食物复合商品(如租金和衣服)。

　　设 $p_{fr}$ 为单位高膳食纤维食物的市场价格,$p_{nf}$ 为单位非食物复合商品的价格,食物和复合商品的数量分别为 $q_{fr}$ 和 $q_{nf}$。家庭在每个决策期内花费在这些商品上的总收入是 $Y$,预算约束线显示了在既定收入水平下家庭所能消费的高膳食纤维食物和非食物复合商品的所有可能组合(式 4.1):

$$p_{fr}q_{fr}+p_{nf}q_{nf}=Y \qquad\qquad (式 4.1)$$

在图 4-1 中,预算约束线的斜率为高膳食纤维食物对于非食物复合商品的相对价格($p_{fr}/p_{nf}$),表示家庭可以将食物转换成复合商品的比率,预算约束线的决定因素就是食物和复合商品的价格以及家庭收入水平。

　　其次,再来考虑家庭偏好。偏好反映了一个家庭的好恶及其增加福祉的目标。家庭偏好具有三个特征(Bryant,1990):①不同的商品和服务组合可以按照偏好

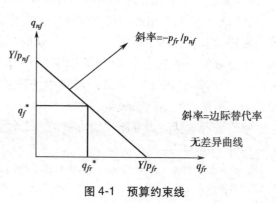

图 4-1　预算约束线

排序;②家庭偏好的一致性,即如果它喜欢组合 X 胜过组合 Y,喜欢组合 Y 胜过组合 Z,那么在组合 Z 和 X 中就应该更偏好 X;③对家庭而言商品"多比少好"。

在上述预算约束下,家庭偏好可以用效用函数表示如下(式 4.2):

$$U = u(q_{fr}, q_{nf}) \qquad (式 4.2)$$

式中,U 表示消费一定数量食物($q_{fr}$)和复合商品($q_{nf}$)所获得的满意程度。

在图 4-2 中,距离原点较远的曲线上点的组合比靠近原点的曲线上点的组合更受家庭青睐。曲线 $I_1$ 和 $I_2$ 称为"无差异曲线"(indifference curves, $ICs$ ),它们连接了由 $q_{fr}$ 和 $q_{nf}$ 组合而成的家庭偏好程度相同的点。无差异曲线的斜率是负的,这是因为家庭对数量较多的商品构成的组合的喜欢程度超过数量较少商品的组合,距离原点越远的无差异曲线代表的满意程度越高。无差异曲线不相交。

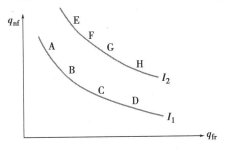

图 4-2　无差异曲线

图 4-2 中,$q_{fr}$-$q_{nf}$坐标平面里的无差异曲线将诸如 A、B、C、D 的点连接起来,这些点是给定收入水平下家庭偏好程度相同的两组商品的组合。根据上述无差异曲线的性质,连接点 $E$—$F$—$G$—$H$ 的曲线 $I_2$ 所代表的家庭偏好程度大于连接点 $A$—$B$—$C$—$D$ 的曲线 $I_1$ 所代表的家庭偏好程度。家庭对数量较多的商品组合的偏好程度大于对数量较少的商品组合的偏好程度,因此无差异曲线的斜率非正。此外,$IC_s$ 曲线是凸向原点的,这意味着家庭更喜欢点 C 处的商品组合超过点 A、点 B 或点 D 处的组合。也就是说,家庭消费更偏好 $I_1$ 中两个端点值的平均数。

我们利用无差异曲线的这些性质解释家庭对食物和营养素以及非食物要素的消费选择行为。例如,在可能会带来相同满足感的情况下,含有某种特殊营养物质的食物为何比其他不含这些营养物质的商品更受欢迎。

消费者选择行为研究中的一个重要概念是边际替代率(Marginal Rate of Substitution, MRS),定义为无差异曲线上任意一点的斜率。如图 4-2 所示,它反映了家庭用高膳食纤维食物代替复合商品的比率。边际替代率递减反映了在保持满足程度不变的前提下(即在同一条无差异曲线上),随着某种商品和服务的消费量增加,家庭放弃的其他商品和服务换取相对充裕商品和服务的意愿就会下降(Bryant,1990)。例如,如果一个自给自足家庭能够生产食物并能在收获季节收获足够丰富的食物时,他们想要获得更多的食物的愿望就会递减,就不会愿意放弃较多的非食物商品来换取更多的食物。这种行为影响了干旱和饥荒条件下的食物决策行为。在匮乏时节,食物变得稀缺,家庭为了增加 1 单位食物而愿意放弃很多非食物商品,这些行为导致资产流失,使家庭陷入贫困和营养不良的恶性循环中。

图 4-3 显示了如何利用无差异曲线的性质来研究边际替代率。我们用点 A 到点 C 的移动过程表示效用的变化 $MUq_{nf}(\Delta q_{nf})$,用点 C 到点 B 的移动过程表示效用的变化 $MUq_{fr}(\Delta q_{fr})$,则点 A 和点 B 之间的总效用变化等于零,因为 A 和 B 在同一无差异曲线上,因此:

$$MRS = (dq_{nf}/dq_{fr}) = (-MUq_{fr}/MUq_{nf})$$

这里涉及另一个重要的概念"边际效用(Marginal Utility)",它被定义为家庭在保持所有其他商品消费量不变的条件下,对某种特定商品的消费量每增加一单位所引起的总效用(满足程度)的增量。上式中 $MUq_{nf}(\Delta q_{nf})$ 和 $MUq_{fr}(\Delta q_{fr})$ 即为边际效用。

在这里,边际效用递减规律表现为边际替代率递减规律。对于凸向原点的 IC 曲线,从左往右斜率从高到低,这意味着一个家庭拥有复合商品的数量越多,为了换取等量该种商品而愿意放弃的食物的数量就会越来越少,这就是"边际替代率递减规律"(图 4-3)。

当一个家庭没有改变其购买组合的动机时,它就处于均衡状态(Bryant,1990),此时:

$$MU_{fr}/p_{fr}=MU_{nf}/p_{nf} \tag{式 4.3}$$

其中,$MU_{fr}$ 和 $MU_{nf}$ 分别表示高膳食纤维食物的边际效用和复合商品的边际效用,式 4.3 表明,在均衡状态中家庭花在所有商品上的最后一单位货币的边际效用相等。图 4-4 描述家庭消费均衡概念。

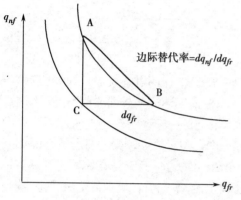

图 4-3　边际替代率递减规律

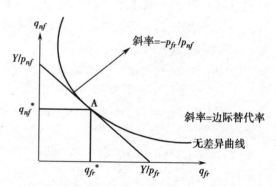

图 4-4　家庭消费均衡曲线

给定凸向原点且光滑的无差异曲线 $IC_s$,家庭在点 A 处获得最大效用,此时 IC 在该点的斜率(MRS)等于预算约束线的斜率(预算约束线与无差异曲线相切),即 $p_{fr}/p_{nf} = MRS = MU_{fr}/MU_{nf}$,其中 $q_{fr}$ 和 $q_{nf}$ 分别表示家庭可消费的高膳食纤维食物的数量和复合商品的数量。但是,如果出现下列两种情况则相切失效:①$IC_s$ 曲线不光滑(如存在替代商品的情况);②最大效用点位于预算约束线的某一端点上。

上述理论分析对制定营养政策有何影响? 毫无疑问,对个人和家庭的偏好分析表明,既定收入水平会影响其营养状况。换言之,了解他们在拥有一定数量其他商品的前提下换取另一特定商品的消费选择行为,有助于制定相应干预计划以提高其整体营养水平。然而,营养干预计划制定者和决策者对这种最基本的消费选择行为缺乏理解,导致目前用于营养改善的干预措施大都聚焦在某个单一要素上,如食物补贴(Pinstrup-Andersen,1988)、保健(Engle,1995)、性别(Quisumbing 和 Meinzen-Dick,2012)、学校供餐计划(Ahmed 和 Babu,2006),包括还有人在研究厕所(Spears,2012)。

尽管上述所有的干预措施出发点都很好,但因为忽略了其他影响要素,在很大程度上收效甚微。家庭偏好不仅决定了他们能获得多少商品和服务,还决定了他们愿意放弃多少某种特定营养素的投入来换取另一种。例如,可以通过政府补贴来推广改厕,但即使是每个家庭都建了厕所,如果没有供应充足的水来冲洗,也会很快被弃置不用。事实上,不能冲洗干净的室内厕所,还可能会对营养状况产生不良影响。所以,在这种情况下,即使家里有厕所,家庭还是会回归露天排便。因此,制定政策和干预计划还需要考虑家庭在将食物供给转化为营养供给时所面临的其他限制因素。

总之,无差异曲线分析和边际替代率递减的概念有助于我们对二维空间中家庭偏好的理解。然而,均衡营养是多种商品(包括各种类型食物)组合的产物,家庭对商品数量的选择以及他们针对不同商品数量所作出的交易行为可以解释社会中许多长期存在的营养不良现象,即使在食物供应充足的地方也是如此。

利用效用函数、无差异曲线、边际替代率、边际效用等基本概念,可以进一步研究家庭对食物和营养素的需求问题。

## 食物需求的基本概念

本节从基本概念开始研究食物需求问题。当有一定收入水平的家庭去市场购买食物时,他们面临的第一个问题就是食物价格。在既定收入水平下,家庭可以购买多少食物取决于市场上食物的价格,而食物的需求曲线正好描述了价格与需求量或购买量之间的关系,如图 4-5 所示。

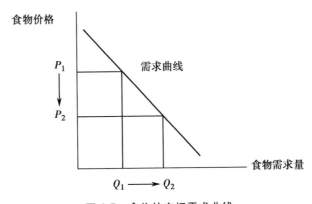

图 4-5　食物的市场需求曲线

图 4-5 所示曲线即为食物的需求曲线,反映了在不同价格水平下消费者能够从市场上购买到的不同的食物数量,描述了在其他影响因素保持不变时,食物需求量和食物价格之间的关系。一旦我们有了这个时间轴,就可以沿着需求曲线来研究特定价格水平变化下的食物需求量的变化,即当沿着需求曲线移动时,由于价格的变动引起的食物需求量的变动。简单而言,在保持其他因素如消费者的收入、其他食物和非食物的价格以及家庭口味和偏好等不变的条件下,当价格从 $P_1$ 下降到 $P_2$ 时,需求量将从 $Q_1$ 增加到 $Q_2$。

当沿着需求曲线追踪食物价格变动所引起的需求量的变动时,上述任何其他因素的变化都会表现为整个需求曲线的移动。例如:当消费者的收入随着经济增长而增加时,需求曲线向右移动,在同一价格水平下,消费者有能力购买比以前更多的食物,表现在图 4-6 中,在同一价格水平下,需求曲线的移动使得食物需求量从 $Q_1$ 增加到 $Q_2$。

当其他因素变化时,例如消费者的消费方式发生了改变,食物需求量也可能会发生类似的变化。例如,加强高脂肪和高胆固醇饮食影响慢性疾病的宣教,可以减少对相关食物的需求(见本章末尾练习1)。

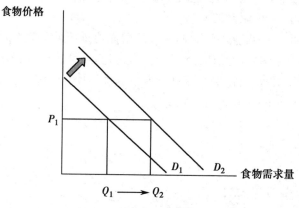

图 4-6　食物需求曲线的移动

　　此外,当其他食物的价格发生变化时,消费者经常会用一种食物替代另一种食物。例如,在一个同时消费玉米和大米并且对两者偏好相同的社会中,如果大米价格上涨,玉米的消费就会发生变化(图 4-7)。这是因为大米价格的上涨使它相对玉米来说较贵,因此人们会增加对玉米的需求。在某些地区,特别是在非洲的发展中国家,玉米被认为是大米的良好替代品。同样,互补品的价格也可以改变需求曲线。例如,面包等食物的价格上涨将使黄油的需求曲线向左移动,它们被认为是互补品(图 4-8)。受面包价格变化的影响,即使黄油价格 $P_1$ 保持不变,对黄油的需求量也会从 $Q_1$ 下降到 $Q_2$。

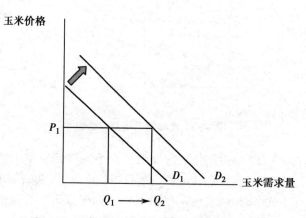

图 4-7　大米价格上涨时玉米需求曲线的移动

　　另外,收入变化也会影响食物的需求量。随着收入增加,家庭倾向于购买更昂贵的营养食品,而在收入水平较低时则倾向于购买比较便宜的营养食品,尽管两者可能具有相似的营养价值。在经济学中,消费量随着收入的上升而下降的物品被称为低档物品(inferior goods)[①]。低档食物的需求曲线将随着消费者收入的增加向左移动。例如,家庭收入增加时会减少对木薯的需求量,即使其价格仍保持在原来水平不变(图 4-9)。

---

　　① 译者注:我们将这一概念引入到营养经济学中——如果随着收入的增加,消费者对某种食物的需求减少,我们将这种食物称为低档食品(Inferior Foods)。

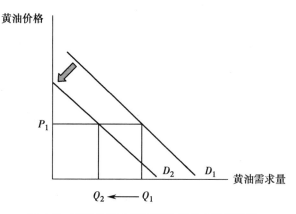

图 4-8 面包价格上涨时黄油需求曲线的移动

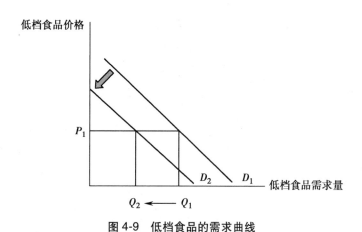

图 4-9 低档食品的需求曲线

综上所述,分析由于食物价格、其他商品价格、收入以及其他社会文化因素变化所引起的食物需求量的变化,无疑有助于我们制定相应政策以达到营养改善的目的。因此,我们需要掌握由于影响因素变动而引起食物需求量变动幅度的有关信息,这些信息可以借助研究需求曲线的斜率获得(图 4-10)。需求曲线的斜率等于价格增量除以需求增量,用公式 $\Delta P/\Delta qd$ 表示,其倒数($\Delta qd/\Delta P$)被称为需求响应,用来表示价格变化所带来的食物需求量的变化。

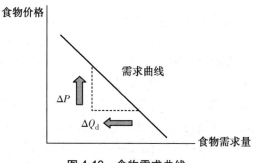

图 4-10 食物需求曲线

因为食物数量多以不同的单位来度量,而价格也以不同的货币单位进行度量,所以我们需要一个与计量单位无关的灵敏度的度量指标。在经济分析中,描述食物需求量对于价格变化的反应敏感程度的指标被称为"需求的价格弹性",用需求量变动的百分比与价格变动的百分比的比值表示。有了价格弹性指标,度量食物价格是用南非兰特、赞比亚克瓦查、巴基斯坦卢比、欧洲欧元还是加拿大元就不再重要了。

食物需求的价格弹性受食物自身价格、其他食物价格、非食物商品价格、收入和其他因素的影响,这些都是制定营养政策和干预措施时需要考虑的重要内容,在接下来的两章中将进行详细介绍。

我们先从食物需求的价格弹性开始讨论,即价格每变动百分之一而引起需求量变动的百分率($\%\Delta Qd/\%\Delta P$),表示为"$\varepsilon$"($Qd$,P)$_{Qd}$。例如,在保持所有其他商品价格和其他影响因素取值不变的前提下,如果食物价格变动10%,需求量变动5%,那么价格弹性等于$[(\Delta Qd/Qd)/(\Delta P/P)] = |0.5|$(见练习3)。

价格弹性为负数,是因为食物需求量随价格上升而减少。我们说$\varepsilon = -0.6$,即当食物价格上涨1%时,导致食物需求量下降0.6%。价格弹性的绝对值用于比较两种食物的弹性大小。例如,如果大米和玉米的价格弹性分别为$|0.6|$和$|0.8|$,则认为玉米的需求更富有弹性,因为其绝对值大于大米。

如果一种商品或食物的价格弹性取值为$|1.0|$,则该弹性称为"单元弹性",即价格每提高1%,需求量相应地降低1%。如果价格弹性绝对值大于单元弹性($\varepsilon > 1.0$)则认为该食物需求富有弹性,反之,如果绝对值小于单元弹性($\varepsilon < 1.0$),则认为与价格相比该食物需求缺乏弹性。

### 需求的收入弹性

在制定营养政策时,决策者经常考虑的另一个问题是贫困家庭的收入需要提高多少才能使其达到最佳营养福祉。而要研究收入和营养需求之间的关系,一个很好的出发点就是研究收入和食物消费之间的关系。问一个最基本的问题:随着收入的增加,食物消费会发生什么变化?在此,我们用"需求的收入弹性"来度量给定价格水平下消费者对某种食物的需求量相对于收入变化的变动程度。需求的收入弹性是在假设消费者偏好、该种商品价格与相关商品价格不变的前提下,当消费者的收入水平变动1%时,对某种商品需求量变动的百分数(式4.4):

$$\eta x = (\Delta qX/\Delta Y)(Y/qX) \qquad (式4.4)$$

式中,$\Delta qX$表示由于收入变动($\Delta Y$)引起的食物需求量的变动,$q$和$Y$分别表示改变前的需求量和收入。

对公式进行恒等变形,需求的收入弹性又可表示为边际消费倾向($\Delta q/\Delta Y$)和平均消费倾向($q/Y$)的比率。当$\eta x > 1$时,需求的增长幅度大于收入的增长幅度,食物需求富有收入弹性,当$\eta x < 1$时,需求的增长幅度小于收入的增长幅度,食物需求缺乏收入弹性。一般而言,食物需求通常是缺乏收入弹性的,不过,目前这一观点正在受到挑战。

如前所述,家庭收入增加影响其食物消费选择,一直以来都是政策制定者们感兴趣的问题。例如,Logan(2005)在19世纪末研究了食物和收入之间的关系,发现食物通常不是营养素的良好替代品。他的研究表明,通常高脂肪乳制品的收入弹性大于脂肪本身的收入弹性；类似地，高膳食纤维水果和蔬菜的收入弹性大于膳食纤维本身的收入弹性；碳水化合物与谷物相互之间不是好的替代品，并且谷物的收入弹性低于碳水化合物的收入弹性；然而，肉类食物是蛋白质的良好替代品，并且肉类的收入弹性与蛋白质的收入弹性非常接近。

　　我们可以通过定义物品类型来对经济决策进行分析。正常物品（Normal Good）是指在价格和消费者偏好保持不变时，需求量随着收入的增加而增加的物品。如：随着收入的增加，人们在饮食中会摄入更多富含蛋白质的食物，该食物为正常物品。低档物品是指在价格和消费者偏好保持不变时，需求量随着收入的增加而减少的物品，反之亦然，如碳水化合物。吉芬物品（Giffen Goods）是指在其他因素不变的情况下，某种物品的价格如果上升，消费者对其需求量反而增加的低档物品。例如，Jenson 和 Miller（2008）的一项研究表明，随着大米价格的上涨，中国的极度贫困家庭反而消费更多的大米。

## 由收入消费曲线推导的恩格尔曲线

　　首先需考虑收入变化与消费者选择之间的关系。假设消费者偏好、商品价格不变，当收入变化时把所有消费者均衡点连接起来，这样得到的曲线就是收入消费曲线。为了更加直接地将家庭收入和商品需求量联系起来，在既定价格和偏好下（图 4-11 为正常物品，图 4-12 为低档物品），得出收入变化与商品需求量变化关系的曲线，我们称之为恩格尔曲线（Engel Curves）。

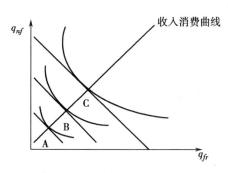

图 4-11　正常物品的收入消费曲线

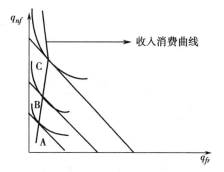

图 4-12　低档物品的收入消费曲线

　　图 4-13 的左侧图形显示了假设消费者偏好和商品价格不变，家庭在不同收入水平 $Y_1$ 和 $Y_2$ 下的消费者均衡点处的消费选择。图 4-13 的右侧图形则显示了既定条件下高膳食纤维食物的需求量如何随着收入的变化而变化，其中收入 $Y_1$ 和 $Y_2$ 由各自的预算约束线表示。左侧图中 AB 是收入消费曲线，右侧图中 CD 则是相应的恩格尔曲线。恩格尔曲线与表示收入的数轴交于原点：即收入为零时，由于家庭无力购买任何商品，因此对任何商品的需求量也必定为零。实际上，在低收入水平下，对某些特定食物（如高膳食纤维食物）的需求量也有可能为零（图 4-13）。

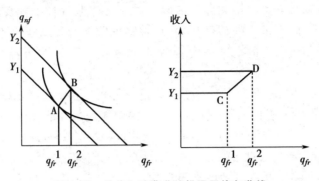

图 4-13　从收入消费曲线推导恩格尔曲线

# 家庭对高膳食纤维饮食需求曲线的推导

现在我们考虑收入不变、价格变化时消费者选择的变化。图 4-14 可分为上下两个图形,上面图形显示了三种消费者均衡模式,在收入、其他商品价格和消费者偏好不变时,高膳食纤维食物价格变化对消费者需求量的影响。下面图形中纵轴表示高膳食纤维食物的价格,横轴表示其需求量,当食物价格从 $p_{fr}^1$ 下降到 $p_{fr}^2$ 再下降到 $p_{fr}^3$ 时,相应的需求量从 $q_{fr}^1$ 增加到 $q_{fr}^2$ 再增加到 $q_{fr}^3$,我们把这条曲线称为需求曲线。可见,需求曲线描述了在保持收入、其他商品价格和消费者偏好等条件不变时,不同价格水平下家庭愿意并且有能力支付的该商品的需求量,如前所述,需求曲线的斜率为($\Delta q_{fr}/\Delta p_{fr}$)。

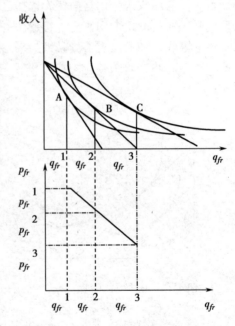

图 4-14　价格变化和消费者选择变化——需求曲线的推导

### 收入效应与替代效应

在进行政策分析时,可以在价格变化的背景下分析营养政策的效果。价格变化对需求量的影响称之为价格效应,价格效应可以分解为替代效应和收入效应两部分。替代效应是指消费者偏好保持不变,商品价格变化对其需求量的影响。收入效应是指货币收入(名义收入)不变,商品价格变化引起实际购买力(真实收入)的变化,从而对其需求量产生影响。例如,随着高膳食纤维食物价格下降,人们对其需求量将会增加。这是因为,价格下降使家庭变得"更富裕",因此在购买相同数量商品后家庭收入仍然有剩余,消费者在一般情况下会增加商品的消费,从而产生了收入效应。

在图 4-15 中,随着价格下降,家庭对食物的需求量从点 A 移动到点 B。从点 A 移动到点 C 是替代效应,而从点 C 移动到点 B 则是收入效应。先假定价格下降时消费者的真实收入没有变,即效用水平不变,这相当于从家庭中拿走一部分收入以使其回到与价格变化前相同的效用水平,这就是替代效应。表现在图形上,点 C 处的预算约束线与点 B 处的预算约束线平行,又与通过点 A 的原无差异曲线相切,点 C 为消费者均衡点。替代效应的方向总是与价格变化的方向相反。对于高膳食纤维食物(正常商品)而言,收入效应与替代效应的方向相同。因此,替代效应和收入效应相互强化,需求曲线向下倾斜。

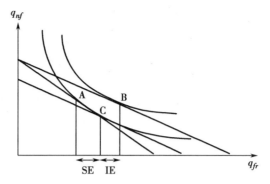

图 4-15 高膳食纤维食物价格效应的分解

上述分析有助于更好地理解营养政策和计划干预措施的含义。具体而言,如果商品是正常商品,价格变化带来的收入效应和替代效应方向相同,使得需求曲线向下倾斜。一方面,一种商品拥有的替代品越多、越好,其自身价格变化产生的替代效应就越大,当其他条件不变时,总的价格效应也就越大。例如,比较高胆固醇食物和高膳食纤维食物的价格弹性,高胆固醇食物(如羊肉)有很多很好的替代品(如高脂奶酪、虾、牛肉),然而高膳食纤维食物(如全麦面包)则没有。因此,羊肉比全麦面包更富有价格弹性。另一方面,营养物质的需求对收入变化越敏感,那么价格变化带来的收入效应就越大,从而总的价格效应也就越大。

极度贫困家庭也是那些无力摆脱营养不良困境的家庭。即使作为一个整体来说可能具有"凸"的无差异曲线所表现出的消费者偏好,然而,对于极度贫困家庭而言,消费者偏好却有可能是由"凹"的无差异曲线或至少是由其一段所表现出来的。研究脆弱人群和特殊群体的家庭偏好,有助于决策者更好地理解他们的消费选择行为,从而制定相应的政策和措施以引导他们达到最佳营养状况。

## 最佳营养的非食物因素需求

除上述章节中提到的收入、食物价格和非食物商品价格等因素外,还有其他一些要素(特别是非食物要素)也会影响家庭对食物的消费需求,进而影响其达到最佳营养状况。根据第三章"营养投资的概念框架:问题、挑战与分析方法"中提到的概念框架,了解达到最佳营养状况的途径有助于我们制定正确的干预措施以提高这些要素的可及性。例如上文提到的,食物和营养需求的决定因素除了收入和价格因素外,还有家庭对特定食物的口味和偏好(Silberberg,1986 年;Babu 和 Rajasekaran,1991)。

此外,家庭规模和家庭结构也决定着营养物质在家庭中的分配情况。鉴于某些成员在食物和其他资源分配时可能会受到歧视,家庭成员获得营养的机会也有所不同。例如,某些社会的固有性别偏倚,总是在保证男子和儿童供应充足之后女性才有机会摄取食物,因此影响了女性的营养状况(Babu 等,1993)。除上述因素外,家庭及其成员所处的环境因素,如饮用水的可及性、家庭卫生、社区卫生以及家庭成员的卫生行为等,也会对其食物消费和营养状况(尤其是食物的利用及其营养转化状况)产生影响(Smith 和 Haddad,2015)。对这些非食物要素的需求,以及在这些要素上的投资如何影响个人和家庭的食物消费和营养状况,将在本书后面章节中进行讨论。

## 食物与非食物投入下的营养产出

家庭的营养状况经常被描述为一种生产过程的结果（Chernichovsky 和 Zangwill，1991；Akin 等，1992；Baten 和 Blum，2014）。度量各种参与营养生产过程的投入要素的影响程度，可以帮助我们设计适当的干预措施以改善营养状况。确定最具影响力的生产要素，政策管理者就可以将有限的资源投入到这些要素上，从而使营养干预更具成本效益。因此，了解家庭和个人营养不良的决定因素，有助于分析其对具体干预措施作出响应的潜能。

营养生产的简化模型已经使用了相当长的时间（Chernichovsky 和 Zangwill，1990）。营养状况指标变量（如体质指数、生长迟缓和低体重）经常被看作内生变量。而在第三章"营养投资的概念框架：问题、挑战与分析方法"的概念框架中所提到的影响因素则被看作外生变量。分析这些变量之间的关系受到变量选择、测量误差以及其他计量变量的限制。一直以来，研究人员对正确模型的选择争论不休，并不断纠正其中的错误。截至目前，为了提高各种要素对营养生产结果贡献程度的估计效果，工具变量（instrumental variables，IV）法已经成为一种常用方法（Bhargava，2016 年）。

Peuntes 等人（2016）挑战了几个对估计此类生产函数的计量经济学难题。他们发现，在危地马拉和菲律宾增加能量摄入会增加儿童的身高和体重。而且，如果能量来自蛋白质效果会更好，儿童的营养状况会随着蛋白质摄入量的增加而得以改善。因此，他们建议在设计儿童营养干预计划时应该考虑提高食物质量以改善儿童的营养状况。他们还呼吁进一步研究来验证，将有关食物干预措施与营养教育、家庭行为改变以及营养敏感型农业相结合，是否能改善儿童的营养状况。为了评估各种因素是如何影响营养状况的，研究人员们利用大量时间来改进估算方法，以期能为政策决策者和项目管理者提出更好的建议，从而提高营养投资的成本收益率。然而在这些估算方法中，有多少改进是有必要的，估算结果稳健程度达到多少时可以采取营养投资干预计划（参见本章末尾练习6）？在本书其余章节中，我们会就其中的某些问题和面临的计量经济学难题做进一步讨论。

## 营养选择的动态过程

营养状况取决于家庭和个人作出的消费选择。然而，今天的营养素摄取不仅从日常减少饥饿和保障食物供给角度在短期内影响个人的健康状况，长期来看也是如此。一般认为，营养良好、发育正常的儿童长大后更可能成为身体健康、工作高效的人，通常情况下他们能比营养不良儿童创造更多的价值。针对这个问题，我们已经在第二章"全球性营养挑战与目标：发展与政策视角"中讨论过营养不良的经济代价。在这种背景下，个人和家庭所作出的消费选择与人力资本投资密切相关（Chavas，2013）。如果一个家庭目前正处于饥饿状态，则不会太多关注微量营养素的摄入，因为以他们目前有限的收入只能满足当下的温饱需求，即使这些食物只能提供价格低廉的能量。其次，由于贫困家庭的收入和可用时间有限，他们拥有的资源可能只能解决基本的温饱问题，而无力再进行其他（如清洁饮用水、卫生设施或医疗保健等）方面的投资。因此，即使是已摄取的食物可能也无法完全转化为足够的营养。再者,即使这些人的收入增加,摄入过多的能量、脂肪和高糖食物还会导致肥胖问题。然而,尽管营养不良可能会对未来健康产生不利影响,但他们似乎并不担心,因为目前满足温饱的需求更为重要。毫无疑问,家庭和个人作出的这些消费选择会对其经济决策产生一定的影响。比如,虽然贫困家庭在食物和营养方面的投资不足,但是他们可能会把孩子送到学校,对其进行教育投资以期摆脱贫困,实际情况也确实如此。目前来看,贫困家庭似乎更倾向于教育投资而不是营养投资。因此,贫困家庭的投资偏好与富裕家庭不同,后者可能更关注营养健康而相对忽视面向未来的其他投资,如孩子的教育问题。

考虑到上述问题,Chavas(2013)对将家庭时间偏好作为外生和不变变量的标准经济学模型提出了质疑。Chavas 开发了将时间偏好视为内生变量的动态模型,并展示了现在的食物投资如何影响未来投资和资本积累。他认为在营养不良情况下产生的饥饿效应,可以对食物消费产生积极影响,但会导致投资激励不足。Chavas 还发现,在肥胖等营养过剩的情况下,消费需求可能会对价格缺乏弹性。在这种情况下,诸如脂肪税之类的经济政策不会对减少肥胖风险产生太大影响。这些研究结果影响了收入转移支付和食物配给政策及措施,进而影响了在营养不足和营养过剩时家庭的投资决策。Chavas 认为还需进一步研究,以解释营养教育对面临饥饿和营养不良的家庭的投资行为的作用。综上所述,制定经济政策和措施需要充分考虑家庭的动态投资行为,以及随着时间推移,家庭和个人对其资源配置方式的变化。

## 影响食物消费与营养的文化因素

在前几节中,从经济选择的角度讨论了食物消费和营养需求。除了诸如收入和价格等经济变量外,食物消费和营养素摄入的质量还取决于社会的特定文化和其他社会变量。社会特异性问题已成为政策争论的焦点。一些研究者认为,营养需求可能会因社会文化规范和食物偏好不同而有所不同[如在第十章"儿童保育、水、卫生设施、卫生和健康的经济学:Blinder-Oaxaca 分解法的应用"中讨论的 Panagaria(2014)和 Gillespie(2014)争议],而食物偏好又取决于个人所遵循的宗教信仰和精神规范。例如,某些宗教派别不吃牛肉和猪肉;同理,在某些社会里马肉和狗肉是美味佳肴,而在其他社会里则不然;还有一些精神团体提倡素食。然而即使在素食者中情况也不一样,有些人认为鸡蛋和牛奶是素食的一部分,而另一些人则拒绝任何动物性食物。人们根据自己的宗教信仰和精神规范来遵守各种信条,给社会成员带来了各种形式的饮食偏好。因此,除经济因素外还需要了解影响食物选择和食物消费模式的文化因素。食物消费选择可以放在文化、社会、自然环境以及非理性和理性消费者行为等背景下进行理解,而营养需求仅仅是购买某些食物的其中一个理由(Ilmonen,1990)。

## 结论

食物供应及消费情况影响人类的营养状况。在一些发展中国家和发达国家,食物供应的增长已经初步解决了温饱问题,避免了大面积饥荒现象。然而,即使在食物需求得到基本满足的国家,营养不良现象仍然普遍存在。这是因为,个人的营养状况还取决于他们对某些非食物商品作出的消费选择,这些商品有助于将食物进一步转化为营养。除了食物因素外,家庭规模和结构、社会文化规范以及清洁饮用水、卫生设施、卫生和保健等非食物要素也会增加发生营养不良的机会(Chernichovsky 和 Zangwill,1990;Smith 和 Haddad,2015)。

因此,在制定营养政策和干预计划以期改善人们的营养状况时,首先需要充分了解家庭和个人在面临收入、食物价格变化时的消费选择行为。此外,还需要考虑参与营养生产过程所需要的非食物投资要素。利用经济理论和模型,个人和家庭应对政策和计划时作出的消费决策可以为我们设计经济有效的干预计划提供有益的参考。也就是说,通过了解家庭作为决策单位在应对各种政策和计划时采取的经济行为,可以帮助我们更好地制定行之有效的营养干预计划。本章介绍了对家庭经济决策有重要影响,进而影响其成员营养状况的投资要素的基本经济概念。接下来,我们将使用这些概念来探讨各种政策和计划对营养状况的实际影响。

在营养政策和干预计划中,家庭食物消费选择行为和营养摄入受到收入和价格、其他资源、家庭结构和规模以及环境因素(如饮用水、卫生设施和保健)等投资要素的影响。食物的获取、在家庭成员之间如何进行分配以及如何从食物中摄取最佳营养都受到这些因素的影响,这些因素的性质和大小及其在社会中的分布情况决定了家庭成员的营养状况(Chernichovsky 和 Zangwill,1990)。营养政策和干预项目致力于改善这些因素,作为回应,消费者会根据各种商品类型的性质——正常商品、低档物品或吉芬物品改变他们对影响营养的食物和非食物因素的需求(Bryant,1990,第 76 页)。

在本章中,我们还研究了非食物要素在营养经济决策中的作用。由于人们当前所作的营养决策甚至会对其未来健康状况产生或好或坏的影响。因此,了解人们营养投资决策的动态影响是一个不断发展的领域,有待进一步研究。将营养状况视为生产过程的最终结果,在此过程中,综合考虑食物的数量、质量以及诸如卫生、保健、水、卫生设施、营养教育等其他投资要素之间的关系,有助于我们设计有效的干预项目,以改善最终营养结局。可是,由于数据资源和方法上的挑战,这些关系难以量化。尽管如此,了解家庭偏好,以及随影响家庭偏好的因素的变化而变化的消费行为,仍是制定营养政策的支点。我们将在本书其余章节中详细讨论这些问题。

## 练习

1. 我们经常听说,随着地球人口的增长需要养活更多的人。假设一个国家的人口从 1 000 万增加到 1 200 万,那么这个国家的粮食需求会发生什么变化? 图 4.1 中的需求曲线会发生什么变化? 为什么?

2. 通常,决策单位的偏好用"凸"的无差异曲线来描述,它们意味着边际替代率递减。在什么条件下,无差异曲线是"凹"的或至少有一部分是"凹"的,这种行为会对最佳饮食和最佳营养产生什么影响?

3. 我们将食物需求的价格弹性定义为在保持其他商品价格和影响因素不变的条件下,食物自身价格每变动1%而引起需求量变动的百分率。当食物价格变动4%导致其需求量变动24%时,计算其价格弹性。

4. 考虑需求收入弹性的定义。当收入增加10%导致牛奶需求量增加5%时,计算牛奶需求的收入弹性。

5. 在你将要研究其营养政策的国家或地区,确定其主要的主食,假定这些主食营养价值相同,但由于收入变化引起消费选择变化,家庭偏好存在差异。在收入不断增加的家庭中,高价格、高营养的食物的消费趋势如何? 这对该国最脆弱人群的营养摄入有何影响?

6. 对食物和非食物因素影响人口营养状况的估计值各不相同。这取决于所用的数据、估算方法和回归模型中变量的选择,以及在分析营养指标与其影响因素间关系时违背假设条件下的工具变量的选择。追踪 Puentes 等人在 2016 年的研究论文,并比较多年来有关蛋白质摄入影响儿童营养状况的估算方法有无改进。你对提高估算效率有何理解? 是否值得进一步投资以完善这些估算方法并提高其稳健性? 营养学家很久以前就告诉我们"不只是数量,食物的质量也很重要",与当时没有采取相应措施解决营养不良问题所浪费的时间相比,这类研究效率的提高可以节省多少成本?

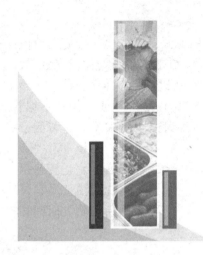

# 营养政策的宏观经济学分析

相比那些发育正常的同学来说，这些孩子的神经元连接确实会少一些。

你的身高比平均身高每低一英寸，你的收入就有可能减少2%……这从根本上来说是一个经济问题……我们需要基础设施建设，而神经元很可能就是最重要的基础设施。

——金勇（Jim Yong Kim），世界银行行长，接受《外交政策》杂志采访（2016）

## 概述

虽然家庭层面的食物消费和营养需求被认为是微观经济问题，然而，用以应对宏观经济挑战的国家政策往往会对营养结局产生深远影响。过去，作为经济复苏的一部分，宏观经济变化（如结构调整和稳定政策）对国民的食物和营养保障产生了重大影响（Cornea 等，1987；Sahn 和 Dorosh，1997；Diaz-Bonilla，2015）。对此，决策者已经作出了相当大的努力，以减少此类宏观经济政策对贫困和脆弱人群营养健康状况的冲击和不利影响。此外，过去发生的食物价格、金融和燃料危机对食物消费、服务保障和营养状况的影响也已引起了决策者的注意（Pinstrup-Andersen，2015）。本章中，我们介绍与营养挑战相关的宏观经济政策问题及分析的基本概念，并且提出了一个广泛的概念框架，以了解这些影响宏观经济变量的政策影响人口营养状况的途径。

## 概念框架

PerPinstrup-Andersen（1987）最早研究了宏观经济政策对营养的影响。他综合了已有证据，证明了开展宏观经济政策对营养结局影响的研究的必要性。Scobie（1989）也分析了宏观经济政策对人口营养结局的影响。我们以 Scobie（1989）建立的概念框架为基础引入宏观经济概念，并介绍其影响贫困和营养结局的路径。Diaz-Bonilla（2015）在此基础上进一步扩展，得到了一系列类似的有关农业生产和食物保障的影响路径。接下来将围绕这一文献展开讨论。

图 5-1 给出了一个简单框架,将各级宏观经济因素与家庭、个人的营养和贫困结局联系起来。首先从影响国际经济环境的全球因素开始,继而到影响每个国家的贸易汇率、资本流动(包括外国直接投资)、利率以及出口需求等因素。全球性因素引发国家层面的反应和举措,一般而言,这种反应以宏观经济和贸易政策的形式出现,包括经济结构调整,例如强调贸易与市场自由化,从农业经济转向工业经济等,这种反应也会以财政、货币和汇率政策等形式出现。

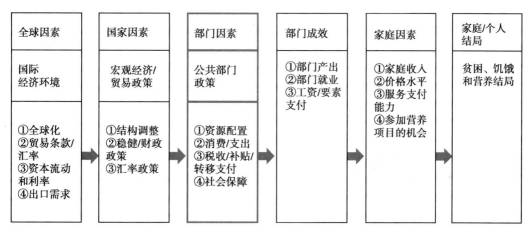

**图 5-1 宏观经济政策对营养结局的影响**
来源:Scobie(1989);Diaz-Bonilla(2015)。

稳定物价以克服通货膨胀也是国家宏观经济调控的一部分,这种宏观政策对社会经济的公共和私营部门均会产生影响,并影响到部门层面的政策,例如农业部门的投入与产出定价政策,以及部门投资的宏观政策。这些政策也影响到对个别部门的预算分配、部门内消费/支出模式、税收水平以及该部门实施的补贴和收入转移支付。这些政策诱发因素的性质和水平对各部门的产出、就业、工资水平以及土地和资本等生产要素的支付都具有深远影响。此外,上述政策还通过对该部门商品生产成本的影响,进而影响商品价格。就农业部门而言,这又将决定在世界市场上农产品的竞争力。部门层面受到影响的结果直接影响到家庭收入水平、消费者面临的实际商品价格以及食物和营养的可及性和可负担性,从而进一步决定了家庭和个人在贫困、饥饿和营养状况方面的福利结局(Scobie,1989;Diaz-Bonilla,2015)。

## 宏观经济冲击和政策对营养状况的影响

分配问题在决策中的重要性使我们需要利用经验工具评估经济冲击和政策对家庭和个人生活水平的影响,对营养状况的影响也不例外。20 世纪 90 年代末的亚洲金融危机和2007—2008 年的食物、金融和燃料危机都是突发性危机的例子,这些危机正是决策者所要面临的,他们必须迅速调整政策和措施以保护贫困人群免受其害(Pinstrup-Andersen,2015)。

发展中国家在制定和实施营养战略和政策时面临着一系列宏观经济挑战。由于这些营养方案和政策深受本国宏观经济环境影响,因此了解其影响路径是解决问题的关键。此外,宏观经济环境又取决于财政政策、货币和汇率政策改革、贸易自由化政策和贸易冲击条款。对此我们将在下文详细讨论。

宏观经济政策和冲击及其相关结果分布情况取决于总体经济发展目标和受其影响的特定人群。例如,全球 SDGs 中的前两项与消除极端贫困和消除营养不良和饥饿有关。由于收入、品味、资源禀赋或技术应用上的差异使利益具有异质性,因此分配问题是政治决策的基础。对宏观经济政策和冲击的营养结局和分配效应进行模型估计,就需要对图 5-1 中表述的影响传递渠道有清楚的了解。

为了厘清宏观经济与营养-贫困之间的联系,人们采取了不同的研究方法。20 世纪 80 年代初,对宏观经济政策与冲击之间关系的研究取得了重大进展,联合国儿童基金会开展了一系列"以人为本"(Adjustment with a Human Face)的研究工作(Cornea 等,1987),研究内容涉及宏观经济结构调整政策的不利影响以及这些政策对儿童营养结局的负面效应。这些研究涉及的地理范围很广,覆盖了从博茨瓦纳、津巴布韦到菲律宾和韩国等国家,主要侧重于监测和收集与贫困相关的统计数据,以评估宏观经济结构调整对贫困的影响。

在 20 世纪 80 年代后期,世界银行和联合国开发计划署(United Nations Development Programme,UNDP)开展"生活水平测量调查"(Living Standards Measurement Survey,LSMS)和"社会调整维度"(Social Dimensions of Adjustment,SDA)研究,重点收集和公开了关于贫困、微观-宏观联系以及长期制度发展的分类统计数据(Grootaert 等,1991)。经济合作与发展组织(Organization for Economic Co-operation and Development,OECD)在"调整与公平"系列研究中使用"一般均衡"框架来理解微观-宏观联系。这些研究的重点是确定"有管理的结构调整"是否比"不调整后出现危机"对贫困人群更有利(Morrison,1992)。国际发展研究中心(International Development Research Centre,IDRC)发布了一项名为"宏观经济调整政策的微观影响项目"(Micro Impacts of Macroeconomic Adjustment Policies Project,MIMAP)的活动方案,采用自上而下的定量经济分析框架,如一般均衡(General Equilibrium,GE)模型和自下而上的家庭模型,运用一系列不同的定量和定性分析方法,试图更加全面地评估宏观经济调控政策对微观经济结果的影响(Lamberte 等,1991)。在本章后面的内容中,我们将讨论更多的宏观经济框架,这些框架已被应用于宏观经济政策和冲击对家庭与个人层面影响的研究。

## 宏观经济政策的要素及其影响[①]

在此我们简要回顾营养投资和干预中宏观经济政策的基本要素,并关注 Diaz Bonilla (2015)在农业和食物保障方面对这些问题的出色论述。

宏观经济政策是指国家或政府有意识、有计划地运用一定的政策工具,调节控制宏观经济的运行,以达到一定的政策目标。其中,财政政策是重要的宏观经济政策之一,是国家制定的指导财政分配活动和处理各种财政分配关系的基本准则。财政收入来自政府所得税、公共部门工业利润和为生产性投资提供资金的借款,财政收入为政府支出提供资金,政府支出构成了不同经济部门之间的流动支出和资本支出。具体而言,政府支出包括军事和国防

---

① 本节讨论的宏观经济政策的概念基于几本基本的宏观经济学读物,例如 Mankiw(2011 年)、Agnor 和 Montiel(2008 年)的《宏观经济学》。

支出、抚恤和社会福利救济支出、教育和医疗卫生支出(包括社会保障支出)、营养干预计划支出、公共和私营部门事务支出和就业支出等。如果政府财政收入超过了同期政府支出,其差额就是预算盈余。

反之,同期支出超过收入时政府就会面临预算赤字(也称财政赤字)。这种计算揭示了政府为解决预算失衡所必须采取的政策行动,因此很重要。例如,福利计划支出会影响这种平衡。营养改善支出作为公共支出的组成部分,决策者不仅需要评估拟定的营养改善支出方案的适当性,还需要评估计划的无歧视性和可自由支配的非优先性支出。此外,还应特别考虑这些支出方案在改善健康和营养状况方面的分配和增长效应。

采取的改善措施是否能够为预期受益人提供有效的公共产品和服务是决策者必须评估的问题,例如向在职母亲提供更好的儿童保育方面的知识,如果不能有效提供,是否可以制定适当的激励措施来确保有效提供。在中期规划范围内,可以在捐助者的帮助下评估公共支出在改善健康和营养状况方面的质量。决策者可以尝试根据国家现有的经济和社会优先次序,或者根据国家现有的体制和行政约束的采纳能力,对健康和营养项目进行排序。

货币政策涉及货币供给的扩张、国内信贷投放以及利率调控措施,而汇率政策则用于将汇率维持在一个理想的水平,以保证国家外汇供应与需求平衡。这些政策通过食物价格、农产品产量和实际汇率三个主要渠道影响缺乏营养保障的人群。首先,食物价格上涨造成贫困人群的购买力下降,这损害了他们的利益,由于低质量饮食或对疾病易感性增加,或两者兼而有之,导致其营养不良发生率提高。其次,产量波动引起的收入变化会影响缺乏营养保障的人群。最后,输出货币和汇率政策可以从两个方面影响这些波动:一是通过对实际利率的短期影响,进而影响输出;二是通过选定汇率制度消除或增加外部冲击。

实际汇率变动可以通过两个主要途径影响缺乏营养保障的人群:一是通过影响国家的外部竞争力进而影响其经济增长率;二是通过改变可贸易商品与不可贸易商品的相对价格对其造成直接影响。众所周知,货币政策和汇率政策是实现低而稳定的通膨率,特别是稳定的食物价格的有效工具。

贸易自由化政策可以通过价格变化和贸易领域影响缺乏营养保障的人群。价格变化的程度通过贸易领域影响经济,这取决于商品贸易发生在国际、国内还是当地。例如,斯托勒-萨缪尔森定理认为,贸易自由化增加了对劳动密集型商品的需求,因此非技术工资收入就会增加,这可以通过改善家庭膳食进而改善其营养状况。此外,如果贸易自由化对经济增长产生积极的影响,它将通过带动总需求的增长而产生更高的政府收入,增加的政府收入又可用于各种健康和营养计划。

在设计贸易自由化政策时,规划期的长短很重要,因为贸易自由化政策在短期内可能会对营养状况产生不利影响。贸易冲击取决于汇率制度(固定汇率制度或浮动汇率制度)的选择,而后者又取决于"经济冲击的性质"和经济的"结构特征"。贸易比率是指一个经济体中可贸易商品价格与不可贸易商品价格的比率。例如,缺乏营养保障的人群的收入更多地与可贸易商品有关,而消费则与不可贸易商品有关。本币贬值将使一个国家的出口更具吸引力,并增加可贸易产品的需求,从而增加缺乏营养保障人群的收入,这将对缺乏营养保障的人群产生改善的分配影响。在一个经济体中,如果影响贫困人群的主要因素是贸易比率,那么灵活的汇率制度可能更好,因为名义汇率可以根据冲击进行调整,从而使实际汇率达到新的均衡。然而,如果货币需求受到冲击,固定汇率制度可能更好,因为冲击可以被国际储备的波动所吸收。

结构特征是指一个经济体受到的冲击如何影响其体系以及汇率制度的独立性。如果一个经济体具有显著的名义工资刚性,那么短期内工资将不会根据实际冲击进行调整,因而这些冲击的影响将被放大,在这种情况下,灵活的汇率制度更为可取。此外,一个经济体的开放程度越高,受到外部冲击的风险就越大。如果开放经济有充分多样性,并且其价格足够灵活,那么固定的汇率制度可能更可取,因为灵活汇率的波动可能会阻碍贸易,从而降低外部需求。汇率政策是决定家庭是否负担得起最佳饮食和其他营养相关投入的关键,对于社会中的贫困和脆弱人群尤为重要。

这些概念有助于讨论宏观经济政策及其对营养状况的影响,我们将在本章其余部分加以应用。

## 宏观调控政策如何影响营养结局

了解宏观调控政策影响营养结局的途径,需要在研究政策变量影响贫困、饥饿和营养不良等家庭福利指标之前,先分析政策变量与各种结局的中介效应之间的联系(Pinstrup Andersen,1987;Scobie,1989;Orbeta,1994)。我们通过描述如下路径方式做进一步说明。

我们先来分析对特定商品征收进出口税或给予补贴的贸易法规,这些法规影响贸易量,从而影响国际收支,国际收支状况进一步引起现行汇率变动,而汇率变动反过来影响可贸易商品和不可贸易商品的相对价格,从而决定贸易量和国际收支状况。国际收支状况势必会影响本国货币需求,国内货币供应量通过财政赤字影响政府预算赤字,以及税收、转移支付和补贴,从而影响贫困和营养脆弱人群的实际收入。在发展中国家,政府预算和支出分配也会影响到公共部门的就业和工资,进而影响家庭收入水平。

可贸易商品和不可贸易商品的相对价格直接影响产值、就业和薪酬,影响贫困家庭的实际收入。就发展中国家而言,政府预算可以得到国际援助和外部借贷的支持,这些也会影响国际收支平衡。此外,内部借贷也可以帮助国内经济实现赤字融资、信贷投放和利率调节,这些会改善投资,增加私营部门借贷,增加产值和就业,从而提高实际收入。最后,国内货币供给和汇率政策影响产品和大宗商品价格。伴随这些政策,价格政策还影响产值、就业和薪酬,进而影响家庭的实际收入以及贫困和营养不良等福利结果。当然,如第三章"营养投资的概念框架:问题、挑战与分析方法"中所述,家庭层面实际收入到营养结局的转化会受到食物、保健、水、卫生设施和其他因素投入的影响。下文中,我们回顾了几种研究宏观政策变化影响家庭福利结局的具体分析方法。

## 宏观经济政策对营养影响的分析方法

在本节中,我们简要回顾几个宏观经济政策影响营养结局的分析方法。

### 局部均衡分析

局部均衡分析是在假定其他市场条件不变的情况下,考察单个市场或部分市场的供求与价格之间的关系或均衡状态,与第三章"营养投资的概念框架:问题、挑战与分析方法"中的食物需求函数比较,价格在此分析中成为内生变量。局部均衡分析与一般均衡模型(见下文)不同,该方法没有考虑一个经济体中的所有生产和消费部门,也没有考虑一个经济体中的所有市场和价格,以及它们之间的相互联系和相互影响。局部均衡分析更适合于部门改革分析,具体工具包括"多市场模型"和"简化形式技术"。多市场模型评估了市场经济中的需求和供给关系体系,并研究某个部门的政策变化如何影响其他相关部门。多市场模型在许多情况下被用来研究农业技术变化对福利的影响,例如印度的投入补贴(Binswagner 和 Quizon,1984)和摩洛哥贸易改革的得失(Ravallion 和 Lokshin,2004)。

简化形式技术用于模拟不同政策变量对社会福利结局的影响,如贫困和营养状况。我们先来回顾一个在坦桑尼亚使用简化形式技术的例子。坦桑尼亚在 1995—2001 年人均 GDP 快速增长,然而家庭调查显示贫困率的下降幅度却相对较小。Demombynes 和 Hoogeveen(2004)对该情况进行研究认为,出现这种结果的一个可能的解释是,在 20 世纪 90 年代初贫困现象增加,而经济增长只能部分抵消贫困先期增加量。研究表明,在各种因素作用下,贫困发生率在 20 世纪 90 年代初首次上升到 40% 以上,随后在 2000—2001 年下降到 36% 以下。坦桑尼亚经济增长对减贫的影响在城市地区比农村地区更为显著。全国贫困率下降,其中一部分(11.6%)可以归因为人口从贫穷的农村地区转移到了富裕的城市地区。他们由此得出结论,实现千年发展目标需要改变农村地区的经济增长模式。

Holmes 和 Dharmasena(2016)利用 1997—2012 年美国月度数据分析了宏观经济冲击和参与食物援助计划之间的联系。他们在建模过程中用到了多项式分布滞后模型、向量自回归分析和有向无环图,这些方法可以在宏观经济变量引发冲击时更好地预测食物援助计划的参与率,有助于改进对食物援助计划的成本评估,并通过使援助计划更具成本效益来节省公共资源。

### 一般均衡模型

一般均衡模型即 GE 模型,它是社会整体经济系统的一个表征,其中所有市场参与主体的行为都是兼容的(Dervis 等,1982)。在 GE 模型中,建模的关键问题包括:①参与者的身份;②个人行为规范;③不同社会经济主体之间的相互作用;④兼容性的特征。目前通用的一般均衡模型以 Walras 理论为代表。GE 模型涉及两种基本的经济主体:消费者和生产者,也被称为家庭和厂商。并且,经济主体的行为应遵循最优化原则,即每个经济主体的行为都以追求利益最大化为根本目标。例如,家庭和厂商处在自由竞争的市场中,市场参与主体买方和卖方之间的供求关系是各自追求利益最大化的结果,因此,GE 模型通过市场均衡来实现行为兼容性,即要将所有相互联系的市场看成一个整体加以研究。在 GE 模型中,每一种商品的需求和供给不仅取决于该商品本身的价格,而且还取决于所有其他商品的价格。当整个经济体的价格体系恰好使所有商品都供求相等时,市场就达到了一般均衡。这里均衡状态的变化与本章前面讨论过的宏观经济冲击或政策改革的变化相对应。

我们简要介绍 GE 模型的实证工具。GE 模型由联立方程表示,共包含三组方程,第一组方程是由消费者最优化行为推导出的需求方程,第二组方程是由厂商最优化生产推导出的供给方程,最后,用第三组方程描述所有市场的均衡条件。

GE 模型中所有的供需方程都满足同质性和比例性假设,即如果所有商品和要素价格都乘以一个常数 $k$,供需均衡状态不会改变。因此,模型中的货币是中性的,不会引起均衡的相对价格和利率的变动,或者仅仅引起绝对价格水平的同比例变化。GE 模型符合 Walras 定律,即如果所有经济主体都满足其预算约束,且除一个市场外其他所有市场都处于均衡状态,那么最后一个市场也必须处于均衡状态。以社会核算矩阵(social accounting matrix,SAM)为数据基础的计算方法推动了 GE 模型的应用。

### 作为核算体系的社会核算矩阵(SAM):一个概念框架

SAM 表示国民经济核算体系的统计指标体系,反映一定时期内国民经济运行过程中的生产、消费、贸易、资本积累和收入分配等各方面情况。SAM 是以矩阵形式反映的国民经济核算体系,每一次交易或每一个账户都有自己的行和列,其中行代表账户的收入,列代表账户的支出。对于每一个账户,其行合计必须与列合计相等,即账户的收入流之和必须与其支出流之和相等。这也意味着,在 $n$ 阶矩阵中,如果 $(n-1)$ 个账户处于均衡状态,那么最后一个账户也是如此(本节基于 Thorbecke,2000;Thorbecke 和 Jung,1996)(表 5-1)。

表 5-1  一个简化的社会核算矩阵

| 项目 | | 内生账户 | | 支出 生产活动 | 外生账户 其他账户之和 | 合计 |
|---|---|---|---|---|---|---|
| | | 要素 | 机构(家庭和厂商) | | | |
| | | 1 | 2 | 3 | 4 | 5 |
| 收入 | | 内生账户 | | | | |
| 要素 | 1 | 0 | 0 | $T_{13}$ | $x_1$ | $y_1$ |
| 机构(家庭和厂商) | 2 | $T_{21}$ | $T_{22}$ | 0 | $x_2$ | $y_2$ |
| 生产活动 | 3 | 0 | $T_{32}$ | $T_{33}$ | $x_3$ | $y_3$ |
| | | 内生账户 | | | | |
| 其他账户之和 | 4 | $\int_1^1$ | $\int_2^1$ | $\int_3^1$ | $t$ | $y_x$ |
| | 5 | $y_1'$ | $y_2'$ | $y_3'$ | $y_x'$ | |

$T_{13}$,反映了生产活动创造的增加值在要素中间的分配;$T_{33}$,反映了生产活动的中间投入需求,实质上就是投入产出表的中间流量部分;$T_{32}$,反映了各类机构对产品的支出模式;$T_{21}$,反映了要素收入在不同类机构之间的分配模式;$T_{22}$,反映了收入在不同类机构内部,即厂商与家庭之间的转移;$x_1$,政府支出、投资和出口对要素的外生总需求;$x_2$、$x_3$ 分别为政府支出、投资和出口对机构的外生总需求和对生产活动的外生总需求;$\int_i^1$ 是储蓄、进口和税收的收支节余。

来源于 Thorbecke(2000).

SAM 中总计有 6 种账户。生产活动账户产生产品和服务,收入来自家庭消费、出口和政府消费,支出包括生产过程中支付生产要素的支出、中间投入和向政府交纳的间接税,剩余部分就是生产过程中各种生产要素所创造的增加值。生产要素账户包括劳动和资本子账户,收入来自于向生产活动销售服务所获得的工资、租金和从国外或其他地区获得的净资产收益,这些收入作为劳动者报酬分配给家庭,作为利润分配给企业。机构账户包括家庭、厂商和政府账户。家庭收入来源于生产要素收入(工资和其他劳动者报酬、租金、利息和红利)、从政府得到的转移支付以及从国外获得的收益,家庭支出包括商品和服务的消费、交纳所得税和流向资本账户的家庭储蓄;厂商收入来源于利润和转移支付,支出包括向政府交纳的税费和对家庭的转移支付。

政府支出用于政府消费、中间投入、支付工资,提供公共和行政服务;政府收入包括各种来源的税收收入以及来自国外的转移收入。资本账户收入来源于家庭、厂商、政府储蓄以及国外储蓄,并将这些总储蓄转化为总投资。世界其他地区账户包括家庭对进口产品的消费支出以及生产资料和原材料的进口,收入来源于出口以及要素和非要素收益。

用 SAM 进行乘数分析的主要假设包括:内生账户的收入和支出倾向是恒定的;政府、世界其他地区和资本账户是外生的,而要素、机构(家庭和厂商)以及部门生产活动是内生的;生产技术和资源在一个时期内是给定的。

Thorbecke(2000)、Thorbecke 和 Jung(1996)还制定了分析宏观经济政策对贫困和营养状况影响的程序。在他们的研究分析中,产出中增加的总蛋白缺乏效应可以分解为:①所有家庭群体营养缺乏者的平均收入变化,进一步分解为相互依存的 3 种分配效应;②蛋白质缺乏对平均收入变化的灵敏程度。Parra 和 Woden(2008)利用加纳社会核算矩阵,对石油价格和食物价格冲击的乘数效应进行了比较分析,研究结果表明,食物价格和石油价格变化分别给社会经济带来的直接或间接影响是潜在而巨大的,两者在制定社会保障政策以帮助消费者从价格冲击中复苏方面发挥了重要的作用。

Springmann 等人(2016)分析了气候变化对人类营养状况的影响。具体而言,他们通过气候变化对农业的影响,进而研究与膳食结构和体重相关危险因素变化相关的超额死亡率的问题。他们评估了不同气候条件下各种排放和社会经济活动,由此造成的食物消费量的变化以及因不良饮食造成的相关死亡。研究发现气候变化对健康确有重大影响,并建议加强公共卫生体系建设,以防止因不良饮食引起的危险因素可能导致的死亡。

### 贫困的宏观经济学分析模型

Pereira 等人(2002)开发的贫困的宏观经济学分析模型(poverty analysis macroeconomic simulator,PAMS),将家庭调查与宏观经济学变量联系起来,并可根据各部门 GDP 的预期变化等宏观变量推断不同类型劳动力的可支配收入水平的变化。这种联系能够进行贫困和分配分析,使收入增长、转移、就业和营养变化与宏观经济框架相一致(Pereira 等,2002 年)。

通过将特定群体每个家庭的收入或支出乘以相关的增长率,可以将宏观经济框架与家庭收支联系起来。增长率是根据该特定群体的可支配收入的变化得出的,而可支配收入的变化是因总变量的变化而产生的。PAMS 有三级递归"层",如图 5-2 所示。

第一层是总体宏观框架,这一层的目标是预测 GDP、国民经济核算、国际收支平衡和总价格水平。第二层是传导模块,是一个简化的收入和劳动力市场模型,计算不同类型的典型家庭(representative of households,RHs)的可支配收入,每一个典型家庭都和唯一的一个经济生产部门相对应。在每个典型家庭中,可支配收入将被分解成劳动收入、非劳动收入、平均税费和平均转移支出等各项来源。因此,可以计算出某一具体典型家庭的可支配收入。第三层是贫困和分配模拟器(营养改善也包含在内)。

PAMS 的基本原则是,税收或转移支付的变化能以预先定义的"特点"传导到每个家庭的收入或支出上去。此外,PAMS 利用已计算出的典型家庭群体中每个个体或家庭单位的可支配收入的平均增长率(如第 2 层所确定),去模拟其收入增长。其中一个关键的假设是:一个典型家庭群体中每个个体或家庭单位的可支配收入将以该类收入的平均增长率增长。

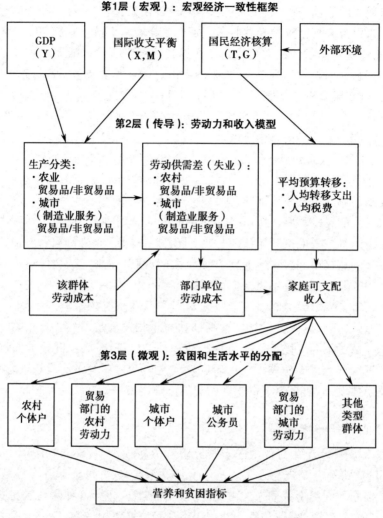

图 5-2 PAMS 框架结构(Pereira 等,2002)

因此,每个典型家庭群体中的收入分配始终保持稳定。

PAMS 的开发和应用涉及以下方面:

(1)构建适当的"连锁聚合变量"(linkage aggregate variables,LAVs)。PAMS 使用的 LAVs 包括 GDP、各经济部门的 GDP 和就业情况、一般物价水平、总税收和对家庭的预算转移支付。典型家庭群体的数目与反映所要分析经济结构的经济部门分类相一致。

(2)PAMS 按照由上到下的方式机械运作。将 GDP 分解到各个部门,这一分解在上端反映经济运行的准确性,决定着下端的收入和分配分析的准确性。

(3)PAMS 上端的宏观模型没有考虑生产要素之间由于相对价格变化而发生的某些替代。

(4)中间层的劳动力市场在将宏观经济变量转化成要素价格时非常关键,但也非常简化。例如,每个部门仅使用一类工人,部门之间没有工人的流动(专栏 5.1)。

**专栏 5.1** PAMS 框架的主要方程（Pereira 等，2002）

**第一层（宏观）：宏观经济一致性框架**

$$Y_t = C_t + I_t + G_t + (X_t \quad IM_t) \tag{式 5.1}$$

$$X_t - IM_t = \Delta R_t \tag{式 5.2}$$

$$T_t - G_t = \Delta M_t \tag{式 5.3}$$

$$p_t = f(\Delta Y_t, \Delta M_t) \tag{式 5.4}$$

**第二层（传导）：劳动力和收入模型**

$$Y_t = p_t \sum_k Y_{k,t} \tag{式 5.5}$$

$$G_t = \sum_k G_{k,t} \tag{式 5.6}$$

$$T_t = \sum_k T_{k,t} \tag{式 5.7}$$

$$\Delta DY_{k,t} = (p_t w_{k,t}) L^d_{k,t} T_{k,t} + G_{k,t} + NL_{k,t} \tag{式 5.8}$$

$$\sum DY_{k,t} = Y_t T_t \tag{式 5.9}$$

$$L^d_{k,t} = \gamma_k Y^\alpha_{k,t} w^\beta_{k,t} \tag{式 5.10}$$

$$L^s_{k,t} = L^s_{k,t-1}(1+n) - MIGR_{k,t} \tag{式 5.11}$$

$$L^s_t = \theta_t POP_t = \sum L^s_{k,t} \tag{式 5.12}$$

$$w_{k,t} = \eta_k w_k^{-\varepsilon} \left( L^d_{k,t} / L^s_{k,t} \right)^{-\delta} \tag{式 5.13}$$

**第三层（微观）：营养和贫困方程**

$$NS_t = f(POP_t, L^d_{k,t}, \Delta DY_{k,t}, Z_t) \tag{式 5.14}$$

$$Z_t = Z_{t-1}(1+p_t) \tag{式 5.15}$$

**宏观经济框架与营养和贫困状况的联系**

PAMS 宏观经济框架如方程（式 5.1~5.4）所示。它们提供国民核算账户的一致性，并预测关键宏观经济变量的变化，如：GDP（Y）、财政支出（G）、总税收（T）、私人消费（C）、储蓄和投资（I）、支付净额（出口 X，进口 IM）和价格总水平（p），这些变量用于预测蛋白质缺乏曲线（z）。财政赤字（T-G）不得不依赖于国内金融债务的增长（ΔM），国际收支经常项目赤字（X-M）则需要靠增加外债来承担（此处为储备金 ΔR 的变化）。

传导层如方程（式 5.5~5.13）所示。这一层模拟了简化的劳动力市场的功能。传导系统将 GDP 分解到 k 个部门，用来模拟劳动力需求，反映在 k 个典型家庭群体上的平均名义财政支出的 k 个组成，k 个典型家庭群体中每个家庭所支付的平均名义税费的 k 个组成。家庭的可支配收入包括税费、转移支付和社会支出。劳动需求（方程 5.10）被分解成 k 个部门。PAMS 假定每个部门仅雇佣一类工人，因此生产过程中就不存在不同类型劳动力的替代，对劳动力的需求取决于该部门的生产水平和该部门真实的单位劳动成本。每个群体的劳动供给是由人口统计因素所驱动的，每个部门的真实劳动收入（方程 5.13）是由各个部门的总体趋势和该部门的失业水平所决定的。可支配收入总额（Y-T）超过劳动收入总额的部分，代表了被包含在其他收入中的利润。

用方程(式5.14)和(式5.15)在微观层进行了总结。所作的主要假定是,每个个体或家庭的收入或支出的变化比例与其所属家庭类型相同。价格(此处就营养而言指食物价格)是连接PAMS中宏观层与微观层的重要变量(Pereira等,2002)。

Labode等人(2016)开发了一个新的分析框架,在总体层面上确定和分析食物和营养保障的关键长期驱动因素的各种作用。他们在微观(家庭)层面和宏观(国家)层面追踪了有助于食物和营养保障的关键变量。此外,他们还确定了一系列影响食物和营养保障结果的主要内生变量和外生变量,总体上分为两大类,即食物总供给和总需求。在该分析框架内,食物总需求由人口因素、收入增长、饮食结构变化、价格信号的异常和食物系统的总体质量所决定;食物总供给由可用于食物生产的土地、食物系统中的食物浪费和损耗率以及用于标准化生产的农作物和牲畜等生产力所决定(Labode等,2016)。

作物的实际产量与生产质量相结合,从而产生单位土地所能产出的营养素数量。产量随着生产方式的变化而变化,并与饮食模式和作物种植模式的变化有关,这些变化取决于诸如气候变化等外部因素。此外,宏观层面的食物和营养素供需受到宏观经济和贸易政策的影响。例如,更为自由的贸易政策可以通过改变贸易条件、生产要素回报率、外商直接投资和产出价格等变量来改善食物和营养保障。该分析框架还表明,贸易自由化会使一些家庭缺乏食物和营养保障(Labode等,2016)。这样一个模型框架使决策者能够设计干预措施,影响选定的驱动因素,以实现具体的食物和营养保障目标。例如,在第十六章"设计营养需求导向的去中心化食物系统:最佳方法"中,我们使用了类似的方法来演示如何通过优化技术设计种植模式以实现营养保障。

## 营养与宏观-中观-微观政策的联系

宏观经济和贸易政策可对家庭和个人的营养结局产生深远影响。例如,粮食自给自足政策主要侧重于粮食作物的采购,这对推动农业向营养丰富作物的多样化生产方向发展的作用不大。制定大米和小麦的最低保护价格(有时高于市场价格)并据此从农民手中收购,以确保达到增加库存和稳定价格的目的,但是这却破坏了市场对土地和水等资源的最佳配置功能,使其不能用来生产更具利润和营养丰富的其他作物。此外,食品贸易机会有限,可能会制约当地高营养价值食物的生产。食物流通和基础设施的限制,会导致该国某个地区由于高需求而出现高价格,而在该国另一个地区,农产品却可能会因缺少买家而腐烂。市场政策的这种不平衡可能不利于农业从粮食作物向易腐烂的高营养价值食物的多样化生产方向转变,从而影响到家庭的饮食多样性和营养摄入。低收入和一些重要商品的高通胀也会影响人群的营养状况,例如对于南亚地区和素食者而言,豆类产品的价格会影响其营养状况。

宏观层面的问题需要结合微观层面的营养影响进行研究。Heady等人(2015)在一篇以孟加拉国为背景的论文中提到了两者之间的联系和挑战。他们发现,农业发展的多样化限制、薄弱的市场和贸易基础设施以及对高营养价值食物的低水平需求是宏观政策产生微观营养影响的基本问题,并据此确定了可以通过政策干预解决问题的几个原因。

Heady等人(2015)认为,在一个人口稠密的国家,土地的人均可利用率随着时间的推移而不断减少,土地和水资源的竞争性使用限制了土地向营养丰富作物的扩张。此外,为实现食物保障目标,对稻米生产的重视使研究和扩大投资集中于主要粮食作物,如集中在大米和小麦上。此外,价值链发展不佳,包括销售易腐商品的基础设施和冷藏设施不足,限制了作物多样化,加之对微量营养素的需求也很低。这些因素导致作物多样化有限,并进一步制约了家庭成员的营养状况。因此,孟加拉国是世界上最缺乏膳食多样化的国家之一。近些年来,鉴于中等收入群体的收入增加,而且由于膳食结构的变化,对高价值商品的需求也在增加,粮食作物以外的作物多样化有限,导致高价值商品价格高昂,迫使孟加拉国对于这些商品不得不依赖进口。

## 结论

宏观经济政策和全球经济趋势的变化对人类福利有着深远的影响,贫困、饥饿和营养不良程度就是明证。了解这些变化影响营养结局的途径,对于制定改善营养结局的政策和保护脆弱人群避免陷入贫困和营养不良之中非常重要。然而,目前这种分析仍然只是极少数宏观经济学家的研究领域。本章是对第三章"营养投资的概念框架:问题、挑战与分析方法"的补充,探讨微观经济问题和其在食物消费和营养方面的应用,旨在让读者了解宏观经济政策对营养影响的研究方法。

上述概念框架有助于我们将宏观政策与部门成效联系起来,进而影响家庭和个人的福利指标。本文还介绍了几种分析方法在营养影响研究中的应用,以期为读者进一步探索分析方法提供参考和启发。例如,社会发展目标及其成就可以放在各种全球化、宏观经济和贸易政策背景下加以检验。最后,本章介绍的概念有助于理解本书其他章节中在国家宏观经济背景下开展的微观研究所介绍的方法和结果。

## 练习

1. 选择一个你感兴趣的国家,确定该国最近公布的一系列宏观经济政策。对于具体的宏观经济政策变化,制定一个与 Pinstrup-Andersen(1987)提出的概念框架类似的分析框架,追踪各经济部门对贫困、饥饿和营养不良(营养不足或肥胖)等福利结局的影响途径。

2. 从对健康和营养影响的角度,准备一份对粮食和金融危机进行研究的综述。当你将研究结果应用到你所选择的国家时,在保护营养脆弱人群的政策干预方面,哪些变量的作用最显著?

# 第三部分

## 营养素需求经济学

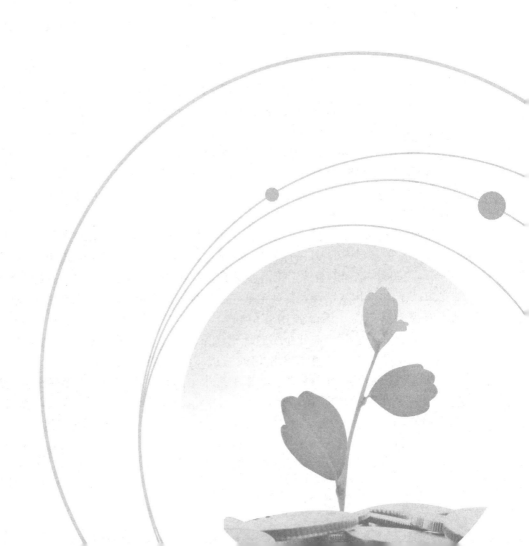

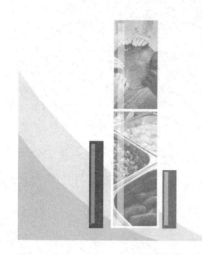

# 第六章

# 消费者理论和食物需求估算

如果人们的行为符合自己的利益，我们可以从他们的行为中推断出他们做得有多好。

——安格斯·迪顿，诺贝尔测量与理解行为、福利与贫困讲座，
斯德哥尔摩，2015 年 12 月 8 日

本章运用消费者理论来理解食物需求。了解哪些因素会影响食物和营养素需求的变化，这对于制定能够提高或减少特定营养素摄入量的政策，以及通过消费选择影响健康生活都非常重要。本章介绍的消费者需求理论，也为理解需求函数的估计方法奠定了基础。我们还展示了使用 STATA 软件估计需求方程组的具体方法，并应用参数估计来研究各种因素的变化如何影响消费者对食物和非食物商品的需求。

食物政策分析要以经济理论为基础。研究需求理论有助于建立消费者的食物选择行为模型。在已知商品价格、消费者可支配收入及其偏好的条件下，应用商品（食物和非食物）需求理论，可以建立一组相应的需求方程。

第四章"营养政策的微观经济学分析"中我们提到了效用最大化理论体系（Powell，1974；Theil，1975、1976；Varian，1978；Deaton 和 Muellbauer，1980b；Philips，1983；Beattie 和 LaFrance，2006），该理论有助于我们理解消费者对各种食物和非食物商品的收入分配问题。下文中，我们将应用效用最大化理论推导出一系列需求函数，描述消费者对食物和非食物商品的消费选择行为。该部分内容的讨论遵循了需求理论的教材通用方法（Deaton 和 Muellbauer，1980b），其余部分介绍的理论体系源于 Deaton 和 Muellbauer（1980b）及 Johnson（1984）等人的相关表述，并由 Babu（1989）进一步发展和完善。

首先，我们回顾一下消费者经典需求理论中的几个基本假设。第一个假定称为完备性假设：当存在两种不同的商品组合 $q' = (q'_1, \cdots, q'_n)$ 和 $q'' = (q''_1, \cdots, q''_n)$ 时，消费者对它们进行比较和排序，并选择其中一种商品组合（$q' \geqslant q''$ 或 $q'' \geqslant q'$，"$\geqslant$"意思是"优先于"）。第二个假定称为自反性假定：意思是每种商品组合至少和它自己一样好，即 $q' \geqslant q'$。第三个假定称为传递性假定：即如果 $q' \geqslant q''$ 且 $q'' \geqslant q'''$，则有 $q' \geqslant q'''$ 成立，该假定表明消费者对商品组合的偏好

具有一致性。这三个假定保证了消费者会选择一类相对更好的商品组合（Deaton 和 Muellbauer，1980a；Sproule，2013）。最后一个假定针对商品组合的效用转化而言，即对于任意一种商品组合 $q'$，存在一类优先于 $q'$ 的商品组合 $A(q')(q:q \geq q')$ 和一类不优先于 $q'$ 的商品组合 $B(q')(q:q' \geq q)$；而对于消费集中的所有 $q$ 而言，$A(q')$ 和 $B(q')$ 均为闭集，即它们包含了各自的边界。这个假定保证所选择的商品组合可以通过效用函数转化为实际效用。

为了达到效用最大化，我们又提出了两个假定。第一个假定是非饱和性假定，消费者总是偏向于选择含有商品数量较多的那种商品组合，即如果 $q'$ 所含商品数量大于 $q''$，则 $q'>q''$。第二个假定称为凸性假定：即 $q'$ 和 $q''$ 的线性组合优先于 $q''$，指的是如果 $q'>q''$，对于任意 $0 \leq \lambda \leq 1$ 有 $\lambda q'+(1-\lambda)q''>q''$。在效用函数最大化和需求函数推导中，使用了特定的效用函数形式，当效用函数严格拟凹时，需求函数满足凸性假定。在消费者需求的经济分析中，一般假设效用函数是二阶可微的（Deaton，1986；Shirai，2013）。

## 消费者需求函数推导

给定商品向量 $q$，我们假定效用函数为 $U(q)$，消费者通过分配其可支配收入 $x$ 来选择 $q$。为了解决效用最大化问题，我们对 $U(q)$ 做了如下假设：首先，它是一个单调递增函数，即 $U'(q)>0$；其次，$U(q)$ 是连续函数，严格拟凹且二次可微。假设消费者面临的预算约束是 $P'q=x$，其中 $P$ 是价格向量，则在该预算约束下求效用最大化，为此构造 Lagrangian（拉格朗日）函数如下：

$$\max_{q,\lambda} L = U(q)+\lambda\left[x-P'q\right] \qquad (式 6.1)$$

其中实数 $\lambda$ 称作 Lagrangian 乘数。方程（式 6.1）对 $q_j$ 和 $\lambda$ 分别求偏导数得到 $n+1$ 个一阶条件：

$$\frac{\partial U}{\partial q_j}-\lambda P_j=0, \quad j=1,2,\cdots,n \qquad (式 6.2)$$

$$x-P'q=0 \qquad (式 6.3)$$

这是由 $n+1$ 个方程构成的联立方程组。通过隐函数定理（Apostol，1957；Sproule，2013）求解该方程组，得到 Marshallian（马歇尔）需求函数（也称为一般需求函数）：

$$q_j^* = q_j(P_1,P_2,\cdots,P_n,x); \quad j=1,2,\cdots,n \qquad (式 6.4)$$

$$\lambda^* = \lambda(P_1,P_2,\cdots,P_n,x) \qquad (式 6.5)$$

由效用函数的性质可知，对于给定的价格和收入，存在唯一的最优商品组合与之对应。现在我们给出如下定义：$\lambda = \frac{1}{P_i} \cdot \frac{\partial U}{\partial q_i}$ 代表收入的边际效用，其中 $\frac{1}{P_i}$ 是每单位收入可以购买的 $q_i$ 的数量，$\frac{\partial U}{\partial q_i}$ 是 $q_i$ 的边际效用。

我们引用效用函数的严格拟凹性假定，导出方程组（式 6.2）和（式 6.3）的二阶条件。假设 $q'Uq \geq 0$，所有 $q$ 满足条件 $P'q=x$，并证明（式 6.2）和（式 6.3）中的方程是解决效用最大化问题的一阶条件。

首先，研究方程组（式 6.4）和（式 6.5）中 Marshallian 需求函数的性质，了解其性质有助于应用策略分析，以及通过收集消费者选择和偏好数据来研究消费者行为。通常，

Marshallian 需求函数的性质可由方程组(式 6.2)和(式 6.3)导出,并对其施加了一定的数学约束,方程组(式 6.2)和(式 6.3)的偏导数可以解释价格和收入变化导致的偏好。在此,我们分析了需求函数的四个性质,以对消费者偏好进行假设检验。

第一个性质是"累加性",即 Marshallian 需求函数的取值之和等于各种需求商品上的总收入或总支出:

$$(P_1q_1+P_2q_2+\cdots+P_nq_n=x)$$

这就是方程(式 6.1)给出的线性预算约束条件。用 $q_i^*(P,x)$ 代替 $q_i$,得到:

$$\sum_i P_iq_i(P,x) = x \qquad\qquad (式 6.6)$$

从方程(式 6.6)中我们可以进一步导出两个附属性质。

首先,方程(式 6.6)两端对收入 $x$ 求偏导数得到:

$$P_1\frac{\partial q_1}{\partial x}+P_2\frac{\partial q_2}{\partial x}+\cdots+P_n\frac{\partial q_n}{\partial x}=1$$

然后我们将每一项乘以 $\left(\dfrac{q_i}{x}\dfrac{x}{q_i}\right)$,得到:

$$\frac{q_1P_1}{x}\left(\frac{\partial q_1}{\partial x}\frac{x}{q_1}\right)+\cdots+\frac{q_nP_n}{x}\left(\frac{\partial q_n}{\partial x}\frac{x}{q_n}\right)=1$$

利用弹性概念,该方程可以写成如下形式:

$$w_ie_{ix}+\cdots+w_ne_{nx}=1 \qquad\qquad (式 6.7)$$

式中 $w_i$ 代表商品的支出比率(第 $i$ 种商品支出占总支出的比重),$e_{ix}$ 代表该商品的收入弹性。方程(式 6.7)也称为"Engel(恩格尔)合并条件(Engel aggregation)",表明所有商品收入弹性的加权之和等于 1,其中权重即为该商品的支出比率。

其次,方程(式 6.6)两端对任意价格 $P_j$ 求偏导,可以得到"Cournot(古诺)合并条件(Cournot Aggregation)":

$$P_1\frac{\partial q_1}{\partial P_j}+P_2\frac{\partial q_2}{\partial P_j}+\cdots+q_j+P_{j+1}\frac{\partial q_{j+1}}{\partial P_j}+\cdots+P_n\frac{\partial q_n}{\partial P_j}=0$$

将每一项都乘以 $\dfrac{q_i}{q_i}$ 和 $\dfrac{P_j}{x}$,得到:

$$\frac{q_1P_1}{x}\frac{\partial q_1}{\partial P_j}\frac{P_j}{q_1}+\cdots+\frac{q_jP_j}{x}+\frac{q_{j+1}P_{j+1}}{x}\frac{\partial q_{j+1}}{\partial P_j}\frac{P_j}{q_{j+1}}+\cdots+\frac{q_nP_n}{x}\frac{\partial q_n}{\partial P_j}\frac{P_j}{q_n}=0$$

写成弹性形式为:

$$w_1e_{1j}+w_2e_{2j}+\cdots+w_j+w_{j+1}e_{j+1,j}+\cdots+w_ne_{nj}=0 \qquad\qquad (式 6.8)$$

即:$\sum_i w_ie_{ij}=-w_j$

其中 $w_i$ 为商品 $i$ 的支出比率,$e_{ij}$ 为第 $i$ 种商品和第 $j$ 种商品的交叉价格弹性,$e_{jj}$ 为自身价格弹性。古诺合并条件是指:由于第 $j$ 种商品价格的变化,以其支出比率为权重的自身价格和交叉价格弹性的加权之和等于第 $j$ 种商品支出比率的负值。

Marshallian 需求函数的第二个性质称为"零次齐次"性:即如果各种商品的价格和人们的收入同时扩大 $k$ 倍,各种商品的最优需求量不变。利用 Euler(欧拉)定理(Euler's Theorem),如果函数 $f(y)$ 是 $\theta$ 次齐次可微函数,则该函数的偏导数满足以下条件:

$$\frac{\partial f}{\partial y_1}y_1 + \frac{\partial f}{\partial y_2}y_2 + \cdots + \frac{\partial f}{\partial y_k}y_k = \theta f(y)$$

代入方程(式6.4)$q_i(P_1, \cdots, P_n, x)$中得到:

$$\frac{\partial q_i}{\partial P_1}P_1 + \frac{\partial q_i}{\partial P_2}P_2 + \cdots + \frac{\partial q_i}{\partial P_n}P_n + \frac{\partial q_i}{\partial x}x = 0, \quad q_i(P,x) = 0 \qquad (式6.9)$$

再将方程(式6.9)两端除以$q_i$得到:

$$\frac{\partial q_i}{\partial P_1}\frac{P_1}{q_i} + \frac{\partial q_i}{\partial P_2}\frac{P_2}{q_i} + \cdots + \frac{\partial q_i}{\partial P_n}\frac{P_n}{q_i} + \frac{\partial q_i}{\partial x}\frac{x}{q_i} = 0$$

弹性表示如下:

$$e_{i1} + e_{i2} + \cdots + e_{in} + e_{ix} = 0 \qquad (式6.10)$$

现在,我们做如下定义以进行政策分析:

(1)$e_{ij}$是商品$i$相对于商品$j$价格变化的需求弹性;

(2)$e_{ii}$是自身价格弹性;

其中,$e_{ij}$也称为交叉价格弹性;$e_{ix}$是商品$i$相对于收入变化的需求弹性,也称为需求的收入弹性。

在齐次性下对方程(式6.10)恒等变形可得"行约束"$\sum_{j} e_{ij} = -e_{ix}$,表示所有商品的自身价格弹性和交叉价格弹性之和等于其收入弹性的负值。因此,如果存在$n$个需求方程,那么基于"行约束"的需求体系就将存在$n$个限制条件。

"负性"性质表明由$\dfrac{\partial q_i}{\partial P_j}$形成的($n \times n$)阶矩阵是半负定的。把元素$\dfrac{\partial q_i}{\partial P_j}$用$S_{ij}$表示,则矩阵$S(S_{ij})$称为Slutsky矩阵或代偿价格的替代矩阵,其元素称为替代效应。Slutsky矩阵满足:对任意$i$,$S_{ii}\left(\dfrac{\partial q_i}{\partial P_j}|\bar{u}\right) > 0$,矩阵的对角元素非正,即商品$i$的补偿自己的价格效应是非正的。又由效用函数的严格拟凹性,可知有关价格的二阶导数是负的,替代矩阵半负定。

此外,对于任何价格$j$:$\dfrac{\partial q_i}{\partial P_j}|\bar{u} = \dfrac{\partial q_i}{\partial P_j}|\bar{x} + q_j\dfrac{\partial q_i}{\partial x}$,需求函数的Slutsky矩阵具有"对称性"。

弹性表示为:

$$\frac{\partial q_i}{\partial P_j}|\bar{u} = \frac{\partial q_i}{\partial P_j}\frac{P_j}{q_i}\frac{q_i}{P_j} + \frac{q_i q_j}{x}\frac{\partial q_i}{\partial x}\frac{x}{q_i} = e_{ij}\frac{q_i}{P_j} + \frac{q_i q_j}{x}e_{ix} \qquad (式6.11)$$

同理,对自身价格$P_i$:

$$\frac{\partial q_j}{\partial P_i}|\bar{u} = e_{ji}\frac{q_j}{P_i} + \frac{q_i q_j}{x}e_{jx} \qquad (式6.12)$$

联立方程(式6.11)和(式6.12),利用Young's定理可得:

$$e_{ij}\frac{q_i}{P_j} + \frac{q_i q_j}{x}e_{ix} = e_{ji}\frac{q_j}{P_i} + \frac{q_i q_j}{x}e_{jx}$$

$$e_{ij}\frac{q_i}{P_j} = e_{ji}\frac{q_j}{P_i} + \frac{q_i q_j}{x}(e_{jx} - e_{ix})$$

$$e_{ij} = e_{ji} \frac{q_j P_j}{q_i P_i} + \frac{P_j q_j}{x} (e_{jx} - e_{ix})$$

$$e_{ij} = e_{ji} \frac{w_j}{w_i} + w_j (e_{jx} - e_{ix})$$

当商品的支出比率和与其他商品的交叉价格弹性、收入弹性及其自身价格弹性已知时，上述对称条件可用于计算一组交叉价格弹性。

在检验与食物消费相关的假设和估计需求函数的参数时，上述性质对参数和预期弹性符号的约束设置非常重要。例如，根据 Engel 合并条件 $\sum_i w_i e_{ix} = 1$，只有 $n-1$ 个收入弹性是独立的；而根据齐次性 $\sum_i w_i e_{ix} = 0$，对于每个需求函数都有一个剩余弹性，因此 $n$ 个方程就有 $n$ 个剩余弹性。

利用对称性，已知支出比率和一组非对角线元素，可计算出另一组非对角线元素，使独立弹性的数量减少了 $1/2(n^2-n)$。事实上，为了得到所有的价格和收入弹性，我们需要估计 $n^2+n$ 个参数（$n^2$ 个价格和 $n$ 个收入弹性）。但是，如果利用需求函数的特性，即齐次性、Engel 合并条件和对称性，则可以将所要估计的独立参数的数量减少到：

$$\left[ (n^2+n) - n - 1 - \left( \frac{n^2-n}{2} \right) \right] = \frac{n^2+n}{2} - 1$$

在本章后面部分，我们将使用这些性质和约束来估计需求函数。

此外，在指定效用函数的形式时，我们又做了两个假设：可分性和可加性，这些也有助于为估计需求参数设置特定的约束条件。由于消费者使用了大量商品，而有些商品在性质和用途上相似，因此可以对其中一些商品进行汇总分析。当商品构成组合时，它们的价格也以指数的形式组合，这是基于效用函数可分性的假设，并且商品组合仍然提供与所有单个商品效用相同的总效用水平。可分性在决策中的含义是，一组商品的消费水平不影响另一组中任何两种商品之间的边际替代率（Philips，1983 年）。消费者能够分阶段作出选择决策，这使得研究者能够使用特定商品组合的汇总数据。

在弱可分性条件下，效用函数可表示为：

$$U(q) = f[ U_1(q_1), U_2(q_2), \cdots, U_G(q_G), \cdots, U_m(q_m) ] \qquad (式 6.13)$$

其中 $U_1(q_1), U_2(q_2), \cdots$ 为子效用函数，函数 $q_1$、$q_2$ 和 $f$ 在子效用水平上单调递增，将 $n$ 种商品划分为 $m<n$ 组，每组有 $n_r$ 种商品。

$U(q)$ 在 $m$ 组中弱可分的充分必要条件如下：

$$\frac{\partial [ U_i(q_G) ] / U_j(q_G)}{\partial q_k} = 0 \qquad (式 6.14)$$

其中 $i,j \in G$ 组，$k \in K$ 组，且 $G \neq K$。某替代品组合中某一商品的补偿需求函数由下式给出：

$$q_{iG} = q_{iG}(P_G, x_G) \quad 和 \quad x_G = x_G(P, x)$$

其中 $P_G$ 为 $G$ 组价格指数，$x_G$ 为 $G$ 组支出，$P$ 为总价格指数，$x$ 为总支出。

方程（式 6.14）对需求函数有重要影响。为了分析这一假设对替代效应的影响，考虑 $G$ 组中某商品 $q_i$ 和 $H$ 组中某商品 $q_j$，其中 $H \neq G$，替代效应为：

$$\frac{\partial q_i}{\partial P_j}\bigg|\,\bar{u}=\frac{\partial q_i}{\partial x_G}\cdot\frac{\partial x_G}{\partial P_j}\bigg|\,\bar{u}=S_{ij} \qquad\text{（式 6.15）}$$

类似的：

$$\frac{\partial q_j}{\partial P_i}\bigg|\,\bar{u}=\frac{\partial q_j}{\partial x_H}\cdot\frac{\partial x_H}{\partial P_i}\bigg|\,\bar{u}=S_{ji} \qquad\text{（式 6.16）}$$

由前面讨论的对称性知 $S_{ij}=S_{ji}$，对上面等式恒等变形得：

$$\frac{\partial q_i}{\partial x_G}\cdot\frac{\partial x_G}{\partial P_j}\bigg|\,\bar{u}=\frac{\partial q_j}{\partial x_H}\cdot\frac{\partial x_H}{\partial P_i}\bigg|\,\bar{u};\quad\left[\left(\frac{\partial x_G}{\partial P_j}\right)\bigg/\left(\frac{\partial q_j}{\partial x_H}\right)\right]=\left[\left(\frac{\partial x_H}{\partial P_i}\right)\bigg/\left(\frac{\partial q_i}{\partial x_G}\right)\right]=\lambda_{GH}$$

注意 $\lambda_{GH}$ 对来自组合 $G$ 和 $H$ 的任意两个商品都是一个常数。因此：

$$\left(\frac{\partial x_G}{\partial P_j}\,\big|\,\bar{u}\right)\bigg/\left(\frac{\partial q_j}{\partial x_H}\right)=\lambda_{GH}\quad\text{或}\quad\frac{\partial x_G}{\partial P_j}\,\big|\,\bar{u}=\lambda_{GH}\cdot\frac{\partial q_j}{\partial x_H} \qquad\text{（式 6.17）}$$

代入方程（式 6.15）得：$S_{ij}=\dfrac{\partial q_i}{\partial x_G}\cdot\dfrac{\partial q_j}{\partial x_H}\cdot\lambda_{GH}$，其中 $i\in G,j\in H$。

对任意商品 $q_r$ 和任意组合 $K$：

$$\frac{\partial q_r}{\partial x}=\frac{\partial q_r}{\partial x_k}\cdot\frac{\partial x_k}{\partial x};$$

代入方程（式 6.15）：

$$S_{ij}=\lambda_{GH}\cdot\frac{\dfrac{\partial q_i}{\partial x}}{\dfrac{\partial x_G}{\partial x}}\cdot\frac{\dfrac{\partial q_j}{\partial x}}{\dfrac{\partial x_H}{\partial x}};\quad S_{ij}=\mu_{GH}\frac{\partial q_i}{\partial x}\cdot\frac{\partial q_j}{\partial x}$$

其中 $\mu_{GH}=\lambda_{GH}\bigg/\dfrac{\partial x_G}{\partial x}\cdot\dfrac{\partial x_H}{\partial x}$ 是表示 G 和 H 之间替代效应的参数。利用 Slutsky 方程列出弹性为：

$$\frac{\partial q_i}{\partial P_j}=\frac{\partial q_i}{\partial P_j}\,\big|\,\bar{u}-q_j\frac{\partial q_i}{\partial x}=S_{ij}-q_j\frac{\partial q_i}{\partial x}=\mu_{GH}\cdot\frac{\partial q_i}{\partial x}\cdot\frac{\partial q_j}{\partial x}-q_j\frac{\partial q_i}{\partial x};$$

$$\mu_{GH}\cdot\frac{\partial q_i}{\partial x}\cdot\frac{j}{\partial x}-q_j\frac{\partial q_i}{\partial x};$$

$$\frac{\partial q_i}{\partial P_j}\frac{P_j}{q_i}=\frac{\mu_{GH}}{x}\cdot\frac{\partial q_i}{\partial x}\frac{x}{q_i}\frac{x}{q_j}\frac{\partial q_j}{\partial x}\frac{P_jq_j}{x}-\frac{P_jq_j}{x}\cdot\frac{\partial q_i}{\partial x}\frac{x}{q_i} \qquad\text{（式 6.18）}$$

引入弹性符号表示为：

$$e_{ij}=\theta_{GH}\cdot e_{ix}e_{jx}w_j-w_je_{ix},\quad i\in G,j\in H\text{ 且 }G\neq H \qquad\text{（式 6.19）}$$

其中 $\theta_{GH}$ 称为比例系数。方程（式 6.19）意味着如果收入弹性（$n$）和替代系数 $\theta_{GH}$ 都已知，则需求弹性矩阵中的 $[1/2\ (m^2-m)]$ 个元素可以确定，利用弱可分性假设，待估参数的数目减少到 $n+\dfrac{1}{2}(m^2-m)$。

强可分性是弱可分性的一种特殊情况,其整体效用函数表示形式如下:

$$U(q) = f[U_1(q_1) + U_2(q_2) + \cdots + U_m(q_m)] \qquad (式6.20)$$

其中每个 $U_i$ 都是该组 $q_1$ 的函数。对于两种不同商品 $i \in I, j \in J$,且 $I \neq J$,若商品 $i$ 和 $j$ 之间的边际替代率不依赖于两者之外的商品数量,则效用函数 $U(q)$ 对于划分 $(U_1, U_2, \cdots, U_m)$ 是强可分的。即:

$$\frac{\partial(U_i'/U_j')}{\partial q_k} = 0 \qquad (式6.21)$$

其中 $U_i'$ 和 $U_j'$ 分别表示 $U$ 对 $q_i$ 和 $q_2$ 的偏导数。则,对于三种不同商品 $i$、$j$ 和 $k$,$i \in I, j \in J$,$k \in K, I \neq J \neq K$,有:

$$S_{ij} = \mu_{IJ}\frac{\partial q_i}{\partial x}\frac{\partial q_j}{\partial x} = \mu_{IL}\frac{\partial q_i}{\partial x}\frac{\partial q_j}{\partial x}$$

其中 $L$ 为子集 $J$ 和 $K$ 的并集。由于 $k \in L$,同理也有:

$$S_{ik} = \mu_{IK}\frac{\partial q_i}{\partial x}\frac{\partial q_k}{\partial x} = \mu_{IL}\frac{\partial q_i}{\partial x}\frac{\partial q_k}{\partial x}$$

两方程联立得:

$$\frac{\mu_{IJ}}{\mu_{IK}}\left(\frac{\partial q_j}{\partial x}\bigg/\frac{\partial q_k}{\partial x}\right) = \frac{\partial q_j}{\partial x}\bigg/\frac{\partial q_k}{\partial x}$$

则有 $\mu_{IJ} = \mu_{IK} = \mu_I$。因此服从 $S_{ij} = \mu_I\dfrac{\partial q_i}{\partial x} \cdot \dfrac{\partial q_j}{\partial x}$,类推得:

$$S_{ji} = \mu_J\frac{\partial q_i}{\partial x} \cdot \frac{\partial q_j}{\partial x}$$

又因为 $S_{ij} = S_{ji}$,则 $\mu_I = \mu_J = \mu$。因此对于强可分来说:

$$S_{ij} = \mu\frac{\partial q_i}{\partial x} \cdot \frac{\partial q_j}{\partial x}, \quad i \in I, j \in J, 且 I \neq J \qquad (式6.22)$$

其中 $\mu$ 独立于 $i$ 和 $j$ 所属的商品组合。由于可加性,商品组合互不关联,即没有特定的效用分支。

在强可分性条件下,Slutsky 方程表示交叉价格效应的弹性形式如下:

$$e_{ij} = \theta e_{ix}e_{jx}w_j - w_j e_{ix} \qquad (式6.23)$$

其中 $i \in I, j \in J$,且 $I \neq J$。因此,对于完整的需求体系只需要估计 $n+1$ 个参数即可:$n$ 个收入弹性和一个 $\theta$ 值。

### 间接可加性

用方程(式6.20)中的函数 $f$ 表示效用强可分性的一种特殊情况。在此前提下,只有当 $i$ 和 $j$ 属于同一组合时,第 $i$ 种商品的边际效用才取决于第 $j$ 种商品的数量。联合效用函数 $U(q)$ 可以写成

$$U(q) = U_1(q_1) + U_2(q_2) + \cdots + U_m(q_m) \qquad (式6.24)$$

其中,$q_i$ 是第 $i$ 个组合中的商品数量。在这个假设下,一个完整的需求方程体系中待估参数的数目取决于组合的数目和每个组合中的商品数目。考虑需求函数的性质施加常规的

约束,待估参数数目减少到:

$$(n + \sum_m n_m^2)/2$$

其中 $m$ 为组合的数目, $n_m$ 为第 $m$ 个组合中商品的数目。

### 直接可加性

也称为点可分性,这也是强可分性的一个特例,其中函数 $f$ 定义为一个常数函数,效用函数中的每一项 $U_i(q_i)$ 只包含一个元素。不同商品组合之间,该效用函数关于任意两种商品数量的混合偏导数等于零,即: $\dfrac{\partial U_i}{\partial U_j} = 0$ 对所有的 $i$ 和 $j$ 都成立。

Slutsky 方程中的元素 $S_{ij}$ 表示替代效应:

$$S_{ij} = \widetilde{\mu} \frac{\partial q_i}{\partial x} \frac{\partial q_j}{\partial x}$$

其中 $\widetilde{\mu} = -\lambda \left( \dfrac{\partial \lambda}{\partial x} \right)$。此时,无补偿的交叉价格弹性可以表示为:

$$e_{ij} = w_j \widetilde{\theta} e_{ix} e_{jx} - w_j e_{ix} \tag{式6.25}$$

$\widetilde{\theta} = -\dfrac{\widetilde{\mu}}{x}$ 和 $\dfrac{1}{\theta}$ 是货币弹性参数(Frisch,1959),它描述了货币的边际效用水平如何随货币或收入水平 $x$ 的变化率而变化。这种简单的偏好结构只需要估计 $n$ 个收入弹性和收入弹性参数 $\widetilde{\mu}$,就可以完整描述需求系统。此外,如果 $\mu > 0$,替代效应矩阵 $S_{ij}$ 为正,收入弹性均为正。

因此,在直接可加性假设下,劣等商品和互补商品被排除在外。这些行为表明,直接可加性只能用于一般意义上的商品组合(Johnson 等,1984)。在评估食物需求体系时,假定食物与非食物可分,而食物中假定粮食食物与非粮食食物可分。下面给出了一种测试弱可分性的方法。

## 可分性检验

一个针对农村消费者支出比率的初步分析显示,他们在粮谷类上的支出几乎与在其他食物上的支出总和相当,该分析中使用数据详细描述了有关不同粮谷类的消费和价格。使用可分性假设分析消费者如何在粮谷类、其他食物和非食物之间进行收入分配,对政策制定具有重要作用。本节将介绍如何使用参数约束对可分性假设进行检验。

Barten(1964,1967)、Brown 和 Heien(1972)、Jorgenson 和 Lau(1975)开发了可分离需求模型。大多数研究经过检验都拒绝了可分性约束。Eales 和 Unnevehr(1988)推导出一阶差分近似理想需求体系(almost ideal demand system,AIDS)中弱可分性检验的限制条件。在该研究中,通过对数据施加约束并使用似然比方法对可分性假设进行检验(Hayes 等,1988;Winters,1984)。

$$C = G[ g_1(P_1, U), \cdots, g_m(P_m, U) ] \tag{式6.26}$$

其中 $G(.)$ 和 $g_m(.)$ 函数也具有成本函数的一般性质,商品分为 $r$ 组,其中 $P_1, \cdots, P_m$ 为价格向量,函数 $g_m(P_m, U)$ 对于 $U$ 和 $P_m$ 单调递增。

根据方程(式 6.26)计算各组支出比率 $\left(W_i = \dfrac{X_i}{X}\right)$ 和组内支出比率 $\left(W_{ij} = \dfrac{q_j P_j}{X_i}\right)$ 为(Deaton 和 Muellbauer,1980b):

$$W_i = \frac{\partial \ln G}{\partial \ln g_i} \tag{式 6.27}$$

$$W_{ij} = \frac{\partial \ln g_i(P_i, U)}{\partial \ln P_{ij}} \tag{式 6.28}$$

其中,$g_i(P_i, U)$ 为效用水平 $U$ 的各组价格指数。给定 $W_{GJ} = \dfrac{q_j P_j}{X}$,利用 Shepard 引理计算总支出 $X$ 中第 $J$ 组的支出比率为:

$$W_{GJ} = \frac{\partial \ln G}{\partial \ln g_i} \frac{\partial \ln g_i}{\partial \ln P_{ij}} = W_i W_{ij} \tag{式 6.29}$$

保持 $U$ 不变,方程(式 6.29)两端对组合 $S(P_{sr})$ 中商品 $r$ 的价格求偏导数,得商品间的 Slutsky 系数为:

$$\gamma_{ijsr} = \frac{\partial W_{GJ}}{\partial P_{sr}} = \frac{\partial^2 \ln G}{\partial \ln g_i \partial \ln g_s} \cdot \frac{\partial \ln g_i}{\partial \ln P_{ij}} \cdot \frac{\partial \ln g_s}{\partial \ln P_{sr}} \tag{式 6.30}$$

其中:

$$\frac{\partial \ln G}{\partial \ln g_i} = W_i; \quad \frac{\partial \ln W_i}{\partial \ln g_s} = \gamma_{is}; \quad \frac{\partial \ln g_i}{\partial \ln P_{ij}} = W_{ij}; \quad \frac{\partial \ln g_s}{\partial \ln P_{sr}} = W_{sr}$$

在 AIDS 模型估计中,$W_i$ 和 $W_s$ 是自变量(如我们分析中的粮谷类和其他食物),$\gamma_{is}$ 是组合 $i$ 和组合 $s$ 之间交叉价格参数的估计值。保持效用水平不变,表达式 $W$(如粮谷类)两端对 $s$(非粮食作物)的组合价格指数求偏导数,则成本函数拟可分性的约束条件可以用已知支出比率和待估参数表示如下:

$$\gamma_{ijsr} = W_{ij} W_{sr} \gamma_{is} \tag{式 6.31}$$

如果组合 $i$(粮谷类)中的商品 $j$(大米)所占的支出比率与组合 $s$(非粮食作物)中的商品 $r$(奶类)的价格之间的补偿交叉价格效应满足上述条件,则认为粮谷类食物组合 $i$ 和其他食物组合 $s$ 是可分的(Hayes 等,1988)。

该分析中,$W_{ij}$、$W_{sr}$ 和 $\gamma_{is}$ 分别表示 AIDS 模型里粮食组合中各种粮谷类(大米、小麦、黍、豆类)的支出比率,非粮谷类组合中某特定食物(奶类)的支出比率,以及粮谷类组合和非粮谷类组合间的交叉价格参数。如 $W_{sr} = 1$,则上述约束条件可写作:

$$\gamma_{irs} = W_{ij} \gamma_{is} \tag{式 6.32}$$

用该约束条件做可分性检验,过程如下:

首先,在由粮谷类和非粮谷类构成的二维方程组中,利用 AIDS 模型估计 $\gamma_{is}$。其次,以单个粮谷类的支出比率和非粮谷类组合的支出比率为因变量,估计另一个 AIDS 模型。将粮谷类组合中的单个粮谷类的平均比率乘以 $\gamma_{is}$ 得到一组参数约束条件,这些约束条件被应用于粮谷类价格和非粮谷类组合价格之间的交叉价格参数,然后进行似然比检验以确定上述可分性约束是否成立。

重复上述过程,可以进一步检验粮谷类和非粮谷类之间、非粮谷类食物和非食物之间的可分性。

## 聚合消费者需求进行政策分析

收入和价格变化受到政策影响,理解收入和价格变化引起的食物需求的变化需要对市场需求函数进行参数估计。市场需求函数是指在竞争市场条件下,所有消费者个人需求函数的总和。如果某家庭对第 $i$ 种商品的需求函数由以下公式给出:

$$q_i^h = q_i^h(P, x^h)\ ; \quad h = 1, \cdots, H \tag{式 6.33}$$

其中 $h$ 代表第 $h$ 个家庭,那么市场需求函数为:

$$\bar{q}_i = \sum_{h=1}^{H} q_i^h(P, x^h)/H = f_i(P, x^1, x^2, \cdots, x^H) \tag{式 6.34}$$

个人需求函数的聚合涉及从食物消费中的个别家庭行为到食物市场需求分析的转换。为理解这种转换,并进行汇总分析,我们探讨了需求函数 $f_i(P, x^1, x^2, \cdots, x^H) = \bar{q}_i(P, \bar{x})$ 的一般性质及其与家庭需求函数 $q_i^h(P, x^h)$ 之间的关系。

一个可能改变总需求的因素是,当边际消费倾向(MPC)因收入再分配而改变时,这种变化可能会影响总需求。例如:

$$q_i^h = a_i^h(P) + b_i(P) x^h$$

当一个市场中所有消费者的边际消费倾向 $[b_i(P)]$ 都相同时,则有 $f_i(P, x^1, x^2, \cdots, x^H) = \bar{q}_i(P, \bar{x})$。证明如下:

$$
\begin{aligned}
\bar{q}_i = \frac{\sum_h q_i^h}{H} &= \frac{1}{H}\left( \sum_h a_i^h + \sum_h b_i x^h \right) \\
&= \frac{\sum_h a_i^h}{H} + \frac{b_i \sum_h x^h}{H} \\
\bar{q}_i &= a_i(P) + b_i \bar{x}
\end{aligned}
\tag{式 6.35}
$$

这表明,在线性需求曲线上,如果所有消费者 MPC 都相同,并且收入分配取平均值,那么个人需求函数与总需求函数相同。

当收入水平为 $a$ 时,需求的收入弹性 $e_{ix}$ 等于 1。因此,拟同向需求曲线即为线性 Engel 曲线。如果方程(式 6.33)给出的个体对商品 $i$ 的需求是收入的线性函数,并且个体支出函数是 $C^h(P, U^h) = a^h(P) + Ub(P)$ 给出的拟同向函数,则由此得出市场成本函数是 $\bar{C}(P, U) = \bar{a}(P) + U\bar{b}(P)$。一般来说,当市场上的消费者支出水平为 $x_0$ 时,Engel 曲线是非线性的。因此,对于等式(式 6.33)中的需求函数,当:

$$\frac{\sum_{h=1}^{H} q_i^h(P, x^h)}{H} = \bar{q}_i(P, x_0) \tag{式 6.36}$$

聚合保持非线性。

## 二元性、间接效用和成本最小化

在给定预算约束 $Pq \leqslant X$ 下，使效用最大化 $U(q)$ 的解为 $q^*(P,X)$，并称其为 Marshallian 需求函数，把上述最优解代入原效用函数，得最大效用函数为 $U^* = U[q^*(P,X)] = V(P,X)$。

它被称为间接效用函数，具有如下性质：

（1）$V(P,X)$ 对于 $P$ 和 $X$ 是连续的；

（2）当向量 $P$ 递减时，$X$ 递增（单调性）；

（3）$V(P,X)$ 是拟凸的；

（4）$V(P,X)$ 关于 $(P,X)$ 是零次齐次的；

（5）根据导数性质，利用 Roy 恒等式（Roy's identity）从间接效用函数中推导 Marshallian 需求函数（Roy，1947）为：

$$q_i(P,X) = -\left[\frac{\partial V(P,X)}{\partial P_i} \middle/ \frac{\partial V(P,X)}{\partial X}\right]$$

Roy 恒等式证明如下：

$V(P,X)$ 对任意价格 $P_i$ 求偏导数得：

$$\frac{\partial V}{\partial P_i} = \sum_{j=1}^{n} \frac{\partial U}{\partial q_j} \frac{\partial q_j}{\partial P_i}$$

根据方程（式 6.1）的一阶条件：

$$\frac{\partial U}{\partial q_j} = \lambda P_j$$

因此：

$$\frac{\partial V}{\partial P_i} = \lambda \sum_{j=1}^{n} P_j \frac{\partial q_j}{\partial P_i}$$

利用 Marshallian 需求函数的可加性（Cournot 合并条件）：

$$\sum_{j=1}^{n} P_j \frac{\partial q_j}{\partial P_i} = -q_i$$

$$\frac{\partial V}{\partial P_i} = -\lambda q_i \tag{式 6.37}$$

同理，$V(P,X)$ 对 $X$ 求偏导数得：

$$\frac{\partial V}{\partial X} = \sum_{i=1}^{n} \frac{\partial U}{\partial q_i} \frac{\partial q_i}{\partial X} = \lambda \sum_{i=1}^{n} P_i \frac{\partial q_i}{\partial X}$$

根据 Engel 合并条件：

$$P_i \frac{\partial q_i}{\partial X} = 1$$

因此：$\dfrac{V}{X} = \lambda$ 是货币的边际效用。

此外：

$$\frac{\partial V}{\partial P_i} = -\frac{\partial V}{\partial X} q_i; \quad q_i = -\left[\frac{\partial V}{\partial P_i} \middle/ \frac{\partial V}{\partial X}\right] \tag{式 6.38}$$

这一结果对需求分析具有重要意义。假设 $V(P,X)$ 为间接效用函数,则 Marshallian 需求方程可以利用 Roy 恒等式进行推导估计,并且具有与直接效用函数相同的结构(Barten 和 Bohm,1982;Fuchs-Seliger,1999)。利用间接效用函数推导需求函数的方法也适用于福利经济学和指数分析中的应用,它代表了在不同价格和收入水平下实现效用最大化的分配(Jorgenson 等,1988;Fuchs-Seliger,1999)。

### 成本最小化和 Hicksian 需求函数

在效用最大化下推导商品需求函数时,消费者的问题是在给定的收入水平下如何实现效用最大化,从而求得最大的效用水平 $U$。若将其重新表述为如何选择商品,从而在保持相同的效用水平 $U$ 下使总支出最小,该问题称为前一方法的对偶问题。支出最小化问题表示为:

$$\min_q P'q; \quad s.t.\, U(q) = \overline{U} \tag{式6.39}$$

求解上述约束优化问题,得到一组关于 $P$ 和 $U$ 的需求函数 $q_i^* = h_i(P,U)$,称为 Hicksian 需求函数或补偿需求函数,将其最优值 $q_i^*$ 代入 $P'q$,即可得到最小支出函数。因此,给定价格向量 $P$,实现一定效用水平 $U$ 下的最小支出或成本为 $[P'q^* = Ph(P,U) = C^*(P,U)]$,称为支出函数或成本函数。了解 $C^*(P,U)$ 的性质有助于对需求函数约束条件的理解,总结如下:

(1) $C(P,U)$,$P$ 和 $U$ 是连续的;

(2) $P$ 和 $U$ 为递增关系(单调性);

(3) 价格一阶同质;

(4) 价格是拟凹的;

(5) 根据导数性质,利用 Shephard 定理(Shephard,1953)可以从成本函数中得到 Hicksian 需求函数:$h_i(P,U) = \dfrac{\partial C(P,U)}{\partial P_i}$。

利用 Shephard-Uzawa 对偶定理(McFadden,1978;Diewert,1974,1980),通过逆推成本函数可以得到间接效用函数,反之亦然。Marshallian 需求函数可以通过将成本函数的倒数代入 Hicksian 需求函数后得到(Deaton 和 Muellbauer,1980b)。在成本函数中使用适当的函数形式,可以导出常用的经验需求函数(Deaton 和 Muellbauer,1980a)。

利用对偶理论讨论问题的关系如图 6-1 所示。

## 经验需求系统导论

在本节中,我们简要回顾经验需求系统,作为理解、确定和估计需求参数的基础。确定需求方程的一种方法是通过特定形式的效用函数导出方程,并根据消费者预算约束使其最大化,后面讨论的线性支出系统模型和间接可加对数模型就是这种方法的例子。另一种方法是任意指定函数形式并对其进行近似计算,如 Rotterdam(鹿特丹)模型(Rotterdam model)、先验对数系统(transcedental logarithmic system,TLS)和 AIDS。此外,还有一种方法是对模型的特殊规范施加理论限制,广义可加对数模型和线性 logit 模型的 Theil 多项式推广就是很好的例子。

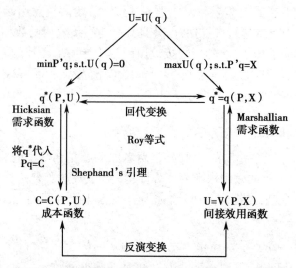

图 6-1　对偶问题的关系（Deaton，Muellbauer，1980b）

文献中对需求系统规范性进行了多次核查（Barten，1977；Johnson 等，1984；Deaton，1986；Bewley，1986），此外，通过大量研究对其适用性进行了比较和评估（Parks，1969；Yoshihara，1969；Goldberger 和 Gamaletsos，1970，1973；Deaton，1974；Theil，1975，1976；Lybeck，1976；Pollack 和 Wales，1978；Klevmarken，1979；Hansen 和 Sienknecht，1989；Mazzocchi，2003；LaFrance 和 Pope，2010）。在此，我们简要回顾最常见的几种需求系统模型。

**线性支出系统（LES）**

由斯通（Stone，1954）提出，线性支出系统（linear expenditure system，LES）的直接效用函数为：

$$U(q) = \prod (q_i - C_i)^{b_i}; \sum_i b_i = 1 \qquad （式 6.40）$$

其中 $C_i$ 是 $q_i$ 的基本需求量，$b_i$ 为边际支出比率。

在预算约束下求方程（式 6.32）的最大值即可得到 Marshallian 需求模型，公式如下：

$$q_i = C_i + \frac{b_i}{P_i}\left(X - \sum_j P_j C_j\right) \qquad （式 6.41）$$

$\left(X - \sum_j P_j C_j\right)$ 是全部收入减去全部的基本支出后的剩余部分按一定比例 $b_i$ 分配到各种商品的支出中去，称为额外支出。

将式 6.41 代入 $U(q)$，得到间接效用函数为：

$$V = \frac{(X - \sum P_j C_j)}{b_0 \prod P_j^{b_j}} \qquad （式 6.42）$$

上述间接效用函数转置得到成本函数（Deaton 和 Muellbaue，1980b；Mazzocchi，2003；LaFrance 和 Pope，2010）：

$$C(U,P) = \sum_k P_k C_k + U \prod_{k=1}^{n} P_k^{bk} \qquad （式 6.43）$$

其中 $\sum P_k C_k$ 是用于购买生活必需品的基本支出额，$\prod P_k^{bk}$ 是允许以每单位不变价格获得的效用。

利用 Sheppard 引理，方程（式 6.43）对价格求导并代入间接效用函数，得到线性支出系统模型：

$$P_i q_i = C_i P_i + b_i (X - \sum_j P_j C_j) \qquad （式 6.44）$$

其中，$i = 1, 2, \cdots, n$。待估参数共有 $2n$ 个（$n$ 个 C 和 $n$ 个 b），给定约束条件 $\sum b_i = 1$，LES 只需要估计 $(2n-1)$ 个独立参数。当效用函数（式 6.32）的参数分别满足以下约束条件，$\sum b_i = 1 (0 < b_i < 1)$ 和 $q_i > C_i'$ 时，再分别考虑"累加性"和"对称性"条件，商品 $i$ 的收入弹性为：

$$e_{ix} = \frac{b_i}{w_i}$$

其中，$w_i = \dfrac{P_i q_i}{x}$ 是平均支出比率，$b_i = e_{ix} w_i$ 是边际支出比率，则商品 $i$ 的自身价格弹性为：

$$e_{ii} = -1 + (1 - b_i)\left(\frac{C_i}{q_i}\right) \qquad （式 6.45）$$

商品 $i$ 与商品 $j$ 间的交叉价格弹性为：

$$e_{ij} = -b_i \frac{P_j C_j}{P_i q_i} \qquad （式 6.46）$$

因此，在 LES 中，所有的商品都要纳入模型中统一考虑（Johnson 等，1984）。Deaton（1974）、Lluch 等（1977）和 Philips（1983）阐述了 LES 的性质及其在需求系统估计中的应用。

Wales（1971）将非必要支出之间的替代弹性概念纳入其中，并发展了一个广义线性支出系统模型（generalized version of LES, GLES）。

$$w_i = C_i \frac{P_i}{X} + \left[\frac{q_i P_i^{-\sigma}}{\sum\limits_{k=1}^{n} q_k P_k^{1-\sigma}}\right] \frac{P_i(X - \sum\limits_{k=1}^{n} P_i C_i)}{X} \qquad （式 6.47）$$

式中，$\sigma$ 为替代弹性。当 $\sigma = 1$ 时，LES 为 GLES 的特殊形式。

Lluch（1973）将时间间隔效应纳入了 LES 中，该模型形式为：

$$P_{it} q_{it} = P_{it} C_{it} + b_{it}(W - \sum_t \sum_k P_{tk}^* C_{tk} + V_{it}) \qquad （式 6.48）$$

其中，$C_{it}$ 和 $b_{it}$ 是属于特定时期 $t$ 的参数，该参数随经济周期的变化而变化，$W$ 是当前和未来收入以及当前金融资产的贴现值，$P_{tk}^*$ 是未来时期 $t$ 中商品 $k$ 的贴现值，$V_{it}$ 是误差项。Blundell 和 Ray（1982）、Ray（1985）、Green 等人（1980）及 Blanciforti 等人（1986）将 LES 进行扩展，使其包含非可加性和动态特性。

### 间接可加对数模型（IAD）

Houthakker（1960）利用可加性间接效用函数推导出的需求结构模型称为间接可加对数模型（indirect addilog model, IAD）。

$$V(P,x) = \sum_{i=1}^{n} a_i \left(\frac{x_i}{P_i}\right)^{b_i} \tag{式 6.49}$$

其中 $a$ 和 $b$ 是满足条件 $\sum a_i = -1, a_i b_i > 0$ 且 $-1 < b_i < 0$ 的参数。

利用 Roy 恒等式推导可加对数需求函数：

$$q_i(P,x) = \frac{a_i b_i \left(\dfrac{x}{P_j}\right)^{1+b_i}}{\sum_{k=1}^{n} a_k b_k \left(\dfrac{x}{P_k}\right)^{b_k}} \tag{式 6.50}$$

写成对数形式如下（Somermeyer,1974；Theil,1975）：

$$\ln q_i = \ln a_i b_i + (1 + b_i)\ln\left(\frac{x}{P_i}\right) - \ln \sum a_i b_i \left(\frac{x}{P_i}\right)^{b_i} \tag{式 6.51}$$

上式满足 Engel 合并条件和 Cournot 合并条件，当 $b_i > -1$ 时，替代矩阵为半负定矩阵。然而，负定性只需要效用函数具有拟凹性，这意味着至多有一个 $b$ 可以等于 $-1$（Murty,1982；Conniffe,2006）。Johnson 等（1984）给出了可加对数需求系统的收入和价格弹性。

收入弹性为：

$$e_{ix} = (1+b_i) - b_i w_i \tag{式 6.52}$$

对所有 $i$ 都成立，其中 $e_{ix} \lessgtr b_j w_j$；

自身价格弹性为：

$$e_{ij} = (1+b_i) - b_i w_i \tag{式 6.53}$$

对所有 $i$ 都成立，其中 $-1 < e_{ii} < 0, -1 < b_i < 0$ 且 $w_i > 0$；

交叉价格弹性为：

$$e_{ij} = b_j w_j, \quad i \neq j \tag{式 6.54}$$

这只取决于商品的价格变化，而与其数量变化无关。可加对数需求系统需要 $2n-1$ 个独立系数来估计全部需求参数（$n$ 个 $b_i$，$n-1$ 个 $a_i$）。

### Rotterdam 模型

需求系统从一个特定的代数需求系统开始，然后施加一般的预算约束，使其与消费者需求理论相一致（Barten,1964；Theil,1965；Barnett 等,2013）。该系统相对价格表现形式以 Stones(1954) 的对数需求函数为基础：

$$\ln q_i = a_i + e_{ix}\ln X + \sum e_{ij}\ln P_j \tag{式 6.55}$$

方程（式 6.55）两端求微分得：

$$d\ln q_i = e_{ix}d\ln X + \sum e_{ij}d\ln P_j \tag{式 6.56}$$

上式两端乘以预算比率得：

$$w_i d[\ln q_i] = b_i d\ln \overline{X} + \sum_j C_{ij}d\ln P_j \tag{式 6.57}$$

其中 $d\ln \overline{X} = d\ln X - \sum w_k d\ln P_k$，$b_i = w_i e_{ix} = P_i \dfrac{\partial q_i}{\partial X}$，$C_{ij} = w_i e_{ij} = \dfrac{P_i P_j S_{ij}}{X}$，$S_{ij}$ 是 Slutsky 替代矩阵中的 $(i,j)$ 元。

同理，预算约束写成微分形式为：

$$\sum_{i=1}^{n} P_i dq_i + \sum_{i=1}^{n} q_i dP_i = dX \qquad (式6.58)$$

取对数得：

$$\sum_{i=1}^{n} w_i d\left[\ln q_i\right] + \sum_{i=1}^{n} w_i d\left[\ln P_i\right] = d\ln X \qquad (式6.59)$$

由方程(式6.59)得到 Rotterdam 模型的绝对价格经典方程：

$$\overline{w}_{it}\Delta\ln q_{it} = a_i + b_i \sum_{k} \overline{w}_{kt}\Delta\ln q_{kt} + \sum_{k} C_{ik}\Delta\ln P_{kt} \qquad (式6.60)$$

$\Delta$ 表示随时间变化的第一个差分算子，$q_{it}$ 和 $P_{it}$ 分别是期间 $t$ 第 $i$ 种商品的消费量和支付价格，$\overline{w}_{it}$ 是 $t$ 期和 $t-1$ 期第 $i$ 种商品的平均预算比率。参数 $a_i, b_i$ 和 $C_{ik}(i, k = 1, 2, \cdots, n)$ 分别为截距、收入和价格系数(Barten, 1969; Barnett 等, 2013)。

在 Rotterdam 模型中加入约束条件：

$$\sum_{i=1}^{n} b_i = 1; \qquad \sum_{i=1}^{n} C_{ik} = 0; \qquad k = 1, 2, \cdots, n_\circ$$

由约束条件 $\sum_{i=1}^{n} C_i = 0$ 增强同质性，而 Slutsky 的对称性则由 $S_{ik} = S_{ki}$ 给出，收入弹性为 $e_{ix} = \dfrac{b_i}{w_i}$。则如果 $b_i$ 为正，则弹性为正，此外，当 $b_i \gtreqless 1$ 时 $e_{ix} \gtreqless 1$。因此，如果 $b_i > w_i$，这种商品是奢侈品，其自身价格弹性和交叉价格弹性分别为：

$$e_{ii} = \frac{(C_{ii} - C_{ii}b_i - b_iw_i)}{w_i} \qquad (式6.61)$$

$$e_{ij} = \frac{(C_{ij}b_i - b_iw_i)}{w_i} \qquad (式6.62)$$

如果进一步施加可加性约束，需求系统中待估参数可以显著减少(Johnson 等, 1984)。由此，形成一套完整的需求弹性系统只需要 $(n+1)$ 个参数即可。

**超越对数需求系统（TLDS）**

Christensen 等人(1975)利用二阶 Taylor 级数展开式近似表达间接效用函数。超越对数模型的间接效用函数为：

$$\ln V = a_0 + \sum_{i=1}^{n} a_{ji}\ln\left(\frac{P_j}{x}\right) + \frac{1}{2}b_{ji}\ln\left(\frac{P_j}{x}\right)\ln\left(\frac{P_i}{x}\right) \qquad (式6.63)$$

利用 Roy 恒等式，TLDS 可以表示为：

$$w_j = \frac{a_j + \sum_{i=j}^{n} b_{ji}\ln\left(\dfrac{P_i}{x}\right)}{a_m + \sum_{i=j}^{n} b_{mi}\ln\left(\dfrac{P_i}{x}\right)} \qquad (式6.64)$$

其中 $a_m = \sum_{j=1}^{n} a_j$，$b_{mi} = \sum_{j=1}^{n} b_{ji}$，需求系统对收入采用标准化价格，利用标准化的 $a_m = -1$ 来确定方程(式6.64)中消费者需求或支出比率的参数。

间接超越对数需求系统(indirect translog demand system, ITDS)的收入弹性由下式给出：

$$e_{jx} = 1 + \frac{-\sum_i b_{ij}/w_j + \sum_j \sum_i b_{ij}}{-1 + \sum_j \sum_i b_{ji}\ln(P_i/x)} \qquad (\text{式 } 6.65)$$

自身价格弹性为:

$$e_{ij} = -1 + \frac{b_{ij}/w_j + \sum_j b_{ij}}{-1 + \sum_j \sum_i b_{ji}\ln(P_i/x)} \qquad (\text{式 } 6.66)$$

交叉价格弹性为:

$$e_{ji} = \frac{b_{ji}/w_j + \sum_j b_{ij}}{-1 + \sum_j \sum_i b_{ji}\ln(P_i/x)} \qquad (\text{式 } 6.67)$$

TLDS 在应用需求分析中得到了广泛的应用(Christensen 等,1975;Jorgenson 和 Lau,1975)。

### 广义可加对数需求系统(GADS)

广义可加对数需求系统(generalized addilog demand system,GADS)是一组任意指定的需求系统的代表,由消费者效用最大化导出,它以一种附加的方式规定,直接施加理论上的限制。

广义可加对数模型(generalized addilog,GAD)由下式给出:

$$w_i = \frac{\exp\left[a_i + \sum_{j=1}^n b_{ij}\ln(P_j) + b_{ix}\ln(x) + u_i\right]}{\sum_{k=1}^n \exp\left[a_k + \sum_{j=1}^n b_{kj}\ln(P_j) + b_{kx}\ln(x) + u_k\right]} \qquad (\text{式 } 6.68)$$

其中 $w_i$ 为第 $i$ 种商品的平均预算比率,$P_j$ 为价格,$x$ 为总支出,$u_i$ 为随机扰动项。当 $b_{ij} = 0(i=j,j=1,2,\cdots,n)$ 和 $b_{ix}=-b_{ii}(i=1,2,\cdots,n)$ 时,该模型即简化为前面讨论的可加对数模型。Bewley(1986)的研究表明,由 GAD 导出的加法对数模型满足 Slutsky 对称约束,可以由效用函数导出。Theil(1965)、Tyrrel 和 Mount(1982)以及 Considine 和 Mount(1984)对预算比率取对数得到线性 GAD 模型:

$$\frac{\ln w_i}{w_n} = (a_i - a_n) + \sum_{k=1}^n (b_{ik} - b_{nk})\ln(P_k) + (b_{ix} - b_{nx})\ln x + (u_i - u_n),$$
$$i=n, \quad i=1,2,\cdots,n \qquad (\text{式 } 6.69)$$

Teklu 和 Johnson(1988)将 GAD 应用于印度尼西亚数据分析。GAD 模型也称为多元 logit 模型,有两个重要假设:在 GAD 模型中平均预算比率求和为 1;模型预测的平均预算比率非负。其自身价格弹性为:

$$e_{ii} = b_{ii} - \delta_{ii} - \sum_{k=1}^n w_k b_{ik}; \quad i=1,2,\cdots,n \qquad (\text{式 } 6.70)$$

$$e_{ij} = b_{ij} - \delta_{ij} - \sum_{k=1}^n w_k b_{ik} \qquad (\text{式 } 6.71)$$

其中 $\delta_{ij}$ 是 Kronecker 函数。支出弹性为:

$$e_{ix} = 1 + b_{ix} - \sum_{k=1}^{n} w_k b_{kx} \qquad (\text{式} 6.72)$$

最后,我们来看看实证分析中最常用的需求系统。

### 近似理想需求系统（AIDS）

Deaton 和 Muellbaur（1980a）提出的 AIDS 模型给出了任意需求系统的一阶近似,满足选择公理,完全聚合于消费者之上,具有与家庭预算数据相一致的函数形式,并且易于估计和检验需求理论的真实约束。此外,它还结合了 Rotterdam 系统和超越对数模型的最佳理论特征（Barnett 等,2013）。AIDS 的公式使用对偶理论和支出函数,而不是效用或间接效用函数。其支出函数为:

$$\ln C(U,P) = a_0 + \sum_i a_i \ln P_i + \frac{1}{2} \sum_i \sum_j \gamma_{ij}^* \ln P_j \ln P_i + \overline{U} b_0 \sum_i P_i^{b_i} \qquad (\text{式} 6.73)$$

其中,$a_i$、$b_i$ 和 $\gamma_{ij}^*$ 是参数,$\overline{U}$ 是效用水平,$P_j$ 是价格。如果 $\sum a_i = 1$,$\sum_j \gamma_{ij}^* = \sum_j b_j = 0$,这个支出函数在 $P$ 中是线性齐次的,它还与消费者聚合一致。

利用 Shephard 引理推导支出函数,得到:

$$w_j = a_j + \sum_{\gamma_{ij}} \ln P_i + \overline{U} b_0 b_j \exp[b_{jx} \ln(P_{ij})] \qquad (\text{式} 6.74)$$

代入 $\overline{U}$ 得（$\overline{U}$ 是由支出函数得出的间接效用）:

$$w_j = a_j + \sum a_{ij} \ln P_i + b_j \ln\left(\frac{X}{P^*}\right) \qquad (\text{式} 6.75)$$

其中:

$$\ln P^* = a_0 + \sum_i a_i \ln P_i + \frac{1}{2} \sum_i \sum_j \gamma_{ij}^* \ln P_i \ln P_j \qquad (\text{式} 6.76)$$

是一个整体价格指数,由于方程（式 6.70）是高度非线性的,因此在实证分析中可以用 Stone（1954）指数代替。Stone 指数为:

$$\ln P^* = \sum_i w_i \ln P_i \qquad (\text{式} 6.77)$$

将 Stone 指数用于方程（式 6.71）时,该模型被称为 AIDS 的线性近似（LA/AIDS）。AIDS 模型的限制条件如下:

$$\sum_{i=1}^{n} a_i = 1; \quad \sum_{i=1}^{n} \gamma_{ij} = 0; \quad \sum_{i=1}^{n} b_i = 0; \quad \sum_{j=1}^{n} \gamma_{ij} = 0; \quad \gamma_{ij} = \gamma_{ji}$$

这就要求 AIDS 模型能够表示一个需求系统（其总和为总支出 $\sum w_i = 1$）,该系统在价格和总支出上均为零次齐次,且满足 Slutsky 对称性。Slutsky 系数由下式给出:

$$S_{ij} = \gamma_{ij} + w_i w_j - w_i \delta_{ij} \qquad (\text{式} 6.78)$$

其中 $\delta_{ij}$ 是 Kronecker 函数（即当 $i=j$ 时 $\delta_{ij}=1$,否则等于 0）。根据 LA/AIDS 模型的估计参数,计算 Marshallian 弹性和 Hicksian 弹性值如下:

$$e_{ii} = -1 + \frac{\gamma_{ii}}{w_i} - b_i \qquad (\text{式} 6.79)$$

$$e_{ij} = \frac{\gamma_{ij}}{w_i} - b_i \left( \frac{w_j}{w_i} \right) \qquad \text{（式 6.80）}$$

$$d_{ii} = -1 + \frac{\gamma_{ii}}{w_i} - w_i \qquad \text{（式 6.81）}$$

$$d_{ij} = \frac{\gamma_{ij}}{w_i + w_j} + w_j \qquad \text{（式 6.82）}$$

其中 $e$ 表示 Marshallian 弹性, $d$ 表示收入补偿弹性或 Hicksian 弹性,支出弹性如下:

$$e_{ix} = 1 + \frac{b_i}{w_i} \qquad \text{（式 6.83）}$$

需求理论限制可以在估计过程中施加,并且很容易利用 AIDS 进行检验。有一些使用 AIDS 的比较著名的应用研究,包括 Deaton 和 Muellbauer（1980a）关于英国的研究;Sergenson 和 Mount（1985）、Hein 和 Pompelli（1985）、Blanciforti 和 Green（1983）和 Hayes（1988）等关于美国的研究;Mergos 和 Donatos（1988）关于希腊的研究;Fulponi（1989）关于法国的研究;Ray（1980,1982）关于印度的研究;Verbic 等（2014）关于斯洛文尼亚的研究;Lasarte 等（2014）关于西班牙的研究;以及 Bilgic 和 Yen（2013）关于土耳其的研究。

此外,在过去的 15 年中,二次近似理想需求系统模型（quadratic almost ideal demand system,QUAIDS）被用来估计食物需求参数,我们将在本章后面演示其 STATA 操作过程。关于在政策分析中使用上述模型的争论仍在持续,一般来说,数据可用性决定了模型的选择。在下面的章节中,我们将回顾有关食物需求的应用研究。

## 发展中国家和发达国家的食物需求研究

食物需求研究使用不同的函数形式、数据类型和估算程序生成需求参数,并将其用于政策分析和讨论。食物需求研究解决了过去 60 年来孤立估算食物收入和价格弹性的难题,其中值得关注的有 Houthakker（1957）、Weisskoff（1971）以及 Lluch、Powell 与 Williams（1977）、Theil 和 Clements（1987）的研究,以及近年来 LaFrance（2008）和 Dubois 等（2014）的研究。

Houthakker（1957）首次对不同国家（17 个发达国家和 15 个发展中国家）的支出弹性进行了比较研究。他以需求函数的双对数形式计算支出弹性,并与近年来的研究进行了比较,其研究有助于在使用类似样本和函数形式的年份之间进行对比。Weisskoff（1971）基于时间序列数据的双对数方程,研究了 21 个国家的食物和其他 5 类支出的收入和价格弹性。Lluch、Powell 和 Williams（1977）利用线性支出系统,同时采用了最小二乘法（least squares）和最大似然法（maximum likelihood procedures）,对 18 个国家进行了跨国比较。

Theil 和 Clements（1987）利用 Working 的模型,实施了基于 Frish、Cournot 和 Slutsky 形式的弹性方程的收入和价格弹性的跨国估计（Working,1943）,其中使用了 Kravis 等（1982）搜集的各国汇总数据。总的来说,这些研究的估计值由于是否使用横断面数据或时间序列数据、数据来自农村或城市家庭、价格汇总的性质、消费者支出类别以及家庭调查期间的数据回收时间而有所不同（Behrman,1988;Dubois 等,2014）。

Dubois 等（2014）进行了一项针对发达国家的跨国比较研究。他们指出,发达国家在食物购买方面存在巨大差异。为了解释这些差异,研究者对食物和营养素的需求系统进行了估计。他们进行了反事实的模拟,即根据其他国家的价格和营养特性来计算本国的家庭反应。虽然价格和营养特性是购买决策的重要组成部分,但也有经济环境和口味等许多其他重要因素在发挥作用。

脂肪税也成为决策者解决营养问题的一个重要考虑因素。例如,在美国,乳制品中含有有害类型的脂肪,决策者对这些产品征税尤为关注。Chouinard 等(2007)估计了乳制品的需求系统,并使用模拟来研究税收的影响。他们的研究发现,即使按脂肪含量百分比征收 10% 的税,脂肪的消费也只减少不到 1%。尽管脂肪消费缺乏弹性,可以产生大量税收,但是征税引起的负担将对贫困人口和老年人造成恶劣影响。

Jensen(2011)对美国和其他一些国家的食物供应和营养状况进行了很好的概述,他还将营养充足性问题与卫生政策以及经济分析对政策建议的重要性相联系。Bessler 等(2010)对过去 100 年内农业和资源经济学领域的文献进行了详尽的评估,他们注意到计量经济学技术是如何随着时间的推移而发展的,以及农业经济学家是如何站在发展这一学科方法论的最前沿,以解决面临的独特问题。

对食物和营养需求的主要贡献来自于 LaFrance 和 Roulon(2008,2009,2010)、Beatty 和 LaFrance(2005)以及 Beattie 和 LaFrance(2006)的开创性论文。在这一系列论文中,作者利用了消费者选择行为、对偶性和计量经济学方法的微观经济学基础来确定 Gorman Engle 模型(Gorman Engle forms)的优越性。Beatty 和 LaFrance(2005)利用灵活的 Gorman 模型,对 1910—2000 年(不包括第二次世界大战)美国的数据进行了食物和营养需求估计。该研究详细估计了在选定的样本时间框架内食物和营养素需求的价格和收入弹性。重要的是,上述研究将膳食和健康与美国的农业和食物政策联系起来。例如在美国,食品券、对抚养子女家庭的援助以及妇女、婴儿和儿童援助计划等都是旨在刺激食物购买和消费的有针对性的食物援助计划。然而,援助结果可能与最初设想并不一致。因此,食物援助计划的接受者有可能在食物上花更多的钱,同时由于政策导致的价格扭曲,他们被鼓励摄入不健康的食物。这些研究还调查了采样期间 17 种营养素的此类问题(Beatty 和 LaFrance,2005),他们发现除了黄油以外的所有食物,要么收入弹性正常,要么本质上与收入无关。在 20 世纪的后半段,黄油的收入弹性越来越低。在这段时间内,作者注意到最显著的现象是,其他红肉、鱼和贝类、所有新鲜水果和蔬菜、咖啡、茶和可可的收入弹性都显著增加,而家禽自身的弹性则从接近 1 下降到接近零。虽然营养素摄入量有所变化,但其对食物价格的反应却很小。研究者将此归因于可以提供等量的总营养素的一系列替代食物的可用性。然而,作者还指出,脂肪税或糖税可能不会对美国的营养素摄入产生实质性影响(Beatty 和 LaFrance,2005)。

Rask 和 Rask(2011)指出,由于中国和印度等主要发展中国家的富裕程度不断提高,以及美国和巴西等国越来越多地将农业资源用于能源生产,使得农业资源需求急剧增加。例如,Bennett 和 Birol(2010)进行了一系列具有政策导向的研究,涉及非洲、亚洲、拉丁美洲和加勒比地区的粮食和相关问题。Rask 和 Rask(2011)使用基于资源的谷物等效措施,研究发展过程中的食物消费和生产变化。他们指出,膳食升级导致家畜产品人均食物资源使用量增加 5 倍,这是一种受土地基础影响轻微的消费模式。在总体趋势中,发展初期食物消费量的增加超过了生产量,由此导致进口需求。消费最终稳定在高收入水平,但在土地紧缺的国家生产不足。猪肉和家禽消费增长最快,生产效率较低的牛肉和奶制品生产占据了大部分农业资源(Rask 和 Rask,2011)。

2007—2008 年的食物价格通胀问题吸引了许多农业经济学家将其与营养不良联系起来。Anriquez 等人（2013）进行了一项跨国调查，分析主食价格上涨对营养获得的短期影响。通过需求系统模拟，他们发现食物价格上涨不仅降低了平均膳食能量的摄入，而且使膳食结构变得不合理，导致人口的营养状况进一步恶化。此外，获得农业用地有助于城市和农村地区居民获得适宜营养水平。在这一背景下，Abler（2010）考察了巴西、俄罗斯、印度、印度尼西亚和中国等新兴经济体中经济增长对农产品需求结构变化的影响，研究结果得出类似观点，即商品价格和价格波动是食物消费和营养充足的主要驱动因素。接下来，我们探讨不同经济体的具体研究发现。

南亚聚集了大量营养不良人口。Razzaque 等人（1997）估计了孟加拉国八个不同职业群体的需求弹性。在假定消费者不仅从数量上、而且从多样性和能量生产中可获得效用最大化的前提下，他们验证，收入的增加会增加大多数职业群体对非谷类食物的消费。事实上，研究发现鱼、牛肉、牛奶和蔬菜等食物的收入弹性非常高，如果这一趋势继续下去，那么政府对非谷类食物生产的忽视将导致其长期严重的供应紧缺。研究提出了积极改变孟加拉国现有食物生产模式的政策措施。

有趣的是，在孟加拉国的案例中，当 Sanjuan 和 Dawson（2004）将战时数据应用于他们的分析时，通过协调技术间接支持了同样的观点。他们发现，20 世纪 60 年代孟加拉国的人均每日能量摄入量接近 2 100 千卡，但在 1971 年独立战争后下降，到 1972 年为平均每日 1 840 千卡，之后回升趋势只发生在 1987 年左右，当时人均每日能量摄入量达到了 2 000 千卡左右。Sanjuan 和 Dawson（2004）利用 1962—1997 年的数据，分析了人均收入、食物价格和人均能量摄入量之间的长期关系。他们的时间序列研究结果表明，这种关系长期存在，战争造成平均能量摄入量减少了 10%。重要的是，他们的研究证实，收入是影响能量摄入量的格兰杰原因（Granger-causes），但反之则不然。换句话说，利用收入的时间序列数据能够预测未来的能量摄入量。因果关系检验采用自变量滞后值对因变量进行统计检验，诺贝尔经济学奖获得者 Clive Granger 被认为是这种计量经济学方法的创始人，格兰杰因果关系（Granger causality）是检验两个数据序列之间因果关系的常用方法。

Aziz 等人（2011 年）利用近似理想需求系统线性近似模型（linear approximate almost ideal demand system，LA/AIDS）对巴基斯坦的家庭调查数据进行了详细的估算。他们区分了城乡收入和价格弹性，控制了消费分位数，研究的重点是估计城乡收入和消费分位数范围内的自身价格弹性。研究中利用 LA/AIDS 模型估计所有类别食物组合的参数。总的来说，他们发现随着收入增加，家庭对蔬菜、水果、牛奶和肉类的消费也有所增加。与城市相比，农村地区的支出弹性较大，大多数食物类的支出随着收入的增加呈下降趋势，除水果、肉类和牛奶等被视为奢侈品的食物外，所有食物类的支出弹性均为正且小于 1。他们的研究结果还表明，谷物的需求支出弹性往往最低，除了肉类以外，对所有食物的需求都是缺乏弹性的。作者认为，许多食物需求的高价格弹性强调了食物价格变化对家庭的重要性。因此，巴基斯坦政府应注意到定价政策在制定农业和粮食政策方面的重要性。

另一项关于巴基斯坦城乡差异的相关研究，Rehman 等（2014）使用巴基斯坦政府伊斯兰堡联邦统计局（Federal Bureau of Statistics，FBS）2010—2011 年巴基斯坦社会和生活水平测量调查（Pakistan Social and Living Standard Measurement Survey，PSLM）的横断面数据，估计了各收入水平下的收入和价格弹性。研究发现，在各收入水平和家庭规模中弹性都是正的，城市高收入群体的食物消费水平较高,而农村低收入家庭对食物价格反应更为灵敏;城市家庭具有更高的收入弹性,然而,属于农村中上等收入的家庭对食物价格的反应更为灵敏。与上述研究相似,Kasteridis 等人(2011)也发现,在巴基斯坦,家庭特征在食物支出中起着一定的作用,并且存在地区差异。他们采用了一种基于线性 AIDS 的计量经济学估计方法,并采用贝叶斯-马尔可夫链蒙特卡罗方法(Bayesian Markov chain Monte Carlo procedure),对巴基斯坦人口普查数据中的城市家庭样本进行了估计。

在某些国家,由于使用消费支出的时间序列数据会受其序列长度的影响,因此可采用家庭横断面数据,通过将支出总额与购买数量相除计算价格,这种方法被称为单价法。南亚的大多数研究都是基于家庭支出调查,印度则有例外。Pitt(1983)使用单价法,采取线性 Tobit 模型估算孟加拉国农村家庭的食物需求系统,他计算了 10 种营养素的价格弹性和收入弹性,结果发现大米更接近正常商品(0.94),其自身价格缺乏弹性(-0.83)。Ahmed(1981)使用线性支出系统分析相同数据也得到了类似结论。

有关印度食物需求的研究大都使用国家抽样调查(National Sample Survey,NSS)的代表性数据进行估算。因为 NSS 只报告了谷物总量,因此 Swamy 和 Binswanger(1983)根据 10 个州的生产数据自己估算了个体的谷物消费量数据。Ghatak(1984)使用了来自国民账户统计的类似数据,Tendulkar(1969)使用了国家层面家庭支出调查的数据。早期 Iyengar 和 Jain(1974)基于单方程模型和具有较高商品聚集水平的恩格尔函数进行了研究,使用系统最小二乘法的间接可加对数模型,对食物和非食物两类商品进行了估计,通过 10 次消费者观察,发现非食物弹性高于食物弹性。Murty(1980)根据 1953—1974 年的 24 轮 NSS 数据,分别对农村和城市消费者在拒绝其同质性和对称性约束前提下,利用 Rotterdam 模型对包括粮谷类在内的 6 种商品类别进行了分析。继 Deaton 和 Muellbauer(1980a)后,Ray(1980)最早对除英国以外的其他国家使用近似理想需求系统模型进行了研究,在不排除城乡消费者同质性和对称性的前提下,对食物、服装、燃料和照明以及其他非食物共 4 类商品类型进行了研究,结果认为食物、燃料和照明是必需品,而服装和其他非食物商品则是奢侈品。

Murty 和 Radhakrishna(1982)基于农村和城市地区总计 5 种支出类型的 24 轮 NSS 数据,通过扩展线性支出系统模型,对粮谷类、奶类、油类、肉类、糖、其他食物、服装、燃料和照明以及其他非食物商品进行分析。结果显示,除了粮谷类、燃料和照明之外,所有其他商品对城乡消费者而言都是奢侈品。Ray(1982)将其 1980 年的研究进一步深化,在使用 AIDS 模型进行人口普查估计的基础上,将家庭规模等家庭特征纳入其中,发现家庭规模对各项支出比率有显著影响。

Swamy 和 Binswanger(1983)最早将粮谷类划分为大米、小麦和其他谷类(包括豆类和粗粮)进行研究,基于 20 年来 10 个州的生产数据,利用协方差变换分别对横断面数据和时间序列数据进行汇总,在同质性和对称性前提下采用超越对数模型进行分析。由于对研究数据不满意,接下来他们又使用了 15 个州 1961 年和 1974 年的 NSS 数据(第 16 轮和第 27 轮)再次进行研究(Binswanger 等,1984)。在第二阶段研究中利用可分性假定,将粮谷类分为大米、小麦、高粱和其他谷物,并利用超越对数模型分析了高粱和其他谷物的负收入弹性。但是遗憾的是,他们并没有考虑到城乡之间和不同家庭之间的差异,其中第 16 轮调查的数据由于农村家庭重复计算而被质疑对粮谷类摄入量的估计过高(Srinivasan 等,1974)。Ghatak(1984)利用印度中央统计局(Central Statistical Organization,CSO)的数据,将 18 年的时间序列数据和各州的横断面数据进行了汇总,得出的结论是,基于汇总数据的模型比单独的时间序列数据模型表现更理想。

Majumder(1986)将印度国家统计局的汇总数据的估计值与城乡 3 个收入水平的 AIDS 模型进行了比较,认为不同收入水平之间的需求行为存在显著差异。Coondoo 和 Majumder (1987)利用相同数据采用了与价格无关的广义对数(price-independent generalized logarithmic,PIGLOG)函数形式,并给出了对农村和城市消费者的弹性估计。

Gaiha 等人(2010)在一篇相关论文中使用需求模型研究了印度关于营养素摄入量、膳食变化和贫困的数据。结果表明,能量摄入不足与贫困密切相关,并发现了印度儿童存在营养不良双重负担的依据。他们的研究结果强调了增加食物权益的重要性,而不仅仅是国家提供食物的简单方法,这对印度而言非常重要。在另外一项相关研究中,Sinha(2005)使用了非参数方法来获取印度人群能量摄入量的分布。研究结果表明,根据观察到的能量消费水平,能量消费量会受到各种因素的影响。例如,营养不良和营养过剩家庭的能量收入弹性大小不同。

南亚其他著名的食物需求研究包括:Ahmed(1981)和 Pitt(1983)在孟加拉国的研究;Shankat(1985)和 Alderman(1988)、Ahmad 等人(1988)在巴基斯坦的研究;Garanand Chandrasekara(1979)和 Sahn(1988)有关斯里兰卡的研究;Swami 和 Tendulkar(1969)、Iyengar 和 Jain(1974)、Murty(1980)、Ray(1980)、Binswanger(1983)、Ghatak(1984)、Majumder(1987)有关印度的研究。

Ozer Huseyin(2003)使用 LES 模型对土耳其的预算调查横断面数据进行分析,表明家庭行为对食物摄入有重要影响,并提出了相应的政策措施。Ingco(1991)使用 LA/AIDS 模型估计了 1961—1988 年间菲律宾大米、小麦、玉米、肉类、鱼类、水果和蔬菜、其他食物以及非食物商品的时间序列数据。有趣的是,他发现菲律宾的情况与日本、韩国和中国台湾省相似,以大米为基本主食,目前消费者已经开始消费更多的小麦和小麦产品,肉类、乳制品、植物油、水果和蔬菜的消费也在增加。与日本、中国台湾省、马来西亚、新加坡、泰国和尼泊尔相似,Ingco(1991)发现大米在菲律宾是一种低档物品,这是城市化和饮食习惯等动态因素共同作用的结果。该研究结果与泰国的 Dadgostar(1988)的研究结果非常接近。

Huang 和 Bouis(2001)将营销体系的变化、职业的变化以及口味和生活方式的变化等结构性变化纳入中国台湾省食物需求系统模型,研究发现,如果忽视结构性变化,收入对食物需求的影响就有可能被高估。Zheng 和 Henneberry(2011)利用江苏省的家庭调查数据,对不同收入群体的 10 种主要食物类型建立 LinQuaid 模型进行估计,研究表明,大多数类型食物显示出高收入弹性和高自身价格弹性,特别是对低收入群体而言。Hovhannisyan 和 Bozic (2013)对中国的食物需求进行类似研究表明,如果不适当考虑价格的内生性,需求估计将有被高估的趋势。

在世界银行的一项研究中,Fukase 和 Martin(2014)对中国的食物需求和供应情况进行了详细的估计。他们指出,由收入增长引起膳食结构向动物性食物不断转变,可能会对供应造成相当大的压力,在这点上中国的需求增长与全球趋势相似。在供给方面,他们认为,粮食产量在很大程度上取决于与收入增长相关的生产率增长,以及本国的农业土地禀赋,这在中国似乎表现尤为突出。因此,从政策视角来看,研究者认为,通过进一步投资研发、扩大农业规模和提高机械化程度以及对农业资源的可持续管理,提高农业生产力,对 21 世纪中国的粮食供应至关重要。

在撒哈拉以南的非洲地区,值得关注的早期食物需求研究包括 Strauss(1982)对塞拉利昂的研究、Savadogo 和 Brandt(1988)对布基纳法索的研究,以及 Deaton(1987)研究的在科特迪瓦农村家庭肉类的价格弹性(−0.38)的绝对值低于城市家庭(−1.47)。对于同一个国家,Deaton(1998)采用测量误差模型,对价格空间变化引起的集群效应进行了校正,结果表明牛肉是一种价格弹性较高的奢侈品(−1.91)。Alderman 和 Von Braun(1984)发现在埃及大米是缺乏价格弹性的。

Charles 和 Appleton(2005)研究了加纳的食物消费,特别强调了贸易和农业改革对食物需求的影响。与其他针对埃及和马拉维的研究相比,Charles 和 Appleton(2005)对测算人口静态和动态的总体福利效应很感兴趣。他们利用家庭调查数据的 AIDS 模型建立了一个完整的需求系统,估计的参数用于模拟价格变化对分布的影响。研究结果表明,食物价格上涨的受害者主要是城市贫困人口。Charles 和 Appleton(2005)排除了贸易自由化政策不是造成福利损失的主要原因。他们的分析表明,关税自由化将抵消福利损失,特别是对贫困和农村家庭而言。Strauss(1982)使用二次支出系统,估计了塞拉利昂农村家庭对大米、谷物和其他四种食物的需求,其中大米的价格弹性为−0.68。Knight 和 Byerlee(1978)使用普通最小二乘法(ordinary least squares,OLS)对相同数据进行估计得出的收入弹性为 0.99。

在苏丹的研究中,Hassan(1989)没有使用名义价格,而是使用实际价格建立 AIDS 模型,发现高粱的收入弹性为 0.64,而其自身价格弹性为−1.97,该结果与高粱是苏丹主食的事实相反。Mahran(2000)详细研究了苏丹的食物供应不足问题。他指出,该问题自 20 世纪 70年代中期以来一直困扰着苏丹。他利用最小二乘法评估了 1970—1971 年和 1992—1993 年期间苏丹国家发展战略的执行情况,并审查了苏丹是否通过粮食生产的纵向和横向扩张实现了自给自足。这项研究利用 1970—1995 年间的年度时间序列数据,考察了高粱、小麦和谷子 3 种主要农作物的种植面积、产量和生产率的变化趋势。研究结果提供的证据表明单靠纵向扩张并不能带来生产回报,相反,Mahran(2000)指出,政策应更加注重通过引进新品种和应用技术来提高农业生产力,同时,政策还必须包括改善基础设施,全面强调卫生和教育。

Hassan 等人(2000)也对苏丹的自给自足情况提出了类似的担忧,他们指出,由于 20 世纪 80 年代初期干旱和粮食援助减少导致食物严重短缺,所以苏丹的粮食生产战略向对灌溉部门产生更多依赖的方向转变。研究人员利用苏丹国内资源成本分析来检验,与苏丹最重要的经济作物竞争对手棉花相比,扩大灌溉生产小麦是否是利用苏丹灌溉土地资源的最有效选择。结果表明,为了实现粮食自给自足而以牺牲棉花生产为代价扩大灌溉生产小麦,不仅降低了经济效率,还减少了就业机会。研究人员由此得出结论,政策应该集中投资于改善棉花生产技术、市场营销和皮棉质量的研究。此外,为了缩小当前产量水平与潜在产量水平之间的差距,改进小麦生产技术也是至关重要的。

Ahmed(2001)对埃及的食物补贴制度进行了一项出色的研究。他调查了各种战略改革在经济、政治和技术上的可行性和效率,这些改革在降低成本的同时,可以保持甚至改善贫困人口的福利。Fabiosa(2008a,b)使用不同的数据来估计埃及的需求函数,例如,他使用1999—2000 年和 2004—2005 年两个时期的调查数据估计了埃及的恩格尔弹性系数。Fabiosa(2008)还对农村和城市消费者进行了比较,发现与城市家庭相比,农村家庭在食物类别上的支出比率更高,但非食物类别的支出比率更低。

总的来说,Fabiosa(2008)的研究表明,收入较低的家庭收入变化时对食物类商品价格变化更敏感,而对非食物类商品价格变化的反应较小。与城市家庭相比,农村低收入家庭对食物类的收入弹性更高。此外,与 1999—2000 年相比,2004—2005 年调查期间的弹性系数更高,该时期人均实际收入下降了 37.2%。从政策视角来看,这一发现表明,埃及的消费支出模式对食物危机的影响具有缓解作用,因为与食物危机有关的实际收入较低,同时随着家庭实际收入的减少,家庭对减少食物需求的反应更大。特别是在农村地区,在面包和谷类等食物方面表现最为明显,由于人均收入下降其支出弹性从 0.50 增加到 0.91。

在另一项研究中,Fabiosa(2008)通过建立 Tobit 模型分析了埃及的"在外就餐"(food-away-from-home,FAFH)消费模式,研究认为该消费模式与家庭人口统计特征有关。Tobit 估计表明,FAFH 支出较高的家庭比例很小,有 36%~38% 的家庭花在 FAFH 上的支出占其总支出的 5%~8%,而家庭成员较多、户主为年轻男性的城市家庭 FAFH 支出水平较高。此外,FAFH 消费的条件收入弹性估计值仅为 0.02,无条件收入弹性估计值为 0.52,表明该消费模式的增长主要由首次出现 FAFH 支出的新家庭推动。根据这些结果,Fabiosa(2008)指出,其高收入弹性与埃及酒店、餐厅和其他机构部门的扩张是一致的。

在一系列研究中,Ogundari 和 Arifalo(2013)、Ogundari(2014)研究了尼日利亚的食物摄入量和家庭行为。在 Ogundari 和 Arifalo(2013)的研究中,根据 2003—2004 年尼日利亚生活水平调查(Nigeria Living Standard Survey,NLSS)数据建立了水果和蔬菜消费的双栏模型,结果发现,就样本家庭而言,水果和蔬菜都是奢侈品。然而,如果划分不同收入群体进行分析,结果显示,无论对低收入还是高收入家庭来说,新鲜水果都既是必需品也是奢侈品,而新鲜蔬菜则是奢侈品。研究还发现,与老年人家庭相比,年轻人家庭对这些商品的需求更高。

在 Ogundari(2014)对尼日利亚的研究中,对选定的食物类型进行了不相关回归(seemingly unrelated regression,SUR)估计,并检验了营养素比率与人均收入之间的关系。研究表明,由于多年来尼日利亚的膳食基本上还是以谷物为主,所以自 20 世纪 60 年代以来,尼日利亚的人均能量、蛋白质和脂肪摄入量仍然低于推荐的每日摄入量。此外,动物产品中的能量、蛋白质和脂肪比例对尼日利亚的人均收入增长反应灵敏,但缺乏弹性。

Zant(2012)通过建立生产和消费不可分离的部分均衡模型,研究了粮食援助对主食价格和生产的影响。模拟显示粮食援助能够产生负的或正的生产弹性,从而确定减轻负面影响和支持正面影响的条件。根据 1999—2010 年马拉维玉米市场的一组地区数据估计的价格和生产模型显示,粮食援助的积极影响很小。此外,鉴于生产、收入比率及行为反应,粮食援助不太可能产生巨大的负面影响。

在一项关于食物选择行为的研究中,Meenakshi 等人(2012)估计了赞比亚农村地区购买生物强化橙色玉米的意愿。这项研究涉及不同营养信息传播模式的影响,比较了使用模拟无线电传播营养信息和由社区领导人传播营养信息对支付意愿的影响,并考虑保费或折扣的程度可能产生的潜在效应。通过研究,Meenakshi 等人(2012)得到三个重要结论:第一,橙色玉米与黄色玉米不同,在缺乏营养运动的情况下,橙色玉米可能具有与白色玉米竞争的潜力;第二,橙色玉米有营养信息溢价效应;第三,不同的营养信息传播模式对消费者接受程度具有同样的影响。

在拉丁美洲国家,Robles 和 Torero(2010)进行了一项详细的研究,研究了高价格食物对食物购买行为的影响。特别是 2007—2008 年拉丁美洲的食物危机对消费产生了负面影响。他们指出,虽然危机前萨尔瓦多作为净消费者的家庭占比为 68.2%,但 2008 年下降到 56%。Robles 和 Torero(2010)指出,鉴于国际粮食价格会蔓延到农村地区并影响到最贫困的人口,拉丁美洲各国政府必须为未来做好充分准备。

Coelho 等人(2010)还利用 2002 年和 2003 年巴西家庭预算调查的数据,估计了 18 种食物的 QUAIDS 需求系统。研究表明,主食购买概率与家庭月收入呈负相关,而肉、奶等产品购买概率则与家庭月收入呈正相关。他们还发现,区域、教育和城市化变量也很重要。

在下一节中,我们将使用 STATA 来演示如何利用食物和非食物消费数据得出需求估计,并展示如何将其用于食物和营养政策的分析。拉丁美洲一些著名的食物消费研究包括:Williamson-Gray(1982)有关巴西的研究,Per Pinstrup-Andersen 等(1976)有关哥伦比亚的研究,Yen 和 Roe(1989)有关多米尼加共和国的研究,以及 Musgrove(1985)有关危地马拉的研究。

## STATA 操作实例

在本节中,我们给出了二次 AIDS 或 QUAIDS 模型的联立方程的可估计形式,并利用 STATA 再现了 Poi(2012)的估计方法。假设我们有两种商品 1 和 2,价格分别为 $p_1$ 和 $p_2$,总收入为 $m$。借鉴 Banks、Blundell 和 Lewbel(1997)的间接效用函数 $V(p_1,p_2,m)$ 定义如下:

$$\ln V(p_1,p_2,m) = \left[\left\{\frac{\ln m - \ln a(p)}{b(p)}\right\}^{-1} + \lambda(p)\right]^{-1}$$

其中:

$$\ln a(p) = \alpha_0 + \alpha_1 \ln p_1 + \alpha_2 \ln p_2 + \frac{1}{2}\left[\gamma_{11}(\ln p_1)^2 + \gamma_{22}(\ln p_2)^2 + 2\gamma_{12}\ln p_1 \ln p_2\right]$$

$$b(p) = p_1^{\beta_1} p_2^{\beta_2}$$

并且有

$$\lambda(p) = \lambda_1 \ln p_1 + \lambda_2 \ln p_2$$

注意,$\ln a(p)$ 是超越对数的扩展形式,$b(p)$ 是 Cobb_Douglas 价格函数。此外,考虑消费理论中的同质性、对称性和累加性做如下约束:

$$\alpha_1 + \alpha_2 = 1$$
$$\beta_1 + \beta_2 = 0$$
$$\lambda_1 + \lambda_2 = 0$$
$$\gamma_{11} + \gamma_{12} = 0$$
$$\gamma_{22} + \gamma_{12} = 0$$

利用 Roy 等式,两个比率方程可以写作:

$$w_i = \alpha_i + \sum_{j=1}^{2}\gamma_{ij} + \ln p_j + \beta_i \ln \ln\left\{\frac{m}{a(p)}\right\} + \frac{\lambda_i}{b(p)}\left[\ln\left\{\frac{m}{a(p)}\right\}\right]^2$$

本节的目的是使用 STATA 中的命令再现 Poi(2012)的研究过程。Poi(2012)中含有来自 Poi(2002)的 STATA 中的可用代码数据,其中包含四种商品的价格和分配比率数据,该数据来源于美国 1987—1988 年共计 4 048 户家庭的食物消费调查。首先,我们使用 STATA 中

的 summarize 命令访问数据并进行描述性统计,结果如下:

```
. webuse food

. summarize

    Variable │        Obs        Mean    Std. Dev.        Min        Max
─────────────┼──────────────────────────────────────────────────────────
          p1 │       4048    1.736437    .6890672    .3333333    9.258823
          p2 │       4048    .5481831    .1937395    .1173621    2.672269
          p3 │       4048    1.494309     .676298    .1656758    7.202127
          p4 │       4048    .6133038    .3643831    .1087113      8.0625
       expfd │       4048    49.10378    29.36265          10      339.39
─────────────┼──────────────────────────────────────────────────────────
          w1 │       4048    .4008241    .1416505           0    .9206853
          w2 │       4048    .2401759    .1065029           0      .82085
          w3 │       4048     .102189    .0580385           0    .4984845
          w4 │       4048     .256811    .1092822           0           1
        lnp1 │       4048    .4839956    .3645113   -1.098612    2.225577
─────────────┼──────────────────────────────────────────────────────────
        lnp2 │       4048    -.656284    .3306715   -2.142492    .9829279
        lnp3 │       4048    .2939312    .4862892   -1.797723    1.974376
        lnp4 │       4048   -.5952874    .4353174    -2.21906    2.087224
       lnexp │       4048    3.732202    .5765527    2.302585     5.82715
```

　　如前所述,我们有 4 种价格和总支出比率($w_i$)的数据。为了利用 STATA 建立 QUIADS 模型,我们使用了 Poi(2012)开发的代码:

```
. quaids w1-w4, anot(10) prices(p1-p4) expenditure(expfd) nolog
```

　　quaids w1-w4 命令是一种估计支出比率方程参数的简便算法。此外,anot(10)是指方程中的参数 $\alpha_0$,其给定的预设值等于 10。Poi(2012)指出,$\alpha_0$ 可与其他参数一起估计,但这是一项困难的任务,研究者通常将其设置为低于数据中最小 $\ln m$ 的数值。最后,nolog 命令通过限制文档中的迭代来节省空间。通过上述 STATA 命令生成的结果如下:

```
(obs = 4048)
Calculating NLS estimates...
Calculating FGNLS estimates...
FGNLS iteration 2...
FGNLS iteration 3...

Quadratic AIDS model
─────────────────────────────────
Number of obs          =      4048
Number of demographics =         0
Alpha_0                =        10
Log-likelihood         = 13098.227
```

|  | Coef. | Std. Err. | z | P>|z| | [95% Conf. Interval] | |
|---|---|---|---|---|---|---|
| **alpha** | | | | | | |
| alpha_1 | -.1527277 | .1089 | -1.40 | 0.161 | -.3661678 | .0607123 |
| alpha_2 | .0966575 | .0971681 | 0.99 | 0.320 | -.0937884 | .2871035 |
| alpha_3 | .2412799 | .0520561 | 4.63 | 0.000 | .1392518 | .3433079 |
| alpha_4 | .8147903 | .0817843 | 9.96 | 0.000 | .654496 | .9750847 |
| **beta** | | | | | | |
| beta_1 | -.1506037 | .0305464 | -4.93 | 0.000 | -.2104735 | -.0907339 |
| beta_2 | -.0394186 | .0292707 | -1.35 | 0.178 | -.0967881 | .017951 |
| beta_3 | .0409757 | .0157213 | 2.61 | 0.009 | .0101625 | .071789 |
| beta_4 | .1490465 | .0237392 | 6.28 | 0.000 | .1025185 | .1955746 |
| **gamma** | | | | | | |
| gamma_1_1 | .1925378 | .0280082 | 6.87 | 0.000 | .1376427 | .2474328 |
| gamma_2_1 | -.0353897 | .0126463 | -2.80 | 0.005 | -.0601761 | -.0106033 |
| gamma_3_1 | -.054241 | .0093367 | -5.81 | 0.000 | -.0725407 | -.0359413 |
| gamma_4_1 | -.1029071 | .0203041 | -5.07 | 0.000 | -.1427023 | -.0631119 |
| gamma_2_2 | .0702349 | .0082637 | 8.50 | 0.000 | .0540385 | .0864314 |
| gamma_3_2 | -.0060445 | .0048505 | -1.25 | 0.213 | -.0155512 | .0034622 |
| gamma_4_2 | -.0288007 | .0150965 | -1.91 | 0.056 | -.0583893 | .0007878 |
| gamma_3_3 | .0476765 | .0043425 | 10.98 | 0.000 | .0391654 | .0561876 |
| gamma_4_3 | .012609 | .0076378 | 1.65 | 0.099 | -.0023609 | .0275789 |
| gamma_4_4 | .1190989 | .0217369 | 5.48 | 0.000 | .0764953 | .1617024 |
| **lambda** | | | | | | |
| lambda_1 | -.0125242 | .002112 | -5.93 | 0.000 | -.0166636 | -.0083848 |
| lambda_2 | -.0009866 | .0022074 | -0.45 | 0.655 | -.005313 | .0033397 |
| lambda_3 | .0029766 | .0011864 | 2.51 | 0.012 | .0006512 | .005302 |
| lambda_4 | .0105343 | .0017306 | 6.09 | 0.000 | .0071424 | .0139261 |

## 弹性的计算

使用 Poi(2012) 和 STATA 的优点是计算不同弹性时直接并且易得。例如下面的三行命令：

```
. estat expenditure, atmeans

. matrix elas = r(expelas)

. matrix list elas
```

estat expenditure 命令是计算每个观测值的支出弹性。通常情况下,研究者会报道价格的平均值情况下的弹性,这可以通过 estat expenditure,atmeans 命令来实现。在 r(expelas)命令下弹性以向量形式保存,第二行中我们就创建了一个矩阵 elas 代表上述保存的数值。最后一行是 matrix list 命令,用于列表显示弹性矩阵。程序输出如下:

```
        elas[1,4]
               c1          c2          c3          c4
    r1  1.0343105    .8897855     1.01873   1.0420714
```

Poi(2012)建立了 STATA 中的步骤,使非补偿弹性和补偿弹性的计算变得简单。有关这些步骤的更多详细信息,请参见练习 2。其次,Poi(2012)融合了 Ray(1983)的将人口统计学变量纳入分析的想法,我们在练习中提到了这些步骤。本节最后我们计算了非补偿弹性,STATA 命令如下:

```
. estat uncompensated, atmeans

. matrix uncomp = r(uncompelas)

. matrix list uncomp
```

estat uncompensated,atmeans 命令用来计算当其他变量取平均值时的非补偿弹性,结果以矩阵形式保存在 r(uncompelas)下,我们可以使用 matrix list 命令予以显示。程序输出结果如下:

```
    uncomp[4,4]
                c1          c2          c3          c4
    r1  -.69898157  -.13682488  -.09435155  -.10415247
    r2  -.16989394  -.70835039   .00609046  -.01763163
    r3   -.3640677  -.01638257  -.58307864   -.0552011
    r4  -.16606501  -.05268609  -.02433375  -.79898654
```

上表中 4×4 矩阵提供了第 $i$ 行商品数量对第 $j$ 列商品价格变化 1% 的变动百分比,商品 1 价格上涨 1%,商品 3 数量减少 0.36%,表明这些商品是互补的。我们在下一章中使用类似的分析来说明如何在与食物和营养干预相关的政策分析中使用食物和营养需求弹性。

## 结论

在这一章中,我们介绍了需求系统理论,并回顾了用于估计食物需求参数的各种模型。其次,我们还回顾了来自世界不同地区的实证研究,以揭示当前和早期值得关注的文献。最后,我们使用 QUAIDS 模型来演示如何在 STATA 中实现估计过程。

食物政策分析家对影响食物和营养素需求的因素很感兴趣,本章的主要焦点是根据消费者行为的微观经济学理论基础,利用市场数据研究可测量的相关影响。间接可加对数系统模型、Rotterdam 模型、超越对数模型和 AIDS 模型的弹性表达式都是应用中的几个例子,由于通过这些模型可以计算有关弹性等的重要信息,因此函数形式和估计方程对决策者是有用的。

STATA 在这方面的应用很有必要,因为它为所有这些函数形式提供了有用的信息,如补偿和非补偿的价格弹性和收入弹性。对 QUAIDS 模型的 STATA 操作过程表明,当我们在需求函数中考虑非食物因素和营养素时,收入效应非常明显,我们将在下一章进一步探讨这个问题。可以想象一下,垃圾食品和健康食物一起被消费的情形。如何从这一章的实证基础来评估垃圾食品税？这些都是备受关注的重要政策问题,我们在本章练习和后面的一些章节中都将重点放在这些方面。本章的理论基础和 STATA 操作过程有助于为解决这些问题提供一个良好的框架。

我们鼓励读者探索使用 STATA 或类似软件,了解模型规范、数据性质和估计方法如何导致参数大小不同,并研究其对决策的影响。

## 练习

1. 应用研究者们面临的一个主要问题就是观察数据很少。例如,如果要分析其需求的商品数量是 10,那么要估计的弹性总数量是 110。但是,通过使用需求函数的性质,在估计过程中可以减少待估参数的数量。使用 webuse food 命令从 Poi(2012)中获取数据的描述统计信息,使用 estat compensated, atmeans 命令导出补偿弹性,并保存在 r(compelas)下。使用 matrix 命令列表显示这些弹性,并注意补偿弹性和非补偿弹性之间是否存在重大差异。

2. Poi(2012)STATA 代码非常有用,因为它还允许我们将人口统计学变量纳入分析。Ray(1983)批评了标准方法,因为它没有考虑"儿童成本",从而在衡量福利成本方面造成困难。Poi(2012)综合了 Ray(1983)的研究,并说明了 STATA 在测量人口统计学变量影响方面的作用。在 webuse food 命令之后,键入以下三行命令,为每户家庭中的儿童数量生成一个随机整数,并键入另一个随机二分类变量以区分农村家庭和城市家庭:

- set seed 1
- generate nkids = int(runiform( ) * 4)
- generate rural = (runiform( )>0.7)

在此之后,键入以下命令建立 QUAIDS 模型进行估计:

Quaids w1-w4, anot (10) prices (p1-p4) expenditure (expfd) demographics (nkids rural) nolog

该估计过程会产生哪些额外信息？

3. 完成上述步骤后,键入以下命令以估计农村和城市家庭的非补偿弹性。

- estat uncompensated if rural, atmeans
- matrix uprural = r(uncompelas)
- estat uncompensated if ! rural, atmeans
- matrix upurban = r(uncompelas)

使用 matrix list 命令列表显示,并检查这些弹性是否不同。

4. 我们观察了 27 个家庭的水果消费($Q_1$)、日常食物消费($Q_2$)和垃圾食品消费情况($Q_3$),其价格如下表所示。并设置一个二分类变量 $R$,表明家庭是在农村($R=1$)还是在城市($R=0$)。此外,还有相关儿童数量($kids$)和家庭收入($m$)的数据。

a. 估计该数据的 QUAIDS 模型,并检验农村家庭和城市家庭的非补偿弹性是否不同。

b. 检验所有支出弹性是否为正并对其进行解释。

| # | $Q_1$ | $Q_2$ | $Q_3$ | $P_1$ | $P_2$ | $P_3$ | R | kids | m |
|---|---|---|---|---|---|---|---|---|---|
| 1 | 129.6 | 0.875 | 0.975 | 0.736 | 0.76 | 0.374 | 1 | 4 | 6 036 |
| 2 | 131.2 | 0.864 | 0.975 | 0.769 | 0.796 | 0.378 | 1 | 4 | 6 113 |
| 3 | 137 | 0.869 | 0.971 | 0.848 | 0.824 | 0.387 | 1 | 3 | 6 271 |
| 4 | 141.5 | 0.868 | 0.965 | 0.86 | 0.835 | 0.393 | 1 | 3 | 6 378 |
| 5 | 148.7 | 0.864 | 0.962 | 0.901 | 0.851 | 0.4 | 1 | 2 | 6 727 |
| 6 | 155.8 | 0.899 | 0.939 | 0.894 | 0.869 | 0.401 | 1 | 2 | 7 027 |
| 7 | 164.8 | 0.92 | 0.921 | 0.87 | 0.902 | 0.405 | 1 | 2 | 7 280 |
| 8 | 170.9 | 0.95 | 0.93 | 0.9 | 0.95 | 0.413 | 1 | 3 | 7 513 |
| 9 | 183.3 | 0.964 | 0.958 | 0.928 | 0.996 | 0.431 | 1 | 3 | 7 728 |
| 10 | 195.7 | 0.997 | 0.974 | 0.931 | 1.077 | 0.444 | 1 | 4 | 7 891 |
| 11 | 207.3 | 1.006 | 1.006 | 0.943 | 1.235 | 0.457 | 1 | 4 | 8 134 |
| 12 | 218.2 | 1.013 | 1.05 | 1.002 | 1.327 | 0.477 | 1 | 5 | 8 322 |
| 13 | 226.7 | 1.026 | 1.04 | 1.005 | 1.384 | 0.484 | 1 | 3 | 8 562 |
| 14 | 237.8 | 1.131 | 1.041 | 1.076 | 1.398 | 0.496 | 1 | 3 | 9 042 |
| 15 | 225.7 | 1.549 | 1.105 | 1.126 | 1.43 | 0.534 | 0 | 2 | 8 867 |
| 16 | 232.3 | 1.658 | 1.206 | 1.364 | 1.536 | 0.589 | 0 | 4 | 8 944 |
| 17 | 241.6 | 1.729 | 1.287 | 1.579 | 1.692 | 0.625 | 0 | 3 | 9 175 |
| 18 | 249.1 | 1.832 | 1.359 | 1.728 | 1.774 | 0.657 | 0 | 3 | 9 381 |
| 19 | 261.2 | 1.913 | 1.468 | 1.765 | 1.828 | 0.699 | 0 | 2 | 9 735 |
| 20 | 248.8 | 2.606 | 1.59 | 1.91 | 1.953 | 0.751 | 0 | 2 | 9 829 |
| 21 | 226.7 | 3.641 | 1.723 | 1.981 | 2.466 | 0.822 | 0 | 4 | 9 722 |
| 22 | 225.5 | 4.059 | 1.832 | 2.469 | 3.07 | 0.887 | 0 | 4 | 9 769 |
| 23 | 228.7 | 3.844 | 1.906 | 2.864 | 3.41 | 0.93 | 0 | 3 | 9 725 |
| 24 | 239.5 | 3.714 | 1.956 | 3.197 | 3.576 | 0.971 | 0 | 3 | 9 930 |
| 25 | 244.6 | 3.657 | 2.015 | 3.657 | 3.802 | 0.968 | 0 | 4 | 10 421 |
| 26 | 245.7 | 3.688 | 2.082 | 3.697 | 3.978 | 0.975 | 0 | 4 | 10 563 |
| 27 | 269.3 | 2.871 | 2.17 | 3.532 | 4.214 | 0.983 | 0 | 3 | 10 780 |

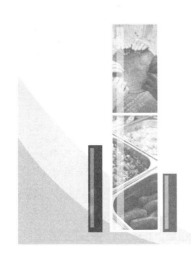

## 第七章

# 营养素需求和政策影响

政府如何应对突如其来的食物价格变化,他们为什么要采取相关举措? 这两个问题对于帮助我们理解政策制定,预测决策者如何应对未来的食物价格波动以及支持他们采取必要的应对举措是非常重要的。

——Per Pinstrup-Andersen(2015)

## 概述

在前一章中,我们利用消费者需求理论研究家庭对食物的需求行为,以及理解这种行为如何有助于制定相应的食物和营养政策以减少饥饿和营养不良现象。虽然这些分析对改善人口营养状况来说只是一个起点,但是了解政策的作用,特别是提高家庭收入的政策的作用,以及了解商品价格变动对居民营养状况的影响,是改善居民营养福祉的根本。在本章中,我们将上一章的分析扩展到对营养素需求的分析,并将此分析应用于旨在减少营养不良的政策影响的研究。

## 营养素需求研究

发展中国家和发达国家都持续存在营养不足和营养过剩的问题,在此背景下,公共政策对营养的影响受到高度关注。此外,由微量营养素缺乏导致的第三种营养不良——"隐性饥饿"也得到了重视。在过去 30 年中,研究人员重视由于家庭收入和食物价格变化引起的营养素摄入的变化(Behrman 和 Deolalikar,1987;Jensen 和 Miller,2011)。此类研究的目的之一就是分析由于不同家庭群体的收入和商品价格变化而引起的营养状况的变化。我们先简要回顾对收入和价格变化的营养弹性进行估计的研究。

一般而言,对营养弹性的研究根据营养弹性估计方法可分为两类:第一类是直接法,即用调查数据直接估计家庭的营养素摄入量,并将其对食物价格和收入水平进行回归。通常来说,用于这种"直接"估计的价格是用总支出除以购买总量得出的单价(Alderman 和 Timmer,1980;Timmer,1981)。第二类研究是间接法,即利用食物价格弹性和收入弹性间接估计营养弹性。营养素弹性是这些直接弹性的加权,权重是每种营养素在食物中所占的营养份额(Pitt,1983)。

在各种文献中,对上述两类估计方法的选择一直存在争议。Pitt(1983,第 10 页)主张间接法,而将直接法等同于单方程回归法,因为它要求将能量作为因变量对价格、收入和其他外生变量进行回归。然而,Behrman 和 Deolalikar(1987)主张直接法,尤其当回归方程右侧只有收入一个自变量时,他们认为,间接法高估了由于价格和收入变化引起的营养素摄入量的真正变化。

由于数据和统计方法的差别导致了营养弹性估计结果的差异,计算过程中的差异进一步增加了这些估计值的差异。

一些国家计算了营养弹性,我们对此进行简要回顾,以便读者了解营养弹性的估计范围。Pitt(1983)在最早使用间接法的研究中,计算了孟加拉国六种营养素的弹性系数。在其研究中,能量和蛋白质的收入弹性是相似的。Radhakrishna(1984)报告了印度类似的能量弹性。Behrman 和 Deolalikar(1987)使用间接法计算了收入弹性,与 Sharma 和 Dillon(1987)使用相同印度家庭数据的直接法计算结果相比,弹性非常小。印度尼西亚报告的营养弹性均基于直接法,且变化较大。

Wolfe 和 Behrman(1983)采用直接法对尼加拉瓜的家庭数据进行研究,发现其收入弹性估计值很小(能量为 0.058,蛋白质为 0.29)。针对巴西数据进行的两项研究都采用了直接法(Ward 和 Sanders,1980;Williamson-Gray,1982)。Pinstrup-Andersen 和 Caicedo(1978)采用间接法,发现能量和蛋白质的收入弹性分别为 0.51 和 0.65。Sahn(1988)、Gavan 和 Chandrasekara(1979)采用不同的方法,得出两种不同的能量收入弹性。Sahns(1988)的估计更接近上述许多研究。Strauss(1982)估计塞拉利昂的能量价格弹性为-0.24。尽管这些研究总体上有何种关联还无法确定,但所有研究中蛋白质的收入弹性都高于能量(Pitt,1983除外)。一般来说,在这些研究中,使用直接法得到的弹性似乎低于使用间接法得到的弹性。

## 亚洲的研究

来自中国的,具有更详尽数据和方法的研究结果显示,大多数营养素的收入弹性都比之前报告的要小得多(Deng,2009;Tian 和 Yu,2013)。早期的研究(Behrman,1988;Alderman 和 Gertler,1997)表明,女性的营养素摄入量具有比男性更大的负价格弹性,而男孩较低的收入弹性归因于社会对男孩的偏爱。

然而,在一项利用中国健康与营养调查进行的研究中,Mangyo(2008)指出,收入和价格弹性取决于食物摄入量,是以摄入量影响参与者边际效用的方式。例如,如果弹性与家庭地位呈正相关,那么就有证据表明确实存在性别偏倚,甚至是对老年人的偏倚。最重要的是,Mangyo(2008)的研究表明,随着整个家庭资源的增加,壮年男性由于摄入边际效用下降相对较慢,因此其营养素摄入弹性更高。这意味着,即使政府把食物供应作为目标,男性和壮年男性获得食物的绝对和相对水平可能更高。

有几项研究指出,营养不良在不同群体中普遍存在。例如,Reddy(2010)发现了印度最大的邦之一——安得拉邦的地区差异。Reddy(2010)研究了安得拉邦沿海地区和非沿海地区之间的差异性,发现在所有地区中食物消费都低于需求;与非沿海地区相比,沿海地区的蔬菜、水果、牛奶和肉制品等高价值商品在食物总消费中所占的比例要高得多,这种差异性归因于饮食习惯;各地区约有30%~45%的人口存在营养不足,营养不良的发生在无耕地、表列种姓、表列部落和贫困人口中更为普遍;此外,在沿海地区,无耕地和大面积土地拥有者在营养状况方面的差距远高于非沿海地区。总的来说,研究表明营养不良的地区差异主要是由饮食习惯和收入水平决定的。

Skoufias等人(2011)利用印度尼西亚两个横断面家庭调查的数据,研究了2008年食物危机的影响,这些调查是在1997—1998年食物危机发生之前和之后不久进行的。研究人员注意到,在危机期间,含淀粉的主食比率的收入弹性的总体估计是不变的。但是,总体估计隐藏了关于特定营养素的重要信息。比如,对于铁、钙和维生素 $B_1$ 等关键微量营养素,他们发现危机年份的收入弹性明显高于正常年份。此外,他们对维生素 C 收入弹性的估计值接近于零。研究人员认为,为保护许多基本微量营养素的摄入,现金转移支付计划在危机期间是有效的,建议将这一计划与具体的营养补充计划联合实施。

Molini 和 Nube(2007)利用来自越南的能量摄入量和体格测量数据,研究了男性和女性的营养状况,结果发现了家庭内部食物供应存在性别歧视的有力证据。基于越南数据的研究显示,与能量摄入量相比,体格测量指标的改善往往没那么迅速。此外,男性往往比女性从经济改善中获益更多,这一特点在农村地区和最贫困人群中得到了很好的证明。他们还计算了男性和女性的 BMI 生长弹性,发现男性的弹性系数是女性的两倍。

选择正确的数据库对准确估算营养弹性非常重要。Gibson 和 Scott(2011)利用越南数据来强调了这一问题。研究人员使用家庭数据,其中包括将单位价格(家庭支出与购买数量的比)或社区价格(来自本地市场的供应商)作为市场价格的代表。他们分别使用单位价格或社区价格系统估计了14种食物的需求状况,发现就大米价格弹性系数来说,使用社区价格得到的弹性值是使用个体价格的2倍多。这项来自越南数据的研究告诉我们,大米价格上涨引起的营养效应在很大程度上依赖于数据的选择。这是一个重要的发现,因为经济学家通常使用家庭调查数据来估算营养弹性。

但是,Gibson 和 Kim(2013)在一项关于越南的研究中质疑了上述估算的相关性,他们认为在价格上涨的情况下,标准需求模型忽略了质量替代性。Gibson 和 Kim(2013)在估算8种食物的需求状况时考虑了质量替代的可能性。结果发现,大米价格每上涨10%,家庭摄入的能量就降低2%。但是,如果忽略了质量替代性,这个弹性估算值将被高估2倍以上。

Gibson 和 Kim(2013)的研究认为,越南消费者在面对较高的大米价格时,可以通过在一定范围内降低食物质量来保证能量的摄入。重要的是,降低食物质量并不意味着营养素摄入量的下降,这是因为决定食物质量的因素与决定食物营养素含量的因素并无关联。也就是说,营养不良的消费者较少关注食物的营养价值,而更容易被味道、外观、气味、加工程度、品种和状态等食物属性所吸引。遗憾的是,高质量食物虽然成本更高,但其营养价值却不然。例如,Gibson 和 Kim(2013)注意到,在越南城市地区,与优质大米的白度、香味和粘性相关的价格溢价是 45%，而与能量、蛋白质、微量营养素、杂质、籽粒状态或破碎颗粒所占比例无关。

鉴于上述结论和观察结果，在越南，决策者必须重视在品种和质量方面实现大米生产的多样化。然而遗憾的是，越南目前的政策由于受出口创汇支配，被局限在生产优质大米方向。其实，如果从出口转向支持国内市场，生产低质量大米，并不是一个糟糕的选择。但是事实并非如此，确切地说，低质量大米被市场所抛弃转而用作猪、家禽或牛的饲料，将底线置于质量分布之下。在这种情况下，营养不良的家庭可能会因大米价格上涨而更难保证营养。

Gibson 和 Kim（2013）将越南作为一个重要案例进行研究。据公布数据显示，能量需求相对大米价格具有较大的负弹性，这促使决策者制定政策对市场进行干预。但是，正如 Gibson 和 Kim（2013）所指出的，这种政策并没有正确解释质量替代的可能性，如果在数据收集和分析时将质量和多样性纳入，营养目标与出口收入之间的冲突似乎就会减少。

Villa 等人（2011a,b）研究了影响东非牧民家庭食物多样性的各种因素。研究人员指出，营养素需求的收入弹性不仅取决于家庭总收入，还取决于不同的收入来源。他们发现通过食物多样性衡量膳食质量的关键是收入来源，而收入来源与市场失灵、家庭内部博弈和心理预期有关。他们的研究还表明，食物多样性的收入弹性取决于家庭情况。当家庭收入低于平均水平时，户主不成比例地承担更多的营养负担，而当家庭收入高于平均水平时，户主享受的营养收益也更多。最后，他们的研究结果表明，成年女儿在食物多样性方面比其他家庭成员要好，儿子情况要差，而男性户主与其妻子之间的差异很小。

Ecker 和 Qaim（2011）也采用需求系统估算方法，根据马拉维家庭数据估算其食物消费和营养素需求的收入和价格弹性。他们提供了若干个政策模拟，表明与收入有关的政策比价格政策更适合改善营养状况。此外，对玉米价格补贴可以改善居民能量和矿物质摄入状况，但同时也会使城市居民的维生素摄入状况更差。马拉维是一个长期营养不良问题严重的国家，Chiwaula 和 Kaluwa（2008）基于其家庭数据，针对婴幼儿食物和婴幼儿保育进行了一项研究。他们发现婴幼儿保育只有收入弹性，而无价格弹性。有趣的是，对两种粥的需求与对配料价格变化的反应类似，而成人膳食替代了粥类。据此，作者针对消除收入贫困、家庭生产多样化、膳食、婴幼儿食物以及婴幼儿营养信息的目标人群等多个方面提出了若干政策建议。增加维生素 A 的强化食物并且将婴幼儿母亲作为其消费的目标人群也包括在作者提出的政策建议中。

Tsegai 和 Kormawa（2009）将 AIDS 模型应用于尼日利亚数据，以估算木薯的需求，以及木薯对其他根茎类作物价格的弹性。结果表明，木薯需求无价格弹性，而支出弹性虽然为正，但缺乏弹性。由此得出结论，木薯是一种正常物品和必需品，应注意其在膳食结构中的优势地位。

Tiffin 和 Dawson（2002）使用协整合技术研究津巴布韦对能量的需求。他们分析了人均能量摄入量、人均收入和食物价格之间的长期关系，协整合结果显示能量摄入量和收入之间存在双向因果关系，收入增长减少了能量摄入不足，而营养状况的改善增加了收入，从而支撑了工资效率假说。

Handa 和 King（2003）对牙买加进行了一项有趣的研究，将国际金融政策与营养充足率相联系。他们注意到，1991 年 9 月牙买加将汇率自由化作为其经济结构调整计划的一部分。由于大米和面粉是牙买加主要的进口商品，因此突如其来的冲击影响了牙买加大米和面粉的价格。而由此导致的突发食物短缺影响了儿童营养状况。汇率自由化后儿童的体重显著下降。研究发现儿童身高别体重 Z 评分对于食物价格通胀的弹性系数值高达 −0.86。此外，在 1991 年快速经济改革中，这一弹性值上升到 −1.24，这表明儿童身高别体重对食物价格通胀的反应很大。Jegasothy 和 Duval（2003）研究了萨摩亚城乡家庭的食物和营养需求，估算了 7 种食物的价格和支出弹性。根据研究结果，他们推荐了一种食物和健康兼顾的政策，既可以改善农业状况，又提高人们的营养意识。

Skoufias 等（2011）研究了墨西哥农村贫困家庭的能量需求、食物质量和家庭人均支出之间的关系。他们调查了墨西哥的一个营养计划的影响，该计划被称为"Programa de Apoyo Alimentario"（PAL）。研究结果表明能量的支出弹性很大程度上取决于主要食物组合之间及其内部的替代情况。对于贫困家庭来说，谷物替代的发生率非常高，仅这一因素就解释了食物质量收入弹性的 59%。Skoufias 等（2011）指出，现金转移支付会对食物多样性和营养状况产生积极影响。

Bertail 和 Caillavet（2008）使用 AIDS 模型估算法国的水果和蔬菜的收入弹性。结果表明，作为政策工具的价格和收入仅对收入稍高的群体有影响，而收入最低的群体对经济变量仍然不敏感。Allais 等（2010）还利用法国面板数据构建了一个完整的需求系统，并计算了脂肪税对不同收入群体的影响。他们对营养素弹性估算表明，脂肪税对法国家庭购买营养素的影响很小且不明确，脂肪税在短期内对体重具有边际效应，但长期影响更大；此外，脂肪税具有高度累退性，但在创收方面非常有效。

Lundh（2013）调查了 1914—1920 年瑞典城乡工资差距。该研究将工资差距与生活水平联系起来，通过对 5 个工人群体的家庭调查，分析了工人群体间的家庭实际收入、家庭支出以及食物营养价值的差异。研究发现，城乡工资差距不大，这是由于城市生活成本较高，而农村流行实物支付和家庭生产。消费食物的营养价值的差异则是由于收入、工作负荷和条件差异造成的。研究结果修正了文献中关于城乡工资差距和食物收入弹性的描述。

类似的研究也适用于意大利，该国现有诸多证据都显示出一种不容乐观的现象，即人口营养状况改善落后于人均收入增长率。Vecchi 和 Coppola（2006）观察了 1861—1911 年意大利经济增长对营养状况的影响。结果发现，1881—1901 年，营养不足的发生率至少下降了 15%，而 1901 年能量的收入弹性在 0.3~0.6 之间，与收入成反比。这些研究结果与早期的发现相矛盾，并表明意大利工业化的早期对大多数人口，特别是对较贫困地区人口营养改善有利。

Smed 等（2007）估算了丹麦家庭的需求和弹性系数。他们模拟了税收对不同年龄段和不同社会阶层家庭的营养影响，发现价格对饱和脂肪、膳食纤维的摄入和糖消费的影响大，尤其是对较低的社会阶层影响更大；年轻人对饱和脂肪的需求减少最多，而中年人对糖的价格反应强烈。Smed 等指出，虽然税收从平均水平上对于改善膳食可以是有效的，但如果税收的设计是将有特殊需要的脆弱人群定为目标人群时，则应慎重考虑。研究人员还注意到对单一营养素征税的潜在风险，因为征税可能会无意中影响对其他营养素的需求。因此，政策干预应基于营养信息，谨慎地将税收和补贴相结合（专栏 7.1）。

**专栏7.1** 美国和英国工人在 19 世纪 80 年代是否更健康?

　　Logan(2009)挑战了长期存在的观点,即 19 世纪末美国和英国产业工人的财富是今天发展中国家的 2~4 倍。这意味着当时美国和英国工业工人的生活水平要高于今天发展中国家的工人。而当他研究人们对能量的需求时,根据 1888 年生活成本调查数据计算得到的能量支出弹性数值要大于当今发展中国家的最新数据水平。这表明,过去"富裕"的工人比现在的贫困工人更"饥饿"。Logan(2009)将这一发现归因于 20 世纪贫困工人营养状况的显著改善,而传统收入估算并未体现这一点。

　　Logan(2006)利用 1888 年生活成本数据在美国开展了一项类似研究。在该研究中,他验证了以下假设:在这段时间内,随着收入的增长,家庭消费从碳水化合物和膳食纤维转向了蛋白质和脂肪。这项研究之所以重要,是因为它验证了人体计量历史学家的观点,他们断言在没有任何营养替代的情况下营养素摄入量增加了。Logan(2006)计算了所有营养素的收入弹性,包括膳食纤维、蛋白质、脂肪和糖,结果发现与历史学家支持的营养替代假设相反,膳食纤维的收入弹性与蛋白质、脂肪和糖的收入弹性非常接近。能量恩格尔曲线还表明,膳食中碳水化合物、脂肪和糖的比例随家庭收入的变化而变化,而蛋白质和膳食纤维的比例则没有明显变化。最重要的是,Logan(2006)发现动物蛋白比例随着家庭收入的增加而增加。这些发现使我们相信,以现代标准衡量,19 世纪末产业工人的膳食令人惊讶地达到了营养均衡。

## 美国的研究

　　20 世纪 90 年代初,营养标签在美国成为一个有争议的话题。营养标签是否会对消费者的营养质量需求产生显著影响? 为了回答这个问题,Mojduszka 等人(2001)根据 1993—1998 年的数据估算了速冻食品的消费者需求函数。研究发现,诸如价格、收入、广告和降价等经济变量对需求有显著影响,而对营养和健康的关注和了解并不会对需求有显著影响。换句话说,在速冻食品类别中,强制性营养标签对消费者的偏好和购买模式没有影响。

　　美国财政政策,特别是针对食物消费和营养的食物税政策,也是一个重要话题。Harding 和 Lovenheim(2014)研究了对碳酸饮料、含糖饮料、包装食品和零食征税的作用,以及对脂肪、盐和糖征收营养税的作用。Harding 和 Lovenheim(2014)通过分析 2002—2007 年的大量数据估算了一个需求系统,计算了各种支出弹性,并使用估算结果模拟税收的作用。他们发现由于这些税种的收取基础更广泛,20% 的营养素税要比相同的产品税对营养的影响大得多。从他们的分析可以看出,就美国而言,糖税对于引导更健康、更营养的食物消费是一种非常有效的工具。

　　近年来,营养不良和贫困问题引起了美国决策者的极大关注。在一项极为详细的研究工作中,Davis 和 You(2013)研究了一个对美国而言非常重要的基本问题:家庭食物生产有必要吗? 这个问题之所以重要是因为大多数有关家庭食物生产结果的研究都忽略了时间的影响,而这一局限扭曲了政策制定中对营养充足性的估计,包括美国农业部(United States Department of Agriculture,USDA)的食物节俭计划(Thrifty Food Plan,TFP)和补充营养援助计划(Supplemental Nutrition Assistance Program, SNAP)项目。

Davis 和 You(2013)做了一项基本观测:如果家里没有食物生产,就不会有家庭食物消费。为了正确模拟家庭食物生产过程,Davis 和 You(2013)构建了一个家庭食物生产函数,其中包括食物和劳动力时间的投入。规模收益中位数和钱财与时间之间的替代弹性分别在1.2~1.9 和 0.33~0.56 之间。这些估计数字表明,很难用金钱来替代家庭食物生产所耗费的时间。

Davis 和 You(2013)还定义并估计了"家庭膳食贫困比"(home meal poverty rate,HMPR),即样本家庭制备的膳食少于膳食指南推荐量的百分比。计算发现 HMPR 约为85%,这表明单纯的现金转移支付或货币政策不太可能成为解决食物-健康问题的有效选择。

Davis 和 You(2013)指出,美国对现金转移支付的关注源于一直以来对食物价格的重视,而食物价格是该国人群营养状况的主要决定因素。由于大多数研究表明食物需求缺乏弹性,因此国家一直在推动着眼于税收和补贴的政策实施。Davis 和 You(2013)的研究结果表明,在像美国这样的发达国家中,决定营养指标的更重要的因素是时间而不是金钱。对此,他们提出了通过有效的教育和改进措施来进行时间管理的政策(专栏 7.2)。

## 专栏7.2 印度人懒惰吗?

有关食物消费、能量摄入和营养充足的微观经济学的研究在印度引发了一场有趣的辩论。印度提供了一个很好的研究案例,因为它从经济学的角度揭示了经济增长和食物摄入量有关的有趣悖论。Deaton 和 Dreze(2009)针对印度的国家样本调查(NSS)数据和国家营养监测局(NNMB)的调查进行了详尽的研究,并依据以下观察指出悖论:

1. 在过去 25 年里,人均能量摄入量持续下降。
2. 在较富裕群体中,这种下降幅度更大,人均支出最低分位数接近于零。
3. 能量摄入的减少延伸到蛋白质和其他营养素。
4. 在此期间,脂肪消费量稳步增长。
5. 营养充足率下降的时期也是人均收入增加的时期,食物价格相对于其他商品保持稳定。
6. 与人均总支出相比,人均食物支出并没有实际增加。
7. 这一时期生育率也有所下降,这意味着印度家庭在该时期结束时的子女人数较少。因此,"成人人均"能量的下降幅度甚至大于传统的"人均能量"的下降幅度。

Deaton 和 Dreze(2009)根据上述观察结果得出结论,在任何给定的人均家庭支出水平下,如今的人均能量摄入都较低。换句话说,能量摄入的减少表明能量的恩格尔曲线(或人均能量摄入与人均支出的关系图)呈稳定下降趋势。Deaton 和 Dreze(2009)把这种能量摄入下降的趋势归因于健康状况提高以及活动水平降低所致。但是,对这种解释所提供的证据主要是安全用水的可及性、疫苗接种率、交通设施以及拥有各种省力耐用品等不完整的证据。

如果能量需求随着活动水平的提高而急剧上升,那么平均能量摄入下降一定是由于活动水平降低或懒惰程度增加造成的。然而,正如 Deaton 和 Dreze(2009)所说,这个假设是推测性的,因为并没有关于活动水平的数据。

　　Deaton 和 Dreze(2009)的发现和建议引起了研究人员的广泛关注。例如,如果能量的减少纯粹是由于懒惰或健康状况改善而引起的,那么这就意味着印度人口中并没有出现能量摄入不足的问题。然而,Deaton 和 Dreze(2009))在他们的论文中用了大量的篇幅来证明"没有什么比事实更离谱了。"的确,他们展示了印度经历了多么糟糕的体格测量结果。

　　最后,这些发现之所以重要,是因为令人费解的是,像印度这样一个贫困和营养不良的国家,在经济日益繁荣的时期,竟然通过减少能量摄入来减少实际的食物消费。

　　Deaton 和 Dreze 的研究和观察结果在印度的营养经济学家中引发了激烈的争论。特别是 Utsa Patnaik(2010)对其使用的价格指数测量结果和数据构建方法提出了质疑。Deaton 和 Dreze(2010)对此进行了回应,重申他们的发现并证明了他们的方法是正确的。总的来说,近年来印度在经济快速增长时期反而出现了营养不良率上升的情况受到了很多关注和批评(Palmer-Jones 和 Sen,2001;Meenakshi 和 Viswanathan,2005;Radhakrishna,2005;Ray 和 Lancaster,2005;Sen,2005;Ray,2007;Suryanarayan 和 Silva,2007)。一个关键的政策含义是,我们可能会错过那些在非贫困人口中,但没有食物保障的人。

　　Gaiha 等人(2013)重新检验了 Deaton 和 Dreze 的假设,他们采用标准的需求理论框架估算需求变化和食物的价格弹性。研究人员将食物价格和支出分别用于农村和城市家庭对能量、蛋白质和脂肪的需求估算中,研究结果显示存在显著的价格和支出效应。此外,他们还发现需求框架中可能遗漏了其他重要因素从而降低了消费。如对能量的需求函数所示,改善健康状况和减少身体活动是合理的解释性因素,但是必须将这些因素视为对需求估计的补充。

　　在这场辩论中同样重要的是 Basole 和 Basu(2015)提出的"食物预算压缩假说",该假说表明,在印度案例中,满足非食物必需品的成本增长如此之快,以致于压缩了食物预算,食物购买力不足,导致了能量摄入量降低。

　　最后,还对估算营养弹性的研究结果进行了综述,回顾了估算过程以及由于其差异而产生的不同结果。下文将给出间接程序说明。

## 营养弹性的估算

　　通常有两种方法估计收入和价格变化对营养素摄入量影响的参数。第一种方法是使用一种需求系统(LES 或 AIDS)估算食物需求,然后将总需求中的支出和价格弹性转换为总支出水平相同的营养素弹性。Murty 和 Radhakrishna(1982)以及 Strauss(1982)和 Pitt(1983)在他们的研究中使用了这种方法。第二种方法是使用支出和其他人口统计变量作为自变量,直接估计营养素需求的简化形式方程(Levinson,1974;Timmer 和 Alderman,1979;Ward 和 Sanders,1980;Wolfe 和 Behrman,1983;Pitt 和 Rosenzweig,1985)。前一章对这些研究进行了综述。表7-1总结了文献中得出的能量和蛋白质的弹性估算值(请参阅本章末尾练习6)。

表 7-1　营养弹性研究

| 国家 | 作者 | 营养弹性估算过程 | 弹性 | | | | 评注 |
|---|---|---|---|---|---|---|---|
| | | | 价格 | | 收入 | | |
| | | | 能量 | 蛋白质 | 能量 | 蛋白质 | |
| 孟加拉国 | Pitt（1983） | 间接 | −0.53 | −0.42 | 0.82 | 0.79 | 大米价格弹性 |
| 巴西 | Williamson-Gray（1982） | 直接 | −0.016 | — | 0.18 | — | 大米价格弹性 |
| | Ward 和 Sanders（1980） | 直接 | — | — | 0.33 | 0.50 | 巴西福塔莱萨地区（366 个 HSHLD）；两阶段最小二乘法 |
| 哥伦比亚 | Pinstrup-Andersen 和 Caicedo（1978） | 间接 | — | — | 0.51 | 0.65 | Cali 地区 220 户家庭和 22 种食物 |
| 印度 | Behram 和 Deolalikar（1987） | 直接 | — | — | 0.17 | 0.06 | 集合家庭的调查数据 使用线性对数模型 |
| | Sharma 和 Dillon（1984） | 间接 | — | — | 0.57 | — | 数据同上 |
| | Radhakrishna（1984） | 间接 农村/城市 | −0.53 −0.31 | — | 0.88 0.88 | — | 中等收入群体的价格弹性 与总支出弹性 |
| 印度尼西亚 | Chernichowsky 和 Meesook（1988） | 直接 | −0.35 | −0.278 | 0.54 | 0.68 | 关于大米价格 |
| | Pitt 和 Rosenweig（1985） | 直接 | −0.07 | −0.13 | 0.007 | 0.012 | 关于农业利润和粮食价格 |
| | Timmer（1981） | 直接 | −0.64 | — | 0.48 | — | |
| | Alderman 和 Timmer（1980） | 直接 农村/城市 | −0.71 −0.94 | — | 0.50 0.39 | — | 蛋白质弹性未报告 |
| 尼加拉瓜 | Wolfe 和 Behram（1983） | 直接 | — | — | 0.058 | 0.29 | 1977 年,马那瓜的 1 167 户家庭 |
| 塞拉利昂 | Strauss（1982） | 直接 | −0.24 | — | — | — | |
| 斯里兰卡 | Sahn（1988） | 间接 | — | — | 0.62 | — | 与农村中等收入家庭相关 |
| | Gavan 和 Chandrashekara（1979） | 直接 | — | — | 0.24 | — | |

来源：Babu, S. C., 1989. Challenges facing agriculture in southern Africa. In：A Conference Report：Inter-Conference Symposium of the International Association of Agricultural Economists, Badplass, South Africa, 10-16, August 1998.

在早期研究中,研究人员采用了上述方法之一,但并没有对其选择作出解释。然而,Pitt（1983,第 110 页）认为,使用需求系统方法显然比直接估计更可取,因为真实的能量支出关系中的所有参数都完全由各个需求方程确定。此外,与推导营养素价格指数正确性和困难相关的问题,导致采用第二种方法的研究降低了方程式中的价格(Behrman 和 Deolalikar,1987)。

### 食物价格-营养素弹性

食物价格-营养素弹性提供了营养素摄入量对食物价格变化的反应。根据需求系统的估计参数计算出的直接价格弹性矩阵和交叉价格弹性矩阵可以得到这些结果。

食物价格-营养素弹性矩阵中的元素 $\Phi_{nj}$ 定义如下:

$$\Phi_{nj} = \frac{\sum\limits_i a_{ni} e_{ij} E(Y_i)}{\sum\limits_i a_{ni} E(Y_i)} \qquad (\text{式 7.1})$$

其中,$\Phi_{nj}$ 是非补偿食物价格-营养素弹性,$a_{ni}$ 是营养素 $n$ 在每单位食物 $i$ 中的含量,$e_{ij}$ 是交叉价格弹性,$E(Y_i)$ 是食物 $i$ 的平均消费量。同理,用营养素的补偿食物价格弹性 $e_{ij}^*$ 代替方程(式 7.1)中的 $e_{ij}$,我们可以计算营养素 $\Phi_{nj}^*$ 的补偿食物价格弹性。

### 营养素支出（收入）弹性

营养素的支出弹性是衡量由于支出变化而导致营养摄入量变化的指标,由根据需求系统的估计参数计算出的支出弹性得出,公式如下:

$$\Phi_{nx} = \frac{\sum\limits_i a_{ni} e_{ix} E(Y_i)}{\sum\limits_i a_{ni} E(Y_i)} \qquad (\text{式 7.2})$$

其中 $\Phi_{nx}$ 为营养素 $n$ 相对于支出 $x$ 的支出弹性,$e_{ix}$ 为支出弹性。

### 关于获得营养弹性的局限性的说明

无论采用直接法还是间接法,在推导和使用营养弹性时都存在一定的困难。下文给出了使用营养素系数时的一些局限性,尽管由于应用研究中数据的限制,要克服所有局限性可能很困难。

使用总体食物的平均营养素系数可能会导致对某些营养素的错误计算。例如,如 Behrman 和 Deolalikar(1987)研究所述,小米含有 344mg 钙、6.4mg 铁、42mg 胡萝卜素和0.27mg硫胺素,而大米分别含有 9mg、2.8mg、2mg 和 0.06mg 上述营养素。将大米和小米混合成谷物组合,可能会导致对胡萝卜素、铁、钙和硫胺素的过高估计。即使将大米视为单一食物,受到诸如大米品种质量(某些富含一些矿物质)、使用蒸谷米或生米做饭以及使用手工加工或碾磨机加工大米(改变了矿物质和维生素的营养素组成)等多种因素的影响,也很难针对大米使用单一的营养素系数。例如,碾磨机加工大米会使蛋白质降低 9.3%,磷减少 16%,硫胺素降低71%,核黄素降低 63%,以及胡萝卜素和抗坏血酸一定程度的下降(Gopalan 等人,1977)。

如果某种特定营养素非常重要,富含该种营养素的食物若未纳入研究范围则可能会对分析结果产生不同的影响。例如,维生素 A 缺乏对"夜盲症"的发生率有确定影响,如果想知道对有维生素 A 缺乏症的目标家庭施行牛奶补贴计划会导致胡萝卜素的摄入量增加多少,那么仅使用牛奶和大米进行研究可能并不合适。家庭所食用的其他食物,例如蔬菜、绿色蔬菜和豆类等,由于其维生素 A 含量较高,也应该纳入分析范围。遗憾的是,Alderman 和 Timmer(1980)、Timmer(1981)仅将大米和木薯用于印度尼西亚营养弹性的研究。

在大多数食物的支出调查中,"其他食物"下的类别是休闲食品和外卖食品,它们占食物支出的很大一部分。由于在这种情况下无法对单个食物进行量化,因此通常不考虑将这些食物支出用于营养系数的计算。营养系数通常是从食物营养成分表中获得(有关印度食物的营养成分,请参见 Gopalan 等,1977),并基于国家级实验室分析得出。

## 补贴政策可以改善营养状况吗

假设在一个经济体中确定有一群极度贫困的人存在严重营养不良,我们掌握关于其主食消费的数据信息。那么,应如何改善这一群体的营养状况呢?

一个普遍可接受的方法是提供补贴,这相当于降低主食的价格。在其他影响因素保持不变的情况下,降价可能会增加主食的消费并产生更好的健康结局。

食物补贴作为解决能量摄入不足和减少饥饿的政策工具已经得到广泛研究(Pinstrup-Andersen,1988)。然而,虽然补贴政策制定得较为合理,但却很难找到其影响营养素摄入的实际证据。例如,Jensen 和 Miller(2011)在中国两个省份开展了一项针对贫困家庭的大型补贴计划,研究发现食物补贴对营养状况存在负面影响,鼓励了人们对更多没有营养价值的商品的消费行为。

上述发现与消费者行为理论一致,因为随着食物价格下降,消费者的实际收入会增加,从技术层面来讲甚至可以对非食物产生替代效应。因此,Jensen 和 Miller(2011)质疑任何试图改善营养结局的补贴政策的价值,因为大多数补贴政策都会产生很大的收入效应。收入增加产生替代效应的一个充足理由是,目标家庭可能已经达到了主食充足的生活水平。

Kaushal 和 Muchomba(2015)在另一项针对印度的研究中也得到了类似的结论。他们根据目标公共分配系统(Targeted Public Distribution System,TPDS)里的三轮全国抽样调查数据(包括主食偏好的信息),研究了价格补贴对来自小麦和大米的能量摄入的影响。研究结果与 Jensen 和 Miller(2011)的非常相似:

- 实际收入的增加对营养素摄入量无影响[1];
- 非食物类支出有所增加;
- 糖、代糖和食用油的消费量均增加。

与 Jensen 和 Miller(2011)、Kaushal 和 Muchomba(2015)的研究不同,美国的情况表明,补贴对健康饮食起到了积极的促进作用。例如,Dong 和 Lin(2009)以及 Chang 等(2015)研究发现,SNAP 和妇女、婴儿和儿童项目(Woman,Infants and Children,WIC)等补贴项目对水果和蔬菜的摄入量有积极影响,这些食物是微量营养素的优质来源。

在美国,水果和蔬菜摄入量低的问题严重。Dong 和 Lin(2009)研究显示,虽然每天的推荐摄入量是 1.8 杯水果和 2.6 杯蔬菜,但大多数美国人只吃 1.03 杯水果和 1.58 杯蔬菜,明显低于推荐摄入量。Dong 和 Lin(2009)估计,10% 的补贴将鼓励低收入美国人的水果消费量增加 2.1%~5.2%,蔬菜消费量增加 2.1%~4.9%。此外,这两类产品的补贴成本估计约为 5 800 亿美元。但是这项研究也指出,即使有了这项补贴,大多数美国人仍然达不到推荐量。

---

① 补贴增加 100% 可转化为收入增加 0.54%,从而使小麦和大米的能量摄入量增加 2%~4%,粗粮的能量摄入量减少 40%~75%,糖和糖类产品的能量摄入量增加 21%~28%(请参阅 Kaushal 和 Muchomba,2015 年,第 37 页)。

Chang 等人（2015）将上述研究扩展到 SNAP 和 WIC 的影响，结果发现，根据家庭和人口统计学特征，这些项目显著提高了水果和蔬菜的摄入量。Kaushal 和 Muchomba（2015）用图 7-1 解释了这些差异产生的原因：

考虑两个商品 $x$ 和 $y$ 的消费者效用最大化问题，商品价格分别为 $p$ 和 \$1，预算约束为 $I=y+px$，其中 I 表示总收入。设 AB 为初始预算约束线。如果对商品 $x$ 进行补贴，那么 $x$ 的价格下降，AB 向右移动。

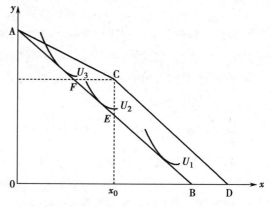

图 7-1　食物价格补贴对预算约束线的影响

如果政府实行食物价格补贴，使得消费者能以较低的价格 $cp$（$c<1$）购买最大量单位 $x_0$ 的商品，则新的预算约束线由 ACD 给出，此时预算约束公式为：

$$I=y+cpx_0+p(x-x_0)$$

在实行补贴之前，消费者均衡可能在原始预算约束线 AB 的任何位置。但是，在补贴实行之后，新的平衡将位于线段 AC 或 CD 上，这取决于原始平衡的位置。对于效用函数 $U_3$ 代表的消费者而言这个问题变得至关重要，因为在该情况下收入效应可能会小于替代效应，从而影响商品 $x$ 消费的净减少。正如 Kaushal 和 Muchomba（2015）所言，补贴的最终效果是经验问题，无法先验确定。

Jensen 和 Miller（2011）、Kaushal 和 Muchomba（2015）以及 Chang 等人（2015）的实证方法各不相同，为我们提供了研究人员在这些情况下采取的研究思路。例如，Jensen 和 Miller 使用以下回归：

$$\%\Delta Nutrient=\alpha+\beta\%\Delta Subsidy+disturbance$$

其中因变量是家庭在特定时间 $t$ 消费的某一特定营养素的变化百分比，它是对时间 $t$ 的主食价格变化百分比的回归。总体而言，Jensen 和 Miller（2011）无法拒绝关于许多营养素（例如钙、钾和铁）的原假设或 $\beta=0$。

Kaushal 和 Muchomba（2015）将他们的实证估计分为 3 个阶段，可以用以下公式表示：

首先，构建约束条件下的 logit 回归方程：

$$\ln\left[\frac{pr(BPL\ card=1)}{Pr(BPL\ card=0)}\right]=X_i\beta+\pi_j$$

其次，列出补贴金额的计算公式：

$$Subsidy=X_i\beta+\beta_c(prCard*Post)+\delta_0prCard+Fixed\ Effects$$

最后，得到营养效应方程：

$$Nutrition\ Intake=X_i\Phi+\varphi Subsidy+\varphi_0prCard+Dummies$$

第一个方程是 logit 回归模型，用于计算 $j$ 区家庭 $i$ 在时间 $t$ 拥有印度政府发行的配给卡的概率，这里的自变量反映了各种家庭特征。

将 logit 回归模型的预测概率代入第二个方程（pr Card），得到家庭补贴金额的效应。预测概率与变量 Post 相互影响，其中 Post 是一个虚拟变量，表示补贴计划扩大时期的影响。

最后,营养摄入量方程式总结了所有预定变量对样本家庭的不同营养素摄入量的影响。Kaushal 和 Muchomba(2015)研究了包括小麦和大米在内的各种食物中的营养素,这些食物都在补贴之列。OLS 和工具变量估计值表明,补贴的增加促进了非食物项目的支出。

Chang 等(2015)基于 SNAP 或 WIC 的数据以及其他解释变量,使用有序概率模型(*probit* 模型)来预测水果和蔬菜消费的可能性。因此,各种计量经济学方法被用于研究补贴对营养的影响。在许多情况下,函数形式、变量选择和估计方法取决于数据的可用性以及补贴实施的方式。总的来说,对健康食物的补贴是否会导致能量的高摄入,目前还不是很明确。我们将在第十四章"肥胖的经济学分析及其对生活质量的影响:非参数方法的应用"中进一步讨论这个问题,其中我们讨论了在美国碳酸饮料税对减少肥胖的重要性。下面将在STATA 中进行实证分析。

## STATA 操作实例

我们继续对上一章案例进行讨论,并使用上述框架来模拟补贴政策的影响。表 7-2 列出了 27 个家庭水果($Q_1$)、乳制品($Q_2$)和垃圾食品($Q_3$)的消费情况及其价格,表中的二分类变量用来表示家庭是在农村($R=1$)还是在城市地区($R=0$)。此外,表中还列出了有关儿童数量($Kids$)和家庭收入($m$)的信息。

**表 7-2　27 户家庭消费、食物价格、孩子数量及收入情况一览表**

| Obs | $Q_1$ | $Q_2$ | $Q_3$ | $P_1$ | $P_2$ | $P_3$ | R | Kids | m |
|---|---|---|---|---|---|---|---|---|---|
| 1 | 129.6 | 0.875 | 0.975 | 0.736 | 0.76 | 0.374 | 1 | 4 | 6 036 |
| 2 | 131.2 | 0.864 | 0.975 | 0.769 | 0.796 | 0.378 | 1 | 4 | 6 113 |
| 3 | 137 | 0.869 | 0.971 | 0.848 | 0.824 | 0.387 | 1 | 3 | 6 271 |
| 4 | 141.5 | 0.868 | 0.965 | 0.86 | 0.835 | 0.393 | 1 | 3 | 6 378 |
| 5 | 148.7 | 0.864 | 0.962 | 0.901 | 0.851 | 0.4 | 1 | 2 | 6 727 |
| 6 | 155.8 | 0.899 | 0.939 | 0.894 | 0.869 | 0.401 | 1 | 2 | 7 027 |
| 7 | 164.8 | 0.92 | 0.921 | 0.87 | 0.902 | 0.405 | 1 | 2 | 7 280 |
| 8 | 170.9 | 0.95 | 0.93 | 0.9 | 0.95 | 0.413 | 1 | 3 | 7 513 |
| 9 | 183.3 | 0.964 | 0.958 | 0.928 | 0.996 | 0.431 | 1 | 3 | 7 728 |
| 10 | 195.7 | 0.997 | 0.974 | 0.931 | 1.077 | 0.444 | 1 | 4 | 7 891 |
| 11 | 207.3 | 1.006 | 1.006 | 0.943 | 1.235 | 0.457 | 1 | 4 | 8 134 |
| 12 | 218.2 | 1.013 | 1.05 | 1.002 | 1.327 | 0.477 | 1 | 5 | 8 322 |
| 13 | 226.7 | 1.026 | 1.04 | 1.005 | 1.384 | 0.485 | 1 | 3 | 8 562 |
| 14 | 237.8 | 1.131 | 1.041 | 1.076 | 1.398 | 0.496 | 1 | 3 | 9 042 |
| 15 | 225.7 | 1.549 | 1.105 | 1.126 | 1.43 | 0.534 | 0 | 2 | 8 867 |
| 16 | 232.3 | 1.658 | 1.206 | 1.364 | 1.536 | 0.589 | 0 | 4 | 8 944 |

| Obs | Q$_1$ | Q$_2$ | Q$_3$ | P$_1$ | P$_2$ | P$_3$ | R | Kids | m |
|-----|-------|-------|-------|-------|-------|-------|---|------|------|
| 17 | 241.6 | 1.729 | 1.287 | 1.579 | 1.692 | 0.625 | 0 | 3 | 9 175 |
| 18 | 249.1 | 1.832 | 1.359 | 1.728 | 1.774 | 0.657 | 0 | 3 | 9 381 |
| 19 | 261.2 | 1.913 | 1.468 | 1.765 | 1.828 | 0.699 | 0 | 2 | 9 735 |
| 20 | 248.8 | 2.606 | 1.59 | 1.91 | 1.953 | 0.751 | 0 | 2 | 9 829 |
| 21 | 226.7 | 3.641 | 1.723 | 1.981 | 2.466 | 0.822 | 0 | 4 | 9 722 |
| 22 | 225.5 | 4.059 | 1.832 | 2.469 | 3.07 | 0.887 | 0 | 4 | 9 769 |
| 23 | 228.7 | 3.844 | 1.906 | 2.864 | 3.41 | 0.93 | 0 | 3 | 9 725 |
| 24 | 239.5 | 3.714 | 1.956 | 3.197 | 3.576 | 0.971 | 0 | 3 | 9 930 |
| 25 | 244.6 | 3.657 | 2.015 | 3.657 | 3.802 | 0.968 | 0 | 4 | 10 421 |
| 26 | 245.7 | 3.688 | 2.082 | 3.697 | 3.978 | 0.975 | 0 | 4 | 10 563 |
| 27 | 269.3 | 2.871 | 2.17 | 3.532 | 4.214 | 0.983 | 0 | 3 | 10 780 |

## 实例 1：补贴的影响

在此，我们可以针对数据构建二次 AIDS（QUAIDS）模型进行估计，并检验城乡居民家庭的未补偿弹性是否不同，而且还可以进一步检验所有支出弹性是否为正。下面给出这一演算结果。

假设我们想实施补贴政策以促进水果和乳制品的消费。若每单位水果、乳制品和垃圾食品所含总能量分别为 0.4、0.5 和 0.6，则总能量为 $C = 0.4Q_1 + 0.5Q_2 + 0.6Q_3$。

当水果价格下降 1% 对总能量消费有什么影响？

假设能量消费百分比的变化由下式给出：

$$s_1 \in_{11}^u + s_2 \in_{12}^u + s_3 \in_{13}^u$$

式中，$\in_{1j}^u$ 表示当 $P_1$ 变化 1% 时商品 $j$ 的未补偿弹性，$s_i$ 表示商品 $i$ 提供的能量在总能量消费中所占的比例$\left(\text{例如 } s_1 = \dfrac{0.4Q_1}{C}\right)$。

我们在 STATA 中用 gen 命令创建 $C$，$si$ 和 estat uncompensated ue * 程序来计算每个观察值的必要值。

未补偿弹性被保存为 ue_1_1、ue_1_2 和 ue_1_3。最后，能量的百分比变化由下式确定：

$s_1 * ue\_1\_1 + s_2 * ue\_2\_1 + s_3 * ue\_3\_1$

此外，我们还可以计算上述百分比变化的平均值。下面我们将在 STATA 演示这些命令和输出结果。

首先，使用 gen 生成总支出函数，并定义每种商品的相对比例。STATA 中的四个顺序命令分别是：

*gen*　exp *fd* = *p*1 * *q*1 + *p*2 * *q*2 + *p*3 * *q*3

*gen*　*W* 1 = *p*1 * *q*1/exp *fd*

*gen*　*W* 2 = *p*2 * *q*2/exp *fd*

*gen*　*W* 3 = *p*3 * *q*3/exp *fd*

然后，我们执行 quaids 命令来估计 QUAIDS 模型，与上一章的过程相似，STATA 输入和输出结果是：

*quaids w1−w3 , anot( 10 ) prices( p1−p3 ) expenditure( exp fd ) nolog*

```
Quadratic AIDS model

Number of obs           =          27
Number of demographics  =           0
Alpha_0                 =          10
Log-likelihood          =   330.93232


                   Coef.    Std. Err.      z     P>|z|     [95% Conf. Interval]

alpha
    alpha_1      1.141389    .0997319    11.44   0.000     .9459183    1.33686
    alpha_2     -.2344438     .093194    -2.52   0.012    -.4171007   -.051787
    alpha_3      .0930545    .0116734     7.97   0.000      .070175    .1159339

beta
    beta_1       .0744037    .0409941     1.81   0.070    -.0059432    .1547506
    beta_2      -.1123671    .0383384    -2.93   0.003     -.187509   -.0372253
    beta_3       .0379634    .0047634     7.97   0.000     .0286274    .0472995

gamma
    gamma_1_1    .0081077    .0166209     0.49   0.626    -.0244686     .040684
    gamma_2_1   -.0137494    .0188513    -0.73   0.466    -.0506973    .0231984
    gamma_3_1    .0056418    .0031688     1.78   0.075    -.0005689    .0118525
    gamma_2_2    .0237449    .0209252     1.13   0.256    -.0172677    .0647576
    gamma_3_2   -.0099955    .0028892    -3.46   0.001    -.0156582   -.0043328
    gamma_3_3    .0043537      .00083     5.25   0.000     .0027271    .0059804

lambda
    lambda_1     .0088134    .0042405     2.08   0.038     .0005022    .0171246
    lambda_2    -.0128274    .0039687    -3.23   0.001    -.0206059   -.0050489
    lambda_3      .004014    .0004851     8.28   0.000     .0030633    .0049648
```

如前所述，计算每个观测值的未补偿弹性，均值如下表所示。结果显示所有的自身弹性都是负的，只有商品 1 和商品 2 是替代品，而其他两个商品组合具有互补性。

```
. estat uncompensated ue*

. summarize ue*

    Variable       Obs        Mean    Std. Dev.        Min         Max

    ue_1_1          27    -.9949049    .0029014    -.998989    -.9892969
    ue_1_2          27     .0058247     .001355    .0041285      .008466
    ue_1_3          27    -.0008297    .0004088   -.0016227    -.0003147
    ue_2_1          27    -.7099307    .7202711   -1.868265     .1628326
    ue_2_2          27    -1.772059     .468742   -2.509744    -1.200282

    ue_2_3          27    -.0130663     .079715   -.1070366     .1331494
    ue_3_1          27     -.217953    .5015302   -1.009156     .5805875
    ue_3_2          27    -.1115348    .2361806   -.4499804     .2680736
    ue_3_3          27    -.5663684    .1271834   -.8183446    -.4067908
```

接着，我们用下一组命令计算能量比例，其中 $s_i$ 表示商品 $i$ 的能量含量在总能量中所占比例$\left(\text{例如 } s_1 = \dfrac{0.4Q_1}{C}\right)$。最后，我们通过定义 *frt_sub* 来计算补贴政策对水果价格下降 1% 的影响。

*gen* $\quad c = 0.4 * q1 + 0.5 * q2 + 0.6 * q3$

*gen* $\quad s1 = 0.4 * q1/c$

*gen* $\quad s2 = 0.5 * q2/c$

*gen* $\quad s3 = 0.6 * q3/c$

*gen* $\quad frt\_sub = s1 * ue\_1\_1 + s2 * ue\_2\_1 + s3 * ue\_3\_1$

```
summarize s1 s2 s3 frt_sub
    Variable │     Obs        Mean    Std. Dev.        Min         Max

          s1 │      27    .9802481    .0068899    .9664766     .987643
          s2 │      27    .0104464    .0052419    .0055872    .0217457
          s3 │      27    .0093055    .0019418    .0064853    .0123228
     frt_sub │      27    -.982659    .0059454   -.9900663   -.9689668
```

结果表明,食物价格每下降 1%,能量消费量增加 0.98%。此外,我们还可以检验是否对农村家庭的影响更大(参见练习 1),以及人口数量对水果补贴大小的影响(参见练习 2)。最后,我们还可以比较价格上涨 1% 对垃圾食物的影响,看看碳酸饮料税政策是否能有效减少肥胖。

## 实例 2:Jensen-Miller 分析(2011)

在这个例子中,我们使用 15 个家庭(H)的 30 个观察数据来进行分析,其中每个家庭都有两个观察时间段(time)。我们有关于每个家庭是否有配给卡的信息(如果有,Card = 1,否则 Card = 0),营养素消费量(q),商品的市场价格(p1)和家庭支付的价格(p2),家庭规模(N),家庭中女性所占比例(F)。我们使用这些数据检验三种不同的模型:

| obs | time | H | Card | q | p1 | p2 | N | F |
|---|---|---|---|---|---|---|---|---|
| 1 | 1 | 1 | 0 | 53.4 | 1 | 0.66 | 3 | 0.66 |
| 2 | 2 | 1 | 0 | 54.2 | 1.25 | 0.83 | 4 | 0.5 |
| 3 | 1 | 2 | 0 | 49.4 | 1 | 0.66 | 5 | 0.6 |
| 4 | 2 | 2 | 0 | 50.2 | 1.25 | 0.83 | 3 | 0.66 |
| 5 | 1 | 3 | 0 | 49.9 | 1 | 0.66 | 4 | 0.75 |
| 6 | 2 | 3 | 0 | 50.7 | 1.25 | 0.83 | 5 | 0.6 |
| 7 | 1 | 4 | 0 | 46.4 | 1 | 0.66 | 3 | 0.66 |
| 8 | 2 | 4 | 0 | 47.2 | 1.25 | 0.83 | 3 | 0.33 |
| 9 | 1 | 5 | 0 | 53.4 | 1 | 0.66 | 3 | 0.33 |
| 10 | 2 | 5 | 0 | 53.4 | 1.25 | 0.83 | 4 | 0.75 |
| 11 | 1 | 6 | 0 | 54.7 | 1 | 0.66 | 4 | 0.75 |
| 12 | 2 | 6 | 0 | 49.4 | 1.25 | 0.83 | 4 | 0.5 |
| 13 | 1 | 7 | 0 | 53.4 | 1 | 0.66 | 5 | 0.6 |
| 14 | 2 | 7 | 0 | 54.2 | 1.25 | 0.83 | 5 | 0.6 |

续表

| obs | time | H | Card | q | p1 | p2 | N | F |
|-----|------|---|------|-----|------|------|---|------|
| 15 | 1 | 8 | 1 | 50.9 | 1 | 0.66 | 3 | 0.66 |
| 16 | 2 | 8 | 1 | 51.7 | 1.25 | 0.83 | 3 | 0.66 |
| 17 | 1 | 9 | 1 | 53.4 | 1 | 0.66 | 3 | 0.33 |
| 18 | 2 | 9 | 1 | 54.7 | 1.25 | 0.83 | 3 | 0.33 |
| 19 | 1 | 10 | 1 | 49.4 | 1 | 0.66 | 3 | 0.33 |
| 20 | 2 | 10 | 1 | 50.7 | 1.25 | 0.83 | 4 | 0.5 |
| 21 | 1 | 11 | 1 | 49.9 | 1 | 0.66 | 5 | 0.4 |
| 22 | 2 | 11 | 1 | 51.2 | 1.25 | 0.83 | 3 | 0.66 |
| 23 | 1 | 12 | 1 | 46.4 | 1 | 0.66 | 4 | 0.5 |
| 24 | 2 | 12 | 1 | 47.7 | 1.25 | 0.83 | 5 | 0.4 |
| 25 | 1 | 13 | 1 | 53.4 | 1 | 0.66 | 3 | 0.66 |
| 26 | 2 | 13 | 1 | 54.2 | 1.25 | 0.83 | 3 | 0.66 |
| 27 | 1 | 14 | 1 | 54.7 | 1 | 0.66 | 3 | 0.33 |
| 28 | 2 | 14 | 1 | 50.7 | 1.25 | 0.83 | 4 | 0.75 |
| 29 | 1 | 15 | 1 | 53.4 | 1 | 0.66 | 4 | 0.75 |
| 30 | 2 | 15 | 1 | 54.2 | 1.25 | 0.83 | 3 | 0.66 |

在前几个命令中,我们沿用 Jensen 和 Miller(2011)的方法使用弧弹性公式计算补贴金额和营养素摄入量的百分比变化。

```
• gen sub = p2 - p1      /* we define a new variable called sub */
• gen lags1 = sub[_n-1]     /* we get the lag value of sub */
• gen lagN = q[_n-1]     /* we get the lag value of q */
• gen sn = sub - lags1      /* computing the numerator for arc elasticity */
• gen sd = 0.5*(sub + lags1)      /* the denominator for arc elasticity */
• gen perchsub = (sn/sd)*100      /* %Δ Subsidy is calculated */
• gen nN = q - lagN
• gen nD = 0.5*(q + lagN)
• gen perchNut = (nN/nD)*100      /* %Δ Nutrient is calculated */
```

然后利用下面的公式估计模型的三种形式:

$$\%\Delta Nutrient = \alpha + \beta\%\Delta Subsidy + disturbance$$

使用选项 quietly 运行三个模型,并使用 STATA 软件中的 estout 命令运行结果如下:

```
• quietly regress perchNut perchsub
• estimates store m1, title(Model 1)
• quietly regress perchNut perchsub n f
• estimates store m2, title(Model 2)
• quietly regress perchNut perchsub n f card
• estimates store m3, title(Model 3)
• estout m1 m2 m3, cells(b(star fmt(3)) se(par fmt(2))) legend label varlabels
  (_cons constant) stats(r2 df_r, fmt(3 0) label(R-sqr dfres))
```

在每次回归之后,我们将输出结果存储在不同的标题下,然后利用 estout 下的选项设置 * 表示显著程度,使用 3 位小数表示参数估计值而使用 2 位小数表示标准差,将变量名用作图例,并生成 R 平方和自由度。STATA 输出结果如下:

| | Model 1<br>b/se | Model 2<br>b/se | Model 3<br>b/se |
|---|---|---|---|
| perchsub | 0.014 | 0.015 | 0.015 |
| | (0.05) | (0.06) | (0.06) |
| N | | -0.647 | -0.754 |
| | | (1.50) | (1.60) |
| F | | -1.590 | -1.832 |
| | | (7.87) | (8.10) |
| Card | | | -0.560 |
| | | | (2.55) |
| constant | 0.042 | 3.340 | 4.184 |
| | (1.13) | (6.78) | (7.90) |
| R-sqr | 0.002 | 0.012 | 0.014 |
| dfres | 27 | 25 | 24 |

* p<0.05, ** p<0.01, *** p<0.001

结果显示,尽管 $\beta$ 的符号在各种情况下都为正,但是没有一个模型得出任何显著性的结果,并且 $R^2$ 值非常不理想。实验结果可以使用不同的自变量组合重新校准(见练习 3)。

## 实例 3:Kaushal 和 Muchomba 分析(2015)

我们将上述案例进行扩展,增加自变量家庭收入(Inc)、户主年龄(age)以及家庭是否拥有自行车(有,Bicycle = 1;无,Bicycle = 0)。

首先,我们建立一个 $logit$ 回归函数,并在 STATA 中应用 $logit$ 回归函数计算每个家庭拥有配给卡的预测概率值:

| obs | time | H | Card | q | p1 | p2 | N | F | Inc | age | Bicycle |
|---|---|---|---|---|---|---|---|---|---|---|---|
| 1 | 1 | 1 | 0 | 53.4 | 1 | 0.66 | 3 | 0.66 | 1.1 | 45 | 1 |
| 2 | 2 | 1 | 0 | 54.2 | 1.25 | 0.83 | 4 | 0.5 | 1.5 | 45 | 1 |
| 3 | 1 | 2 | 0 | 49.4 | 1 | 0.66 | 5 | 0.6 | 1.3 | 43 | 1 |
| 4 | 2 | 2 | 0 | 50.2 | 1.25 | 0.83 | 3 | 0.66 | 1.7 | 43 | 0 |
| 5 | 1 | 3 | 0 | 49.9 | 1 | 0.66 | 4 | 0.75 | 1.5 | 37 | 0 |
| 6 | 2 | 3 | 0 | 50.7 | 1.25 | 0.83 | 5 | 0.6 | 1.9 | 37 | 0 |
| 7 | 1 | 4 | 0 | 46.4 | 1 | 0.66 | 3 | 0.66 | 1.7 | 46 | 1 |
| 8 | 2 | 4 | 0 | 47.2 | 1.25 | 0.83 | 3 | 0.33 | 2.1 | 46 | 0 |
| 9 | 1 | 5 | 0 | 53.4 | 1 | 0.66 | 3 | 0.33 | 1.9 | 34 | 1 |
| 10 | 2 | 5 | 0 | 53.4 | 1.25 | 0.83 | 4 | 0.75 | 2.3 | 34 | 1 |

续表

| obs | time | H | Card | q | p1 | p2 | N | F | Inc | age | Bicycle |
|---|---|---|---|---|---|---|---|---|---|---|---|
| 11 | 1 | 6 | 0 | 54.7 | 1 | 0.66 | 4 | 0.75 | 2.1 | 56 | 0 |
| 12 | 2 | 6 | 0 | 49.4 | 1.25 | 0.83 | 4 | 0.5 | 2.5 | 57 | 0 |
| 13 | 1 | 7 | 0 | 53.4 | 1 | 0.66 | 5 | 0.6 | 2.3 | 42 | 1 |
| 14 | 2 | 7 | 0 | 54.2 | 1.25 | 0.83 | 5 | 0.6 | 2.7 | 43 | 1 |
| 15 | 1 | 8 | 1 | 50.9 | 1 | 0.66 | 3 | 0.66 | 1.02 | 46 | 0 |
| 16 | 2 | 8 | 1 | 51.7 | 1.25 | 0.83 | 3 | 0.66 | 1.42 | 47 | 0 |
| 17 | 1 | 9 | 1 | 53.4 | 1 | 0.66 | 3 | 0.33 | 1.22 | 44 | 0 |
| 18 | 2 | 9 | 1 | 54.7 | 1.25 | 0.83 | 3 | 0.33 | 1.62 | 45 | 1 |
| 19 | 1 | 10 | 1 | 49.4 | 1 | 0.66 | 3 | 0.33 | 1.42 | 38 | 1 |
| 20 | 2 | 10 | 1 | 50.7 | 1.25 | 0.83 | 4 | 0.5 | 1.82 | 39 | 0 |
| 21 | 1 | 11 | 1 | 49.9 | 1 | 0.66 | 5 | 0.4 | 1.62 | 47 | 0 |
| 22 | 2 | 11 | 1 | 51.2 | 1.25 | 0.83 | 3 | 0.66 | 2.02 | 47 | 0 |
| 23 | 1 | 12 | 1 | 46.4 | 1 | 0.66 | 4 | 0.5 | 1.82 | 35 | 1 |
| 24 | 2 | 12 | 1 | 47.7 | 1.25 | 0.83 | 5 | 0.4 | 2.22 | 35 | 1 |
| 25 | 1 | 13 | 1 | 53.4 | 1 | 0.66 | 3 | 0.66 | 2.02 | 57 | 0 |
| 26 | 2 | 13 | 1 | 54.2 | 1.25 | 0.83 | 3 | 0.66 | 2.42 | 58 | 0 |
| 27 | 1 | 14 | 1 | 54.7 | 1 | 0.66 | 3 | 0.33 | 2.22 | 43 | 1 |
| 28 | 2 | 14 | 1 | 50.7 | 1.25 | 0.83 | 4 | 0.75 | 1.96 | 44 | 1 |
| 29 | 1 | 15 | 1 | 53.4 | 1 | 0.66 | 4 | 0.75 | 0.94 | 47 | 1 |
| 30 | 2 | 15 | 1 | 54.2 | 1.25 | 0.83 | 3 | 0.66 | 1.34 | 48 | 0 |

```
. logit card age bicycle inc, nolog

Logistic regression                          Number of obs   =         30
                                             LR chi2(3)      =       2.41
                                             Prob > chi2     =     0.4922
Log likelihood = -19.523888                  Pseudo R2       =     0.0581


        card |      Coef.   Std. Err.      z    P>|z|     [95% Conf. Interval]

         age |   .0344645   .0655129     0.53   0.599    -.0939384    .1628673
     bicycle |  -.3362617   .8568965    -0.39   0.695    -2.015748    1.343225
         inc |  -1.133942   .8920355    -1.27   0.204    -2.882299    .6144158
       _cons |   .8127834   3.316005     0.25   0.806    -5.686467    7.312033
```

上表结果显示,logit 回归模型并不是最佳拟合模型,因为我们的变量都不显著。然而,为了更好地解释该方法,我们继续应用 predict pcard 命令生成每个观测值的预测概率(pcard)。

接下来,先采用 Kaushal 和 Muchomba(2015)提出的定义得出每个观测值的补贴金额:

$$Subsidy_i = q(p_1 - p_2)/n$$

然后运用 STATA 中的 ivregress 程序,把补贴金额的预测值作为工具变量对营养方程进行工具变量估计,结果如下:

```
. ivregress 2sls q age f inc n time (sub = pcard bicycle)

Instrumental variables (2SLS) regression        Number of obs =        30
                                                 Wald chi2(6)  =      7.32
                                                 Prob > chi2   =    0.2919
                                                 R-squared     =    0.4709
                                                 Root MSE      =    1.8425

         q |      Coef.   Std. Err.       z    P>|z|     [95% Conf. Interval]

       sub |   9.767989   7.075962     1.38   0.167    -4.100641    23.63662
       age |  -.0741175   .1315552    -0.56   0.573    -.3319609    .1837258
         f |   3.591102   2.888484     1.24   0.214    -2.070222    9.252427
       inc |   .9446723   1.009038     0.94   0.349    -1.033006    2.922351
         n |   12.78356   9.539571     1.34   0.180    -5.913659    31.48077
      time |  -11.49782   8.369243    -1.37   0.169    -27.90124    4.905596
     _cons |  -32.85679   58.42414    -0.56   0.574     -147.366    81.65242

Instrumented:  sub
Instruments:   age f inc n time pcard bicycle
```

工具变量法分析结果显示,营养摄入量随补贴增长,但估计结果并不显著。因此,我们不能拒绝原假设,即补贴对营养摄入没有显著影响。或许其他方法可能会产生更好的结果(练习4)。

## 实例 4：Chang 等人的分析（2015）

Chang 等人(2015)建立了一个有序 log$it$ 回归模型,其中因变量($Y^*$)是对某营养素的偏好,公式表示如下:

$$Y^* = \beta X + disturbance$$

其中随机扰动项满足所有经典假定。在我们的例子中,$Y^*$ 值可以根据营养素摄入情况由下式赋值:

当 $q<50$ 时,$y=1$;当 $50 \leq q \leq 51$ 时,$y=2$;当 $q>51$ 时,$y=3$。
其中 $q$ 是家庭 $i$ 所摄入的营养素总量,在 STATA 中可用 gen 命令导出:

```
. generate y = .
(30 missing values generated)

. replace y = 1 if (q < 50)
(9 real changes made)

. replace y = 3 if (q > 51)
(21 real changes made)

. replace y = 2 if (q >= 50) & (q ≤ 51)
(5 real changes made)
```

通过 *ologit* 程序实现有序 *logit* 回归估计：

```
. ologit y sub card n f inc age bicycle

Iteration 0:    log likelihood = -29.852291
Iteration 1:    log likelihood = -22.636231
Iteration 2:    log likelihood = -22.231789
Iteration 3:    log likelihood = -22.227032
Iteration 4:    log likelihood = -22.227029
Iteration 5:    log likelihood = -22.227029

Ordered logistic regression                Number of obs    =        30
                                           LR chi2(7)       =     15.25
                                           Prob > chi2      =    0.0329
Log likelihood = -22.227029                Pseudo R2        =    0.2554
```

| y | Coef. | Std. Err. | z | P>\|z\| | [95% Conf. Interval] | |
|---|---|---|---|---|---|---|
| sub | 2.363084 | .9875328 | 2.39 | 0.017 | .4275554 | 4.298613 |
| card | .3299308 | .920349 | 0.36 | 0.720 | -1.47392 | 2.133782 |
| n | 2.18694 | 1.34236 | 1.63 | 0.103 | -.4440381 | 4.817917 |
| f | 3.039109 | 3.397692 | 0.89 | 0.371 | -3.620245 | 9.698463 |
| inc | -.4744724 | 1.192905 | -0.40 | 0.691 | -2.812523 | 1.863578 |
| age | .078078 | .0812107 | 0.96 | 0.336 | -.0810922 | .2372481 |
| bicycle | 1.572625 | .9656897 | 1.63 | 0.103 | -.3200922 | 3.465342 |
| /cut1 | 25.04199 | 10.68661 | | | 4.096623 | 45.98736 |
| /cut2 | 26.15139 | 10.77653 | | | 5.029776 | 47.273 |

因为使用极大似然法,所以迭代过程在第 5 次无收敛时停止。对数似然检验 LR chi2(7)值等于 15.25,表明模型总体上是显著的,因为所有的变量都不是零。系数表示每个自变量的单位变化所引起的因变量(y)的对数比率的变化。有趣的是,模型中补贴金额变量 *sub* 的系数为正且通过了显著性检验(z = 2.39),即如果家庭获得补贴增加了一个单位,那么家庭的对数几率就会增加 2.36。我们还可以应用 STATA(练习 5)计算优势比率模型,因为考虑到了其他类别的累积比,所以该模型可以得到更高比率。

## 结论

本章和前一章的主旨都是利用消费者需求理论来研究家庭对食物的需求行为,以帮助制定政策来实现营养均衡和减少营养不良。本章对前一章的消费者理论模型进行了扩展，以价格和收入作为关键变量构建营养弹性模型。

首先，我们研究了近期有关食物补贴政策影响的微观计量经济学方法，并注意到这是一个经验问题，补贴政策鼓励健康饮食并不总是显而易见的。其次，对印度、中国和美国的三项研究进行了简要回顾，并通过案例演示 STATA 实证分析方法，特别是工具变量估计法、有序概率模型和 QUAIDS 模型。

在许多国家，上述计量经济学方法的一个重要应用是估计补贴政策在促进良好饮食习惯中的作用，同样，"碳酸饮料税"和"脂肪税"的作用也得到了相应估算。对此，我们通过 STATA 程序来演示这些方法的实用性。例如，通过 STATA 示例有助于比较不同的营养弹性，并得出特定补贴金额对不同食物消费的影响。此外，STATA 示例也说明了相关的计量经济学方法在收集数据方面的应用。这里制定的研究框架可以帮助决策者迅速确定大量补贴对社区贫困阶层消费的影响。

根据本章提供的思路，是否可以预测在对软饮料征税还是对牛奶进行补贴这两种政策影响中，哪一种可能对营养结局更为重要？本章末尾的练习有助于解决这些问题。

最后，本章突出了针对营养素需求的学术研究在政策制定中的重要性。有大量研究着眼于营养素需求分析，并提出了解决营养不良的相关政策建议。然而，数据应用、估计方法和研究结果对于政策制定的作用有所不同，本章试图让读者了解这些问题。

## 练习

1. 根据案例 1 中的数据构建 QUAIDS 模型，并键入以下命令估算农村和城市家庭的未补偿弹性。

- estat uncompensated if R == 1, atmeans
- matrix uprural = r(uncompelas)
- estat uncompensated if R == 0, atmeans
- matrix upurban = r(uncompelas)

请使用 matrix list 命令，检查这些组之间的弹性是否不同。

2. 按照上一章所述的步骤，对这些数据进行统计分析：首先使用 gen lm = log(M) 命令生成收入的对数序列，然后采用以下方法进行估计：

quaids w1−w3, anot(10) prices(p1−p3) expenditure(expfd) nolog demographics(kids r lm)

请计算补贴政策对水果消费的影响，并验证特定情况下"无补贴效应"的问题。

3. 使用案例 3 中的数据来验证 Jensen 和 Miller(2011)模型：

$$\%\Delta Nutrient = \alpha + \beta\%\Delta Subsidy + disturbance$$

并效仿 Kaushal 和 Muchomba(2015)用 gen 命令重新定义 sub：

$gen\ sub = q * (p_1 − p_2)/n$

使用弧弹性估算案例 2 中的两个变量值，并将变量 Inc、age 和 Bicycle 纳入回归模型。这一方法是否拒绝了"无补贴效应"的原假设？

4. 将收入变量(Inc)作为工具变量采取工具回归估计法，对案例 3 中数据进行重新验证。在此设定下,你能拒绝"无补贴效应"的原假设吗?

5. 针对案例 4 和相关数据,在 STATA 中运行以下命令:

ologit y sub card n f inc age bicycle,or

注意输出结果的差异,并回答 *sub* 的系数是否仍然为正且显著? 在上述命令中,选项 "or"允许我们解释渐增水平的变化。根据观察到的家庭数据,比较 2 组或 3 组以上的家庭和较低组的家庭的概率系数。在保持其他变量不变的情况下,*sub* 每增加一个单位,高 y 组与中、低 y 联合组的概率相比大出 $K$ 倍。$K$ 是 STATA 中使用选项"or"得到的估计系数。请计算本题中的 $K$ 值。

6. 考虑表 7-1 和先前的研究,估计能量和蛋白质的营养弹性。并根据过去 10 年公布的微量营养素需求量编制比较表,写出你对估算结果的评论。如果估算值相差几位小数有关系吗? 这种差异对食物和营养政策而言有什么影响?

第四部分

# 营养状态的决定
# 因素和因果分析

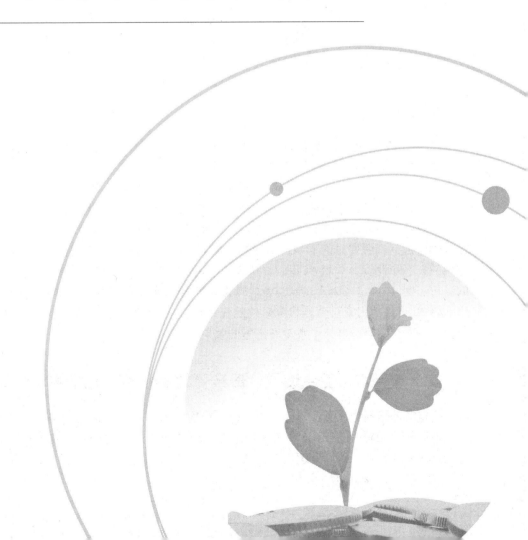

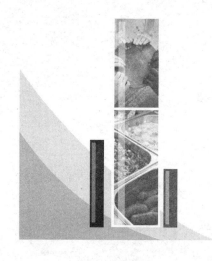

# 营养的社会经济决定因素：分位数回归的应用

众所周知，腹泻具有高风险，可引发营养不良和生长迟缓，从而带来巨大的社会经济损失。

——Stephen Kampyongo，赞比亚地方政府和住房部长
（赞比亚每日邮报，2015 年 11 月 21 日）。

## 概述

个体的营养状况通常被描述为各种因素相互作用的结果。虽然食物消费能否提供充足营养是产生营养结局的关键因素，但其他各种社会经济决定因素也在这一"生产"过程中发挥着作用（Linnemayr 等，2008；Smith 和 Haddad，2015）。在第三章"营养投资的概念框架：问题、挑战与分析方法"中，我们讨论了营养保障的几个基本的、潜在的和直接的决定因素，这些因素及其作用因地缘政治、社会经济、人口和气候环境而异。在第四章"营养政策的微观经济学分析"中，我们讨论了一些具体的计量方法，以评价这些决定因素在营养结局中所起作用的大小和性质。本章中，我们将从政策视角出发分析这些决定因素，并为大家提供具体的分析实例，以确定各因素在制定营养政策和干预措施中的作用。由于因素间存在相互作用，这些社会经济因素对营养状况影响的程度和性质也有所不同，在此，我们利用分位数回归分析不同社会经济群体中政策和措施的效果。

## 安全饮用水、卫生设施、母亲受教育水平、儿童膳食和营养

决定营养结局的社会经济因素不仅仅有食物保障变量。Smith 和 Haddad（2015）重新审视了他们的早期研究，展示了 1970—2010 年各种社会经济决定因素对减少发展中国家儿童生长迟缓率的贡献。他们发现三个因素——安全饮用水、卫生设施和母亲的中等受教育程

度——对儿童生长迟缓总数减少的贡献中占到了63%,而与食物相关的变量只带来了1/3的生长迟缓减少。其他研究也表明,非食物因素,如家庭财富、女性人力资本和医疗保健,可以对发展中国家儿童生长迟缓水平产生重要影响(Headey 等,2015)。Monteiro 等(2009)研究了1996—2007年巴西儿童营养不良减少的原因,他们发现高达40%的减少率可以归因于安全饮用水、卫生设施、医疗保健和母亲受教育水平。研究特别将母亲受教育水平、地位和身份视为儿童营养状况的决定因素(Hernandez-Diaz 等,1999;Wamani 等,2004)。生育间隔和喂养方式也被纳入了研究范围(Mamiro 等,2005;Kumar 等,2006;Dewey 和 Cohen,2007;Varela-Silva 等,2009)。

儿童保育质量也很重要(Blau 和 Hagy,1998;Cleveland 和 Krashinsky,1998;Morris,1999)。Marjan 等(2002)、Delpeuch 等(2000)、Reyes 等(2004)、Willey 等(2009)以及Abubakar 等(2012)对社会经济因素进行了总体研究。下面我们对具体研究内容进行详细回顾,以推动关于各种因素对各种形式营养结局的贡献的评估方法讨论。

在发达国家,Variyam 等(1999 a,b)检验了一个假设,即母亲的营养知识储备和膳食健康意识会影响其子女的膳食。如第四章"营养政策的微观经济学分析"中所示,家庭生产理论认为,教育对健康和营养结局具有积极的影响。该理论认为,受教育程度高的人比受教育程度低的人在获得和处理更多健康信息方面更有能力,这会导致其更高的配置效率。

Variyam 等(1999a,b)研究了母亲的健康和营养知识带来良好饮食摄入和改善儿童营养状况的过程。他们证明,母亲受教育水平在儿童营养状况中的作用并不像家庭生产理论中所说的那样简单或直接。如果估算过程不能控制有关教育和知识的内生性变量问题,将儿童营养状况与母亲健康知识联系起来的简化形式的单一方程可能会夸大教育的效果。事实上,Variyam 等的研究(1999b)表明,一旦考虑到学校教育的信息效应,脂肪密度在受教育水平上就没有显著差异。例如,Variyam 等(1999a)明确通过以人口统计学特征构建知识的函数模型来控制内生性。研究人员利用美国农业部1989—1991年关于个人食物摄入量的持续调查(Continuing Survey of Food Intakes by Individuals,CSFII)及饮食与健康知识调查(Diet and Health Knowledge Survey,DHKS)的数据分析时有如下发现:

(1)母亲的健康和营养知识水平对学龄前儿童的膳食有显著影响。母亲知识水平越高,学龄前儿童脂肪、胆固醇和钠的摄入量越低,膳食纤维的摄入量越高。

(2)母亲的知识水平对同龄儿童的钙、铁摄入量没有显著影响。

(3)对于6岁及以上的儿童,母亲的知识水平对其营养摄入的影响减弱,对其脂肪、钠、钙和铁的摄入没有显著影响。与学龄前儿童相比,在膳食纤维摄入方面的影响也较小。

(4)与男孩相比,学龄女孩从脂肪中摄取的能量更多。

(5)对学龄前儿童来说,母亲的就业状况主要通过营养知识水平体现影响;而对学龄儿童来说,这种影响是通过母亲在家准备食物的时间产生的。

(6)与全职母亲相比,母亲从事兼职工作的学龄儿童脂肪和饱和脂肪的摄入量显著降低。

(7)政策制定必须同时针对婴幼儿和学龄儿童的母亲。

信息传达到家庭营养分配中的方式也为政策制定提供了重要参考。Variyam 等人(1998,2002)指出,健康和营养信息对不同群体的益处可能不同。例如,一个受过更好教育、收入更高的群体可能会从营养标签和教育法等项目中受益更多。由于计量经济学方法仅限于以平均值分析数据,所以标准的 OLS 估计可能无法得到这些群体差异。因此,Variyam 等人(2002)采用分位数回归技术来研究这个问题。

为什么分位数回归估计比 OLS 估计更好呢?Variyam 等人(2002)证明,虽然 OLS 估计可以显示收入对胆固醇摄入量有正向影响,但是分位数估计能够进一步显示大部分正向影响位于上分位数处,饱和脂肪和总脂肪的摄入量也是如此。

类似地,虽然受教育水平和更好的饮食呈正相关,但对风险最高的高分位数群体来说,有益的效果要大得多。Variyam 等人(2002)还发现,对于这个风险更高的分位数组,其胆固醇和膳食纤维摄入量存在黑人与白人的差异。例如,黑人男性比白人男性摄入更少的饱和脂肪,但是胆固醇却比白人多,膳食纤维摄入比白人少。黑人女性和白人女性在摄入量上也存在类似的差异。此外,总体结果显示,美国成年人口中的西班牙裔比非西班牙裔有更好的营养摄入(另见专栏 8.1)。

## ⓘ 专栏 8.1　文化适应能"软化"西班牙裔青年吗?

在社会习俗背景的影响下,Mazur 等人(2003)提出了一个有趣的问题:有证据表明,低收入群体的青少年比高收入群体的青少年超重的可能性高出一倍,而且考虑到与非西班牙裔白人群体相比,西班牙裔人的贫困程度更高,那么,西班牙裔为什么会表现出更有营养的饮食呢?研究人员将西班牙裔的这种倾向归因于文化适应。"文化适应"指的是个体在适应另一种文化的过程中学习和改变自己行为特征的过程。行为特征的改变包括价值观、规范、生活方式、食物和饮食方式的改变。如果低收入的西班牙裔青年没有超重或肥胖,那么 Mazur 等人(2003 年)认为,他们对主流文化的适应程度低,一定与其食物不足状况有关。[a]

研究人员利用第三次美国全国人口健康和营养调查(1988—1994)中 2985 名 4~16 岁的西班牙裔青年的数据,检验了文化适应程度以及收入水平、母亲受教育程度和就业状况等因素是否会影响其食物选择和营养不良状况。研究人员通过访谈收集营养素摄入量的信息,并计算钙、叶酸、维生素 A、铁、锌和饱和脂肪酸的消费量,基于调查问卷回收情况,将这些信息和有关食物不足的信息相结合。研究包含了一系列解释变量,如父母的出生国籍、子女的年龄和性别、居住地、户主身份、户主职业、家庭贫困指数和社会融合程度(在当前居住地的居住时长)等。其中,用户主在家中所说语言代表其文化适应程度。

回归估计的统计结果表明,与以往研究相同,家庭社会经济特征是西班牙裔青年饮食和食物充足率的重要决定因素。这项研究的主要发现是,在保持其他因素不变的条件下,有限的文化适应与贫困的西班牙裔青年的食物不足程度较低有关。父母在家中使用西班牙语,表明其文化适应程度较低,这与摄入宏量营养素、饮食中来自脂肪的能量百分比较低以及食物不足程度较低有关。该研究对以往文献的研究结果做了重要补充:收入水平决定了饮食和食物充足程度,因为低收入家庭面临更大的食物不足风险。

(1)女性户主家庭的年平均收入比其他西班牙裔家庭低得多,因此面临着更大的食物不足风险。

（2）农业工人子女有食物不足的问题，因为农业收入往往很低且多是兼职工作。

（3）领取食品券的家庭中，青年既有食物不足的情况，也有维生素 A 摄入不足的情况。

（4）通过对饮食和食物不足状况的几个关键影响因素进行直接比较分析，发现了强调改善低收入家庭成员的受教育机会、就业和工资的重要性。

这项研究的政策含义是：非食品干预措施必须具有创新性，探索针对特定群体和特定文化的干预措施。政策必须以教育为重点，教育也是食物选择的关键驱动力。这是因为在一定的文化适应水平下，父母受教育程度低的西班牙裔青少年从饱和脂肪酸中获取能量的比例较高。文化的缓冲作用似乎是决定西班牙裔青年生活的一个重要因素，在较高的文化适应水平下，基于文化保护的好处会减少，因此政策应该寻找利用文化积极方面的途径。

[a]有趣的是，第一代墨西哥裔美国成年移民比下一代移民摄入的脂肪更少、纤维素更多，其超重率也更低（Mazur 等人（2003，第 1120 页）及其参考文献）。

最后，关于更好营养的教育和信息获取过程再怎么强调都不为过。Crutchfield、Kuchler 和 Variyam（2001）表示，在美国，通过在家禽行业中贴标签获得信息，每年可产生高达 6200 万至 1.25 亿美元的健康收益。

Aturupane 等人（2008）利用斯里兰卡人口和健康调查数据，强调了分位数估计在社会经济背景和营养摄入方面的重要性。研究人员认为，OLS 估计在预测低分位数儿童体重和身高决定因素的影响时可能会产生误导。例如，虽然 OLS 估计显示，平均而言，女孩相对于男孩在营养上并不差，但分位数估计显示，在营养不良风险最高的儿童中，女孩相对于男孩处于不利地位。

同样，虽然 OLS 估计显示人均支出与平均营养改善之间存在很强的相关性，但分位数估计表明，这种相关性不是低分位数儿童身高或体重的重要决定因素。此外，父母的受教育程度、电力供应和自来水供应对高分位数儿童的体重和身高的影响要比低分位数儿童大。这与以前的研究结果非常一致，因此，研究人员呼吁要采取有针对性的政策干预措施。

## 营养结局因年龄而异吗

如果收入水平的提高能够显著减少营养不良状况，那么收入转移计划应该能够轻松实现营养目标。然而，解决办法并不那么简单，原因有二：首先，不同研究中，1% 的收入变化对体格测量指标的响应程度不同；其次，将收入对营养状况（包括能量）的影响联系起来的研究数量很少。Sahn 和 Alderma（1997）讨论了这个问题，并研究了年龄特异性效应对莫桑比克马普托营养需求的重要性。为什么一些基本指标，例如母亲的受教育程度，与体格测量指标的改善没有任何显著关系？一个重要的原因是，当所有特定年龄的群体在估计中都汇总在一起时，就会出现聚集问题。Sahn 和 Alderma（1997）证明，年龄别身高的决定因素存在显著的年龄差异，这些模型无法控制聚集效应，因此年龄差异在模型中没有得到适当的解释。

利用来自马普托综合家庭调查的 1 816 户家庭数据，Sahn 和 Alderma 在考虑到人均支出的内生性的前提下估计了三组简化模型。他们采用生产函数方法,其中能量摄入量、出生体重和保健门诊就诊为内生性选择;将地区价格、到诊所的距离、母亲葡萄牙语的流利程度、母亲的出生地和孩子的出生地作为工具变量。此外,他们还收集了有关儿童的性别和年龄、父亲参与情况以及卫生设施可及性的数据。

研究人员发现,对年龄特异性效应的控制为政策分析增加了新的维度。例如,研究结果表明,高收入对年龄别身高的影响仅对 2 岁及以上的儿童显著。对年幼的孩子来说,母亲的受教育程度是年龄别身高的关键驱动因素。政策建议的设计必须能够改善 2 岁以下儿童母亲的育儿方式,如果一个贫困家庭的儿童处于最高风险年龄组,那么一个注重营养改善的转移支付计划将比定期的收入转移更有效。以免疫接种、产前护理、均衡计划和生长监测为重点的福利改善计划与收入转移一起提供了最佳保障结果。

## 印度尼西亚家庭的双重负担和社会经济决定因素

当肥胖和营养不足同时发生时,就会产生双重负担,在国家层面的数据中通常会观察到双重负担现象。然而,Roemling 和 Qaim(2013)在一项研究中,从印度尼西亚家庭面板数据中发现了双重负担的证据。事实上,他们发现超重和低体重的人生活在同一个家庭中,这表明家庭内部资源分配中存在营养不均衡。Roemling 和 Qaim(2013)尤其关注成对的母子数据,因为家庭中最常见和最矛盾的组合是低体重的孩子和超重的母亲同时存在①。他们使用1993—2007 年的面板数据追踪了这一现象的动态,发现印度尼西亚有 17% 的家庭都可以归入此类。但是,一个家庭不会长期处于双重负担状态,双重负担在印度尼西亚只是一种暂时现象。虽然双重负担现象始于收入分布中的高分位数家庭,但近来却主要发生在收入分布中的低分位数家庭中。遗憾的是,大多数家庭摆脱了双重负担后直接进入超重范畴。这意味着未来可能肥胖的大多数人都是今天低体重的孩子。城市中心的位置、家庭中的儿童数量以及家庭总消费支出是营养不均衡的主要社会经济驱动因素。与先前文献中的研究一样,Roemling 和 Qaim(2013)发现母亲的受教育水平能显著改善家庭成员的营养状况。

## 减少营养不足的政策问题——一个案例

是否有很多美国人喜欢在外就餐(FAFH)? 这种行为如何影响营养结局? Liu 等人(2013)利用 2008—2009 年消费者支出调查数据库,研究了美国人的 FAFH 行为,该数据库提供了11 000多个家庭的 FAFH 支出信息。研究人员分析了数据中的许多亚组,包括有子女和无子女的夫妻家庭、有子女的单亲家庭以及单身家庭。Liu 等人(2013)利用早餐、午餐和晚餐的支出数据发现,大多数家庭都有在外吃午餐的行为,人均晚餐支出数额最高。

对于政策目的最有趣和最重要的是,研究人员发现,FAFH 行为目前占美国家庭食物支出的一半②。研究人员将 FAFH 的增加归因于许多经济和社会因素,如家庭收入、家庭规模和构成、户主的工作时间、年龄、受教育程度、种族、民族和居住地区等特征。包括 SNAP 在

---

① Jehn 和 Brewis(2009)在美国中低收入群体的数据中也观察到了这种自相矛盾的特征。
② 2010 年 FAFH 消费约 4 335 亿美元,约占食品支出总额的 41.3%,而 1980 年仅为 32.0%(见 Liu 等,2013 年)。

内的美国食物政策也在 FAFH 行为中发挥了重要作用。由于 FAFH 可能并不总是一个健康的选择,因此决策者担心 FAFH 的增加可能会导致未来高昂的医疗和健康保险费用。通过饮食类型来了解 FAFH 的驱动因素对于降低未来的健康成本至关重要,Liu 等(2013)揭示了这一趋势的关键社会经济决定因素,发现 FAFH 与收入呈正相关。

总的来说,FAFH 的关键决定因素是时间分配。研究人员发现,在没有孩子的夫妻家庭样本中,夫妻双方的工作时间越长,发生 FAFH 的可能性越大,而在有子女的夫妻家庭中也是如此。在单身家庭中,工作时间起着更重要的作用,不仅增加了发生 FAFH 的可能性,而且增加了 FAFH 早餐的有条件支出。

最重要的是,研究人员发现,在各类家庭中,FAFH 行为与受教育程度密切相关。这一发现对营养教育有一定的启示。因此,Liu 等人(2013)建议决策者可以确定营养教育目标,目标人群应为工作繁忙的单身男子和家庭成员,以及受过大学及以上教育的人群。应告知他们在 FAFH 膳食中钠、胆固醇和饱和脂肪的含量相对较高,并给出健康 FAFH 选择的建议,如关注水果、蔬菜、牛奶和油,以及关于减少脂肪、添加糖和酒精消费的教育信息。研究结果还表明,SNAP 等计划对 FAFH 的影响可以忽略不计。

营养与经济增长之间的内生性是导致营养政策和计划难以实施的一个重要方面。虽然经济增长可以降低营养水平,但也有可能营养对人力资本至关重要,人力资本是总生产能力和生产力增长的重要投入。因此,当我们研究营养状况的决定因素及其对生长的影响时,必须考虑这两个变量背后的内生性。Linnemayr 等人(2008)研究了塞内加尔的社区和社会经济决定因素及干预措施的潜能。塞内加尔的营养干预措施是有效的,由于年轻母亲所生孩子的体格测量指标值偏低,这些措施有助于补偿年轻母亲面临的风险。此外,这些措施还缓解了社会地位低下的母亲面临的问题。政府和非政府组织制定了注重母亲压力的营养方案,帮助儿童克服出生时的不利条件。Linnemayr 等人(2008)列举了一个很好的例子,说明社会经济决定因素如何成为成功的营养公共政策的非常有用的指标。

## 为政策讨论生成分析结果

Koenker 和 Bassett(1978)在分位数回归分析方面的开创性工作对计量经济学估计产生了重大影响,涉及多个研究领域,并进行了诸多扩展[1]。例如,Variyam 等人(2002)指出,在第 90 百分位,男性的脂肪摄入量远远高于推荐水平,而在第 7 百分位,女性的胆固醇摄入量为 273mg,远低于推荐水平。实际上,研究人员已经开始研究因变量 $y$ 和自变量 $x$ 在 $y$ 不同分布点上的标准关系。

标准回归估计提供样本分布 $E(y|x)$ 的平均值的估计。分位数回归不是在平均水平,而是提供了沿 $y$ 的整个分布的组间差异的信息。从政策视角来说,发现组间差异的位置非常重要。例如,如果脂肪摄入过多发生在高分位数位置,而不是低分位数位置,那么决策者更有可能作出明智的决策,而不是采取泛泛的缺乏针对性的方法。

假设标准线性模型为 $y=x'\beta+e$,则通过残差最小化求得真实值 $\beta_q$ 的 $q$ 分位数回归估计量 $\hat{\beta}_q$:

---

① 见 Koenker 和 Hallock(2001 年),对发展和更多参考书的回顾。

$$Q(\beta_q) = \sum_{i:y > x'\beta}^{N} q |y - x'\beta_q| + \sum_{i:y < x'\beta}^{N} (1 - q) |y - x'\beta_q|$$

其中, $q$ 是介于 $(0,1)$ 之间的参数, $Q(\beta_q)$ 在 $q = 0.5$ 时对称, $q$ 越接近于 0 或 1 时越不对称。Cameron 和 Trivedi(2010,第 212 页)指出分位数回归估计对存在异常值的数据是稳健的,并且可以在极端情况下获取数据的特殊特征。目前,该技术已广泛应用于包括营养经济学在内的许多研究领域。

## 使用 STATA 进行分位数估计

在近年来的研究中,对营养素摄入的社会经济决定因素进行分位数回归估计非常普遍。我们采用 Variyam 等人(2002)的方法来演示本节案例。我们给出了一个简单数据集,说明了这种回归方法的有效性,并使用 STATA 进行估计。下表中,我们对 34 个家庭的宏量营养素摄入量进行了观察:

| Obs | Energy | Fat | Chol | Fiber | H | Income | Age | Ed | W |
|-----|--------|-----|------|-------|---|--------|-----|----|----|
| 1 | 3 829 | 22 | 368 | 27 | 3 | 2 580 | 26 | 12 | 1 |
| 2 | 3 895 | 26 | 276 | 27 | 3 | 1 830 | 29 | 12 | 1 |
| 3 | 3 955 | 19 | 276 | 31.5 | 2 | 3 430 | 31 | 10 | 1 |
| 4 | 3 984 | 30 | 460 | 18 | 5 | 2 120 | 32 | 11 | 0 |
| 5 | 3 995 | 30 | 368 | 31.5 | 4 | 1 980 | 35 | 12 | 0 |
| 6 | 4 010 | 18 | 184 | 36 | 4 | 3 600 | 36 | 10 | 0 |
| 7 | 4 060 | 18 | 184 | 45 | 3 | 3 330 | 42 | 11 | 1 |
| 8 | 4 082 | 19 | 276 | 31.5 | 3 | 3 400 | 44 | 12 | 1 |
| 9 | 4 172 | 24 | 184 | 18 | 3 | 2 690 | 47 | 12 | 0 |
| 10 | 4 816 | 20 | 276 | 40.5 | 3 | 3 250 | 51 | 13 | 0 |
| 11 | 4 890 | 18 | 368 | 36 | 3 | 3 690 | 26 | 15 | 1 |
| 12 | 4 934 | 18 | 392 | 13.5 | 3 | 3 470 | 29 | 12 | 0 |
| 13 | 5 079 | 24 | 368 | 22.5 | 4 | 2 280 | 31 | 12 | 1 |
| 14 | 5 104 | 22 | 184 | 18 | 4 | 3 220 | 32 | 10 | 1 |
| 15 | 5 886 | 16 | 184 | 36 | 4 | 3 600 | 35 | 11 | 1 |
| 16 | 5 899 | 18 | 460 | 22.5 | 5 | 2 410 | 36 | 12 | 0 |
| 17 | 6 165 | 15 | 276 | 31.5 | 5 | 3 720 | 42 | 10 | 0 |
| 18 | 6 229 | 23 | 368 | 13.5 | 5 | 2 370 | 44 | 11 | 0 |
| 19 | 6 295 | 23 | 276 | 22.5 | 3 | 2 070 | 47 | 12 | 1 |
| 20 | 7 827 | 15 | 368 | 36 | 3 | 4 080 | 51 | 12 | 1 |

续表

| Obs | Energy | Fat | Chol | Fiber | H | Income | Age | Ed | W |
|-----|--------|-----|------|-------|---|--------|-----|----|----|
| 21 | 8 129 | 21 | 368 | 22.5 | 3 | 2 750 | 32 | 13 | 0 |
| 22 | 8 814 | 21 | 368 | 36 | 6 | 4 060 | 35 | 15 | 0 |
| 23 | 9 690 | 18 | 460 | 27 | 5 | 2 830 | 36 | 16 | 1 |
| 24 | 9 735 | 25 | 368 | 22.5 | 3 | 2 650 | 42 | 17 | 0 |
| 25 | 10 371 | 16 | 276 | 31.5 | 3 | 4 030 | 44 | 17 | 1 |
| 26 | 10 372 | 16 | 276 | 31.5 | 3 | 3 880 | 31 | 15 | 1 |
| 27 | 11 385 | 14 | 276 | 36 | 4 | 4 330 | 32 | 16 | 1 |
| 28 | 11 497 | 12 | 276 | 31.5 | 4 | 4 840 | 35 | 14 | 0 |
| 29 | 11 995 | 17 | 460 | 22.5 | 4 | 3 170 | 36 | 15 | 0 |
| 30 | 12 990 | 14 | 276 | 31.5 | 3 | 3 420 | 42 | 16 | 0 |
| 31 | 13 466 | 14 | 276 | 31.5 | 3 | 3 830 | 44 | 17 | 1 |
| 32 | 13 594 | 12 | 276 | 22.5 | 3 | 4 720 | 47 | 17 | 1 |
| 33 | 14 500 | 14 | 184 | 31.5 | 4 | 3 900 | 51 | 18 | 0 |
| 34 | 15 906 | 21 | 276 | 27 | 4 | 4 290 | 49 | 20 | 1 |

| 数据描述 | 我们具有以下信息: |
|---------|------------------|
| Energy: | 能量的总摄入量,单位:cal |
| Fat: | 饱和脂肪总摄入量,单位:g |
| Chol: | 胆固醇总摄入量,单位:mg |
| Fiber: | 纤维素总摄入量,单位:g |
| H: | 家庭规模 |
| Income: | 家庭月收入,单位:美元 |
| Ed: | 户主受教育年限 |
| W: | 表示种族的二分类变量(W=1 表示白人,W=0 表示非白人) |

首先,我们建立线性回归模型如下:

Energy = $a$ + $b$ H + $c$ Income + $d$ Ed + $e$ W + disturbance term

我们的目标是观察哪些自变量对营养素总摄入量有显著影响,以能量总消费量(单位: cal)来衡量。利用 STATA 中的 regress 命令:

regress energy h income age ed w,vce(robust)

其中,vce(robust)是方差的稳健估计,它考虑了经典 OLS 模型中有关自变量与随机干扰项相关性的一些基本假定。

上述回归的输入命令和 STATA 输出结果如下所示:

```
. regress energy h income age ed w, vce(robust)

Linear regression                              Number of obs =      34
                                               F(  5,   28) =    67.29
                                               Prob > F     =   0.0000
                                               R-squared    =   0.8388
                                               Root MSE     =   1616.2

                       Robust
    energy     Coef.   Std. Err.      t     P>|t|    [95% Conf. Interval]

         h   404.9245  357.1885     1.13   0.267    -326.7429   1136.592
    income   1.122582  .2939234     3.82   0.001     .5205068   1.724656
       age   48.5694   50.65411     0.96   0.346    -55.19085   152.3296
        ed   1029.98   102.2836    10.07   0.000     820.4616   1239.498
         w  -360.8429  607.6877    -0.59   0.557    -1605.635   883.949
     _cons  -13019.43  1981.946    -6.57   0.000    -17079.27  -8959.601
```

请注意，*ed* 和 *income* 都是重要的变量，与能量摄入量直接相关。STATA 中的 qreg 命令可以生成不同分位数的回归。其中中位数回归估计由系统预设的 qreg h income age ed w 命令生成：

```
. qreg energy h income age ed w
Iteration  1:  WLS sum of weighted deviations = 19377.793

Iteration  1: sum of abs. weighted deviations =  18927.284

Median regression                              Number of obs =      34
  Raw sum of deviations   52020 (about 6165)
  Min sum of deviations 18927.28               Pseudo R2     =   0.6362

    energy     Coef.   Std. Err.      t     P>|t|    [95% Conf. Interval]

         h   376.3618  429.6761     0.88   0.389    -503.7897   1256.513
    income   1.282743  .4995349     2.57   0.016     .2594917   2.305993
       age   47.5377   50.06492     0.95   0.350    -55.01563   150.091
        ed   941.0422  151.0845     6.23   0.000     631.5597   1250.525
         w  -174.5219  766.5413    -0.23   0.822    -1744.711   1395.667
     _cons  -12078.08  2964.16     -4.07   0.000    -18149.89  -6006.275
```

分位数回归的估计值与 *h*、*income* 和 *age* 的线性模型非常接近，*ed* 和 *income* 都是分位数回归中的重要变量。STATA 允许同时对不同的分位数进行估计。假设我们要估计不同分位数的回归方程，如 $q=0.25$、$q=0.50$ 和 $q=0.75$，这可以通过 sqreg 命令实现，执行过程中生成检验假设所需的方差——协方差矩阵，如下所示：

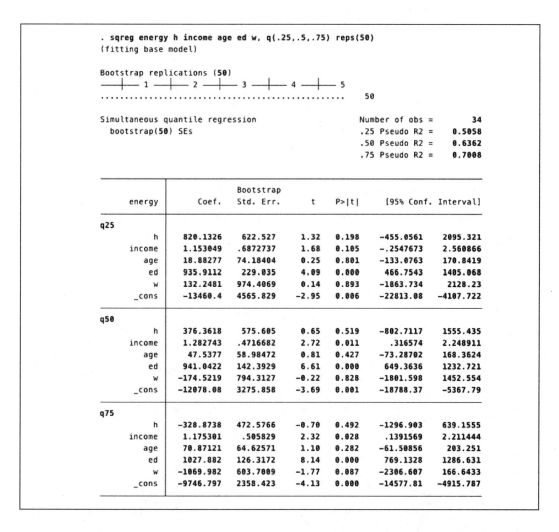

```
. sqreg energy h income age ed w, q(.25,.5,.75) reps(50)
(fitting base model)

Bootstrap replications (50)
———+——— 1 ———+——— 2 ———+——— 3 ———+——— 4 ———+——— 5
..................................................  50

Simultaneous quantile regression              Number of obs =      34
  bootstrap(50) SEs                            .25 Pseudo R2 =   0.5058
                                               .50 Pseudo R2 =   0.6362
                                               .75 Pseudo R2 =   0.7008
```

| energy | Coef. | Bootstrap Std. Err. | t | P>|t| | [95% Conf. Interval] | |
|---|---|---|---|---|---|---|
| **q25** | | | | | | |
| h | 820.1326 | 622.527 | 1.32 | 0.198 | -455.0561 | 2095.321 |
| income | 1.153049 | .6872737 | 1.68 | 0.105 | -.2547673 | 2.560866 |
| age | 18.88277 | 74.18404 | 0.25 | 0.801 | -133.0763 | 170.8419 |
| ed | 935.9112 | 229.035 | 4.09 | 0.000 | 466.7543 | 1405.068 |
| w | 132.2481 | 974.4069 | 0.14 | 0.893 | -1863.734 | 2128.23 |
| _cons | -13460.4 | 4565.829 | -2.95 | 0.006 | -22813.08 | -4107.722 |
| **q50** | | | | | | |
| h | 376.3618 | 575.605 | 0.65 | 0.519 | -802.7117 | 1555.435 |
| income | 1.282743 | .4716682 | 2.72 | 0.011 | .316574 | 2.248911 |
| age | 47.5377 | 58.98472 | 0.81 | 0.427 | -73.28702 | 168.3624 |
| ed | 941.0422 | 142.3929 | 6.61 | 0.000 | 649.3636 | 1232.721 |
| w | -174.5219 | 794.3127 | -0.22 | 0.828 | -1801.598 | 1452.554 |
| _cons | -12078.08 | 3275.858 | -3.69 | 0.001 | -18788.37 | -5367.79 |
| **q75** | | | | | | |
| h | -328.8738 | 472.5766 | -0.70 | 0.492 | -1296.903 | 639.1555 |
| income | 1.175301 | .505829 | 2.32 | 0.028 | .1391569 | 2.211444 |
| age | 70.87121 | 64.62571 | 1.10 | 0.282 | -61.50856 | 203.251 |
| ed | 1027.882 | 126.3172 | 8.14 | 0.000 | 769.1328 | 1286.631 |
| w | -1069.982 | 603.7009 | -1.77 | 0.087 | -2306.607 | 166.6433 |
| _cons | -9746.797 | 2358.423 | -4.13 | 0.000 | -14577.81 | -4915.787 |

reps(50)命令将 STATA 估计过程中的迭代次数限制为 50 次。系数随着分位数不同而发生变化，当 $q = 0.50$ 时得到中位数回归的估计结果重复。在较高的能量摄入条件分位数下，统计显著性高的变量（*income* 和 *ed*）对能量的影响更大。OLS 系数对于上分位数和下分位数是不同的。如 Varyiam 等人（2002）指出，分位数回归估计具有获取分布中不同点处的斜率系数的能力，如果基础数据表现出异方差性，则此功能尤其有用。研究者们经常通过对不同条件分位数的斜率系数是否相等进行假设检验来验证这一特征。

假设我们想用 $q = 0.25$、$q = 0.50$ 和 $q = 0.75$ 来检验分位数回归所得 *income* 系数是否相等。我们可以在 STATA 中使用 test 命令，它在系数相等的原假设下提供沃尔德检验：

```
   test [q25=q50=q75]: income

( 1)  [q25]income - [q50]income = 0
( 2)  [q25]income - [q75]income = 0

       F(  2,    28) =    0.03
            Prob > F =    0.9693
```

上表中 F 值表明数据不能拒绝斜率系数相等的原假设。同理,我们还可以检验 ed 系数的相等性:

```
test [q25=q50=q75]: ed

( 1)  [q25]ed - [q50]ed = 0
( 2)  [q25]ed - [q75]ed = 0

       F(  2,    28) =      0.28
            Prob > F =    0.7565
```

同样,不能拒绝斜率系数相等的原假设。Cameron 和 Trivedi(2010,第 226 页)发现,$C_{0.25,2} = C_{0.75,2}$ 的检验类似于异方差检验,但独立于异方差的功能形式。我们可以使用 STATA 中的 test 命令进行检验,其方式与前面类似:

```
. test [q25]income = [q75]income

( 1)  [q25]income - [q75]income = 0

       F(  1,    28) =      0.00
            Prob > F =    0.9793
```

结果显示拒绝零假设,即变量 *income* 不影响 *energy* 的位置和规模。我们把其他异方差检验留给读者作为练习。

研究者经常以图形方式显示分位数回归结果,以便将分位数估计值与 OLS 系数以及 OLS 置信区间进行比较。STATA 中的 grqreg,cons ci ols olsci scale(0.75)命令即可提供可视化结果:

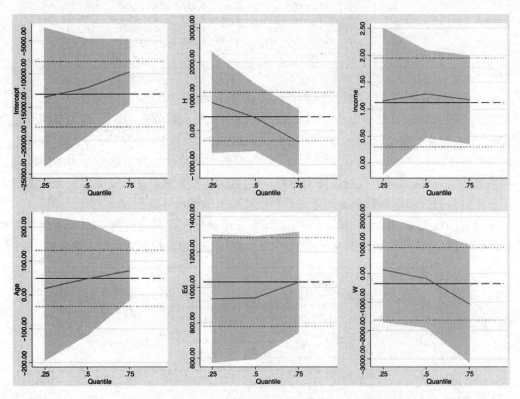

STATA 中的 grqreg 命令生成图形，通过 cons 选项，截距项也可以包含在图中。此外，ci ols olsci 命令可以生成 95% 置信区间、OLS 系数及其置信区间，选项 scale(1.1) 用来沿轴增加图形中标题的大小。

在上图中，水平线代表 OLS 估计值，它是常数，因此不随 $x$ 轴上的位置而变化；置信区间在每个图中显示为虚线。右上角图形显示，*income* 的系数在整个取值范围内都为正，且在中位数处影响更大。类似地，对于几乎所有的分位数，*ed* 的系数都远小于 OLS 估计值，并且更接近上分位数附近的 OLS 系数。但是，这两个系数都在 OLS 估计值的置信区间内，因此与 OLS 系数没有显著差异。

此外，我们还可以估计线性模型，并直接在 STATA 中检验异方差性：

```
. reg energy h income age ed w

      Source |       SS       df       MS              Number of obs =      34
-------------+------------------------------           F(  5,    28) =   29.14
       Model |  380599127       5  76119825.3          Prob > F      =  0.0000
    Residual | 73134575.2      28  2611949.11          R-squared     =  0.8388
-------------+------------------------------           Adj R-squared =  0.8100
       Total |  453733702      33  13749506.1          Root MSE      =  1616.2

------------------------------------------------------------------------------
      energy |      Coef.   Std. Err.      t    P>|t|     [95% Conf. Interval]
-------------+----------------------------------------------------------------
           h |   404.9245   347.4829     1.17   0.254    -306.862    1116.711
      income |   1.122582   .4039784     2.78   0.010    .2950693    1.950094
         age |    48.5694   40.48795     1.20   0.240    -34.36641   131.5052
          ed |    1029.98   122.1834     8.43   0.000    779.6987    1280.261
           w |  -360.8429   619.9089    -0.58   0.565    -1630.669     908.983
       _cons |  -13019.43   2397.143    -5.43   0.000    -17929.76   -8109.108
------------------------------------------------------------------------------

. estat hettest h income age ed w,iid

Breusch-Pagan / Cook-Weisberg test for heteroskedasticity
         Ho: Constant variance
         Variables: h income age ed w

         chi2(5)      =      4.28
         Prob > chi2  =    0.5105
```

reg 命令用于线性回归，而 estat hottest 用于检验是否存在异方差性。结果显示，该数据不能拒绝原假设，即不存在异方差性。

本章的重点是将营养结局与社会经济决定因素联系起来，例如安全饮用水、卫生设施、文化、母亲受教育水平以及社会资本可及性。毫无疑问，作为决策者必须要考虑到影响具体干预措施有效性的内在社会经济制约因素。

由于计量经济学方法需要控制所考虑的分位数组，因此本章中采用的分位数回归 STATA 分析在估计公共政策的效果时非常有用。来自 STATA 的示例表明，OLS 估计在预测下分位数处的组合（例如特定亚组的体重和身高）的影响时可能会产生误导。

本章研究和 STATA 练习的意义在于强调有针对性的政策干预的重要性。比如考虑一个旨在解决在外就餐问题的政策举措，这种行为是否会以类似的方式影响所有家庭的营养状况？对此类问题的回答需要实证分析，本章练习以及前几节中的相应示例为理解这些复杂问题提供了必要的参考。

## 结论

在过去 30 年中,各国研究表明,营养状况可受各种社会经济因素的影响(Cohen 等,1995;Scrimshaw 等,1997;Delpench 等,2000;Arifeen 等,2001;Abubakar 等,2012;Hien 等,2008;Semba 等,2008;Willey 等,2009;Ramli 等,2009;Dekker 等,2010;Abuya 等,2011)。了解这些社会经济变量的性质和贡献程度,有助于制定影响这些因素的政策和计划,进而改善人口的营养状况。对这些因素的分析有助于决策者超越以食物为基础的干预,进而影响人群膳食习惯、其他营养和与健康相关的行为变化。在本书其余章节中,我们将探讨更多此类因素。

## 练习

1. 请为你研究的国家制定一个概念框架,以确定对儿童营养状况至关重要的社会经济变量,并利用国家的相关文献来支持你的框架。

2. 考虑文中关于营养素摄入的数据。Variyam 等人(2002)指出,随着收入和年龄的增加,胆固醇的摄入量减少。请使用 sqreg 程序,在 $q=0.25$、$q=0.50$ 和 $q=0.75$ 的分位数处对此进行检验,并回答各分位数的斜率系数是否相同?

3. Variyam 等人(2002)指出,随着收入和年龄的增加,膳食纤维素的摄入量也会增加。请使用 sqreg 程序,在 $q=0.25$、$q=0.50$ 和 $q=0.75$ 的分位数处对此进行检验,并回答各分位数的斜率系数是否相同?

4. 观察下表数据,并分析 36 个家庭的能量摄入情况:

| obs | Energy | BMI | Income | Ed | Age | H | G | W |
|---|---|---|---|---|---|---|---|---|
| 1 | 2 000.40 | 7.628 | 27.883 | 15 | 85 | 3 | 1 | 1 |
| 2 | 2 001.70 | 7.539 | 11.628 | 8 | 83 | 1 | 1 | 0 |
| 3 | 2 002.00 | 9.030 | 39.974 | 13 | 77 | 2 | 0 | 0 |
| 4 | 2 002.00 | 8.126 | 36.861 | 14 | 76 | 2 | 1 | 0 |
| 5 | 2 002.30 | 6.430 | 34.12 | 12 | 69 | 2 | 0 | 0 |
| 6 | 2 808.30 | 7.780 | 126.317 | 17 | 78 | 2 | 0 | 1 |
| 7 | 2 808.30 | 9.092 | 24.678 | 17 | 76 | 2 | 1 | 1 |
| 8 | 7 008.40 | 7.710 | 14.562 | 12 | 65 | 2 | 1 | 1 |
| 9 | 7 030.50 | 8.142 | 20.965 | 6 | 65 | 6 | 1 | 1 |
| 10 | 7 031.80 | 7.836 | 105.461 | 17 | 65 | 2 | 0 | 0 |
| 11 | 7 332.90 | 8.078 | 48.814 | 12 | 65 | 2 | 1 | 0 |
| 12 | 7 337.70 | 8.637 | 0.069 | 15 | 65 | 3 | 0 | 0 |
| 13 | 7 346.40 | 9.635 | 38.37 | 12 | 65 | 1 | 0 | 1 |
| 14 | 7 359.00 | 7.415 | 67.299 | 17 | 65 | 2 | 1 | 0 |

| obs | Energy | BMI | Income | Ed | Age | H | G | W |
|---|---|---|---|---|---|---|---|---|
| 15 | 7 367.10 | 8.046 | 36.114 | 12 | 65 | 2 | 1 | 0 |
| 16 | 7 679.90 | 5.375 | 45.901 | 12 | 65 | 1 | 0 | 0 |
| 17 | 7 683.40 | 7.188 | 23.853 | 13 | 65 | 1 | 1 | 1 |
| 18 | 7 686.90 | 7.824 | 11.146 | 16 | 65 | 1 | 1 | 0 |
| 19 | 8 001.50 | 11.263 | 5.736 | 12 | 81 | 1 | 0 | 0 |
| 20 | 8 006.60 | 8.284 | 12.61 | 8 | 71 | 2 | 0 | 1 |
| 21 | 8 010.20 | 6.057 | 6.955 | 11 | 78 | 1 | 0 | 1 |
| 22 | 8 023.10 | 6.780 | 12.137 | 12 | 76 | 1 | 1 | 0 |
| 23 | 8 028.60 | 10.217 | 0 | 12 | 67 | 2 | 0 | 1 |
| 24 | 8 039.50 | 9.989 | 20.876 | 8 | 89 | 3 | 1 | 1 |
| 25 | 8 046.50 | 9.668 | 31.111 | 16 | 74 | 3 | 0 | 1 |
| 26 | 8 046.50 | 6.510 | 31.111 | 12 | 75 | 3 | 1 | 0 |
| 27 | 8 062.10 | 8.213 | 12.231 | 12 | 78 | 1 | 1 | 1 |
| 28 | 8 066.21 | 7.697 | 11 | 13 | 70 | 1 | 1 | 0 |
| 29 | 9 832.80 | 9.269 | 17.961 | 16 | 70 | 1 | 1 | 1 |
| 30 | 9 833.10 | 8.571 | 4.95 | 6 | 83 | 2 | 0 | 1 |
| 31 | 9 833.50 | 10.079 | 13.545 | 9 | 72 | 1 | 1 | 0 |
| 32 | 9 834.60 | 9.909 | 11.463 | 13 | 80 | 1 | 1 | 0 |
| 33 | 9 834.70 | 8.615 | 8.5 | 3 | 67 | 2 | 1 | 1 |
| 34 | 9 834.70 | 7.170 | 8.5 | 4 | 65 | 2 | 0 | 1 |

　　上表中,$energy$ 表示总能量消费,$BMI$ 表示第 $i$ 个个体的体重指数。Income、Ed、Age、H 和 W 含义如前所述。G 代表户主的性别("1"代表女性,"0"代表男性)。请使用 sqreg energy h income age ed w G,(.25,.5,.75)reps(50)程序检验各变量的斜率系数是否相等。在不同的回归检验中,找出 $BMI$ 对所选自变量是否也具有与 $energy$ 相同的特征。

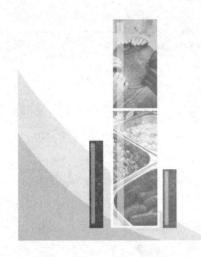

## 第九章

# 家庭内部分配和营养的性别偏倚：Heckman两步法的应用

在刚果民主共和国，妇女接过锄头，男子接过拖拉机，拖拉机在屋后腐烂，妇女继续使用锄头。

——Monique Kande 女士（刚果民主共和国 Panafricain de Droits de la Femme et de la Bonne Gouvernance 研究所执行主任）

## 概述

女性作为母亲和照护者，在决定家庭成员营养状况方面发挥着关键作用。因此，解释发展中国家营养不足的一个主要因素是女性的地位问题，即她们对可用于家庭成员适当营养的资源拥有多少控制权。研究女性地位及其对营养计划和政策的影响需要解决几个关键问题（Kabeer，1994；Fafchamps 和 Quisumbing，1997；Brown 等，2009；Quisumbing，2012；Smith 和 Haddad，2015）。

研究决策的内在动力如何有助于解释女性和家庭成员的营养状况？为什么有些社会存在性别偏倚（与男性相比，妇女和女童获得的营养较少）？解决这些问题需要从性别视角研究食物保障和营养挑战（Babu 等，1993；Brody 等，2014；Brown，2015）。在将性别视角应用于营养经济学时，一个重要步骤是了解家庭内部的决策过程（Brown 等，2009）。本章中，我们将回顾家庭内部资源分配的模型，批判性地审视应用这些模型的已有政策研究，并利用这些模型的含义从应用政策的角度理解营养状况中的性别偏倚。

一个社会的营养状况取决于每个成员的营养状况，并对其进行综合。除其他因素外，如何在家庭成员之间分配资源将决定其成员的营养状况。在设计营养干预计划时，重要的是要了解这些干预计划如何使每位家庭成员获益。家庭决策因社会及其组织的性质而不同，并因文化而异。例如，在一些社会，女性控制家庭内的资源并作出关键决定，在另一些社会，由男人主导决策过程，还有其他一些社会，则是通过协商和谈判共同作出决定。通过更好地

132

了解家庭内部决策的内在动力，营养政策和干预计划可以最有效地惠及家庭的目标成员（Haddad 和 Kanbur，1990；Haddad 等，1997）。

首先，如果未对个体营养状况和贫困水平进行评估，营养不良和贫困程度可能会被严重低估（Quisumbing 等，1995；Quisumbing 和 Maluccio，2003；Smith 等，2003；Black 等，2008）。研究表明，就改善营养和健康状况的家庭内部资源分配而言，向家庭女性成员提供资源可以显著改善儿童的福利收益（Lundber，Pollak 和 Wales，1996）。如果不完全了解家庭内部资源的分配动态，有针对性的营养干预也可能产生不利影响（Ruel 和 Alderman，2013）。

在本章中，为了制定成本效益高的营养干预计划，我们分析了影响家庭内部食物和营养素分配的因素。我们解决过去几十年来发展共同体广泛关注的几个问题，调查了家庭成员如何在男女之间分配可用的资源，分析了家庭重新分配资源的过程，并了解了这些资源分配过程和决策如何在营养状况、教育和健康方面影响妇女和儿童的福利收益。

家庭内部资源配置主要取决于两个基本过程：资源生成过程和资源分配过程（Browning 等，2014；Fafchamps 和 Quisumbing，1997；Chiappori，1988，1992）。资源生成过程取决于各家庭成员如何将其劳动分配给家庭内外的生产活动。资源分配过程取决于食物和非食物商品等消费模式以及其他人力资本开发投资。我们将在后面详细探讨这些过程，并密切关注现有文献的研究进展（Alderman 等，1995；Doss，1996；Haddad 等，1997；Browning 和 Chiappori，1998；Apps，2003；Xu，2004；Mangyo，2005）。

一般来说，在许多经济学分析中，把家庭作为决策单元。"单一模型"在研究家庭的福利、消费和就业的决策过程中将家庭视为一个单元。这是基于这样一个假设：在一个被称为家庭或住户的经济单位中，成员是相似的；家庭中的个人以集体的方式赚钱和消费；他们一起为所有成员储蓄和借贷，并共同投资于各种形式的资源以及健康和教育的积累。

家庭活动，如准备饭菜、提供儿童保育和执行家务劳动等都是集体进行的。在家庭经济单一模型中，与居住地点和选择工作有关的决定由家庭成员共同决定。然而，这些模型受到了批评，因为他们认为所有的家庭成员都有相同的品味和偏好，这往往是不现实的。不同的偏好对家庭成员的营养状况，以及营养计划和政策如何影响到家庭各成员有着深远的影响（Alderman 等，1995；Haddad 等，1997）。

对家庭内部营养素分配的研究，首先要放宽所有家庭成员都有相同口味和偏好的假设，并放宽家庭是决策单元的要求。这些假设的放宽推动了具有不同实际偏好的家庭成员福利性质的研究，也有助于分析人员解决与家庭成员之间资源分配有关的问题。家庭成员福利的最大化取决于家庭成员之间的集体决策过程（Doss，2001；Charman，2008）。

在第四章"营养政策的微观经济学分析"中的研究表明，家庭的效用取决于购买价格及其购买商品组合的可支配收入。当假定家庭成员有不同的品味和偏好时，家庭福利不仅取决于价格和收入，还取决于家庭成员如何决定购买什么和为谁购买。为此，家庭成员之间需要进行协商和谈判，以作出集体决定。考虑到每个家庭成员的谈判力，分析家庭福利的模型被称为"集体模型"。在集体模型中，每个家庭成员都有责任参与家庭的内外分配。这些模型的结果将取决于谁被指派承担何种责任，以及家庭中男女成员、年轻人和老年人之间的分工。例如，在发展中国家的农业社会中，妇女将大量时间花费在生产活动上，这会影响她们用于儿童保育的时间（Malapit 等，2013；Nelson，2015），进而影响母亲和儿童的福利收益（世界银行，2007；Quisumbing 和 Meizen-Dick，2012；SPRING，2014；Brown，2015）。

　　然而,对家庭成员福利状况的分析需要收集家庭成员个人的信息。例如,关于时间和资源分配、消费模式、食物保障和营养状况等,这些个人信息有助于研究家庭资源如何在家庭成员之间进行分配,以及家庭成员之间如何分担责任。通过个人层面的信息可以研究家庭内部的动态。基于这些个人层面的信息,分析人员能够研究家庭收入和支出之间的关系,进一步理解家庭成员之间的资源分配对其福利收益的影响,如营养素摄入、健康状况和其他个人层面的社会经济变量。了解家庭内部决策有助于制定干预计划,提高资源分配效率和公平性(Okali,2011;Fischer 和 Qaim,2012)。

## 家庭内部行为经济学[①]

　　在研究家庭行为时,需要澄清和注意一些基本概念。首先是家庭中个人偏好的概念。假设家中有一男($m$)一女($f$),这两个人同时消费公共物品($Q$)和私人物品($q$),其中 $Q$ 和 $q$ 分别代表 $N$ 个和 $n$ 个商品的向量。家庭中的男女成员分享私人物品数量由公式 $q_i=q_i^m+q_i^f$ 表示,即,家庭成员将资源分配 $N$ 个公共物品,将 $q^m$ 个私人物品分配给男性,将 $q^f$ 个私人物品分配给女性。

　　如第四章"营养政策的微观经济学分析"中所述,在微观营养经济学方面,通过增加家庭男女成员的效用水平 $U^m(Q,q^m,q^f)$ 和 $U^f(Q,q^m,q^f)$ 来分配 $Q_1$、$q_1$ 和 $q_2$ 数量商品的消费。需要注意的是,由于这是共同决策,家庭中每个成员的选择(如 $q^f$)都将影响效用水平 $U^m$,反之亦然。考虑到家庭总收入是有限的,家庭成员必须通过商议来决定谁将得到什么商品,数量是多少。因此,家庭成员之间的分配将取决于他们如何谈判和议价,以及他们为公平分享资源而议价的能力。当某一成员没有所需的权力时,他或她就其所占资源份额进行协商和谈判的能力就会降低。

　　在形式上,男性($m$)家庭成员的和女性($f$)家庭成员的效用关系通常表示如下(Chiappori,1988;Browning 和 Chiappori,1998):

$$U^m(Q,q^m,q^f)=U^m(Q,q^m)+\varphi^m U^m(Q,q^f)（家庭男性成员的效用函数）;$$
$$U^f(Q,q^m,q^f)=U^f(Q,q^f)+\varphi^f U^f(Q,q^m)（家庭女性成员的效用函数）。$$

　　在上述形式中,每个成员的效用水平受到其他成员个人消费的影响。这在文献中通常被称为一种特殊的关照情况,例如,男性成员只关心通过女性成员从消费商品中获得的效用来分配女性成员的资源。分配份额 $\varphi^f$ 和 $\varphi^m$ 是非负的,且小于 1。这意味着一个成员关心另一个成员的消费,但程度不如他们自己的消费。这种相互关照避免了由于男性和女性成员消费 $q^m$ 和 $q^f$ 数量的商品所产生的外部效应的挑战。

　　应用集体模型分析营养结局,可以为旨在改善营养状况的干预计划和政策设计提供有用的见解。改善儿童营养状况的现实挑战之一是决定哪些父母应将更多的时间用于儿童保育。考虑到儿童保育需要在家陪孩子,假设父母双方都能对儿童保育做出同等贡献,并能平等地影响孩子的营养策略,则集体决策需要找出谁会陪孩子。考虑到每位父母在市场上的

---

　　① 本章对家庭内部动态的理论阐述主要基于对几个著名出版物的回顾,包括 Chiappori(1988)、Alderman 等(1995)、Haddad 和 Kanbur(1995)、Lundber 等(1996)、Haddad 等(1997)、Fafchamps 和 Quisumbing(1997)、Udry(1997)、Browning 和 Chiappori(1998)、Quisumbing 和 Maluccio(2000)、Dercon 和 Krishnan(2000)以及 Browning 等(2014)。我们保留这些作者的相同标记,以帮助读者进一步查阅相关文献。

工资率不同,家庭的决定通常包括将工资较高的父母送入劳动力市场,并允许收入较低的父母留在家中照顾孩子。

利用上述逻辑,家庭中儿童的营养状况可以看作通过使用购买的商品(如食物、水、卫生设施和其他健康投资 $q_N$,父母用于儿童保育的时间,其中 $T^m$ 代表父亲,$T^f$ 代表母亲)产出的生产过程。儿童营养($N$)生产过程可以用公式 $N=f(q_N,T^m,T^f)$ 来表示;这一家庭内部的生产问题可以归结为在时间和收入限制下,改善儿童营养的最佳资源分配问题。

家庭决策过程往往取决于家庭成员的地位,以及他们在实现目标的过程中的议价能力。这种能力可能因文化、受教育程度、就业和收入以及与家庭其他成员相比的照顾能力而有所不同。其中,不影响家庭成员偏好和预算约束,但仍然影响家庭内部决策过程的因素,称为分配因素。例如,害怕一个成员离开家庭会影响到依赖其生存的另一个成员的议价能力。这种分配因素很难衡量,但在家庭内部动态和决策过程中可能发挥重要作用。其次,男性成员($Y_m$)和女性成员($Y_f$)的组合对家庭总收入的贡献,可能也是一个分配因素。此外,由于男性收入在总收入中的相对贡献较高,可能也会对决策过程产生影响,这与当男性和女性成员在总收入中贡献比例相等时结果不同。

研究家庭内部动态的另一个有用概念是家庭内部的"效用转移"。家庭成员可以通过重新分配,将自己的效用转移给其他人。在某些社会中,女性往往最后消费,并把自己的食物分给丈夫和男孩而忽视女孩,这就是效用转移的一个很好的例子。我们将在本章后面的章节中应用这一概念,分析食物和营养干预对家庭成员的分配影响。

## 家庭内部决策模型

本节我们将回顾有关家庭内部决策的文献,以了解为解释家庭内部决策过程而开发的各种模型。文献中描述了三种模型(Haddad 等,1997;Quisumbing 和 Maluccio,2000):单一模型、非合作模型和合作模型,对此我们将一一介绍。

单一模型是基于每位家庭成员都有自己的效用函数的假设,并假设有一个家庭负责人照护家庭,但角色类似一个仁慈的独裁者,并作出与家庭内部收入分配有关的决定。每位家庭成员的个人效用($V^i$)都是个人消费的私人物品($q^i$)和其消费的公共物品($Q$)的函数。在给定公共物品价格向量($P'$)和私人物品价格向量($p'$)的前提下,家庭总效用函数 $U(Q,q)$ 在收入约束下($P'Q+p'q\leq Y$)达到最大化。

解决效用最大化问题需要假设偏好具有可微性和凹性(见章节"营养政策的微观经济学分析""营养政策的宏观经济学分析"中关于营养的微观经济学的相关内容),并给出需求函数 $Q$ 和 $q$ 的范围($P,p,Y$),其中 $Q=Q(P,p,Y)$,$q=(P,p,Y)$。这些需求函数符合第五章"营养政策的宏观经济学分析"中所述需求函数的一般性质,不受家庭成员之间收入分布的影响。

描述家庭内部决策的第二组模型是非合作模型。这些模型假设家庭成员之间没有具有约束力的协议,家庭中的每个成员都有自己的行为。在非合作模型中,每个家庭成员都将其效用最大化。他们的效用最大化问题表示如下:男性家庭成员在约束 $PQ^m+pq^m=Y_m$ 下实现效用 $U^m(Q^m+Q^f,q^m)$ 最大化,而女性成员在约束 $PQ^f+pq^f=Y_f$ 下实现效用 $U^f(Q^m+Q^f,q^f)$ 最大化。$Q^m$ 和 $Q^f$ 分别是家庭中男性和女性成员对公共物品的贡献。

当家庭成员都对公共物品作出贡献时,每个人对私人物品($q$)和公共物品($Q$)的需求函数如下:

$$q^{*m}=f(P,p,Y_m+Y_f);$$
$$q^{*f}=f(P,p,Y_m+Y_f);和$$
$$Q=f(P,p,Y_m+Y_f)。$$

需求函数依赖于私人和公共物品的价格,以及个人收入,这些结果不受家庭成员之间总收入分布的影响。非合作模型也适用于只有一个家庭成员参与资源分配的情况。

公共物品和私人物品的价格比($P/p$)应大于或等于从这些物品中获得的边际效用的比率。在这种模式下,家庭成员之间的收入再分配将产生一系列新的市场需求。这是因为,在重新分配收入的情况下,获得额外收入的成员可能会增加对某一特定商品的需求(这可能导致其营养结局的增加或减少),即使其他成员的需求可能不会随着新的收入水平而改变。

在这种情况下,对公共物品和私人物品的最优需求可以写成:

$$Q^{*}=f(P,p,Y_m+Y_f);$$
$$q^{*}=q_m^{*}+Y_{f/p}=f(P,p,Y_m)+Y_{f/p}。$$

有助于描述家庭内部资源分配的第三组模型称为合作模型。需要注意的是,在非合作模型中,低效的结果是可能和可接受的。当营养干预受到社会规范的约束时,如女性在家中最后一个进食,产生的结果可能是有问题的,并可能导致效率低下。此外,社会规范也可能要求一个家庭成员在不考虑另一个家庭成员长期营养干预的情况下作出承诺,这也可能会降低有效结果。

在合作模型中,通过 Pareto 有效分配使效率达到最大化,这种分配方式可以使各家庭成员的效用最大化。例如,一个家庭有两名成员,一男一女,其中男性成员的效用由 $U^m(Q,q^m,q^f)$ 给出,女性成员的效用由 $U^f(Q,q^m,q^f)$ 给出。Pareto 有效分配是指在约束条件 $P'Q(P',q^m,q^f)\leqslant Y$ 和 $U^f(Q,q^m,q^f)\geqslant U^f$ 下,实现效用函数 $U^m(Q,q^m,q^f)$ 的最大值。

Pareto 解集是具有不同 $U^f$ 水平的所有有效分配解 $U^m=(P,p,Y,U^f)$ 的集合。如果家庭中某些成员在资源分配方面有更多"发言权",则可以通过引入反映这种"权力"的系数来修正上述模型,这些系数称为 Pareto 权重,可以对家庭中每个成员赋予权重。例如,对于上面讨论的两口之家,男性和女性成员可以分别赋予权重 $\lambda_m$ 和 $\lambda_f$,其取值非负且满足 $\lambda_m+\lambda_f=1$。则上述模型可改写为以 Pareto 权重加权的男女成员的联合效用最大化模型:

$$\lambda_f U^f(Q,q^m,q^f)+\lambda_m U^m(Q,q^m,q^f)。$$

在该模型中,应该注意到 Pareto 权重本身是商品价格、收入和其他因素的函数,例如前面讨论的分配因子($z$)。当另一个人的权重为 0 时,家庭中的男性或女性成员将拥有绝对权力。此外,在权重之和($\lambda_m+\lambda_f$)仍然等于 1 的条件下,当一个人的权重增加而另一个人的权重减少时,Pareto 权重较高的人的效用将增加。

该模型对营养结局的含义是,当一个人能够确定有利于个人 Pareto 权重的分配因子($z$),进而有利于个人的效用结果时,干预措施的目的是通过提供增加分配因子 $z$ 的激励措施来有利于该成员。由此获得的 Pareto 最优结果不必是长期的,因为这可能是两个成员都不能接受的,他们将继续从自己的角度出发寻找更好的解决方法。实际上,最终的福利收益是基于家庭成员之间通过持续谈判和议价而获得的资源分配。

Pareto 权重下的家庭效用($U^H$)最大化问题可以表示成 $U^H(Q,q,\lambda_m(P,q,Y,z))$。将

Pareto 权重引入到单个效用函数中,效用最大化问题就变成了在条件$(q^m, q^f = q)$下求 $\max\{\lambda_f(P, p, Y, z)U^f(Q, q^m, q^f) + (1 - \lambda_f)(P, p, Y, z)U^m(Q, q^m, q^f)\}$。因此,在该模型的形式化过程中,价格和收入通过 Pareto 权重进入决策过程,Pareto 权重通常作为应用研究中的一个指标。此外,在该模型的公式中,分配因子在决定 Pareto 权重值方面起着关键作用。由于价格和收入对 Pareto 权重的影响,它们的变化会导致不同水平下的 Pareto 有效分配。

第四类模型将议价纳入家庭决策过程,因为它们对决策能力给出了更具体的预测,所以被认为是对合作模型的改进。在议价模型中,除了假设个体效用函数外,还假定每个个体都有一个"威胁点"$V_i$。"威胁点"表示当与决策伙伴没有达成一致意见时,个人可以获得的效用水平。

议价模型中的一个主要假设是,决策过程结束时个体的效用水平是 Pareto 最优的,并且代表效用水平的点$(U^{m*}, U^{f*})$处在效用可能性边界上。威胁点在议价模型中的作用是影响最终效用水平的位置,而影响的过程是以议价理论为指导的。威胁点 $V(V^m, V^f)$ 能在 Pareto 有效分配下,保证家庭成员达成一致。

影响家庭个体威胁点水平的因素有很多。在一些文化中,对离婚的恐惧和由此产生的社会羞耻感可能会对一个或两个家庭成员产生不利影响。在家庭男性成员拥有财产,并且财产只能由男性继承的文化中,女性家庭成员可能没有议价能力,导致家庭内部分配的威胁点非常低。因此,家庭成员的行为受到威胁点水平的影响。

在下文中,我们将回顾一些应用研究,这些研究使用上述模型来解释营养结局,并进一步说明如何利用家庭调查数据进行政策分析和应用。

## 女孩吃得更多吗? 部分研究综述

促进两性平等被列为第三个千年发展目标中的一项重要内容,也是第二章"全球性营养挑战与目标:发展与政策视角"中所列的新确立的社会发展目标的主要内容之一。Dercon 和 Singh(2012)指出,虽然近年来性别不平等现象有所减少,尤其是在教育领域,但性别偏倚在其他方面仍然存在。他们利用埃塞俄比亚、印度、秘鲁和越南四个国家的数据,找出了存在性别偏倚的证据。Dercon 和 Singh(2012)提供了一个有趣的方法和研究框架,表明了在发展中国家不同文化和社会经济背景下的性别偏倚。

Dercon 和 Singh(2012)使用了来自 Young Lives Cohort 研究中的一组非常独特的数据。在 2002 年、2006 年和 2009 年的三轮数据收集中,这些数据涵盖了农村和城市地区大约 12 000 名儿童的信息。Dercon 和 Singh(2012)补充了其他相关信息,并生成一个具有 13 个指标的多维量表来评估他们的研究问题。

在此,Dercon 和 Singh(2012)使用三种体格测量方法评估营养状况。最重要的是,研究人员发现,这四个国家的营养状况都存在明显的女孩偏倚(pro-girl bias),包括年龄别身高、年龄别体重和年龄别体质指数都显示出明显的女孩偏倚。与 Udry(1997)和 Dasgupta(2012)的研究结果类似,在一般文献中常见的对女孩的性别偏倚,在近年来的研究结果和数据分析中已不再明显。这一系列的研究也为我们提供了许多相关的政策建议:

(1)在减少有关营养和教育成就方面的性别偏倚中,对母亲的教育是一个关键的推动因素。

(2)来自较贫困家庭的儿童,包括男孩和女孩,入学的可能性较小。

很难找到造成不同国家性别偏倚的共同起因。性别偏倚往往取决于具体情况，超出了标准数据收集的范围。例如，在印度，虽然男女不平等在学校入学率上大幅度下降，但在私立英语中等学校中，男孩的入学率却出现了不平等和急剧增长。因此，制定行之有效的政策需要了解具体的制度背景，并了解具体的偏倚状况。

此外，性别偏倚的证据很难找到，主要是因为数据不足。正如 Dercon 和 Singh（2012）指出的那样，到目前为止，可用的数据都来源于大型调查，而此类调查对这些问题的看法都相当狭隘。另一个重要的问题，正如 Mitra 和 Rammohan（2011）指出的，是由于自我选择造成的数据截断。也就是说，他们观察到，尽管"失访女性"的问题有很好的记录，但几乎没有证据支持在健康或营养状况方面存在性别偏倚。

Mitra 和 Rammohan（2011）指出，缺乏营养性别偏倚的证据可归因于数据截断。也就是说，那些本来会受到歧视的女孩，已死于对女婴的杀害。因此，存在着一个自我选择的问题，这就对活着出生的女孩的数量产生了向下的偏倚，她们因此更受重视，相对而言，也因此得到了很好的喂养。所以，必须对样本选择进行控制，以恰当解释不同性别的营养差异。

Maitra 和 Rammohan（2011）在拒绝样本截断和自我选择的前提下，使用来自全国家庭健康调查（National Family Health Survey，NFHS）的 16 652 名儿童的样本数据进行研究。研究结果与 Decron 和 Singh（2012）一样，没有证据表明在生存结果或短期营养身高别体重 Z 评分（weight-for-height z-score，WHZ）方面存在性别偏倚。然而，Maitra 和 Rammohan（2011）的确发现，相对于女孩，男孩的年龄别身高 Z 评分（height-for-age z-score，HAZ）结果更好，这表明男孩的长期营养更充足。

此外，Maitra 和 Rammohan（2011）还发现，贫困家庭在所有儿童的生存和营养方面受到的影响最为严重。此外，研究人员还注意到与婴儿死亡率、HAZ 评分和 WHZ 评分相关的所有结果的巨大地区差异。这一重要发现补充了印度著名的南北分界线理论。也就是说，与东南部的安得拉邦、喀拉拉邦、卡纳塔克邦、泰米尔纳德邦和西孟加拉邦相比，印度西北部的邦如北方邦、比哈尔邦、旁遮普邦和哈里亚纳邦的女性死亡率更高。例如，据研究人员估计，与出生在印度北部北方邦的孩子相比，南部喀拉拉邦出生的孩子的存活率要高出 5%。

虽然没有证据表明在总体数据层面上存在性别间的营养差异，但根据地区分类，Maitra 和 Rammohan（2011）能够观察到显著的性别差异。例如，在东南部各邦，男孩的 WHZ 评分较低，而在北部哈里亚纳邦、旁遮普邦和阿萨姆邦，男孩的 WHZ 评分较高。同时，哈里亚纳邦的女孩表现出较低的 HAZ 评分。这些差异对政策很重要，因为这些差异甚至发生在旁遮普邦这样的富裕地区。与文献中几乎所有的研究相似，印度数据显示了母亲教育的重要性，以及贫困对生存和营养状况的不利影响（专栏 9.1）。

### 🖸 专栏 9.1　19 世纪英国的性别偏倚

Horrell 和 Oxley（2015）观察到，在 19 世纪的英国，每天工作 9~12 小时的童工劳动过度且生长迟缓，尤其是女孩情况更为糟糕。作者调查了 1837 年在英国北部纺织厂工作的 16 402 名儿童的数据。结果表明，以现代身高标准衡量，存在着明显的性别偏倚。

在考虑了职业分类、对疾病的易感性和女孩营养不良等因素后，作者证明了性别差异确实存在。分析中还包括营养缺乏造成的不成比例的生长迟缓，以及所从事的工作类型和工作量,这些都是重要的考虑因素,因为造成女孩生长迟缓的罪魁祸首是家务劳动。

在女孩中观察到的生长迟缓可能是由于职业选择造成的,如果是更健康的男孩,而不是女孩,会自我选择进入工厂职业。然而,该项研究表明,进入工厂工作的却是那些不太强壮的男孩,因为采矿业等其他工作对身体条件的要求更高。

作者认为,如果这种选择发生在男孩身上,那么在面临更少工作选择的女孩身上,这种可能性肯定会降低。因此,职业选择并不能解释工厂女工低矮的原因。其次,女孩是否比男孩更容易受到卫生条件差和相关疾病的影响？作者的研究结果和数据表明,对疾病的不同抵抗力并不是导致身高存在性别差异的主要原因。

女孩比男孩吃得少吗？回归分析结果表明,家庭中女性的比例与能量或蛋白质的供应量之间没有关系。因此,没有迹象表明这些工厂女孩和男孩的食物摄入量有任何实质性的差异。同样,关于营养缺乏的影响的问题也可以忽略不计,因为男孩与女孩每日能量需求的差异仅为 5cal,这不能解释生长迟缓的巨大差异。

因此,在排除了这些可能性之后,作者假定,女孩比男孩缺乏真正的闲暇时间,因为女孩除了有报酬的工作之外,还需要做家务。因此,虽然她们的经济价值与她们的兄弟一样,但这些女孩的营养摄入净值较低,其主要原因是有偿工厂劳动和无偿家务劳动,即所谓的“双重负担”。双重负担增加了女孩的身体需求,却没有额外补充营养,因此这种观察到的双重负担造成了性别偏倚。

## 家庭内部资源分配研究的政策应用

公共政策通常是以实物转让、补贴、补充援助以及无条件和有条件的现金转移支付的形式来体现的。SNAP 下的营养项目,即 WIC 和对有抚养子女家庭的援助项目( AID to Families with Dependent Children,AFDC),在美国是有条件的实物转让。公共政策现在更倾向于向女性提供有条件的实物转让援助,因为越来越多的证据表明,对女性的拨款更为有效。

现金转移支付也给决策者提出了重要问题:政府是否应该采取现金转移支付计划,这些转移是否能达到预期的效果？转移是有条件的还是无条件的？ Duflo(2003)研究了南非的一组数据,以回答几个重要的政策问题。南非的数据提供了有关一个普遍的和非强制性的养老金计划的信息。南非养老金计划是否改善了儿童的营养状况？为了回答这个问题,Duflo(2003)比较了三类儿童的身高别体重,三类儿童包括:所有不符合领取条件的家庭的儿童;有男性成员符合领取条件的家庭的儿童;以及有女性成员符合领取条件的家庭的儿童。

Duflo(2003)发现,男性成员领取养老金不影响男孩或女孩的营养状况,女性成员领取养老金也不影响男孩的营养结局,但会使女孩的身高别体重增加 1.19 个标准差。上述发现表明,现金转移支付的影响方式比较特殊,它取决于接受者的性别。这一结果也适用于年龄别身高的比较,Duflo(2003)指出,身高别体重的测量结果可以反映家庭收入的变化。然而,孩子的身高是过去和现在营养状况的结果。由此,Duflo(2003)提出了以下假设:生活在符合养老金领取条件的家庭中的大龄儿童的身高,应低于不符合领取条件的家庭中的儿童身高;而对于年幼儿童而言,两类家庭之间的身高差异应该比较小。Duflo 的研究结果再次证明,男性领取养老金不会影响男孩或女孩的身高,而女性领取养老金不会影响男孩的身高,但会使女孩身高增加 1.16 个标准差。

Duflo(2003)还考虑了家庭的构成,并估计了祖父母和外祖父母的养老金领取资格的影响。发现,外祖母的领取资格再次对女孩的营养结局产生了最大的影响。Duflo(2003)因此指出,现金转移支付计划的效率取决于其管理方式。至于为什么外祖母更喜欢女孩,仍然是个悬而未决的问题。

Duflo 的研究结果对巴西的营养政策和计划也很重要。Thomas(1990)研究了巴西的数据,发现家庭并没有将他们的非劳动收入或转移资金集中到平等分配上。相反,母亲更倾向于将资源给女儿,而父亲则倾向于给儿子。

巴西的数据被用于检验父亲和母亲的非劳动收入对营养结局的回归系数是否相等。Thomas(1990)拒绝了平等的无效假设,并表明这些结果与家庭内部的不同偏好是一致的。事实上,这项研究表明,女性手中的资源对家庭成员健康状况的影响更大。

Duflo(2003)还提出了一个与储蓄相关的结果:男性养老金中储蓄的倾向远低于女性。综上所述,这些结果表明,家庭不是一个集体单元,也不是一个单一的实体,个人偏好和议价能力是家庭内部资源分配的关键决定因素。

Dercon 和 Krishnan(2000)从埃塞俄比亚农村获得了一组数据,研究了在外部冲击存在下的消费变化问题。研究人员建立了一个跨时期的家庭模型,以获取随时间推移的营养变化。如果家庭作为合作单位,那么风险分担很可能会分散对个人的冲击。共享规则不会影响个人的营养结局。然而,如果存在个人偏好、议价能力和独裁分配,那么个人营养结局可能会以某种方式出现偏差。

Dercon 和 Krishnan(2000)使用 Quetelet 指数研究了男性和女性的营养结局差异,结果显示存在显著的性别差异,尤其是对贫困家庭的妇女和埃塞俄比亚南部地区的妇女。

Dercon 和 Krishnan(2000)指出,当妇女受到疾病冲击时,没有证据表明贫困家庭存在风险共担。丈夫和妻子之间的年龄差异,以及离婚协议的规定,决定了家庭内部的分配。在一个拥有土地的南方家庭,妻子的分配比率会更大。这一结果再次与把家庭作为一个整体的概念相矛盾。

实物转让也受到了类似关注。Jacoby(2000)使用来自菲律宾一所学校供餐项目(school feeding programmer,SFP)的数据来测试家庭内部的粘蝇纸效应(Flypaper Effect)。如果家庭表现为一个团结的单元,那么利他主义的父母将根据该项目调整能量的分配,这意味着 SFP 不会对儿童营养产生重大影响。Jacoby(2000)使用双差法估计表明,在菲律宾存在粘蝇纸效应,SFP 改善了菲律宾的能量摄入和健康结果。从公共政策的角度来看,就儿童健康结局而言,以 SFP 形式进行的实物转让很可能是成功的①。

---

① 我们在第十一章"项目评估方法:案例分析和实施策略"和第十三章"学校营养经济学:断点回归的应用"中探讨了这个问题,上述两章专门讨论了学校午餐计划。

## 生成分析结果

这一系列文献中很大一部分采用了二分类结局选择模型进行参数估计。Heckman 选择模型提供了一个通常应用于营养和健康经济学的两步估计。在所有这些应用中,结果变量(如 $y_i$)采用两个取值,如下所示:

$$y_i = \begin{cases} 1 & 概率为 p \\ 0 & 概率为 (1-p) \end{cases}$$

分布函数通过不同的函数形式对 $p$ 进行了规定,文献中 logit 和 probit 模型被广泛应用于获取结果变量(即选择方程)的分布函数。通过引入外生变量和参数建立回归模型如下:

$$p_i = \Pr(y_i = 1 \mid x) = F(x_i'\beta)$$

其中 $F(.)$ 为累积分布函数,建立模型如下:

$$Logit : F(x_i'\beta) = \frac{e^{x_i'\beta}}{1 + e^{x_i'\beta}}$$

或者:

$$Probit : \Phi(x_i'\beta) = \int_{-\infty}^{x_i'\beta} \Phi(z)\, dz$$

式中,$\Phi(z)$ 是标准正态分布的累积分布函数。选择方程的估计通常采用最大似然法,通过使似然函数取得最大值得到参数估计值 $\hat{\beta}$:

$$\sum_{i=1}^{n} \left[ y_i \ln F(x_i'\beta) + (1-y_i) \ln(1 - F(x_i'\beta)) \right]$$

考虑以下两个方程组:

$$y_j = x_j\beta + \mu_{1j} \tag{式 9.1}$$

和

$$z_j\beta + \mu_{2j} > 0 \tag{式 9.2}$$

其中(式 9.1)为回归方程,(式 9.2)为带有随机扰动项 $\mu_{1j}$ 和 $\mu_{2j}$ 的选择方程,两步法从选择方程的估计开始。考虑(式 9.2)的 probit 估计:

$$\Pr(y_i > 0, z_j) = \Phi(z_j\gamma)$$

然后计算每个观测值 $j$ 的风险比,逆米尔斯(Inverse Mills)比率 $\lambda_j$,如下所示:

$$\lambda_j = \frac{\varphi(z_j\hat{\gamma})}{\Phi(z_j\hat{\gamma})}$$

这里 $\varphi$ 是正态分布的概率密度函数。

计算出 $\lambda_j$ 后,现在进行第二步回归方程(式 9.1)的估计,得到一个与 $\lambda_j$ 相关的参数 $\beta_\lambda$。此外,随机扰动项满足以下假设:$\mu_1 \sim N(0, \sigma)$,$\mu_2 \sim N(0, 1)$ 且相关系数 $corr(\mu_1, \mu_2) = \rho$。这些可以通过如下计算得到:

$$\hat{\rho} = \frac{\beta_\lambda}{\hat{\sigma}}$$

式中

$$\hat{\sigma}^2 = \frac{e'e + \beta_\lambda^2 \sum_{j=1}^{n} \left[ \beta_\lambda (\beta_\lambda + \hat{\gamma} z_j) \right]}{n}$$

## STATA 操作实例

在本节中,我们将使用 STATA 进行实例操作演示,以说明在控制选择变量之后,对营养与儿童死亡率之间关系的估计。Maitra 和 Rammohan(2011)提出的问题和方法给我们提供了参考。为便于说明,请考虑 35 户家庭的以下信息:

| obs | si | whz | $I_1$ | $I_2$ | $C_1$ | $C_2$ | $H_1$ | $H_2$ | $H_3$ | $H_4$ |
|-----|-----|-------|---|---|---|---|------|-------|---|---|
| 1 | 0 | 0.705 | 3 | 0 | 1 | 0 | 7.61 | 10.02 | 0 | 0 |
| 2 | 0 | 0.705 | 3 | 1 | 0 | 0 | 8.28 | 10.02 | 1 | 0 |
| 3 | 0 | 0.640 | 2 | 0 | 1 | 0 | 6.82 | 9.43 | 0 | 0 |
| 4 | 0 | 0.705 | 2 | 1 | 0 | 0 | 6.91 | 10.46 | 1 | 0 |
| 5 | 0 | 0.705 | 2 | 0 | 0 | 0 | 7.92 | 10.02 | 0 | 0 |
| 6 | 0 | 0.705 | 3 | 1 | 0 | 0 | 7.39 | 10.22 | 1 | 0 |
| 7 | 0 | 0.640 | 2 | 1 | 0 | 0 | 7.84 | 9.77 | 0 | 0 |
| 8 | 0 | 0.705 | 2 | 1 | 0 | 0 | 6.87 | 10.02 | 0 | 0 |
| 9 | 0 | 0.705 | 1 | 0 | 0 | 1 | 7.42 | 10.46 | 1 | 0 |
| 10 | 0 | 0.705 | 1 | 1 | 0 | 0 | 7.31 | 9.77 | 0 | 0 |
| 11 | 0 | 0.675 | 3 | 1 | 0 | 0 | 7.48 | 9.77 | 0 | 0 |
| 12 | 0 | 0.675 | 2 | 1 | 0 | 0 | 7.89 | 9.43 | 1 | 0 |
| 13 | 0 | 0.705 | 2 | 0 | 1 | 0 | 6.80 | 8.29 | 0 | 1 |
| 14 | 0 | 0.728 | 3 | 1 | 0 | 0 | 7.92 | 10.22 | 0 | 0 |
| 15 | 0 | 0.705 | 3 | 0 | 1 | 0 | 7.59 | 10.02 | 1 | 0 |
| 16 | 1 | 0.705 | 2 | 0 | 1 | 0 | 7.57 | 10.02 | 0 | 1 |
| 17 | 1 | 0.705 | 3 | 0 | 0 | 0 | 7.19 | 10.22 | 0 | 0 |
| 18 | 1 | 0.705 | 3 | 1 | 0 | 0 | 7.34 | 9.77 | 0 | 1 |
| 19 | 1 | 0.705 | 3 | 0 | 1 | 0 | 7.80 | 9.77 | 0 | 0 |
| 20 | 1 | 0.675 | 3 | 0 | 1 | 0 | 8.09 | 10.22 | 0 | 0 |
| 21 | 1 | 0.675 | 3 | 1 | 0 | 0 | 7.77 | 10.46 | 0 | 0 |
| 22 | 1 | 0.675 | 3 | 1 | 0 | 0 | 7.24 | 9.77 | 0 | 1 |

续表

| obs | si | whz | $I_1$ | $I_2$ | $C_1$ | $C_2$ | $H_1$ | $H_2$ | $H_3$ | $H_4$ |
|-----|----|-----|-------|-------|-------|-------|-------|-------|-------|-------|
| 23 | 1 | 0.705 | 2 | 0 | 1 | 0 | 8.12 | 10.22 | 0 | 0 |
| 24 | 1 | 0.728 | 2 | 1 | 0 | 0 | 7.70 | 10.02 | 0 | 0 |
| 25 | 1 | 0.675 | 5 | 0 | 1 | 0 | 8.75 | 10.46 | 1 | 0 |
| 26 | 1 | 0.750 | 2 | 1 | 0 | 0 | 8.00 | 10.82 | 0 | 0 |
| 27 | 1 | 0.705 | 3 | 1 | 0 | 1 | 9.02 | 9.77 | 0 | 0 |
| 28 | 1 | 0.640 | 1 | 0 | 0 | 0 | 7.07 | 9.43 | 1 | 0 |
| 29 | 1 | 0.675 | 3 | 0 | 1 | 0 | 7.83 | 9.77 | 0 | 1 |
| 30 | 1 | 0.705 | 3 | 0 | 1 | 0 | 7.53 | 10.02 | 1 | 1 |
| 31 | 1 | 0.675 | 3 | 0 | 0 | 0 | 7.12 | 10.02 | 0 | 0 |
| 32 | 1 | 0.728 | 1 | 1 | 0 | 0 | 8.05 | 10.22 | 0 | 0 |
| 33 | 1 | 0.705 | 3 | 0 | 1 | 0 | 7.41 | 10.02 | 1 | 1 |
| 34 | 1 | 0.705 | 1 | 0 | 0 | 0 | 8.28 | 10.02 | 1 | 0 |
| 35 | 1 | 0.599 | 1 | 0 | 1 | 0 | 7.09 | 8.92 | 0 | 1 |

第一行给出的用于分析的变量为：

$si$ = 二分类变量，表示在调查时，家庭 $i$ 中的孩子在出生 60 个月后"还活着"；

$whz$ = 第 $i$ 个孩子的 WHZ 评分，这个指标是孩子的身高别体重测量值。

"身高别体重"指标被用来监测儿童的生长，通常被视为一种衡量短期而非长期健康状况的指标。身高别体重较低的儿童被认为是消瘦。

儿童变量说明：

$obs$ = 样本中第 $i$ 个孩子的观察值；

$I_1$ = 家庭中孩子的出生顺序；

$I_2$ = 儿童性别，二分类变量（女 = 1，男 = 0）。

健康的输入变量：

$C_1$ = 是否在私立医院出生（是 = 1，否 = 0）；

$C_2$ = 家庭是否可使用私人厕所（是 = 1，否 = 0）。

家庭特征：

$H_1$ = 母亲受教育年限；

$H_2$ = 家庭过去 10 年总收入的对数；

$H_3$ = 母亲是否在外工作（是 = 1，否 = 0）；

$H_4$ = 母亲是否听说过口服补液盐（oral rehydration salts，ORS）（是 = 1，否 = 0），该变量衡量母亲对 ORS 的了解。联合国儿童基金会称使用 ORS 是对抗腹泻引起的脱水的最佳方法（Maitra 和 Rammohan，2011）。

为了检验如 WHZ 评分这样的营养结局是否受儿童生存概率的影响，我们必须用两个方程估计,一个是获取生存概率的方程,另一个是将外生变量与 WHZ 评分联系起来的方程。我们从 summarize 命令开始,并得到 STATA 输出结果:

| Variable | Obs | Mean | Std. Dev. | Min | Max |
|---|---|---|---|---|---|
| obs | 35 | 18 | 10.24695 | 1 | 35 |
| si | 35 | .5714286 | .5020964 | 0 | 1 |
| whz | 35 | .6928 | .0294626 | .599 | .75 |
| i1 | 35 | 2.4 | .8811757 | 1 | 5 |
| i2 | 35 | .4285714 | .5020964 | 0 | 1 |
| c1 | 35 | .4 | .4970501 | 0 | 1 |
| c2 | 35 | .0571429 | .2355041 | 0 | 1 |
| h1 | 35 | 7.629143 | .5200813 | 6.8 | 9.02 |
| h2 | 35 | 9.938857 | .4592562 | 8.29 | 10.82 |
| h3 | 35 | .3142857 | .4710082 | 0 | 1 |
| h4 | 35 | .2285714 | .426043 | 0 | 1 |

为便于比较,我们首先检验以下回归方程:

$$whz = a + b_1H_1 + b_2H_2 + b_3H_3 + b_4H_4 + b_5C_2$$

执行 regress 命令得到 STATA 输出如下:

```
. regress whz h1 h2 h3 h4 c2
```

| Source | SS | df | MS | | | |
|---|---|---|---|---|---|---|
| Model | .007758247 | 5 | .001551649 | | | |
| Residual | .021755348 | 29 | .000750184 | | | |
| Total | .029513595 | 34 | .000868047 | | | |

Number of obs = 35
F( 5, 29) = 2.07
Prob > F = 0.0983
R-squared = 0.2629
Adj R-squared = 0.1358
Root MSE = .02739

| whz | Coef. | Std. Err. | t | P>|t| | [95% Conf. Interval] | |
|---|---|---|---|---|---|---|
| h1 | .0042675 | .0102409 | 0.42 | 0.680 | -.0166776 | .0252125 |
| h2 | .0328928 | .0120616 | 2.73 | 0.011 | .0082241 | .0575615 |
| h3 | -.0043918 | .010153 | -0.43 | 0.669 | -.0251569 | .0163733 |
| h4 | .0061894 | .0124525 | 0.50 | 0.623 | -.0192789 | .0316577 |
| c2 | .0064857 | .0209226 | 0.31 | 0.759 | -.0363059 | .0492772 |
| _cons | .3329209 | .1232089 | 2.70 | 0.011 | .0809304 | .5849114 |

结果显示,除家庭总收入($H_2$)和常数项外,其他变量均不显著。现在,我们使用 probit 生存模型来合并选择约束条件,这个程序包括两个步骤:第一步,用 probit 方程拟合生存概率,并计算每个观测值的逆米尔斯比率;第二步,以选择项(或逆米尔斯比率)作为辅助变量进行回归估计。

我们使用 STATA 中的 probit 命令实现第一步估计:

```
. probit si i1 i2 c1 h1

Iteration 0:   log likelihood = -23.901784
Iteration 1:   log likelihood = -21.663419
Iteration 2:   log likelihood = -21.656977
Iteration 3:   log likelihood = -21.656976

Probit regression                               Number of obs   =        35
                                                LR chi2(4)      =      4.49
                                                Prob > chi2     =    0.3438
Log likelihood = -21.656976                     Pseudo R2       =    0.0939

         si |      Coef.   Std. Err.      z    P>|z|     [95% Conf. Interval]
------------+----------------------------------------------------------------
         i1 |    .113586   .3009436     0.38   0.706    -.4762526    .7034247
         i2 |  -.7127836   .6451503    -1.10   0.269    -1.977255    .5516879
         c1 |  -.2319729   .6748081    -0.34   0.731    -1.554573    1.090627
         h1 |   .7726133   .5003812     1.54   0.123    -.2081158    1.753342
      _cons |  -5.567426   3.697164    -1.51   0.132    -12.81373    1.678881
```

虽然变量的符号看上去是合理的，但 $z$ 得分值显示没有一个变量具有统计学显著性。现在，我们使用 predict 和 generate 命令，计算逆米尔斯比率并进行第二步回归：

```
. predict xb
(option pr assumed; Pr(si))
. generate invmills = normalden(xb)/normal(xb)
```

注意，我们在下面的扩展回归中纳入了 invmills 变量，这在我们最初的回归估计中是不可能的。

```
. regress whz h1 h2 h3 h4 c2 invmills

      Source |       SS       df       MS              Number of obs =      35
-------------+------------------------------           F(  6,    28) =    1.72
       Model |  .007964217     6   .00132737           Prob > F      =  0.1521
    Residual |  .021549377    28  .000769621           R-squared     =  0.2698
-------------+------------------------------           Adj R-squared =  0.1134
       Total |  .029513595    34  .000868047           Root MSE      =  .02774

         whz |      Coef.   Std. Err.      t    P>|t|     [95% Conf. Interval]
-------------+----------------------------------------------------------------
          h1 |   .0102516    .015537     0.66   0.515    -.0215745    .0420777
          h2 |   .0331139   .0122243     2.71   0.011     .0080735    .0581542
          h3 |   -.003837   .0103394    -0.37   0.713    -.0250163    .0173423
          h4 |   .0070228   .0127153     0.55   0.585    -.0190233    .0330689
          c2 |   .0064888   .0211919     0.31   0.762    -.0369209    .0498985
     invmills|   .0450944   .0871682     0.52   0.609    -.1334616    .2236504
       _cons |   .2631434   .1837571     1.43   0.163    -.1132659    .6395527
```

上面输出结果表明,变量 invmills 无统计学显著性,这意味着在这个模型中,选择项并不是一个关键因素。扩展回归的结果非常接近于不含选择项的原始回归,而且在这两种情况下,家庭总收入($H_2$)是唯一的显著变量。

Cameron 和 Trivedi(2010,第 442 页)指出由于忽略了截距项的随机性,上述过程中的标准误差是不正确的。然而,采用这种方法作稳健性检验,并将其与研究人员广泛使用的 STATAs heckman 方法进行比较,不失为一种正确的方法。heckman 方法基于二元正态分布,STATA 中还有一个 heckman twostep 程序,该过程基于一元正态性假设产生结果,并且假定标准误差更稳健。我们通过以下两个程序生成命令和输出结果:

```
. heckman whz h1 h2 h3 h4 c2, select(si = i1 i2 h1 c1) nolog

Heckman selection model                      Number of obs   =       35
(regression model with sample selection)     Censored obs    =       15
                                             Uncensored obs  =       20

                                             Wald chi2(5)    =    21.67
Log likelihood =  26.69254                   Prob > chi2     =   0.0006
```

|          | Coef.      | Std. Err.  | z      | P>\|z\| | [95% Conf. | Interval] |
|----------|-----------|-----------|--------|--------|-----------|-----------|
| **whz**  |           |           |        |        |           |           |
| h1       | .0021105  | .0161225  | 0.13   | 0.896  | −.0294889 | .0337099  |
| h2       | .068477   | .018065   | 3.79   | 0.000  | .0330703  | .1038837  |
| h3       | −.0019798 | .0126696  | −0.16  | 0.876  | −.0268117 | .0228522  |
| h4       | .0104314  | .0130427  | 0.80   | 0.424  | −.0151317 | .0359946  |
| c2       | .0361067  | .033556   | 1.08   | 0.282  | −.0296619 | .1018753  |
| _cons    | −.0233771 | .1819039  | −0.13  | 0.898  | −.3799022 | .333148   |
| **si**   |           |           |        |        |           |           |
| i1       | .2246504  | .2750975  | 0.82   | 0.414  | −.3145309 | .7638316  |
| i2       | −.7331469 | .6519621  | −1.12  | 0.261  | −2.010969 | .5446754  |
| h1       | .6177292  | .5073436  | 1.22   | 0.223  | −.376646  | 1.612104  |
| c1       | −.2270122 | .6624883  | −0.34  | 0.732  | −1.525465 | 1.071441  |
| _cons    | −4.666859 | 3.612487  | −1.29  | 0.196  | −11.7472  | 2.413485  |
| /athrho  | .7445551  | .7164109  | 1.04   | 0.299  | −.6595845 | 2.148695  |
| /lnsigma | −3.704425 | .2555772  | −14.49 | 0.000  | −4.205347 | −3.203503 |
| rho      | .6318894  | .4303594  |        |        | −.5780868 | .9731571  |
| sigma    | .0246144  | .0062909  |        |        | .0149156  | .0406197  |
| lambda   | .0155536  | .0139355  |        |        | −.0117595 | .0428666  |

```
LR test of indep. eqns. (rho = 0):    chi2(1) =      0.70    Prob > chi2 = 0.4019
```

```
. heckman whz h1 h2 h3 h4 c2, select(si = i1 i2 h1 c1) twostep
note: two-step estimate of rho = 1.0330205 is being truncated to 1

Heckman selection model -- two-step estimates     Number of obs    =        35
(regression model with sample selection)          Censored obs     =        15
                                                  Uncensored obs   =        20

                                                  Wald chi2(5)     =     17.04
                                                  Prob > chi2      =    0.0044
```

| | Coef. | Std. Err. | z | P>|z| | [95% Conf. Interval] | |
|---|---|---|---|---|---|---|
| whz | | | | | | |
| h1 | .0087739 | .02528 | 0.35 | 0.729 | -.040774 | .0583219 |
| h2 | .0649934 | .0193658 | 3.36 | 0.001 | .0270372 | .1029497 |
| h3 | -.0006315 | .0141218 | -0.04 | 0.964 | -.0283097 | .0270467 |
| h4 | .0074846 | .0146254 | 0.51 | 0.609 | -.0211807 | .0361498 |
| c2 | .0323447 | .0406018 | 0.80 | 0.426 | -.0472334 | .1119228 |
| _cons | -.0509332 | .2229704 | -0.23 | 0.819 | -.487947 | .3860807 |
| si | | | | | | |
| i1 | .1135861 | .3009435 | 0.38 | 0.706 | -.4762523 | .7034244 |
| i2 | -.7127836 | .6451502 | -1.10 | 0.269 | -1.977255 | .5516876 |
| h1 | .7726134 | .5003807 | 1.54 | 0.123 | -.2081148 | 1.753342 |
| c1 | -.2319729 | .6748081 | -0.34 | 0.731 | -1.554572 | 1.090627 |
| _cons | -5.567427 | 3.69716 | -1.51 | 0.132 | -12.81373 | 1.678873 |
| mills | | | | | | |
| lambda | .0341831 | .0438807 | 0.78 | 0.436 | -.0518214 | .1201877 |
| rho | 1.00000 | | | | | |
| sigma | .03418312 | | | | | |

　　两种输出结果中所有参数的估计值和标准误差大致相同。其中，我们看到变量 lambda 在统计学上是不显著的，并且变量 rho 值表明，应该拒绝两个群体（存活儿童与夭折儿童）相互独立的假设。换句话说，决定营养状况和生存能力的因素在本案例中不是共同确定的。此外，使用 probit 对选择方程估计与 heckman 程序产生的估计差异不大。这一研究结果与 Maitra 和 Rammohan（2011，第 105 页）的研究结果相似，这意味着在本案例中，数据偶然截断问题并不是一个主要问题。我们将在本章末尾练习 2 中探讨这个问题。

　　正如本章和分析部分所指出的，在这方面的研究中，自我选择问题极为重要。本章旨在介绍在营养分配中可能会出现或可能不会出现性别偏倚的各种方式，在大多数情况下，决定因素是自我选择。下面的 STATA 练习使用流行的 Heckman 两步法有助于找出数据是否存在自我选择。决策者必须关注自我选择问题，以避免实施误导性的政策工具。本章末尾的 STATA 练习说明了我们如何通过考虑自我选择在估计过程中的可能性来测试其存在。STATA 中的一些改进允许进一步测试数据截断和稳健性。本章末尾的练习有助于揭示这些问题。

# 结论

本章中,我们介绍了一系列影响个人营养状况的家庭内部决策问题。女性作为母亲、照护者和家庭食物准备者决定了家庭成员的饮食(Quisumbing 等,1995;Smith 等,2003)。女性控制的资源、她们在社会中的权力以及她们与家庭其他成员相比在家庭中的议价能力都影响着其决策,包括对良好营养的投资(Quisumbing,2012)。研究还强调了女性作为食物生产者被赋予权力的必要性(Quisumbing 和 Meinzen-Dick,2012;Doss,1991;Babu 等人,1993;Kabeer,1999;Doepke 和 Tertilt,2011;Fishcher 和 Qaim,2012)。

在营养方面存在性别偏倚的背景下,理解家庭内部决策的理论和应用,是制定营养干预政策和计划的重要步骤。在本章中,我们介绍了这一理论,并回顾了近年来在营养政策制定背景下分析性别偏倚和不平等的研究。本章还演示了 Heckman 选择模型在 STATA 中的应用。尽管随着女孩教育状况的改善,性别偏倚正在减少,但仍需要更多的研究来探讨女性在改善人口营养状况方面的作用。改进数据、方法和分析这些问题的技能,对于提高决策能力的作用极为重要。

# 练习

1. 使用示例中的数据,在 STATA 中应用 logit si i1 i2 h1 c1 程序建立 logit 模型,以估计生存的可能性。估计结果与使用 probit 选择方程得到的结果是否有不同?

2. 假设我们想研究母亲的就业状况($H_3$)是否影响婴儿的生存能力。Udry(1997,第 61 页)认为,仅仅在选择方程中加入 $H_3$ 变量可能会遗漏很多信息,因为对 $H_3$ 的观测只来源于那些存活下来的儿童。如果母亲在外工作(或 $H_3$ = 1),只有在调查时才知道,而她们在怀孕期间或一年后的就业状况数据是缺失的。因此,目前的失业状况是那些幸存儿童健康状况的合理指标。Maitra 和 Rammohan(2011)解决了这个问题,通过 STATA 中的 logit si i1 i2 h1 h3 c1 程序来估计生存的可能性,然后用 heckman twostep 过程对 WHZ 评分进行适当的回归估计。逆米尔斯比率估计值有意义吗? 两个模型得到的选择方程的估计值是否大致相同? 关于数据截断问题,您能得出什么结论?

3. 这里是一个有用的练习,以帮助学生了解 heckman twostep 程序,以及先运行一个离散 probit 或 logit 模型对样本进行纳入然后进行回归(通常称为两步法模型)之间的差异。下表中的信息与前面的示例类似。STATA 网站(见 http://www.stata.com/manuals13/rheckman.pdf)指出,当在没有选择的情况下观察回归模型中的因变量时,heckman twostep 程序是一个有用的两步过程。

下面我们练习使用 heckman whz h2 h4 c2, select(si = i1 c1)twostep 程序。现在,在 STATA 中输入以下命令:replace yt=0 if yt == .,用 0 值替换所有"丢失"项的 WHZ 评分值。用程序 heckman whz h2 h4 c2, select(si = i1 c1)twostep 重新建立估计模型,查看选择估计结果是否相同。用两步法模型对 WHZ 评分进行回归估计。关于数据截断和 STATA 程序的假设,您能得出什么结论?

| Whz | Si | $c_1$ | $c_2$ | $I_1$ | $H_2$ | $H_4$ |
|---|---|---|---|---|---|---|
| | 0 | 0 | 0 | 0 | 0.445 | 1 |
| | 0 | 0 | 1 | 0 | 0.642 | 0 |
| | 0 | 0 | 0 | 1 | 0.001 | 1 |
| | 0 | 0 | 1 | 1 | 0.586 | 1 |
| | 0 | 0 | 1 | 0 | 0.086 | 1 |
| | 0 | 1 | 1 | 0 | 0.773 | 1 |
| | 0 | 1 | 0 | 1 | 0.399 | 1 |
| | 0 | 1 | 0 | 1 | 0.867 | 1 |
| | 0 | 0 | 0 | 0 | 0.673 | 0 |
| | 0 | 0 | 0 | 0 | 0.911 | 0 |
| | 0 | 0 | 1 | 0 | 0.453 | 0 |
| | 0 | 1 | 1 | 0 | 0.052 | 0 |
| | 0 | 1 | 1 | 1 | 0.708 | 0 |
| | 0 | 0 | 1 | 1 | 0.573 | 0 |
| | 0 | 0 | 0 | 1 | 0.882 | 1 |
| 0.197 | 1 | 0 | 0 | 0 | 0.091 | 1 |
| 0.275 | 1 | 0 | 0 | 0 | 0.737 | 1 |
| 0.252 | 1 | 0 | 1 | 0 | 0.259 | 1 |
| 0.221 | 1 | 0 | 1 | 0 | 0.367 | 1 |
| 0.319 | 1 | 1 | 1 | 1 | 0.623 | 0 |
| 0.140 | 1 | 1 | 1 | 1 | 0.726 | 0 |
| 0.254 | 1 | 1 | 1 | 1 | 0.646 | 0 |
| 0.341 | 1 | 1 | 1 | 1 | 0.038 | 0 |
| 0.248 | 1 | 1 | 1 | 1 | 0.204 | 1 |
| 0.206 | 1 | 1 | 1 | 1 | 0.411 | 1 |
| 0.169 | 1 | 1 | 0 | 0 | 0.191 | 0 |
| 0.111 | 1 | 0 | 0 | 0 | 0.982 | 1 |

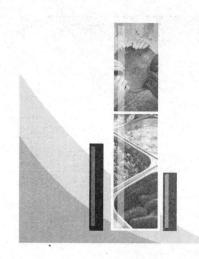

# 第十章

# 儿童保育、水、卫生设施、卫生和健康的经济学：Blinder-Oaxaca分解法的应用

> 营养是所有减轻全球疾病负担的策略中的关键因素。饥饿、营养不良、肥胖和不安全的食物都会导致疾病，但是更好的营养将极大改善我们所有人的健康状况，这无关我们的财富和国籍。
>
> ——Gro Harlem Brundtland，世界卫生组织前总干事在 2000 年世界经济论坛上的发言

## 概述

在实现食物自给自足超过 30 年的国家和地区仍然有持续的营养不良现象，这依然是个没有解开的谜。南亚地区就是一个很好的例子，20 世纪 60 至 80 年代期间，食物生产的绿色革命使食物产量增加了 3 倍，但在减少儿童营养不良方面却收效甚微。研究人员曾经试图用几种方法来解释这个现象。Ramalingaswami 和 Jonson（1995）推测，食物消费和女性赋权方面的性别不平等是影响儿童营养不良改善的关键。在过去的 20 年里，营养学家和经济学家都从一个因素转向另一个因素，试图解决营养难题；然而，他们已经充分认识到营养是所有因素共同作用的结果（Smith 和 Haddad，2003；Smith 和 Haddad，2015）。

此外，正如第九章"家庭内部分配和营养的性别偏倚：Heckman 两步法的应用"中所述，在某些社会中，妇女和女童与男性相比消费较少，在农村居民营养问题中表现出性别偏倚，这可能因生产率水平和食物消费的季节性而异（Babu 等，1993）。因此，将家庭层面的食物供应转化为家庭成员的营养福祉取决于食物以外的因素。与水、卫生设施和健康相关的因素在营养干预领域中被统称为 WASH（water，sanitation，and health，简称 WASH）。获得高质量的水、卫生设施和医疗保健，以及向家庭中的弱势成员（如学龄前儿童、孕妇和乳母以及老年人）提供的护理，都非常重要。

一段时间以来，人们已经认识到非食物因素在社会营养状况中发挥着重要作用（Smith 和 Haddad，2003；Smith 和 Haddad，2015），在解释人群营养状况时，这些因素已经被整体或单

150

独分析过。在本章中,我们将研究这些因素,特别是儿童保育、水、卫生设施和医疗保健,以及相关的政策干预措施,以衡量、解释和应对营养不良的挑战。

虽然影响营养状况的一些社会经济因素在第八章"营养的社会经济决定因素:分位数回归的应用"中有所论述,但与儿童保育、水、卫生设施和卫生有关的因素需要单独一章来讨论。它们作为补充投入进入营养生产过程,从而影响人口的营养状况。在将食物转化为良好的营养时需要清洁用水。水、卫生设施和卫生也会影响营养素和矿物质的吸收。例如,贫血是一个重要的营养和公共健康挑战,它是由人体对铁的吸收不良引起的。安全的供水、完善的卫生设施以及改善卫生行为的教育均有助于预防环境性肠道功能障碍,这些也是有助于提高从食物中吸收铁的关键因素。

缺乏 WASH 因素会严重损害人口的健康和营养状况。例如,Bremmer(2010)指出,每年约有 150 万人死于腹泻,其主要原因是缺乏清洁用水和卫生设施,他提出,任何腹泻的预防政策都必须首先解决清洁卫生的问题。事实上,Gunther 和 Gunther(2013)使用 40 个发展中国家的家庭调查数据显示,如果提供卫生设施和供水技术,每 1 000 名儿童中可以减少 8~22人死亡。千年发展目标中的第四项设定 2015 年的目标是儿童死亡率减少 32%,而上述死亡人数的减少将占该目标的 11%,在发展中国家将减少 60~170 万的儿童死亡。在这些国家,技术成本约占人均 GDP 的 80%[①]。近年来制定的 SDGs 还讨论了确保所有人获得清洁用水和卫生设施的问题(Wage 等,2015)。

## 概念方法

研究人员对各种因素影响人群营养状况的作用已经概念化,而确定这种作用途径的方法是通过因果分析,它在实际中已得到普遍应用。在这里,我们采用了一种由反饥饿行动组织(Action Against Hunger, ACF)(2014)开发的概念性因果途径,以举例说明在解释营养结局时如何综合考虑各种因素(图 10-1)。在各因素对影响后续产生的每个阶段,尽可能对因子进行排序或测量,并用于分析。此外,它们还可用于不同社区间居民营养结局的比较。例如,假设在所有其他因素相同的情况下,一个社区有更好的机会接触到卫生保健工作者,该社区是否具有更好的营养结局? 从社区层面到个人营养结局有三条基本途径。我们可以通过收集具体指标的数据和信息,测量和分析食物供应、儿童保育、健康和卫生设施途径。

## 我们从政策教训中学会了什么

在本节中,我们将简要回顾决定营养状况的各种因素的作用,并研究减少营养不良的可能干预措施。Smith 和 Haddad(2015)进行了一项详尽的研究,跟踪了 1970—2012 年期间116 个国家的儿童营养不足情况。研究结果认为,为了改善儿童的营养结局,各国必须增加和保持充足的食物供应。由于农业生产极易受到气候变化的影响,各国政府必须集中精力投资于农业生产。我们注意到气候环境的变化严重影响了南亚和非洲的农业生产,在这些地区,儿童营养不良比率最高。然而,增加食物供应并不是改善儿童营养的唯一必要条件。

---

① 关于这个问题的一系列论文,见 Jha 等(2014)研究。

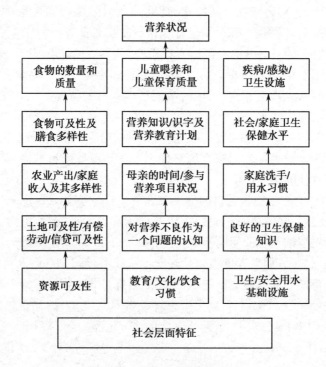

**图 10-1　营养不良的假设原因**

注:改编自 ACF 营养因果分析(ACF,2014)。

Smith 和 Haddad(2015)指出,在所有国家,食物、保健和健康环境都是减少生长迟缓的主要驱动因素,国家治理也是一个关键驱动因素,这一点也将在本章后面的相关文献中讨论,其中治理问题对于与水有关的计划尤其重要。

根据本章所讨论的问题,Smith 和 Haddad(2015)发现,减少生长迟缓所需的最佳计划应该包括:从非主食中获取更多的膳食能量,更好地获得卫生设施、改善女性的教育以及获得安全饮水等。此外,促进收入增长的计划也有助于上述因素的改善。

对女性教育和促进两性平等的投资具有最佳的短期效果,而对健康环境和改善膳食多样性的投资则具有长期效益。本章提供的几个案例中,为改善妇女儿童的营养和健康状况,各国设计并实施了不同的干预措施。我们特别从儿童保育、卫生设施和公共卫生政策的角度来研究这些问题。

Singh(2011)展示了一组有趣的结果,将印度的营养缺乏与机会不平等联系起来。而"机会不平等"的概念通过两个相关指标来衡量:差异性指数($D$)和人类机会指数($O$)。

人类机会指数($O$)由两个要素组成:①有多少可用的服务,②这些服务的分布是否公平。差异性指数($D$)与人类机会指数($O$)的关系如下:

$$O = \bar{p}(1-D)$$

其中 $\bar{p}$ 是儿童获得保育服务的平均概率或获得率。$D$ 指数和 $O$ 指数取值都在 0 和 1 之间变化,如果差异性指数 $D=1$,则意味着社会中存在高度不平等,在这种情况下人类机会指数接近于零,即 $D=0$。

Singh(2011)的研究使用了印度两轮 NFHS 数据,并参考免疫服务和营养结局,构建了 $D$

指数和 $O$ 指数，得出如下几个结果：

（1）父母教育和家庭财富是孩子营养和健康的关键驱动力。

（2）总体而言，超过 50% 的印度儿童没有得到充分的免疫接种，也没有得到最低限度的营养。

（3）获得免疫接种和营养的机会在地区间存在很大差异。

（4）尽管印度南部和东北部地区在这两个指数指标上表现良好，但印度中部、西部和西北部地区的表现却非常糟糕。

（5）总体而言，被视为印度社会脆弱人群的表列种姓和表列部落在全面免疫和最低营养两个指数方面都是表现最差的。

（6）城市地区的儿童在这两个方面都比农村儿童好得多，这个发现令人担忧，因为印度多达 75% 的儿童都生活在农村地区。

尽管印度政府已经采取了许多干预措施，但地区差异仍在扩大。Singh（2011）的研究再次表明了促进家长教育的区域性政策的重要性。地区间机会不平等是印度特别关注的问题，尤其是在 20 世纪 80 年代末实行经济改革之后。Singh（2011 年）的研究表明，在印度南部地区，其 $D$ 指数和 $O$ 指数最高，在改革后继续呈现上升趋势，而中部和东部地区在两项指数都很低的情况下，继续保持下降趋势。

上述观察结果不仅适用于营养和免疫计划，政府资助计划和食物补贴计划也受到这些差异的影响。Lokshin 等人（2005）指出了印度的综合儿童发展服务（Integrated Child Development Services，ICDS）的不足，而 ICDS 是对学龄前儿童最大的营养干预计划之一。

与 Singh（2011）的研究结果类似，Lokshin 等人（2005）发现，对 ICDS 计划需求最大的北部贫困地区，该计划的覆盖率和预算拨款都最低。此外，该地区还有两个国家分配数额没有支出，这突显其治理不善。正如 Lokshin 等人（2005）所指出的那样，由于北方富裕地区获得了大部分资金，并且进行了有效利用，地区间不平等的机会水平进一步恶化。Jain（2015）展示了 ICDS 计划如何改善幼儿的营养状况。

不平等机会以多种形式存在。例如，Sethuraman（2008）对部族和农村女性如何缺乏机会进行了广泛的分析，认为其表现在家庭暴力的发生率以及由此导致的儿童营养减少[①]。

Sethuraman（2008）的研究将女性权益与营养结局联系起来。这项研究的一个特点是通过母亲的决策能力、行动自由、就业和家庭暴力经历，对女性权益进行了实证追踪。除此之外，研究还添加了许多社会经济变量。Sethuraman（2008）的回归结果为政策制定传达了一些重要信息：女性权益和家庭暴力经历不仅影响到当前儿童的营养水平，也影响到儿童的长期成长潜力。

性别平等和权利平等的实现必须伴随着政策干预，仅仅依靠食物补贴无法纠正家庭中的不平等现象。注意，这些发现与 Jensen（2011）关于生育率的发现、Singh（2011）和 Lokshin 等人（2011）的发现一致。Datta（2015）对比哈尔邦的 JEEVIKA 项目的研究是成功实现这些目标的政府计划的一个很好的例子。Kavitha 和 Lal（2013）强调了卫生设施对妇女健康的重要性。

---

① 另见 Adhau（2011），了解影响部族社会的营养不良问题。

# 儿童营养不良与享有水和卫生设施的权利

联合国大会认为基本卫生设施是一项人权。Mcgranahan（2015）针对拉丁美洲和亚洲进行的分析表明，该地区与卫生设施有关的准公共产品问题十分严重。Mcgranahan（2015）认为"基于权利"的方法涵盖范围狭窄，公共卫生设施升级最有效的尝试是基于基层运动，包括联合生产和多中心方法。Mcgranahan（2015）列举了两个例子，它们是以社区为基础的联合生产运动，分别是巴基斯坦卡拉奇的 Orangi 试点计划，以及印度浦那和孟买的贫民窟居民联合会运动，在这两个例子中，公共产品问题均得到了解决，卫生设施升级工作进展顺利。

获得水资源的重要性及其与儿童营养的关系已得到充分证明。例如，Zewdie 和 Abebaw（2013）发现了埃塞俄比亚东哈拉格赫 Kombolcha 地区儿童营养不良的主要驱动因素。他们对 249 名儿童的数据进行了 logit 回归分析，结果显示其中相当一部分儿童存在生长迟缓、消瘦和营养不良。儿童营养不良的主要决定因素包括水源和卫生设施，以及免疫接种、农场规模、家庭规模、性别和母亲的产前保健等其他重要因素。Zewdie 和 Abebaw（2013）强调了清洁和安全的用水渠道以及适当的卫生设施的作用，认为这需要及时关注。Craven 和 Stewart（2013）进一步证明，在非洲，虽然致命疾病的发生往往与 HIV/AIDS 有关，但公共资源应该从与 HIV 相关的活动中转移出来，并转向非洲的基本卫生和营养、更好的水质和生活水平。

生活环境影响人们的营养状况，洁净的环境减少了传染病的发生。人口的营养状况与卫生水平有关。在发展中国家，人们研究了户外排便和与动物一起生活与营养结局之间的关联性。Heady 等人（2016）研究了这种可能导致营养不良的因素，认为因摄入被家禽粪便污染的食物而引起的以环境为中心的失调，以及由此引起的腹泻都会增加发病率并影响营养摄入。Heady 等人（2016）利用来自埃塞俄比亚、孟加拉国和越南的多国调查数据，讨论动物粪便污染的存在和母亲的清洁习惯问题。研究报告认为，牲畜饲养与家庭中存在粪便污染之间具有显著联系，这对孟加拉国和埃塞俄比亚的儿童生长结果产生了负面影响，但在越南则不然。

户外排便是卫生环境的另一个严峻挑战，洁净的卫生环境有助于维持良好的健康，促进营养素更好地吸收。在这方面，印度的研究和证据近年来激增。将卫生设施纳入本章研究范围是为了表明，获得清洁的卫生设施是前文讨论的 O 指数中的一个重要指标。此外，提供水和卫生设施与儿童营养不良有直接联系。Cuesta（2007）使用菲律宾的纵向数据证明了这种联系存在，该数据对 3 289 名儿童进行了三轮跟踪调查。结果发现，当家庭可以使用冲水马桶时，低出生体重儿童生长迟缓的概率大大降低。此外，公共厕所的使用也降低了这种可能性。Cuesta（2007）还发现母亲受教育水平对低出生体重儿童生长迟缓有显著的影响，尽管在考虑到女性权益指数时，这种影响消失了。另外，Lee 等人（1997）对孟加拉国和菲律宾居民的营养状况、死亡率和卫生设施以及相关的内生性问题进行了出色的讨论。

除了对健康有明显的益处外，卫生设施的改善还可以促进儿童人力资本的形成和认知功能的发展。Spears 和 Sneha（2013）使用了来自印度全面卫生运动（Total Sanitation Campaign，TSC）的数据，表明了首次使用坑厕的 6 岁儿童识字率有所提高。

尽管在所有这些研究中，我们发现获得卫生设施和水有助于改善营养结局，但我们不能忽视的事实是，单凭这些因素无法取代强调良好卫生行动和提供相关健康产品的更广泛的政策干预。

　　卫生设施和供水是公共产品,这一特征在其供给中产生了额外的问题。Mader(2012)指出,在印度和越南,通过小额信贷建立这些公共产品的尝试表明,由于代理人只基于自身利益行事,并不关心集体福利,因此这些产品的供应严重不足。Mader(2012)不仅质疑小额信贷的有效性,而且质疑这些国家的治理体系提供这些公共产品的责任。

　　上述观察结果与世界银行 Ban、Das Gupta 和 RAO(2008)早些时候的一项研究相呼应,该研究指出,印度南部的地方政客为自己获取新科技。这项研究强调,有必要向公众和所有利益攸关方宣传全面改善卫生设施对健康的益处。

## 亚洲之谜

　　印度对与卫生和健康收益有关的问题进行了出色的个案研究。印度政府在 1999 年积极主动地建立了 TSC,研究人员已经完成了一系列的研究,记录了印度各地几项干预措施的影响。大多数研究使用随机对照设计来验证这些影响,并且评估不同措施的实施效果。例如,Hammer 和 Spears(2013)在世界银行对印度的一项研究中指出,印度普遍存在户外排便现象,并认为这与较高的儿童生长迟缓率有关。在马哈拉施特拉邦的一项随机对照试验表明,在实施卫生计划后儿童身高有所增加。Spears 和他的同事们进行了大量的研究,将这一发现与所谓的"亚洲之谜"的现象联系在一起,即印度儿童生长迟缓程度远远高于更贫穷的非洲国家(Ramalingaswami 和 Jonson,1995;Spears,2013)。

　　Spears(2013)的研究表明,在印度,几乎所有的儿童生长迟缓都是由户外排便引起的。印度政府通过开展全面环境卫生运动,为地方政府提供货币奖励来解决这个问题。Spears(2013)提供了来自国家层面回归分析、国内回归分析和随机对照试验的强有力的计量经济学证据,以支持儿童生长迟缓与户外排便之间的联系。

　　最重要的是,Spears(2013)通过比较非洲和印度儿童的年龄别身高差异,运用分解方法在很大程度上解释了亚洲之谜。Duflo 等人(2015)表明,在印度农村,每户每年以 60 美元的成本计算,通过用水和卫生设施的综合利用,腹泻减少了 30%~50%。

　　包括 Duflo 等人(2015)在内的所有研究均指出,一些制度上的僵化阻碍了计划的成功实施。Lamba 和 Spears(2013)讲述了印度在实施"清洁村庄奖"时,其奖项和奖励普遍存在的种姓歧视。

　　Augsburg 和 Rodriguez(2015)针对印度卫生动态提出了一些新见解。研究人员强调,厕所所有权和购买有几个关键驱动因素,决策者必须考虑到这些因素,才能成功地实现 TSC。特别是在印度,社会地位在获得厕所方面发挥着至关重要的作用,严格的财政限制阻碍了低收入群体获得厕所设施。此外,他们还认为,厕所干预措施必须使用强调其地位的宣传活动和口号,例如"没有厕所,就没有新娘",这会促使男性在厕所上投资。在制定政策时,应考虑到地位、羞耻、尊严以及个人卫生问题。

　　正如 Reddy 和 Snehalatha(2011)指出的,性别问题对女性至关重要,她们特别容易受到卫生设施缺乏的影响。Patil 等(2013)的研究是关于 TSC 影响的早期研究之一,该研究对印度中央邦采用了一组随机对照试验。这是一项涉及面广的研究,分析了约 3 000 个家庭中的超过 5 000 名儿童。结果显示,在干预组内,厕所使用、供水质量和介水传染方面略有改善。

由于这是一项早期研究,干预仅持续 6 个月,结果并不具有统计学意义。然而,有关印度的后续研究产生的大量信息支持公共干预对健康的影响。

如前所述,随机试验已经成为评估干预效果的常用研究工具。在印度,研究人员采用此工具来评估卫生项目。Dickinson 等人(2015)研究了印度奥里萨邦随机卫生设施促进计划的效果。结果显示,该项目增加了厕所的拥有率和使用率。尤其重要的是,干预计划还显示出儿童上臂围、身高和体重的 Z 评分值的增加。在成本效益计算中也考虑到了外部负面效应,这是一项很好的研究,使促进良好卫生设施的积极公共政策干预合法化。

Agoramoorthy 和 Hsu(2009)根据他们在印度古吉拉特邦的研究,建议印度政府应该增加新厕所修建的补贴。在新建了 100 座公厕后,医疗费用和工资损失的机会成本明显降低。Kumar 和 Vollmer(2013)利用区级家庭调查数据和倾向匹配技术进行研究,结果表明改善卫生设施条件可将感染腹泻的风险降低 2.2%。再次,Begum、Ahmed 和 Mansur(2011)使用相同的倾向匹配技术指出,虽然孟加拉国一直致力于改善清洁用水的供应,但结果表明,这项政策必须与改善卫生条件相联系。研究表明,安全用水和卫生设施之间的协同作用对健康的影响最大。

、Cameron 等(2013)在世界银行为印度尼西亚进行的另一项研究中指出,新厕所建成后,非贫困家庭的户外排便次数减少了 6%,干预组的腹泻发生率减少了 30%。Briceno 等(2015)在世界银行对坦桑尼亚农村的一项研究中,也记录了政府促进洗手和清洁卫生政策的效果。这项政策作为一项随机试验运行,只有当干预计划与洗手和卫生设施相结合时,才能发现健康状况的切实改善。正如在印度和孟加拉国一样,作者得出结论,卫生水平的全面提高是任何成功计划的重要组成部分。

## 儿童保育、生育率和营养不良

生育率下降能改善儿童营养状况吗? 自从 Gary Becker(1960)在儿童营养不良的背景下提出了著名的"数量-质量权衡"理论以来,这个问题就一直吸引着研究人员。Jensen(2012)对这一领域的研究人员所面临的情况给出了简洁的解释。假设有两个孩子,来自两个不同的家庭,他们在各方面都是相同的,而且父母双方都希望再多生一个孩子,但是其中只有一个孩子最后多了一个弟弟或妹妹。相对于现在有兄弟姐妹的孩子,没有兄弟姐妹的孩子会得到更好的营养吗? 由于数据可用性和解释方面存在很多困难,这个问题很难核实。例如,与不孕有关的环境和社会因素也可能与儿童的健康状况有关。因此,分解各种因素的影响成为一个计量经济学问题。

为了解决上述问题,Jensen(2012)使用了来自印度 4 个邦(哈里亚纳邦、旁遮普邦、拉贾斯坦邦和北方邦)的面板数据进行研究,该数据收集了 2003 年和 2006 年两轮生育率和社会经济变量的信息。研究结果表明,生育率的降低改善了儿童的营养状况,并证明了数量-质量权衡理论的有效性。

Jensen(2012)的发现对印度到底有多重要? 答案是至关重要。因为在印度农村,大约 27% 的新生儿是计划外的,尤其是在比哈尔邦,计划外新生儿比例高达 33%。因此,与生育率相关的干预措施可能会产生预期效果。事实上,Jensen(2012)的研究结果表明,在 1979—2006 年间,印度生育率下降,营养不良发生比率相应下降了 23%。生育率差异解释了印度城乡之间营养状况差异的一半。Jensen（2012）的研究结果与印度的干预计划有很大关联（专栏 10.1）。

> **IOI　专栏 10.1　雨季宝宝被诅咒了吗？**
>
> 　　在某些月份出生的孩子是否有可能注定健康不佳？显然是的。根据 Lokshin 和 Radyakin（2012）的研究，在印度雨季月份出生的孩子的体格测量分数比秋冬月份出生的孩子低。
>
> 　　"出生月份"是儿童健康结局的一个重要指标，这一观点在其他国家，如澳大利亚（Weber 等，1998）、瑞典（Kihlbom 和 Johansson，2004）、英国（Phillips 和 Young，2000）和美国（Van Hanswijck de Jonge 等，2013）得到了证实和检验。Lokshin 和 Radyakin（2012）也证明了"出生月份"的影响，结果是出生时恶劣的环境条件导致更糟糕的健康结局。
>
> 　　Lokshin 和 Radyakin（2012）将医疗、气候和环境数据与家庭的社会经济状况联系起来，在控制了几个特征变量和样本选择后，证明了"出生月份"的影响。研究人员使用了三轮印度 NFHS 调查数据，覆盖了来自 3 万多个家庭的数千名儿童。
>
> 　　结果表明，夏季出生儿童的体格测量得分最低，秋季和初冬出生儿童的体格测量得分则有所提高。此外，同样的结果也适用于男孩和女孩。雨季月份出生的孩子比雨季结束后出生的孩子更容易生长迟缓。
>
> 　　潜在的内生性和样本选择是这一研究领域中常见的数据问题。例如，父母的行为可能会影响孩子的健康结局。父母可以计划怀孕，以便在非雨季月份分娩，或者如果在"不好"的月份分娩，则在儿童保育方面多加补偿。由于父母的信仰、行为和未被观察到的因素，有可能一些不良的健康结局没有得到适当的解释。
>
> 　　同样，家庭财富和产妇健康状况可能影响出生月份，从而影响孩子的健康结局。此外，意外怀孕或孩子出生时的健康状况也可能混淆出生月份的影响。对此，作者通过 probit 和多项式回归来解决所有这些计量经济学问题。总的来说，他们能够排除样本选择和内生性问题。最后，除了"出生月份"的影响，作者还发现：
>
> 　　（1）较早的出生顺序对男孩和女孩的健康结局有负面影响。
> 　　（2）家中年龄越大的孩子，健康状况越差。
> 　　（3）来自富裕家庭和母亲受过良好教育的儿童不太可能生长迟缓。
> 　　（4）儿童的健康状况和母亲的年龄呈倒 U 型关系，母亲 40 岁时孩子健康达到顶峰。
>
> 　　在计划生育指导的同时，提供适宜的营养信息，对改善母亲生育健康效果非常有效。

## 保健与营养

　　卫生经济学家也有非常大的兴趣探索卫生设施和获得安全饮用水的作用，以及整体卫生状况的改善，例如洗手，对婴儿死亡率和整体健康状况的影响。上文已经指出，Whittington

等(2012)的研究表明,需要根据证据和实际情况,而不是根据成本效益计算,来规划公共卫生干预措施。在一项基于需求的研究中,Persson(2002)从两个不同的模型中计算出福利改善对消费者盈余的补偿变异,并表明由健康状况改善计算出的福利对模型的选择是敏感的。

Andres 等人(2014)还估算了2007—2008年间印度农村地区的干预计划产生的健康效益。当一个家庭从户外排便模式转向固定地点排便或从户外排便转向改进的卫生设施后,儿童的健康收益就会得到提升。该研究指出,在健康收益方面,儿童腹泻人数大幅减少了47%,其中25%来自直接干预,其余的则来自外部效应。在本研究中将所有健康收益都完全归功于卫生设施的改善。

Hathi 等(2014)研究了卫生经济学中的一些重要问题:在人口密度较大的地区,没有厕所或户外排便对婴儿死亡率和儿童身高的影响更大吗? 卫生条件差是人口密度影响健康结局的一个重要原因吗? 研究人员使用了一个庞大的国际儿童数据库,其中包括172项人口和健康调查,与1 800个国家的普查人口密度数据相匹配,加上孟加拉国各地区的数据,来探讨这些问题。结果表明,卫生设施和人口密度之间存在着统计上强有力的相互作用。作者表明,人们在一起生活越紧密,户外排便的外部效应对于儿童健康结局就越重要。

Geruso 和 Spears(2015)在一篇相关论文中指出,印度穆斯林使用马桶或公共厕所的可能性比印度教徒高出约25%,来自邻里关系的外部负面效应与婴儿死亡率有着实质性的联系。在印度,大约有5亿多人户外排便,这是一个严重的健康问题。Mu 和 de Brauw(2015)对中国农村家庭迁移的研究表明,父母迁移对孩子的身高没有显著影响,但肯定会增加他们的体重。然而,迁移家庭如果获得自来水,则有助于增加孩子的身高。

## 生态健康途径:马哈拉施特拉、印度、喀麦隆和黎巴嫩

生态健康途径是一个可以被许多国家采用的优秀模式。该模式希望彻底解决一系列环境卫生问题,包括固体废物收集、积水排污、改善行人通道、通过更安全方法处理人类废弃物减少地下水污染、改善家庭卫生、安全饮用水、健康监测以及提供基础保健。大多数干预措施是通过宣传和教育活动进行的,重点针对安全用水和卫生。结果显示,儿童感染率大幅度下降。黎巴嫩的贝布宁也采取了类似的措施,人们再次发现,多方面的努力以及对生态健康的保护是影响卫生、用水安全和清洁卫生设施等干预措施的最佳途径(Habib,2012)。

Ngnikam 等(2012)在喀麦隆雅温德进行了一次成功的尝试,为了解决儿童腹泻和肠道寄生虫病等严重问题,来自不同领域的项目团队聚集在一起。该小组设计制定了一个综合项目计划,引入了新的社会参与模式,并与政府工作人员一起,对利益相关方进行了水和卫生设施的教育。该项目将这些信息与医务人员的定期监测联系起来,以便获得关于儿童健康和改善的信息和数据。

在一项有关利益相关者分析的详尽研究中,Haddad 等(2014)发现,印度马哈拉施特拉邦的儿童生长迟缓率明显下降。作者指出,“如果在这种情况下生长迟缓现象不能减少,那么在许多地方,生长迟缓现象更难减少。”在这项研究中,即使在这样一个治理水平一般、食物保障水平中等、水和卫生设施水平也很脆弱的环境中,经过所有参与者的共同努力,依然产生了戏剧性的政策效果。成功的原因应归功于:民间人士和媒体在共同治理和政府承诺下的共同努力,创造了良好的健康成效。

## Panagaria-Gillespie 争论与政策考量

一位经济学家、一位决策者和一位营养政策研究者引发了一场有关营养政策的辩论。本章及之前所介绍的分析研究和政策结论，为我们深刻理解这场辩论提供了必要的参考。

Panagaria(2013)认为，印度儿童营养不良的程度被高估了，他特别怀疑的一点是，印度儿童的境况比撒哈拉以南非洲地区的同龄人差得多。例如，Panagaria(2013)对营养不良研究结果的有效性提出了质疑。由于研究人员在所有人群中设定了共同的体重和身高标准，因此，Panagaria(2013)认为这些估计忽略了遗传、文化和环境因素可能带来的差异。其次，Panagaria(2013)还指出，在死亡率、寿命和其他健康结局方面，印度的表现远远好于许多撒哈拉以南非洲国家。因此，他认为营养结局的含义具有误导性。

Gillespie(2013)对 Panagaria(2013)的两个质疑都作出了回应，并指出，包括 WHO 在内的研究人员在考虑到遗传差异和其他文化多样性举措后，谨慎地构建了估算模型。此外，Gillespie(2013)还指出，虽然印度的死亡率统计数据好于撒哈拉以南的非洲地区，但这并不能保证印度儿童获得足够的营养。他进一步指出，尤其是在经济快速繁荣时期，印度儿童低体重的表现虽略有改善但并不显著。

印度是 17 个生长迟缓率达到或超过 40% 的国家之一，约有 6 000 万儿童生长迟缓，占全球总数的 36%。超过 1/3 的印度婴儿低体重，20% 的婴儿生长迟缓，这会对今后的生活带来不利影响。

正如与这一研究领域有关的文献所指出的那样，印度的儿童营养状况取决于除提供"均衡饮食"之外的许多因素。营养政策要对健康、水、卫生设施、孕产期教育和妇女权益，以及连贯一致的计划生育机制等作出更全面的考虑。

仅仅是提供"均衡饮食"建议本身就可能陷入政治短视的困境，它使儿童营养问题在印度更加至关重要。以《经济与政治周刊》(2015 年 6 月 6 日，第 9 页)的一篇社论为例，在该社论中，由于一些宗教团体不希望为儿童提供鸡蛋，国家推行的营养餐计划备受争议。事实上，这些对低种姓的非素食儿童饮食的决定，是由高种姓和富有的印度教徒作出的，这使得该问题看起来极具讽刺意味。

## 分析方法

本节讨论源自 Dean Spears(2013)在其关于卫生设施对健康结局影响的大量研究中提出的一个问题：卫生设施覆盖范围的差异能否解释两个不同地区儿童身高之间的差异？

由于辛普森悖论，联合回归常常掩盖了某些有趣的特征：对于不同的子集，由于其自变量的平均值与因变量的相关性可能各不相同，所以单一回归的斜率系数也可能不同。因此，Spears(2013)使用分解法来解释两个地理区域之间因变量的差异。

分解法可以告诉我们，有多少差异，比如身高，是由于 $X_1$(如能量摄入)和 $X_2$(如母亲受教育水平)的差异造成的。分解法非常实用，因为一旦进行回归，这种方法就可以告诉我们两组数据之间差异的构成，这可以由外生变量的差异来解释。

参考 Spears(2013)，我们举例说明 Blinder-Oaxaca 分解法的应用。假设在 $A$ 和 $B$ 两个国

家之间,因变量的平均值,如相似样本的年龄别身高($H$)之间存在差异。则 $H$ 中的差异可以分解为两部分:

1. $X_s$ 水平上的组间差异。

2. $\beta_s$ 水平上的组间差异。

例如,$B$ 国可能有较低水平的食物分配系统(第一部分),也可能是因脆弱的交通状况而难以获得上述分配(第二部分)。差异如图 10-2 所示:

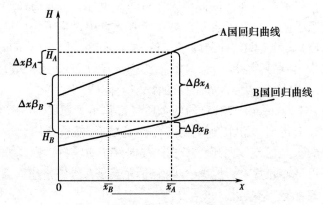

**图 10-2　A、B 两国儿童年龄别身高差异回归曲线**

该图适用于 $A$ 和 $B$ 两个国家的回归:

$$H=\begin{cases}\beta_A X_A+\varepsilon_A, & if\ country=A\\ \beta_B X_B+\varepsilon_B, & if\ country=B\end{cases}$$

对于每一个 $X$ 值,$A$ 国的 $H$ 得分更高。设 $X_A$ 和 $X_B$ 分别表示 $A$、$B$ 两国 $X_s$ 的平均值,相应地,$H_A$ 和 $H_B$ 为这些平均值的平均值,其均值差异满足:

$$\overline{H_A}-\overline{H_B}=\overline{X_A}\beta_A-\overline{X_B}\beta_B \tag{式 10.1}$$

Blinder-Oaxaca 分解法在两种可能的加权方案中重组方程(式 10.1)中平均结果的差异:

$$\overline{H_A}-\overline{H_B}=(\overline{X_A}-\overline{X_B})\beta_A+(\beta_A-\beta_B)\overline{X_B}+\{(\overline{X_A}-\overline{X_B})(\beta_A-\beta_B)\} \tag{式 10.2}$$

或者

$$\overline{H_A}-\overline{H_B}=(\overline{X_A}-\overline{X_B})\beta_B+(\beta_A-\beta_B)\overline{X_A}-\{(\overline{X_A}-\overline{X_B})(\beta_A-\beta_B)\} \tag{式 10.3}$$

方程(式 10.2)和(式 10.3)被称为三重分解。Jaan(2008)指出,分解表明了以下三个方面:

1. $E=(\overline{X_A}-\overline{X_B})\beta_A$ 是第一部分,即"禀赋"效应,其归因于 $X$ 水平下的组间差异;

2. $C=(\beta_A-\beta_B)\overline{X_B}$ 表示回归系数($C$)的影响;

3. $I=(\overline{X_A}-\overline{X_B})(\beta_A-\beta_B)$ 表示 $E$ 和 $C$ 之间的相互作用。

基于两组回归的估计,计算三重分解。研究人员还报告了一种双重分解,即改写方程(式 10.2)或(式 10.3)为:

$$\overline{H_A}-\overline{H_B}=(\overline{X_A}-\overline{X_B})\beta^*+(\beta_A-\beta^*)\overline{X_B}+(\beta^*-\beta_B)\overline{X_B}$$

其中 $\beta^*$ 被称为非歧视性参数。双重分解是非常实用的,因为它表明了以下两个部分:

1. $Q = (\overline{X_A} - \overline{X_B})\beta^*$ 是由于 $X$ 水平下的组间差异所引起的"数量"效应($Q$);

2. $U = (\beta_A - \beta^*)\overline{X_B} + (\beta^* - \beta_B)\overline{X_B}$ 是无法解释的部分。

此外,有许多可替代的方法来计算 $\beta^*$。有时,$\beta^*$ 是普通最小二乘系数的平均值:

$$\beta^* = 0.5\hat{\beta}_A + 0.5\hat{\beta}_B$$

Jaan(2008)和 Spears(2013)讨论了许多加权方法,$\beta^*$ 有时也来自合并样本的 OLS 估计。

可以通过将 $(\overline{X_A} - \overline{X_B})\hat{\beta}$ 扩展为以下公式来表示更详细的分解,该分解表明由于各个外生变量的差异而导致的 $\overline{H_A} - \overline{H_B}$ 的差距部分:

$$(\overline{X_{1A}} - \overline{X_{1B}})\beta_{1A} + (\overline{X_{2A}} - \overline{X_{2B}})\beta_{2A} + \cdots$$

上式对应于各分解的可解释部分,而每个变量的未解释部分通过将 $(\beta_A - \beta_B)\overline{X_B}$ 进行扩展表示为:

$$(\hat{\beta}_{1A} - \hat{\beta}_{1B})\overline{X_{1B}} + (\hat{\beta}_{2A} - \hat{\beta}_{2B})\overline{X_{2B}} + \cdots$$

## STATA 操作实例

下表列出了来自 $A$ 和 $B$ 两个国家的 40 次观察值,变量定义如下:

$Z$:每个国家 20 个人的年龄别身高的 $Z$ 评分值。

$S$:$A$ 或 $B$ 国被调查地区开放式卫生设施所占的百分比。

$Educ$:户主的受教育年限。

$Age$:户主的年龄。

$hh$:居住于该住户的家庭成员总数。

$Female$:家庭中的母亲是否在外工作。

$Country$:一个二分类变量,取值 0(如果 $Country = A$)和 1(如果 $Country = B$)。

| Obs | Z | S | Country | Educ | Age | hh | Female |
|---|---|---|---|---|---|---|---|
| 1 | −0.294 | 0.810 | 1 | 5 | 57 | 4 | 1 |
| 2 | −0.277 | 0.800 | 1 | 9 | 31 | 3 | 1 |
| 3 | −0.254 | 0.810 | 0 | 5 | 31 | 3 | 0 |
| 4 | −0.251 | 0.790 | 0 | 5 | 32 | 4 | 0 |
| 5 | −0.245 | 0.770 | 1 | 9 | 32 | 3 | 1 |
| 6 | −0.238 | 0.780 | 1 | 10.5 | 39 | 4 | 1 |
| 7 | −0.230 | 0.750 | 1 | 9 | 33 | 3 | 1 |
| 8 | −0.222 | 0.740 | 1 | 9 | 33 | 3 | 1 |
| 9 | −0.204 | 0.720 | 0 | 9 | 33 | 4 | 0 |
| 10 | −0.202 | 0.690 | 1 | 12.5 | 34 | 5 | 1 |
| 11 | −0.190 | 0.680 | 0 | 17.5 | 60 | 4 | 0 |
| 12 | −0.188 | 0.670 | 0 | 9 | 44 | 5 | 0 |

续表

| Obs | Z | S | Country | Educ | Age | hh | Female |
|---|---|---|---|---|---|---|---|
| 13 | −0.175 | 0.660 | 0 | 9 | 41 | 4 | 0 |
| 14 | −0.172 | 0.650 | 0 | 9 | 33 | 4 | 0 |
| 15 | −0.172 | 0.640 | 0 | 10.5 | 33 | 4 | 0 |
| 16 | −0.172 | 0.630 | 1 | 9 | 33 | 3 | 1 |
| 17 | −0.153 | 0.620 | 1 | 10.5 | 38 | 3 | 1 |
| 18 | −0.151 | 0.610 | 0 | 10.5 | 46 | 3 | 0 |
| 19 | −0.134 | 0.600 | 1 | 11.5 | 35 | 4 | 1 |
| 20 | −0.117 | 0.590 | 1 | 10.5 | 60 | 4 | 1 |
| 21 | −0.114 | 0.580 | 1 | 5 | 35 | 3 | 1 |
| 22 | −0.109 | 0.570 | 0 | 9 | 57 | 4 | 0 |
| 23 | −0.104 | 0.560 | 1 | 10.5 | 48 | 4 | 1 |
| 24 | −0.099 | 0.550 | 0 | 9 | 49 | 3 | 0 |
| 25 | −0.096 | 0.540 | 1 | 10.5 | 58 | 3 | 1 |
| 26 | −0.096 | 0.530 | 1 | 10.5 | 36 | 4 | 1 |
| 27 | −0.096 | 0.520 | 1 | 9 | 46 | 3 | 1 |
| 28 | −0.091 | 0.510 | 1 | 9 | 37 | 5 | 1 |
| 29 | −0.073 | 0.500 | 0 | 9 | 38 | 3 | 0 |
| 30 | −0.072 | 0.490 | 0 | 10.5 | 48 | 4 | 0 |
| 31 | −0.070 | 0.480 | 1 | 10.5 | 42 | 4 | 1 |
| 32 | −0.068 | 0.470 | 0 | 9 | 32 | 3 | 0 |
| 33 | −0.063 | 0.460 | 0 | 12.5 | 58 | 4 | 1 |
| 34 | −0.049 | 0.450 | 0 | 10.5 | 54 | 3 | 1 |
| 35 | −0.049 | 0.440 | 0 | 5 | 37 | 5 | 1 |
| 36 | −0.047 | 0.430 | 0 | 5 | 47 | 4 | 0 |
| 37 | −0.043 | 0.420 | 0 | 9 | 46 | 3 | 0 |
| 38 | −0.038 | 0.410 | 0 | 10.5 | 54 | 3 | 1 |
| 39 | −0.020 | 0.400 | 0 | 9 | 36 | 4 | 1 |
| 40 | −0.014 | 0.390 | 0 | 5 | 37 | 4 | 1 |

Jaan(2008)开发并运行了一个 STATA 程序来完成线性模型的 Blinder-Oaxaca 分解法。假设我们想检验 Spears(2013)提出的假设:两个国家之间 Z 评分值的差距是否取决于卫生设施的可及性? 换言之,如果因变量为 Z,则回归中 S 的斜率系数必须为负:

$$Z = \alpha + \beta_1 S + \beta_2 Educ + \beta_3 Age + \beta_4 hh + \beta_5 Female + Disturbance$$

为了将 A 和 B 两个国家之间的 Z 评分差距分解为两部分,由 X 变量所解释的部分(即 Z 的决定因素),以及未解释的部分,Jaan(2008)给出如下 Oaxaca 命令:

Oaxaca z s educ age hh female, by(country) noisily

STATA 的输出如下表所示。Oaxaca 程序首先对两个国家分别进行回归估计,然后再执行三重分解。选项 noisily 会产生所有结果。根据回归结果,我们发现在两个国家都是具有统计学意义的,且假设符号正确。此外,变量 Age 和 Female 在 B 国的回归中也具有统计显著性。

利用回归输出分解结果。A 国 Z 评分的均值为-0.113,B 国为-0.163,两国的 Z 评分之差为 0.05。这个 Z 差距在输出结果底部被分为 E、C 和 CE 三部分。第一部分表示,如果具有 A 的特征则 B 的 Z 评分会增加。表中数据显示增加了 0.013,这是由于变量 X(educ,age,hh,female)的差异造成的,这些差异可以解释 Z 评分之差的 25% 以上。第二项 0.002 是具有 B 的特征时 A 国 Z 评分的增加值。第三部分是由于禀赋和系数的不同,交互项对 Z 评分之差的贡献。三部分总计可解释约 0.04,占 Z 评分之差的 80%(0.04/0.05)。

```
Model for group 1

  Source   |      SS       df       MS              Number of obs =       22
-----------+------------------------------           F(  5,    16) =   473.06
     Model | .119730861     5   .023946172           Prob > F      =   0.0000
  Residual | .00080991     16   .000050619           R-squared     =   0.9933
-----------+------------------------------           Adj R-squared =   0.9912
     Total | .12054077      21   .005740037           Root MSE      =   .00711

-----------+----------------------------------------------------------------
         z |     Coef.    Std. Err.      t     P>|t|     [95% Conf. Interval]
-----------+----------------------------------------------------------------
         s | -.5683704   .0163639    -34.73    0.000    -.6030604   -.5336804
      educ | -.0008976   .0007102     -1.26    0.224    -.002403     .0006079
       age |  .0001817   .0002268      0.80    0.435    -.0002991    .0006626
        hh | -.002587    .002571      -1.01    0.329    -.0080373    .0028633
    female |  .0006676   .0044808      0.15    0.883    -.0088312    .0101665
     _cons |  .2114682   .0153683     13.76    0.000     .1788888    .2440475
-----------+----------------------------------------------------------------


Model for group 2

  Source   |      SS       df       MS              Number of obs =       18
-----------+------------------------------           F(  5,    12) =   259.21
     Model | .087490873     5   .017498175           Prob > F      =   0.0000
  Residual | .000810077     12   .000067506           R-squared     =   0.9908
-----------+------------------------------           Adj R-squared =   0.9870
     Total | .088300949     17   .005194173           Root MSE      =   .00822

-----------+----------------------------------------------------------------
         z |     Coef.    Std. Err.      t     P>|t|     [95% Conf. Interval]
-----------+----------------------------------------------------------------
         s | -.5824881   .0248694    -23.42    0.000    -.6366738   -.5283024
      educ | -.0022181   .0016374     -1.35    0.200    -.0057857    .0013495
       age |  .0008094   .0002934      2.76    0.017     .00017      .0014487
        hh |  .00371     .0037233      1.00    0.339    -.0044023    .0118224
    female |  .0584388   .0167894      3.48    0.005     .0218579    .0950198
     _cons |  .1279324   .0381901      3.35    0.006     .0447234    .2111414
-----------+----------------------------------------------------------------


Blinder-Oaxaca decomposition                        Number of obs   =       40

  1: country = 0
  2: country = 1

-----------+----------------------------------------------------------------
         z |     Coef.    Std. Err.      z     P>|z|     [95% Conf. Interval]
-----------+----------------------------------------------------------------
Differential
Prediction_1 | -.1136818  .0161697    -7.03    0.000    -.1453738   -.0819898
Prediction_2 | -.1639444  .0170196    -9.63    0.000    -.1973023   -.1305866
  Difference |  .0502626  .0234761     2.14    0.032     .0042503    .0962749
-----------+----------------------------------------------------------------
Decomposition
  Endowments |  .013252   .0291634     0.45    0.650    -.0439073    .0704113
Coefficients |  .0024129  .005565      0.43    0.665    -.0084943    .01332
 Interaction |  .0345977  .013986      2.47    0.013     .0071856    .0620098
-----------+----------------------------------------------------------------
```

Jaan(2008)也有一个双重分解的命令,它从一个集合回归中得出非歧视系数的权重。STATA 的输入和输出结果如下所示:

oaxaca z s educ age female, by (country) pooled

```
Blinder-Oaxaca decomposition                    Number of obs    =        40

              1: country = 0
              2: country = 1


                              Robust
          z        Coef.     Std. Err.     z      P>|z|      [95% Conf. Interval]

Differential
Prediction_1   -.1136818    .0161516   -7.04    0.000    -.1453384    -.0820253
Prediction_2   -.1639444    .0169848   -9.65    0.000     -.197234    -.1306549
  Difference    .0502626    .0234383    2.14    0.032     .0043243     .0962009

Decomposition
   Explained     .04834      .023365    2.07    0.039     .0025455     .0941345
 Unexplained    .0019226    .0048616    0.40    0.692    -.0076059     .0114511
```

表中第二部分也证实了被解释部分(0.04)约为差距(0.05)的 80%。Jaan(2008)中还有一个 detail 选项,用来生成每个变量的单独贡献。输入和输出结果如下:

.oaxaca z s educ age hh female, by ( country ) pooled detail

```
. oaxaca z s educ age hh female, by(country) pooled detail

Blinder-Oaxaca decomposition                    Number of obs    =        40

              1: country = 0
              2: country = 1


                              Robust
          z        Coef.     Std. Err.     z      P>|z|      [95% Conf. Interval]

Differential
Prediction_1   -.1136818    .0161516   -7.04    0.000    -.1453384    -.0820253
Prediction_2   -.1639444    .0169848   -9.65    0.000     -.197234    -.1306549
  Difference    .0502626    .0234383    2.14    0.032     .0043243     .0962009

Explained
          s     .0499761    .0228329    2.19    0.029     .0052244     .0947278
       educ    -.0000545    .0004382   -0.12    0.901    -.0009134     .0008044
        age     .0000892    .0007486    0.12    0.905     -.001378     .0015564
         hh    -.0001059    .0003015   -0.35    0.725    -.0006969      .000485
     female    -.0015648    .0033676   -0.46    0.642    -.0081652     .0050355
      Total      .04834      .023365    2.07    0.039     .0025455     .0941345

Unexplained
          s     .0067235    .0146416    0.46    0.646    -.0219735     .0354205
       educ     .0130068    .0166982    0.78    0.436    -.0197211     .0457347
        age    -.0249642     .012683   -1.97    0.049    -.0498225     -.000106
         hh    -.0229339    .0136479   -1.68    0.093    -.0496833     .0038156
     female    -.0534453    .0123649   -4.32    0.000    -.0776801    -.0292106
      _cons     .0835358    .0298693    2.80    0.005      .024993     .1420785
      Total     .0019226    .0048616    0.40    0.692    -.0076059     .0114511
```

在这种情况下，我们可以确认变量 $S$ 对观察到的差异的影响最大，特别是它对 $Z$ 差距中可解释部分的贡献。因此，Spears 提出的假设在我们的案例中得到了验证。从政策视角来看，这个例子说明了近年来世界银行、NBER 和其他卫生组织的研究人员正在竭力强调的一点：水和卫生设施应该成为基本人权的一部分，以产生更好的健康结局并从中受益。正确地说，SDGs 的第六项就旨在实现这一壮举。

## 结论

获得清洁饮用水、卫生设施以及负担得起的儿童保育是基本权利，然而，现实世界的经验远远不能满足这些基本权利。决策者讨论这些问题，特别是儿童营养指标，如生长迟缓和消瘦等。本章提出了一系列政策建议和计划措施，旨在推进此类政策议程。

卫生设施对健康结局的影响尤其受到发展经济学家们的广泛关注。STATA 案例利用 Blinder-Oaxaca 分解法，说明了社会经济变量，特别是卫生设施的重要性。STATA 分析结果表明，卫生设施是否是福祉最重要的驱动因素，这最终需要实证。我们在本章最后练习中提供了一组数据，并询问学生是否可以拒绝该数据的原假设。

本章的总体目的是将儿童营养、儿童保育和与获得清洁饮用水和卫生设施有关的人权等主要主题纳入证据生成和政策背景。近年来，由经济学家、医疗保健专家和公共卫生官员与许多全球机构共同进行的这一领域的研究，形成了一套系统的思想，可以构成本章所要分享的信息：

（1）安全饮用水和卫生设施是儿童健康结局的关键驱动因素。

（2）生长迟缓是一个主要问题，是由于户外排便和缺乏清洁用水造成的。

（3）改善整体健康结局，包括减少生长迟缓，可以通过多种方法来实现，包括教育、宣传活动和提供获得这些基本人类需求的途径。

（4）成功的项目是那些系统中的所有利益相关者都参与的项目。项目必须结合生态健康的观点，多中心发展，并必须受到持续监测。

## 练习

1. 图 10-1 展示了通过更好地了解健康、卫生设施、水和医疗保健来获得营养结局的一系列联系和途径。由此构建一个概念框架，作为你研究的国家或地区分析中的一部分。

2. 下面的数据显示了两个国家（A = 1，B = 0）年龄别身高的 $Z$ 评分值，以及文中所描述的其他相关自变量的取值。利用 STATA 分解两国之间 $Z$ 值的差异，并检验该数据是否满足 Spear（2013）的假设？关于 $S$ 在健康结局中的作用，你能得出哪些结论？

| Obs | Z | S | Country | Educ | Age | hh | Female |
|-----|--------|-------|---------|------|-----|-----|--------|
| 1 | −0.294 | 0.660 | 1 | 5 | 57 | 3 | 1 |
| 2 | −0.277 | 0.650 | 1 | 9 | 31 | 4 | 1 |
| 3 | −0.254 | 0.660 | 0 | 5 | 31 | 4 | 0 |
| 4 | −0.251 | 0.640 | 0 | 5 | 32 | 4 | 0 |

| Obs | Z | S | Country | Educ | Age | hh | Female |
|---|---|---|---|---|---|---|---|
| 5 | −0.245 | 0.620 | 1 | 9 | 32 | 3 | 1 |
| 6 | −0.238 | 0.630 | 1 | 10.5 | 39 | 4 | 1 |
| 7 | −0.230 | 0.600 | 1 | 9 | 33 | 3 | 1 |
| 8 | −0.222 | 0.590 | 1 | 9 | 33 | 3 | 1 |
| 9 | −0.204 | 0.570 | 0 | 9 | 33 | 2 | 0 |
| 10 | −0.202 | 0.510 | 1 | 12.5 | 34 | 5 | 1 |
| 11 | −0.190 | 0.500 | 0 | 17.5 | 60 | 4 | 0 |
| 12 | −0.188 | 0.490 | 0 | 9 | 44 | 5 | 0 |
| 13 | −0.175 | 0.480 | 0 | 9 | 41 | 3 | 0 |
| 14 | −0.172 | 0.470 | 0 | 9 | 33 | 4 | 0 |
| 15 | −0.172 | 0.460 | 0 | 10.5 | 33 | 4 | 0 |
| 16 | −0.172 | 0.450 | 1 | 9 | 33 | 3 | 1 |
| 17 | −0.153 | 0.440 | 1 | 10.5 | 38 | 3 | 1 |
| 18 | −0.151 | 0.430 | 0 | 10.5 | 46 | 3 | 0 |
| 19 | −0.134 | 0.420 | 1 | 11.5 | 35 | 4 | 1 |
| 20 | −0.117 | 0.410 | 1 | 10.5 | 60 | 4 | 1 |
| 21 | −0.114 | 0.400 | 1 | 5 | 35 | 3 | 1 |
| 22 | −0.109 | 0.410 | 0 | 9 | 57 | 4 | 0 |
| 23 | −0.104 | 0.400 | 1 | 10.5 | 48 | 4 | 1 |
| 24 | −0.099 | 0.390 | 0 | 9 | 49 | 3 | 0 |
| 25 | −0.096 | 0.380 | 1 | 10.5 | 58 | 3 | 1 |
| 26 | −0.096 | 0.370 | 1 | 10.5 | 36 | 4 | 1 |
| 27 | −0.096 | 0.360 | 1 | 9 | 46 | 3 | 1 |
| 28 | −0.091 | 0.350 | 1 | 9 | 37 | 5 | 1 |
| 29 | −0.073 | 0.340 | 0 | 9 | 38 | 3 | 0 |
| 30 | −0.072 | 0.330 | 0 | 10.5 | 48 | 4 | 0 |
| 31 | −0.070 | 0.320 | 1 | 10.5 | 42 | 4 | 1 |
| 32 | −0.068 | 0.310 | 0 | 9 | 32 | 3 | 0 |
| 33 | −0.063 | 0.300 | 0 | 12.5 | 58 | 4 | 1 |
| 34 | −0.049 | 0.290 | 0 | 10.5 | 54 | 3 | 1 |
| 35 | −0.049 | 0.340 | 0 | 5 | 37 | 5 | 1 |
| 36 | −0.047 | 0.330 | 0 | 5 | 47 | 4 | 0 |
| 37 | −0.043 | 0.320 | 0 | 9 | 46 | 3 | 0 |
| 38 | −0.038 | 0.310 | 0 | 10.5 | 54 | 3 | 1 |
| 39 | −0.020 | 0.300 | 0 | 9 | 36 | 4 | 1 |
| 40 | −0.014 | 0.290 | 0 | 5 | 37 | 4 | 1 |

# 第五部分

## 项目评估与营养政策分析

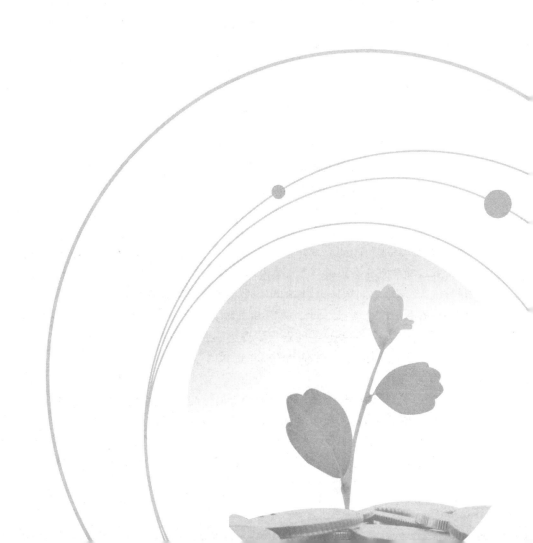

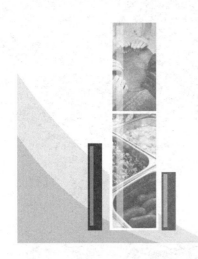

## 第十一章

# 项目评估方法：案例分析和实施策略

随机对照试验（randomised controlled trials，RCTs）方法可能非常适用于临床药物试验。但是，对于政策研究领域来说，RCT产生的影响相当于让审计师负责研发部门，这是一种错误的工作方法。只有通过组建学习型组织，如所谓的工业中的精益制造，我们才能加速进步。

——Ricardo Hausmann，2016

## 概述

假设想要准确地回答这样的问题："在学校提供免费午餐对出勤率和成绩有什么影响？""提供现代的便捷卫生间和安全用水对生长迟缓的孩子有什么影响？"，或者"为家庭中的老年人提供现金转移支付或养老金计划对儿童营养状况有什么影响？"，我们需要知道享有免费午餐的学生在没有该计划时的表现，或者没有现代便捷卫生间的孩子的身高，或者类似的没有现金转移支付的情况下儿童的营养状况。诸如"如果没有现金转移支付，会给这些孩子的营养状况带来什么影响？""如果没有免费午餐，会给这些孩子带来什么影响？"这样的问题被称为"反事实问题"。这样的问题是很难回答的。在任何时候，孩子要么参加这个项目，要么没有参加这个项目。同样的，一组人要么接受干预（提供了现代的卫生间或现金转移支付），要么不接受。回答这些问题需要理解项目评估方法以及实施策略。在本章中，我们回顾了几种最常用的项目评估方法，并提供了案例分析。为此，我们密切关注 Babu 等人（2014）的文献。

项目评估的目的是要估计一项干预或治疗的影响。对目标人群进行食物摄入和营养项目的干预效果评估是一项非常重要的活动，不仅能够节约资源，还有助于完善项目以满足必要的福利目标。实践中有一些实际情况不尽人意，例如项目试点工作执行不力，在未评估其对目标人群的影响之前就已经扩大了项目规模。造成这些情况的部分原因是许多发展中国家项目评估能力赢弱。在本章中,我们回顾项目评估的方法,为帮助项目执行者独自应对挑战提供了参考案例。

试图通过实践以及数据收集来回答反事实的问题是极其具有挑战性的。为了回答如学校免费午餐这样的反事实问题,我们需要对照组或者没有参与免费午餐项目学校的数据作为对照,而且要求对照组和接受免费午餐的干预组在出勤率和考试成绩方面非常相似。我们可以找到没有参加免费午餐项目的对照组,但将对照组和干预组进行对比显得不合理。因为出勤率和考试成绩可能和免费午餐项目有关,也可能和两组样本自身的差异有关。

换言之,如免费午餐、现代卫生间、现金转移支付、药物治疗和宣传手册等项目和干预针对的是特定区域的特定人群,比如更贫困或更富裕的儿童或社区。一般来说,项目参与者会通过如身高、体重、性别或相关指标测量进行筛选。此外,通常要求研究对象是自愿参加这些项目,这就产生了"自我选择"的问题。家长会根据地理位置或者学校的声誉来择校。由于各种原因,没有接受特定干预的人群相对于那些接受干预的人群来说并不是好的对照组。因此,这些组别之间的任何表现差异可能与项目干预有关,也可能与本身存在的差异有关,从而导致所谓的选择偏倚。

近年来,发展经济学家设计了很多方法,通过将总体差异分解为"干预效应"和"选择偏倚"来解决选择偏倚问题。最新的方法和研究设计是在干预前和干预后,分别比较干预组和对照组的观测结果。目前应用的经济学评价方法包括:

1. 随机化方法。
2. 工具变量法。
3. 双重差分估计法。
4. 断点回归设计。

这些方法都是试图发掘一项政策或干预的真正作用,不仅仅是通过干预前后对研究对象状态的观测比较,还通过在干预前后对反事实问题如"如果没有这个干预项目,研究对象会是怎样?"的回答。

最后,应该使用哪种方法来评估一个项目或一项政策的作用,取决于很多影响因素:项目设计、实施、数据收集的成本和难度、项目实施的可行性。下一节中,我们将简要介绍每种方法,并通过简单示例来说明如何使用 STATA 实现其中一些方法。

## 分析方法

在本节中,我们将演示使用 STATA 进行项目评估的各种方法。

### 随机化

Duflo、Kremer、Robinson(2011)和 Banerjee、Duflo(2007,2008,2009)在发展经济学方面的相关研究说明了随机试验和自然实验的重要性。Duflo、Glennerster 和 Kermer(2007)对随机化方法和有关影响评价的所有经济学问题进行了详细的介绍。

随机化方法是将符合干预条件的研究对象按照预定百分比随机分配到干预组,从而形成干预组,剩余的研究对象则形成了对照组。干预组和对照组结局的差别就是干预的效果。

我们利用 Duflo 等人(2007)文章中的例子为起点,来说明随机化方法和所有其他方法的工作原理。假设我们决定向学生提供免费的教科书,这项干预措施会对学生平均成绩产生什么影响呢? 也就是说,假设我们要衡量免费教科书对学习效果的影响。为此,我们可以通过两种方式考虑 i 学校学生的平均考试成绩,来探讨这个问题:

$Y_i^T$ = 有免费教科书的 $i$ 学校学生的平均考试成绩;

$Y_i^C$ = 无免费教科书的 $i$ 学校学生的平均考试成绩。

我们感兴趣的结果是:

$$Y_i^T - Y_i^C$$

虽然理论上每个学校都有这两种可能的结果,但只有一个能被观测到。现在假设这些学校中,有些学生有免费教科书,有些学生没有。一个简单的评价干预效果的方法是,计算两组的平均数,然后计算差异 D。比如,

$$D = E[Y_i^T | 有免费教科书的学校] - E[Y_i^C | 无免费教科书的学校]$$
$$= E[Y_i^T | T] - E[Y_i^C | C]$$

现在,理论上我们把 $E[Y_i^C | T]$ 看作是未接受干预的对照组学生的预期结果。然后对 D 进行分解,结果如下:

$$= E[Y_i^T | T] - E[Y_i^C | T] - E[Y_i^C | C] + E[Y_i^C | T]$$
$$= E[Y_i^T - Y_i^C | T] + E[Y_i^C - Y_i^C | T]$$

$$\underbrace{\text{"干预效应"}} + \underbrace{\text{"选择偏倚"}}$$

第一项是干预效应,指对干预对象的影响效果。说明有免费教科书对学校学生学习的平均影响效果。第二项是选择偏倚。此处,选择偏倚是指一些没有受到干预的学校学生的得分潜力,也指干预组和对照组之间样本自身隐藏的差别。换句话说,那些接受干预的学生,即使没有接受干预,也可能会有不同的平均成绩。

假设家长认为教育非常重要,督促孩子做功课,并负担家庭教师的费用。这种情况下,$E[Y_i^C | T]$ 大于 $E[Y_i^C | C]$。这时,D 的实际影响将是向上倾斜的。如果教科书被分给贫困地区的学校或者分给了对照组,其影响可能是向下倾斜的。

如前所述,$E[Y_i^C | T]$ 不可能被全部观察到,所以研究者无法解决选择偏倚。Duflo 等(2007)对现有的纠正这个问题的相关研究进行了很好的总结。他们认为,随机化方法能解决选择偏倚的问题。

随机化方法或者将干预随机分配的方法,是一种合理的、能让选定的调查对象接受干预的方法。在支持项目所需资金不足的情况下,这一点尤其有用。根据定义,随机化让每个研究对象接受干预的概率相同。D 对应的回归表达式是:

$$Y_i = a + bT + e_i \tag{式 11.1}$$

T 代表是否分配到干预组的虚拟变量。干预的作用通过 OLS 方法得到的估计系数 $\hat{b}$ 来表示。Duflo 等人(2007)指出在这个系数估计过程中如何解决选择偏倚的问题,并进一步指出了正确实施随机化方法的不同策略。最后,我们来通过一个简单的例子来演示如何在 STATA 中运行方程(式 11.1)。

## STATA 操作实例: 考试成绩和免费午餐项目

假设我们有学生的考试成绩,其中一些学生在学校参加了免费午餐项目。具体来说,假

设共有 2 389 名学生,其中有 1 043 名学生随机参加了免费午餐项目,1 346 名学生没有参加。方程(式 11.1)的回归方程可以表示为:

$$Score_i = \text{a} + \text{b}D + e_i \qquad (式 11.2)$$

$Score_i$ 表示第 i 名学生的成绩,$D$ 是虚拟变量,学生接受干预则取值为 1,否则为 0。在STATA 中运行此回归方程,结果如下:

```
. regress score d

    Source |      SS       df       MS              Number of obs =    4778
                                                    F( 1,  4776) =      6.79
     Model | 45277.3565      1  45277.3565          Prob > F      =    0.0092
  Residual | 31855914.9   4776  6669.99893          R-squared     =    0.0014
                                                    Adj R-squared =    0.0012
     Total | 31901192.2   4777  6678.08085          Root MSE      =    81.67

     score |     Coef.   Std. Err.      t     P>|t|     [95% Conf. Interval]
         d |   6.206817   2.382272     2.61    0.009     1.536467    10.87717
     _cons |   1220.483   1.574075   775.37    0.000     1217.397    1223.568
```

第一行,(. regress score d)是 STATA 中运行方程(式 11.2)进行 OLS 估计的命令行。我们在两个时间段,观察每一个学生,所以观测量是 4 778。最后两行是回归结果中最重要的部分。基于输出的结果,我们可以将估计方程写为:

$$Score_i = 1\ 220.5 + 6.2D + e_i$$

从这个例子,我们可以看到调查对象成绩分数提高了 6.2 分,也暗示着免费午餐项目对考试成绩有作用。总 $R^2$ 等于 0.001 意味着模型无法解释测验分数的所有变异。这个例子的目的不是要证明这是一个最好的模型,而是要用免费午餐和考试成绩这样最简单的模拟数据,以最简单的方式说明随机化方法的实现。

### 工具变量估计法

工具变量估计法是一种计量经济学方法,用来跟踪影响项目参与的独立变量。重要的是,这些变量同时对项目结果没有影响。工具变量法用于统计学分析,是用来控制由于缺少代表影响个人参与决策的变量而产生的选择偏倚。

工具变量法确定了归因于项目结果的外生变异,同时考虑到个人参与项目的决策可能不是随机的,而是有潜在的动机。所选择的工具变量首先用于预测项目的参与情况。在第二步中,检查研究结果指标如何随着预测值发生变化。也就是说,第一步中,在假设参与决策是基于所选择的工具变量的情况下,所选择的工具变量有助于我们预测谁会参加干预组,谁会参加对照组。

这些预测的干预组和对照组之间结果的差异就是干预的作用。通常,人们使用基于项目位置、可获得性和特征的变化作为工具变量,特别是面临内源性项目安排或主动参与决策时,这些似乎都是偏倚的来源。

Chowhan 和 Stewart(2014)应用工具变量法研究当父母工作时孩子是否会偷懒。研究者使用的数据来自加拿大全国儿童青少年队列研究（Canadian National Longitudinal Survey of Children and Youth），调查对象是 1996—2001 年间 12~17 岁的青少年。研究者使用工具变量法来验证内生性的存在，他们发现母亲就业与青少年看电视、体育锻炼和创意活动、吃早餐和零用钱呈负相关。这些结果表明，问题不在于母亲是否工作，而在于母亲工作时孩子在做什么。

You 等人（2016）的一项研究，调查了一个在中国的互相矛盾的现象，即虽然经济在发展，但是平均营养素摄入量却在下降。家庭收入和营养素摄入量之间的计量经济关系存在两个问题：家庭异质性和内生性。作者用分位数工具变量固定效应估计方法来处理这些问题，该方法校正了人群的收入水平和营养素摄入量，因此解决了异质性问题。

研究结果表明，随着收入的增加，摄入适量宏量营养素的家庭的脂肪摄入量下降。然而，如果一个家庭中有肥胖或营养不足的成员，情况又不一样了。最后，如果价格波动很大，而且营养素需求的价格弹性很高，那么面对经济的增长，总的营养素摄入量下降还是有可能的。

如果增加一些独立变量，比如 $x_1$ 和 $x_2$，方程（式 11.1）的系数估计值的效能更准确。表达式如下：

$$Y_i = a + bT + \alpha_1 x_{1i} + \alpha_2 x_{2i} + e_i \qquad (式 11.3)$$

假设我们要测量孩子们的体重，这些孩子来自于获得特殊食品券的家庭。这些食品券只能用来购买如蔬菜、水果等健康的食物，而不能用来购买如碳酸饮料、高糖果汁饮料等不健康的食物。

假设对于每一个被观察的孩子，我们感兴趣的变量是 $Y_i$。一般来说，$T$ 表示干预的时间。$x_1$ 表示被调查对象的状态（领取了食品券）。不幸的是，在现实中，人们不遵循规则并想方设法欺骗系统。例如，在这个食物援助项目中，拿到食品券的家庭可能会与邻居或者朋友交换香烟甚至现金等其他物品。邻居或朋友最终可能使用食品券，从而使得项目过程变得复杂，更糟糕的是，他们碰巧进入了我们的对照组。这种部分依从的问题使得 $x_1$ 与 $e_i$ 相关，导致了 OLS 估计值的偏倚。

如果我们不仅有干预数据 $x_1$，并且还有另一个可以用作实际干预工具的控制变量 $z_1$，那么工具变量估计法就非常有用。为了使 $z_1$ 成为 $x_1$ 有效的工具变量，必须满足两个条件。首先，$x_1$ 和 $z_1$ 必须相关，这种相关性通常表现为正相关，或者表示为 $\text{Corr}(z_1, x_1) \neq 0$；其次，该工具变量不能与随机项相关，或者该工具变量必须满足外生性条件，即 $z$ 和 $e$ 的相关系数等于 0，表示为 $\text{Corr}(z_1, e_i) = 0$。

这样，一个有效的外生工具变量能表达 $x_1$ 的含义。如果最初的干预是随机的，则 $z_1$ 是独立于 $e_i$ 分布的，并且可以成功解决部分依赖性问题。实际上，工具变量估计法可以通过两阶段最小二乘法（2SLS）程序来实现。第一阶段，原始定义的独立变量 $x_1$ 对所有外生变量和 $z_1$ 进行回归分析，回归方程如下：

$$x_{1i} = \gamma + \delta T + \beta_1 x_{2i} + \beta_2 z_{2i} + \varepsilon_i \qquad (式 11.4)$$

第二阶段，在方程（式 11.3）中，用 $\hat{x}_{1i}$ 代替 $x_{1i}$。$x_{1i}$ 估计值 $\hat{x}_{1i}$ 在第一阶段中已经通过方程（式 11.4）得到。因此，第二阶段的回归方程是：

$$Y_i = a + bT + \alpha_1 \hat{x}_{1i} + \alpha_2 x_{2i} + e_i \qquad (式 11.5)$$

接下来，我们通过 STATA 运行一个例子来说明方程（式 11.3~11.5），并以此结束本节。

# STATA 操作实例：工具变量估计法、考试成绩和免费午餐项目

之前我们已获得学生考试成绩的数据,其中一些学生在学校参与了免费午餐项目。现在我们来扩展这个例子,在干预前增加对同一批学生的其他两次观测。因此,回归方程(式 11.3)如下:

$$Score_{it} = \alpha + \beta_1 D_i + \beta_2 Treat + \delta D_i * Treat + \varepsilon_{it} \qquad \text{(式 11.6)}$$

在方程(式 11.6)中,变量 $D$ 是一个虚拟变量,用来表示学生 $i$ 是否接受了干预(或 $D=1$)。$Treat$ 是另外一个虚拟变量,表示干预后取值为 1。

如上所述,假设我们希望使用工具变量法,而尝试对 $D$ 使用工具变量,同时假设我们有关于每个学生家庭收入水平的信息。这样,我们可以对系统中包括收入在内的所有变量进行回归,如方程(式 11.4)所示,并由此得到第一阶段的估计值。然后,我们可以通过方程(式 11.5)中列出的步骤得到第二阶段的结果。接下来,我们重现了 STATA 输出的这一部分。

STATA 第一行命令是(ivregress 2sls socre treat td（d＝income）, vce（robust）first),即使用 2SLS 进行工具变量回归。

我们指定 $income$ 是 $D$ 的工具变量。vce（robust）用来得到稳健的标准误差来校正异方差性。最后,$first$ 用来产生第一步估计结果。

输出的第一部分表示变量 $D_i$ 对所有外生变量(包括 $income$)的第一阶段回归。第一阶段回归得到一个合适的模型,还得出变量 $income$ 显著为负。

第二阶段回归结果在输出的第二部分。这些结果是这个例子的关键,其中 $Score_i$ 对所有外生变量进行了回归。注意变量 $D$ 系数是负数,但无显著性。因此,校正了收入水平 $income$ 后,项目参与不一定对考试成绩有显著影响。$Treat$ 作用仍是正向的,而且在统计上是显著的。

```
. ivregress 2sls score treat td (d = income), vce(robust) first

First-stage regressions

                                    Number of obs   =      7074
                                    F(  3,   7070) = 953307.04
                                    Prob > F        =    0.0000
                                    R-squared       =    0.3342
                                    Adj R-squared   =    0.3339
                                    Root MSE        =    0.4047
```

| d | Coef. | Robust Std. Err. | t | P>\|t\| | [95% Conf. Interval] | |
|---|---|---|---|---|---|---|
| treat | -.4349979 | .007227 | -60.19 | 0.000 | -.4491649 | -.4208308 |
| td | .9987585 | .0007235 | 1380.54 | 0.000 | .9973403 | 1.000177 |
| income | -.0008559 | .0002877 | -2.98 | 0.003 | -.0014198 | -.000292 |
| _cons | .4763401 | .0155712 | 30.59 | 0.000 | .4458159 | .5068643 |

```
Instrumental variables (2SLS) regression          Number of obs =      7074
                                                  Wald chi2(3)  = 8030.66
                                                  Prob > chi2   =  0.0000
                                                  R-squared     =  0.2040
                                                  Root MSE      =  131.32

                         Robust
   score      Coef.    Std. Err.      z      P>|z|    [95% Conf. Interval]

      d     -213.407   109.9931    -1.94    0.052    -428.9896    2.175474
  treat     143.5663   47.93992     2.99    0.003     49.60583    237.5269
     td     218.8511   110.0504     1.99    0.047     3.156234    434.5459
  _cons     1107.694   47.9302     23.11    0.000     1013.752    1201.635

Instrumented:  d
Instruments:   treat td income
```

### 双重差分估计法

为了研究某一特定干预措施是否对我们的目标人群或特定的目标结果有影响,我们使用了一种被称为双重差分法(difference-in-difference,DD)的计量经济学方法。双重差分法有助于我们回答这样的反事实问题:如果不进行干预,结果会怎样? 如果能找到这个反事实问题的答案,那么可以将这个答案与采取干预措施的实际情况进行比较。则干预的真正影响就是实际取值和反事实问题答案之间的差异。

双重差分法通常用于自然实验背景下的政策分析。当一些参与者受到政策干预,另一些则没有时,受到干预的组称为干预组,没有受到干预的组称为对照组。DD 是一种很好的计量经济学方法,可以用来估计干预的真实处理效应。因为凭经验无法预测干预是否会产生影响,DD 法对干预组施加干预,而对照组则没有,之后,我们可以检验两组结果的差异。如果干预组和对照组之间的结果存在显著差异,那么认为干预具有重要影响。

DD 是一种准实验技术,用来评估某些非随机干预的因果效应。它被广泛应用于各种经济学分支中,来检验政策干预的有效性。Angrist 和 Krueger(1991,2001)、Wooldridge(2002)、Stock 和 Watson(2011)提供了一些此类应用的例子。

应用双重差分法,首先需要确保一些自然试验能够进行。我们应该对必须要实施的干预措施有一个清楚的认识,还必须确定干预组和对照组。此外,还需要关于时间线的信息,它告诉我们干预的开始和结束时间。时间线有助于识别干预前后两组的特征。因此,在干预结束时,我们有四条信息:

1. 干预前对照组的特征。

2. 干预前干预组的特征。

3. 干预后对照组的特征。

4. 干预后干预组的特征。

从这 4 条信息中,我们可以识别出在干预前和干预后,每组内发生的变化。

双重差分法能分析干预前后,干预组和对照组之间显著的差异。在最简单的试验中,能观察到干预组干预前后的结局变化,也能观察到对照组的前后变化,干预组结果变量的前后变化减去对照组的前后变化，就是干预的处理效应。

在干预实施之前，可以计算干预组成员和对照组之间结果变量的差异，这个差异称为"第一次差分"。在干预后，计算干预组和对照组之间的差异，则称为"第二次差分"。

在双重差分法中，干预的效应量就是第二次差分值减去第一次差分值。基本上，干预的处理效应是干预实施后，干预组和对照组结局的差异，并考虑所有干预组和对照组在干预实施前已经存在的差异。

通常将干预定义为政策干预的一种形式。结果变量能在干预前后被测量，例如儿童的身高或体重，或反映营养状况的相关指数。我们还有一个对照组，在整个时间段内没有受到任何干预。

## 案例：考试成绩和免费午餐项目

设 y 为结果变量，比如儿童的 BMI。那么政策干预对 BMI 的效应 $\delta_d$ 表达式如下：

$$\delta_d = (\bar{y}_{at}^d - \bar{y}_{bt}^d) - (\bar{y}_{at}^n - \bar{y}_{bt}^n)$$

其中上标 d 表示干预组儿童的观测结果，上标 n 表示对照组儿童的观测结果，下标 bt 表示接受干预前结果；下标 at 表示干预后结果。

$\bar{y}_{at}^d$ 指干预组儿童受干预后的平均 BMI 值，$\bar{y}_{bt}^d$ 指干预组儿童受干预前的平均 BMI 值，$\bar{y}_{at}^n$ 和 $\bar{y}_{bt}^n$ 表示相对应的对照组的平均 BMI 值。则 $\delta_d$ 表示干预组和对照组各自在干预前后差异的差异。

第一个差分 $\bar{y}_{at}^d - \bar{y}_{bt}^d$ 指的是政策干预前后干预组的平均 BMI 值的差异。第二个差分 $\bar{y}_{at}^n - \bar{y}_{bt}^n$ 指的政策干预前后对照组的平均 BMI 值的差异。DD 法消除了对照组和干预组 BMI 随着时间共同的变化趋势。因此，所得到的两个差分之间的差值说明了干预的效果。

实际上，DD 估计就是一个回归方程。结果变量 s 用来估计模型（详见 Stock 和 Waston（2011）第 493 页）：

$$s_{it} = \alpha + \beta_1 X_i + \beta_2 T + \delta X_i * T + \varepsilon_{it} \tag{式 11.7}$$

结果变量 $s_{it}$ 表示儿童 i 在时间 t 的 BMI 值，$X_i$ 是一个虚拟变量，取值为 1 时表示干预组，取值为 0 时表示对照组。$T$ 是另外一个虚拟变量，取值为 1 时表示干预后，取值为 0 时表示干预前。DD 估计值即 $\delta$，指 $X_i$ 和 $T$ 之间的交互作用系数。这个交互作用项也是一个虚拟变量，取值为 1 时指干预后的干预组。$\varepsilon_{it}$ 指假设 i.i.d 是正态分布的误差项。

回归模型中的其他系数是 $\alpha$，$\beta_1$，$\beta_2$ 和 $\delta$。上述回归方程有助于推导双重差分效应，即干预组在干预前后 $s_{it}$ 取值是否有差异。回归系数能获得之前列出的对照组和干预组的 4 个效应。

- 对照组的干预前效应：$\alpha$
- 对照组的干预后效应：$\alpha + \beta_2 T$
  - 差分：$\beta_2$
- 干预组的干预前效应：$\alpha + \beta_1 X_i$
- 干预组的干预后效应：$\alpha + \beta_1 X_i + \beta_2 T + \delta X_i * T$
  - 差分：$\beta_2 + \delta$
    - DD 效应：$\delta$

提供双重差分效应的重要系数是 $\delta$,即 $X_i$ 和 $T$ 之间的交互作用系数。值得注意的是,这个交互作用是一个虚拟变量,只有当观测值属于干预后的干预组时,取值为 1。

在此框架内,可以轻松添加其他干预作用,这对于政策分析方面很有帮助。也可以对上述方程进行相应的推广,并估计出许多通用模型来说明 DD 法的重要性。下面,我们通过 STATA 的一个例子来说明 DD 法。

## STATA 操作实例

假设我们有一组学生考试成绩的数据,其中 1 043 名学生随机参加了学校的免费午餐项目,另外 1 346 名学生没有参加。我们通过对样本中总共 9 556 名学生在干预前的两个时间段内进行观察来扩展这个例子。则方程(式 11.7)的回归对应式为:

$$Score_{it} = \alpha + \beta_1 D_i + \beta_2 Treat + \delta D_i * Treat + \varepsilon_{it} \tag{式 11.8}$$

我们使用 STATA 中的 regress score d treat td 命令来生成以下结果。从结果来估计回归模型为:

$$Score_{it} = 1\ 009.2 + 12.14 D_i + 211.2 Treat - 5.9 D_i * Treat + \varepsilon_{it}$$

结果告诉我们,干预组($D=1$),或者是在干预期间($Treat=1$),在上述样本分组中第 i 个学生的得分是增加的。

然而,交互作用系数($\delta = -5.9$)是负数且在统计学上无显著性。注意变量 $D_i * Treat$(STATA 结果中的变量 td)只有干预后对于项目参与者取值是 1。

```
. regress score d treat td

  Source |       SS       df       MS              Number of obs =    9556
---------+------------------------------           F(  3,  9552) = 3959.32
   Model | 104221169        3  34740389.5          Prob > F      =  0.0000
Residual | 83812457.1    9552  8774.33596          R-squared     =  0.5543
---------+------------------------------           Adj R-squared =  0.5541
   Total | 188033626     9555  19679.0817          Root MSE      =  93.671

-----------------------------------------------------------------------------
   score |    Coef.   Std. Err.      t     P>|t|     [95% Conf. Interval]
---------+-------------------------------------------------------------------
       d |  12.1477   2.732345     4.45    0.000     6.791721    17.50367
   treat | 211.2415   2.553199    82.74    0.000     206.2366    216.2463
      td | -5.940881  3.864119    -1.54    0.124    -13.51538    1.633613
   _cons | 1009.241   1.805384   559.02    0.000     1005.702    1012.78
-----------------------------------------------------------------------------
```

### 断点回归设计

断点回归(regression discontinuity,RD)是一种计量经济学方法,当连续型变量有截断点时我们使用这种方法,比如学生的成绩,或者女婴死亡指数。截断点是决定谁可以接受干预的一个决定因素。干预效应的计算是通过比较那些基于截断点处有资格接受干预的干预对象的结果,与那些因没有达到截断点所以未接受干预的个体的结果而得到的。

Stock 和 Watson(2011)提供了一个很好的例子来说明断点回归估计的应用。假设当学生上一年的成绩低于一定的门槛时,被强制要求参加暑期学校集中学习。并假设所有成绩低于最低标准的学生都参加了暑期学习。因此,他们下一年的成绩应该会提高。由此,基于下一年所有学生(包括所有未参加者)的成绩,我们可以定义一个结果变量。如果最低成绩的门槛是参加暑期学校课程的唯一要求,那么就有理由认为,下一年的任何成绩的提高都可以归因于暑期学校的入学人数。由于截断发生在任意的阈值上,因此可以这样来估计回归断点:

$$GPA_i = \alpha_0 + b_1 Program_i + b_2 Grade_i + e_i \qquad (式\ 11.9)$$

$GPA_i$ 是样本中第 $i$ 个学生下一年的 GPA 分数。$Grade_i$ 是第 $i$ 个学生上一年的成绩。$Program_i$ 是虚拟变量,当学生参加暑期项目,该变量等于 1,这取决于规定的阈值(当 $Grade_i < g_0$,$Program_i = 1$)。许多替换原则和交互作用包含在方程(式 11.9)中。最后,许多本来应该参加这个项目的学生可能没有参加,而许多在截断点之上的学生参加了这个项目。Stock 和 Watson(2011,495 页)讨论了如何处理这类模糊的情况。我们在第十三章讨论学校营养经济学时,提供了详细的断点回归案例和 STATA 的运行步骤。

### 倾向性评分匹配(Propensity Score Matching,PSM)及管道比较(Pipeline Comparison)

除了上述方法,还有其他一些方法也可以使用,比如 PSM 和管道比较。PSM 法是一种计量经济学工具,用于确定一个适当的群组,与干预对象进行比较。具体地说,PSM 方法寻找一个对照组,其成员未接受干预,但考虑到他们的可观测特征,对照组与干预组接受干预项目的概率相同。干预造成这两组之间的结果差异。

文献中有几个例子来证明 PSM 方法在卫生和营养经济学领域的应用。Averett 和 Smith(2014)用 PSM 方法研究了债务是否导致肥胖的问题。作者注意到,2010 年美国信用卡债务平均为 5 000 美元。利用全国青少年健康纵向调查(National Longitudinal Survey of Adolescent Health,NLSAH)的数据,作者研究了"信用卡债务"和"无力支付账单"作为干预因素去检验对肥胖、超重和 BMI 的影响。结果显示,女性的体重主要受"无力支付账单"的影响。

类似地,管道比较法评估的是已经接受干预的干预者和还未接受干预但即将接受干预的成员的结果。这种方法假定接受干预的受试者与即将接受上述干预的受试者相似。

世界银行的 Chase 和 Sherburne-Benz(2001)在一项针对赞比亚的研究中采用了管道比较法。他们提出的问题是:"社会基金对教育和健康结局的影响是什么?"研究结果表明,社会基金对学校出勤率的影响是积极而显著的。在干预社区,78% 的儿童上学,相应的管道对照社区只有 71% 的儿童上学。此外,这种影响只在城市地区显著,接受干预的城市社区儿童上学率为 86%,倾向性评分匹配社区儿童上学率为 82%,管道法对照社区为 78%。

其次,这项研究还发现社会基金增加了适龄儿童入学的比例,社会基金干预社区适龄儿童入学比例为 37%,而管道对照社区为 25%。第三,接受社会基金的家庭总预算中的教育费用支出中所占的比例也较高,在社会基金干预社区,家庭平均支出中教育支出占 4.6%,而倾向性评分匹配法对照组社区为 3.9%。随机化和这些技术已经成为非常有吸引力的项目评价模型方法,目前被发展经济学家广泛应用[1]。

---

[1] Duflo,Kremer 和 Jonathan(2011)讨论了最近的发展和应用。并且,Duflo,Glennerster 和 Kremer(2007)这些技术的理论和方法基础,以及局限性。

Fan 和 Jin(2015)将 PSM 和 DD 方法相结合,以检验美国 SNAP 项目是否影响儿童肥胖。在 12~20 岁参与者中,未发现 SNAP 对肥胖有显著影响。他们的研究强调了 PSM 技术的重要性,并解决了选择偏倚和替代规范。

Deininger 和 Liu(2009)用 PSM、DD 和管道比较等方法来确定印度妇女自助小组(self-help groups,SHGs)的经济效应。这是一项有趣的研究,对项目人群的子样本在不同的时间点进行了干预。该项目始于 2001 年,只对项目中的部分家庭进行干预,而对其他家庭没有干预。2003 年,项目被重新启动,第一轮没有接受干预的家庭进入项目,而之前接受过干预的家庭已经在这个项目中三年了。最后,在 2006 年研究其影响时,根据样本家庭开始的时间计算干预时间是三年还是六年。根据数据特征,该案例适用于管道比较法,因为 2001 年没有进入项目的家庭可以看作对照组,那些进入项目六年的家庭被定为"干预组"。

Deininger 和 Liu(2009)研究结果显示,使用这种方法让项目的长期参与者受益。该项目带来的好处已经超过了成本,最贫困的家庭也受益于这种干预,这是考虑到异质的重要性而得出的结论。

Swain 和 Verghese(2014)也用 PSM 和管道比较法进行了类似的研究,以分析妇女自助小组在印度提供培训的影响。正如 Deininger 和 Liu(2009)提到的,这项研究也存在选择性偏倚的问题,即妇女自助小组培训项目的参与者可以根据自身需求进行自我选择。Swain 和 Verghese(2014)对项目中活跃的成员和未获得任何培训服务的新成员进行了一段时间的追踪。采用管道比较方法,作者修正了自我选择问题,并通过 PSM 解决了内生性问题。研究表明商业培训比一般培训更有影响力。

Novak(2014)还利用 PSM 技术对塞内加尔清洁水的公共政策问题及对儿童健康影响进行了批判性的研究。结果表明,传统上被认为是"清洁"的水与不安全的水没有什么不同,某些情况下在减少儿童腹泻方面甚至更糟。例如,从水龙头和受保护的水井中取得的公共水源,质量并不比未经处理的水源更好。造成这一现象的主要原因是公共资源的基础设施落后,例如有问题的输水管道。事实上,在院子里用水泵抽出的水比其他来源的水更能减少儿童腹泻。

Torero 等(2006)对世界银行在埃塞俄比亚开展的"加速供电扩展"项目进行了研究,这是 PSM 方法应用的一个很好的例子。这个有关特定干预影响的分析提出了几个有趣的问题:扩大电力供应如何帮助当地发展和改善消费者福利? 当引入节能电器时,用电情况会有何改变? 当融资机制发生变化时,通电率如何变化? 在紧凑型荧光灯项目(compact fluorescent lamps,CFLs)中,每一美元的有效补贴金额是多少? 提供 CFLs 的替代方法,包括私人采购、代金券和公共分销渠道,对家庭消费是否产生影响?

这项研究选择了通电和不通电的城镇,采用相同的选择标准,如使用公共电话、道路类型、中学类型和数量以及人口数量。将那些有电力供应的家庭与没有电力供应的家庭匹配,后者是从有可比性的城镇和没有电力供应的城镇中抽取的。PSM 估计是基于家庭规模、家庭组成、户主种族、户主年龄、户主教育水平、性别、水的获取和其他相关变量得出的。此外,10%~50%符合条件的调查对象会获得随机分配的折扣券,以支付开通电路的费用。此外,在符合条件的调查对象中有 10%~50%的人会获得随机分配的折扣券,以支付 CFLs 的费用。最后,该研究还在城镇中进行二次随机抽样,但这里不会分发折扣券。在世界银行网站上还介绍了该方法的其他应用。

Rosenbaum 和 Rubin（1983）、Imbens（2000）以及 Dehejia 和 Wahba（2002）都提供了与 PSM 的开发和应用相关的详细描述和方法。PSM 方法将干预观察结果与对照组进行校准，并产生一个尽可能接近两组的评分,以减少最初干预实施方法的偏倚。

大多数时候,干预可能不是随机进行的,而且可能因为没有观察到的因素而产生偏倚。PSM 是一种能减少这种偏倚的方法。设 $D = 0$、1 代表干预实施指数,$X$ 是干预前的特征矩阵。Rosenbaum 和 Rubin（1983）将倾向性评分 $p(X)$ 定义为在给定干预前特征的情况下接受干预的条件概率：

$$p(X) = pr(D = 1X) = E(D \mid X)$$

利用 Rosenbaum 和 Rubin（1983）的方法,Becker 和 Ichino（2002）将干预组被干预的平均效应（Average effect of Treatment on the Treated, ATT）表示为：

$$EY_{1i} - Y_{0i} \mid D_i = 1, p(X_i) = E\left[ E\{ Y_{1i} D_i = 1, p(X_i) \} - E\{ Y_{0i} D_i = 0, p(X_i) \} \mid D_i = 1 \right]$$

PSM 方法提供了一个均衡的分值,不管干预状态如何,那些具有相同倾向性评分的观察结果具有相同的特征分布。一旦我们有了倾向性评分,我们就能够假设干预是随机的,因此,所有干预组和对照组单元都是相同的了。

## STATA 操作实例

Becker 和 Ichino（2002）提供了在 STATA 中实现 PSM 分析的详细过程和示例。在校正了倾向性评分后,通过将倾向性评分放在匹配区间的方式对数据进行排序,以产生 ATT。4 种常用的排序方法为半径匹配（radius matching）、核匹配（kernel matching）、近邻匹配（nearest-neighbor matching）和分层匹配（stratification matching）。

通过分层匹配,倾向性评分的变化分为不同的区间,平均来说,每个区间内的干预和对照单元具有相同的倾向性评分。近邻匹配改进了分层匹配的方法,从而使所有的干预单元都能找到匹配,因为后一种方法中可能有些区块没有足够的匹配对象。半径匹配是将每一个干预单元与对照单元一一匹配,对照单元的倾向性评分落在干预单元倾向性评分的预定义区间内。核匹配是把所有干预单元与所有对照组的加权平均值进行匹配,加权平均值与干预组和对照组的倾向性评分之间的距离呈反比。

由 Becker 和 Ichino（2002）开发的 STATA 方法由以下步骤来实现：

1. 对研究人员指定的 probit 或 logit 模型进行拟合,以评估参与或干预的可能性。

2. 将样本分割成 k 个相等平均间隔的倾向性评分,研究者来确定 k,或者选择程序默认的 k = 5。

3. 测试在每个区间内干预单元和对照单元的平均倾向性评分是否没有差异。

4. 测试均衡假设。在每一个区间内,干预组和对照组的每个特征的均值是否不同。

## 案例

基于教科书和 ATT 考试成绩的案例,假设我们有 32 名学生的以下观测值。下表中,D = 1 表示学生接受干预,变量 Treat = 1 表示完成了干预。Income 和 Score 分别代表家庭收入和考试成绩。我们的目标是检验提供免费教科书 ATT 是否显著影响考试成绩。

| Obs | i | D | Treat | Income | Score |
|---|---|---|---|---|---|
| 1 | 1 | 0 | 0 | 3 276.009 | 45 |
| 2 | 1 | 0 | 1 | 5 992.015 | 45.5 |
| 3 | 2 | 0 | 0 | 7 304.947 | 55 |
| 4 | 2 | 0 | 1 | 9 454.144 | 55.8 |
| 5 | 3 | 0 | 0 | 7 188.219 | 63 |
| 6 | 3 | 0 | 1 | 2 268.913 | 60.2 |
| 7 | 4 | 0 | 0 | 9 344.465 | 55.5 |
| 8 | 4 | 0 | 1 | 2 927.189 | 65.3 |
| 9 | 5 | 0 | 0 | 6 691.779 | 45.6 |
| 10 | 5 | 0 | 1 | 3 209.162 | 48.7 |
| 11 | 6 | 0 | 0 | 4 107.006 | 54.7 |
| 12 | 6 | 0 | 1 | 7 766.274 | 55.8 |
| 13 | 7 | 0 | 0 | 1 546.991 | 60.2 |
| 14 | 7 | 0 | 1 | 7 514.323 | 63.2 |
| 15 | 8 | 0 | 0 | 1 737.605 | 55.7 |
| 16 | 8 | 0 | 1 | 4 001.105 | 65.3 |
| 17 | 9 | 1 | 0 | 4 410.61 | 55.6 |
| 18 | 9 | 1 | 1 | 8 482.669 | 58.7 |
| 19 | 10 | 1 | 0 | 8 353.924 | 64.7 |
| 20 | 10 | 1 | 1 | 3 675.96 | 65.8 |
| 21 | 11 | 1 | 0 | 2 179.76 | 70.2 |
| 22 | 11 | 1 | 1 | 2 280.997 | 73.2 |
| 23 | 12 | 1 | 0 | 10 067.33 | 65.7 |
| 24 | 12 | 1 | 1 | 2 783.191 | 75.3 |
| 25 | 13 | 1 | 0 | 3 060.225 | 65.6 |
| 26 | 13 | 1 | 1 | 3 036.27 | 68.7 |
| 27 | 14 | 1 | 0 | 2 168.629 | 74.7 |
| 28 | 14 | 1 | 1 | 2 626.472 | 75.8 |
| 29 | 15 | 1 | 0 | 2 570.849 | 80.2 |
| 30 | 15 | 1 | 1 | 2 837.423 | 83.2 |
| 31 | 16 | 1 | 0 | 7 736.791 | 75.7 |
| 32 | 16 | 1 | 1 | 9 037.849 | 85.3 |

为了生成倾向性评分,我们从 pscore 命令开始。

pscore d treat income, pscore(ps1) blockid(blockf1) comsup level(0.001)

pscore 命令估计了倾向性评分并进行了均衡属性测试。倾向性评分是每个学生获得干预的概率,平衡属性测试假设相同倾向得分的观测结果有相同的特征分布(收入),与该生是否收到免费教科书无关。选项 pscore(ps1)指定了倾向性评分估计值的变量名是 ps1,而 comsup 指定的分析仅限于共同支持范围,在干预组和对照组的分布范围内。下图为 STATA 输出结果,由图可见共同支持范围为[0.406,0.556],probit 估计结果在第一步也重新生成:

```
********************************************************
Algorithm to estimate the propensity score
********************************************************


The treatment is d

      D |     Freq.     Percent      Cum.
--------+---------------------------------
      0 |        16       50.00      50.00
      1 |        16       50.00     100.00
--------+---------------------------------
  Total |        32      100.00


Estimation of the propensity score

Iteration 0:   log likelihood =  -22.18071
Iteration 1:   log likelihood = -22.008047
Iteration 2:   log likelihood = -22.008047

Probit regression                      Number of obs   =        32
                                       LR chi2(2)      =      0.35
                                       Prob > chi2     =    0.8414
Log likelihood = -22.008047            Pseudo R2       =    0.0078

-----------------------------------------------------------------------------
       d |     Coef.   Std. Err.      z    P>|z|     [95% Conf. Interval]
---------+-------------------------------------------------------------------
   treat | -.0117745   .4449567    -0.03   0.979    -.8838737    .8603246
  income |  -.000048    .0000816    -0.59   0.557     -.000208     .000112
   _cons |  .2453721    .522652     0.47   0.639     -.779007    1.269751
-----------------------------------------------------------------------------


Note: the common support option has been selected
The region of common support is [.40610678, .55619935]
```

```
Note: the common support option has been selected
The region of common support is [.40610678, .55619935]


Description of the estimated propensity score
in region of common support

                    Estimated propensity score

        Percentiles     Smallest
  1%     .4061068       .4061068
  5%     .4129626       .4129626
 10%     .4201823       .4196087      Obs                  30
 25%     .4495198       .4207558      Sum of Wgt.          30

 50%     .5179488                     Mean           .4957299
                        Largest       Std. Dev.      .0512459
 75%     .5392598       .5494117
 90%     .5495264       .5496412      Variance       .0026261
 95%     .5559884       .5559884      Skewness      -.3949527
 99%     .5561993       .5561993      Kurtosis       1.562483


****************************************************
Step 1: Identification of the optimal number of blocks
Use option detail if you want more detailed output
****************************************************


The final number of blocks is 3

This number of blocks ensures that the mean propensity score
is not different for treated and controls in each blocks
```

```
The balancing property is satisfied


This table shows the inferior bound, the number of treated
and the number of controls for each block

 Inferior
 of block            D
 of pscore     0         1        Total

    .4        14        16          30

  Total       14        16          30

Note: the common support option has been selected


******************************************
End of the algorithm to estimate the pscore
******************************************
```

验证均衡属性能够满足,该算法识别出三个区块来匹配得分。我们想看看在匹配的干预组和对照组之间,获得免费教科书是否影响考试成绩。使用近邻匹配方法评估 ATT,命令为 attnd score d treat dt income, pscore(ps1) comsup,结果如下:

```
ATT estimation with Nearest Neighbor Matching method
(random draw version)
Analytical standard errors


    n. treat.   n. contr.        ATT    Std. Err.           t


        16           9        11.600        3.343        3.470


Note: the numbers of treated and controls refer to actual
nearest neighbour matches
```

ATT 估算表明,被干预者的平均得分为 11.6 分。使用分层方法计算 ATT 得分,命令为 atts score d treat dt income, pscore(ps1) blockid(blockf1) comsup。结果表示如下,这个示例中 ATT 得分为 15.5 分。

```
ATT estimation with the Stratification method
Analytical standard errors


    n. treat.   n. contr.        ATT    Std. Err.           t


        16          14        15.536        2.844        5.462
```

半径匹配,命令为 attr score d treat dt income, pscore(ps1) radius(0.001) comsup,生成以下结果,干预后 ATT 正值得分 16.4 分。

```
ATT estimation with the Radius Matching method
Analytical standard errors


    n. treat.   n. contr.         ATT   Std. Err.           t


        3           3         16.400        5.994        2.736


Note: the numbers of treated and controls refer to actual
matches within radius
```

最后,在 STATA 中使用命令 attk score d treat dt income, pscore( ps1) comsup bootstrap reps( 50)进行核匹配,输出结果如下:

```
Bootstrapping of standard errors

command:      attk score d treat dt income , pscore(ps1) comsup bwidth(.06)
statistic:    attk     = r(attk)

Bootstrap statistics                      Number of obs    =    32
                                          Replications     =    50

Variable   |  Reps  Observed   Bias   Std. Err. [95% Conf. Interval]

    attk   |   50  15.60095 -.5274665 3.295831   8.977731   22.22417  (N)
                                                 8.797622   21.67441  (P)
                                                 10.83668   24.23825  (BC)

Note:  N  = normal
       P  = percentile
       BC = bias-corrected
```

```
ATT estimation with the Kernel Matching method
Bootstrapped standard errors


n. treat.   n. contr.        ATT   Std. Err.          t


   16          14         15.601     3.096         5.039
```

核匹配方法显示干预组 ATT 得分为 15.6 分。所有匹配方法的结果都相当接近,并且 ATT 得分为正且 $t$ 值均通过了显著性检验。STATA 还有 nnmatch 命令,这个命令是用于测试估计值的稳定性。nnmatch 命令在第一阶段中直接对数据应用近邻匹配法,而无需求助于 pscore 命令。这样就可以对 ATT 估计值进行比较,以检验其合理性。STATA 命令和结果如下:

nnmatch score d treat dt income, tc( att) m(1)

```
Matching estimator:  Average Treatment Effect for the Treated

Weighting matrix: inverse variance      Number of obs     =    32
                                        Number of matches (m) =   1

 score  |  Coef.   Std. Err.    z     P>|z|    [95% Conf. Interval]

  SATT  | 13.625  2.997914    4.54   0.000    7.749195   19.5008

Matching variables:  treat dt income
```

ATT 系数为 13.6,再次表明,使用示例数据的 PSM 方法得出的结果在 5% 的显著水平上是一致的。

### Deaton-Imbens 争论

随着上述方法的发展,人们也对其产生了质疑和批判,从而暴露了程序评估的一些局限性。Heckman-Urzua(2009)和 Deaton(2010)将随机对照试验(RCTs)和实验干预方式视为例外,并对这种方法的理论基础提出质疑。特别是,Deaton(2010)对于 Imbens 和 Angrist(1994)开发的关于使用 RCTs 来研究当地平均干预效果(local average treatment effect,LATE)的研究提出了一些严肃的问题。

Deaton(2010)批判了工具变量估算方法,因为在他看来,目前尚不清楚在这一领域中所选择的工具变量是否与原方程的扰动项正交①。此外,Deaton(2010)指出,在许多情况下,如肯尼亚的驱虫研究,随机化可能会被设计混淆。

Deaton(2010)也提到了异质性问题,我们关注的参数在不同的样本中可能会有所不同。如果分析中没有考虑潜在异质性,LATE 就可能不准确。

Imbens(2010)详细回应了这些批判问题,并指出 RCTs 在满足内部和外部有效性方面的价值。内部有效性是指在实验中抽样环节评估者的偏倚。外部有效性是指评估者在其他人群中重复这个实验的能力(专栏 11.1)。

### |O| 专栏 11.1 RCTs 是金标准吗?

Pinstrup-Andersen(2013)表达了 RCTs 在评估食物系统是否向贫困人群提供适当营养价值(食物)方面的担忧。这些担忧是由下面列举的程式化的事实引起的:

(1)强大的政治和其他利益集团与贫困阶层营养不良人群有利益冲突。

(2)政策干预缺乏必要的政策驱动力,无法使食物系统拥有营养敏感性,特别是在向食品加工业提供原材料的农业部门,反过来在价值链中创造一种有利可图的超加工产品。

(3)促进研究以帮助水果、蔬菜的产量和营养成分增长的政策非常有限。

(4)缺乏减少高能量食品和甜味剂消费的政策,以及缺乏对花哨的广告、炫酷的营销和促销方式的监管。

根据上述观察结果,Pinstrup-Andersen 提出,决策者们认为唯一的行动证据就是通过 RCTs。然而,这种方法有很大局限性:

(1)一般来说,RCTs 不可能扩大到目前食物系统的水平。

(2)RCTs 只是在小规模的、通常不那么重要的项目中有效。

(3)由于长期滞后,或"途径效应",许多干预措施不可能做到随机化。

(4)从 RCTs 获得的现有证据不具有结论性,相关的干预措施效果也不明显。

食物系统影响营养分配的标准途径已经建立完善。现有证据有力地说明,营养素分配的主要驱动力是价格、收入、女性的时间分配、膳食多样化、广告和促销等。那么为什么我们只能接受通过 RCTs 推断出来的证据呢?

---

① 争论还因对术语的不同解释而陷入困境,例如"结构性"和"外生性"(见 Imbens,2010)。

即使一个人着迷于 RCTs,这种方法的证据也仅限于小型食物系统,例如厨房菜园。然而,这将忽略整体情况,真正重要的营养改善措施是提高对水果和蔬菜的生产能力,以及实施其他工作场所政策来改变女性的分配时间,从而改变个人和产业行为。基于以上观察,Pinstrup-Andersen 怀疑 RCTs 是否有助于营养敏感性问题从空谈走向大规模的实际行动。

关于工具变量估计值的内部有效性,Imbens(2009)指出,工具变量估计值可以识别在当前研究问题的框架内考虑子群的 LATE。

Imbens(2010)用 Angrist(2009)对越战退伍军人收入的研究来说明 IV 方法的用途。他提出,满足工具变量的应用前提很重要,在此背景下:工具变量的设计是外生的(如抽奖号码);工具变量(这个例子中是抽奖号码)不仅对结果没有直接影响,而且具备单一性(任何一个不符合条件的人,只要符合条件就可以服役)。Imbens(2010)认为,如 Angrist(2009)的研究一样,满足这三个假设的工具变量应用,可以产生足够的统计数据满足对 LATE 的解释。Imbens(2010)也说明了如何将实验估计与结构估计进行比较,以检验外部有效性。

Dehejia(2013)对本章中所讨论的方法进行了很好的总结,并对每种实证研究方法的优缺点进行了评估。图 11-1 总结了实验性研究和观察性研究的相对优点(Dehejia,2013):

基于 Dehejia(2013)的研究,我们对实证研究方法做了简要总结,并在下面的表格中梳理了他们的优缺点:

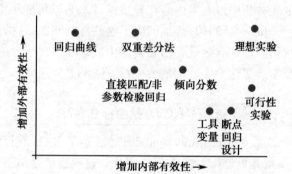

图 11-1　实验性研究和观察性研究的相对优点

| 序号 | 方法 | 优点 | 缺点 |
| --- | --- | --- | --- |
| 1 | 随机对照试验(RCTs) | 样本均值是其总体均值的无偏估计量 | 实验方案的分解 |
| 2 | 工具变量(IV) | 提供对 LATE 的一致评估 | 外部有效性低于理想实验 |
| 3 | 断点回归(RD) | 通过内部测试,内部有效性优于工具变量 | 难以进行外部有效性测试 |
| 4 | 直接匹配(DMM) | 可以应用于任何数据集,因此具有较高的外部有效性 | 如果未观察到的事项是重要的,那么就无法满足内部有效性 |
| 5 | 倾向性评分匹配(PSM) | 比倾向性评分匹配的内部有效性好 | 潜在的错误设定和小样本偏倚 |
| 6 | 线性回归 | 满足外部有效性 | 样本选择偏倚,线性规范限制 |
| 7 | 非参数回归 | 不依赖于函数形式或自我选择,具有较高的内部有效性 | 如果协变量多,就不容易实现 |
| 8 | 双重差分法(DD) | 比普通最小二乘法具有更高的内部有效性 | 线性假设仍然是个问题 |

Dehejia(2013)提出几种结合实验技术和非实验技术的未来实证研究新方法:

1. 回归和匹配方法可以用于校正与实验应用相关的问题。

2. 随机影响和其他 OLS 估计量可以用来调整干预和实验实施中的变异。

3. 非实验方法也可以制定研究方案,设计类似于实验的观察性研究。预处理单元、干预设计等可以应用于观察方法。

在此背景下,与 Deaton(2010)和 White(2014)一样,国际影响评估倡议(3ie)研究中也指出,由于结果往往不能达到预期,RCTs 仍然有需要正确处理的问题。然而,与 Dehejia (2013)一样,White(2014)强调更多研究的重要性。为了让 RCTs 得到更广泛的认可,White (2014)提出了以下问题和指导方针:

(1)大多数的 RCT 研究是"轻轻地推动",通过激励边际变化引起的反应。因此,这种方法不适合大规模复制,特别是在其他情况下的大规模复制。

(2)大多数的 RCT 研究不能作为综合开发建议和项目的替代品。

(3)理论改变还需要可靠的事实分析、良好的假设和可预测的因果链。

(4)大多数的 RCT 研究仍然难以得出干预措施的全部成本以及相应的收益,这很难得到政策上的支持。

(5)RCT 研究需要强调内部有效性和外部有效性。

(6)将许多研究集中到不同类别进行复制可能会有所帮助。

(7)校正自我选择和收集非时变的不可观测变量是必要的。

### 专栏 11.2 RCTs 实用技巧

在一系列文章中,White(2014)为从事干预研究的学者提供了一些"怎样做"的实用技巧和评估方法。

如何设计一个随机评估:

(1)充分定义干预,包括合格标准;

(2)确定分配、干预和分析水平;

(3)确定合格人群;

(4)决定试验类型和随机对照机制;

(5)全面书写分析计划;

(6)抽样分析。

怎样管理 RCT:

(1)构建事前设计,有更好的计划、时间期限,并及早开始;

(2)避免吸引研究人员;

(3)确保所有重要利益相关者都投入到项目中;

(4)计划并预测所有可能的困难,并有适当的替代方案;

(5)预计会有一些反对干预和随机化的意见,并制定适当计划;

(6)遵守研究伦理,提供充分解释,让过程透明化;

(7)持续监测,维护设计完整性,并在需要时处理更改。

详见 http://www.3ieimpact.org/media/filer_public/2015/09/18/how_to_design_a_

randomised_evaluation-hw.pdf

　　http：// www. 3ieimpact. org/media/filer _ public/2016/02/17/how _ to _ manage _ a _ randomised_evaluation-hw.pdf

　　还有相应的 youtube 视频。也可以在 Khandker(2010)关于这些主题的讨论和应用里获得详情。

## 结论

　　近年来,发展共同体已经认真地开始着手解决发展项目对目标影响的问题。在利用样本人群数据时使用不同经济学技术来校正自我选择和设计中的相关问题。

　　在本章中,强调了公共政策干预计划的成功取决于许多因素,但最重要的是依赖于干预接受者和非接受者的特征。这一章还描述了近年来计量经济学的进步,这些进步有助于评估一个项目是否成功。例如,本章讨论了随机化、工具变量、双重差分法、倾向性评分匹配和断点回归,以及政策实施的价值。在每种情况下,STATA 程序都有助于将其理论与数据分析结果联系起来。这种干预的效果在评估过程中得到体现,决策者往往对干预是否有显著的积极影响感兴趣。STATA 程序有助于在每个部分中捕获这些信息。我们让学生在本章末尾的练习中探索数据并获得政策信息。

　　我们还强调了各种方法的优缺点,以及在各种数据和程序设计情况下选择和使用这些方法的争论。请读者对此进一步探索。

## 练习

　　1. 使用"倾向性评分匹配及管道比较"小节给出的数据,如方程(式 11.1)所示,用 STATA 程序来实现满足 RCT 的程序。

　　2. 用 ivregress 命令,如"工具变量估计法"小节实施工具变量回归评估。

　　3. 这个例子中如何使用 DD 估计来检验干预的重要性? DD 估计有显著性吗? 在这个练习中,你需要将 DD 估计与 PSM 结合起来。这是一种校正观察数据异质性的好方法。

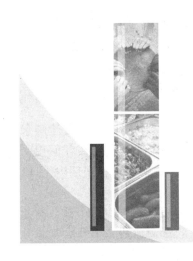

## 第十二章

# 社会保障的营养意义：面板数据方法应用

减轻贫困的战略同贫困本身一样是暂时的。

——无名

经济增长是必要的，但不足以减少贫困或改善营养状况。进一步减少贫困是必要的，但不足以降低营养不良。经济发展的进程中可能会有一部分人落后，他们可能没有机会参与到这一发展进程当中。我们如何保护这部分人？当贫困和脆弱人群无法从经济增长中受益时，哪些短期和长期的政策和计划可以帮助他们摆脱贫困？什么样的社会保障措施和计划可以改善他们的营养状况？

政府在解决这些问题时，需要通过科学依据制定保护贫困及脆弱人群的相关政策和计划。决策者的主要关注点应该是尽可能以最低的成本保护贫困人群，并确定能为贫困人群带来长期福利的规划，包括人类发展。此外，为了使包含营养目标的社会保障计划被视为对国家发展目标的贡献——从短期看，减少赤贫；从长远来看，增加人力资本发展——需要对社会保障计划进行评估，从而向决策者提供有效沟通的证据（Alderman 和 Mustafa，2013年）。在全球范围内，社会保障计划如何助力 SDGs？在本章中，我们将对这些问题展开讨论并就社会保障研究的现状及其对营养状况的影响进行分析。

在美国，国会根据社会保障计划的成本和效益展开年度预算讨论，而这也是决策者关注的一个主要问题。国家政策的讨论通常围绕着保护贫困人群和提供保障体系所需的支出。在卫生和教育方面是否有更高收益和更划算的替代投资来帮助贫困和营养不良人群？如何在贫困人群中提高计划实施的成本效益，用有限资源帮助真正需要帮助的人群，并取得最佳结果？社会保障计划的投资经常会与农业技术发展研究投资和农业基础设施投资存在竞争。但社会保障计划的投资可以帮助农村地区提高生产力和市场准入，从长远来看也可以使他们在减少贫困和增加食物和营养保障方面受益。

实施社会保障计划往往也面临着挑战。在某个国家用某种方案制定的社会保障计划在别的国家或背景下可能无法实施。而且，社会保障计划可能并不是所有国家或一个国家的所有地区的最佳干预方式。了解社会保障计划如何通过不同途径实现营养目标,以及如何学习这些不同的途径,仍将是重要的研究领域。我们将在本章对这些问题展开讨论。

## 大规模发展背景下的社会保障计划

在发展大规模干预计划以及减少饥饿和贫困的努力过程中,社会保障计划在发达国家和发展中国家都起着重要的作用。Timmer(2014)将社会保障计划置于以下框架:任何想要摆脱饥饿和贫困的国家,都需要有能够帮助贫困人群长期脱贫的一贯政策。在短期内,可以在宏观、中观和微观水平设计和实施这些政策和措施。

在宏观层面,国家应急计划、减灾策略和食物援助资源的配置可以用于应急干预。例如在短期内,国家对食物价格波动的调控以及包括社会保障在内的食物与营养干预的资源分配非常重要。

在中观层面或市场层面,在受到自然灾害或供应不足影响的国家特定区域,对当地的食物市场或者商品市场进行干预是必要的。

在短期微观层面上,社会保障计划有助于降低抗冲击的脆弱性,使家庭能更好地应对短期食物短缺与营养不足。同时,社会保障计划有助于提高家庭和个人对冲击和紧急情况的适应能力。

从长期来看,在宏观层面上,社会保障计划有助于包容性的经济增长和食物市场管理,并且有助于食物供应政策的稳定。在中观层面和市场层面上,社会保障计划对于食物市场的基础设施发展和食物市场内部及外部的自由化仍然是关键的干预措施。在长远的微观层面上,政策和计划聚焦于减贫目标,通过增加营养食品的可获得性和确保食物来源于可持续的系统。表 12-1 是不同层次的干预措施。

表 12-1　干预措施和各经济层面上的营养结局

| | 紧急干预措施 | 短期干预措施 | 长期干预措施 |
|---|---|---|---|
| 宏观层面 | (1)国家应急计划<br>(2)灾难干预策略<br>(3)紧急情况的食物资源配置 | (1)管理食物价格波动<br>(2)食物和营养干预措施(包括社会保障)的预算拨款 | (1)包容性经济增长<br>(2)食物价格稳定性的管理 |
| 中观层面/市场水平 | (1)商品市场干预措施<br>(2)紧急情况下储备食物的发放 | (1)食物市场稳定<br>(2)市场和价格监测<br>(3)价值链干预 | (1)基础设施和市场发展<br>(2)区域及出口市场的发展,并将其与农民联系起来<br>(3)食品安全和价值链发展 |
| 微观层面/家庭水平 | (1)食物援助分配<br>(2)保护儿童和脆弱人群 | (1)保障体系<br>(2)预防应对突发事件的脆弱性<br>(3)增加适应力和发展的机制 | (1)家庭减贫<br>(2)营养食品的可获得性<br>(3)可持续的食物系统 |

参考 Timmer(2014)。

社会保障计划正在全球、国家和地区等各层面上被制定和实施。世界粮食计划署（World Food Program，WFP）等国际机构的全球干预计划主要是针对发展中国家的受灾人口，解决紧急和灾难援助需求（WFP，2015）。世界银行等多边机构一直在通过发展基金和技术援助等方式帮助各国制定和实施社会保障计划（Grosh 和 Del Ninno，2005）。

在国家层面，大规模社会保障计划主要包括巴西的家庭补助金（Bolsa Familia）计划、美国的食品券计划（food stamp program，FSP）和 WIC、印度的全国农村就业保障计划和埃塞俄比亚的生产性社会保障体系。下一节中，我们将制定一个概念框架来追踪社会保障计划的营养效益。

## 评估社会保障计划下营养结局的概念框架

虽然有大量的文献报道了社会保障及其对福利结局的影响（Grosh 等，2009；Alderman 和 Yemtsov，2013；Gentilini，2014；Gentilini，2016）。但是，社会保障如何直接作用于营养结局的相关证据仍是有限的。部分原因是社会保障计划的目标各不相同，而且大多数社会保障计划没有将营养结局作为主要目标。因此，在分析社会保障计划对改善营养状况的贡献时存在研究及政策上的空白。

社会保障计划的范围很广，有时具有多个目标，例如：减少贫困、女性赋权、适应力建设、食物保障和饮食质量等。只有少数计划将营养结局作为直接目标。要让决策者学习如何通过直接或间接途径开展社会保障计划，从而达到营养目标，这可以帮助决策者重新考虑选择干预措施和社会保障方法。图 12-1 描述了通过社会保障计划改善营养结局的一些途径。

因为大多数贫困和营养不良的家庭都生活在农村并以农业为生，所以农业发展策略在本质上具有多部门性。其涵盖的问题和方法内容广泛，如技术开发与应用、自然资源利用的可持续性、机构服务的供给以及人力资本的发展等。上述干预措施都是农业部门全面发展所必需的（世界发展报告，2008）。社会保障计划在所有这些干预措施中可以发挥作用。

通过前几章的介绍我们了解到，从长远来看，除了通过食物和现金转移支付发挥直接作用外，社会保障还具有实现农业发展目标的潜力，从而进一步改善营养结局。在一些国家，社会保障计划通过聚焦扶贫计划来降低当前的贫困水平。

此外，以社会保障为目标的公共干预措施也聚焦于增加服务供给，提高劳动生产率，改善贫困人群的生计策略，以及为贫困人群提供金融和保险的普惠服务等多个方面。这些干预措施的中间效益包括降低风险、提高适应能力、性别赋权、农业资本建设和资金投入，以及可持续自然资源管理和人力资本投资等。这些中间效益通过增加收入和改变消费模式对食物保障和营养结局发挥作用。

如第六章"消费者理论和食物需求估算"中所述，随着收入增加，对食物的需求也在增加。然而，食物摄入量的增加并不意味着有好的营养结局。在相当长的时间，决策者的关注点是社会保障性投入如何通过膳食的变化来改善人群营养状况。社会保障计划可以通过女性赋权并通过女性对其子女起作用来改善他们的营养状况。如第九章"家庭内部分配和营养的性别偏倚：Heckman 两步法的应用"所述，解决家庭内部活力问题可以减少营养的性别偏倚（Babu 等，1993）。

社会保障计划的成本效益在文献中已有讨论（Gentilini，2016）。可以通过完善基于社会

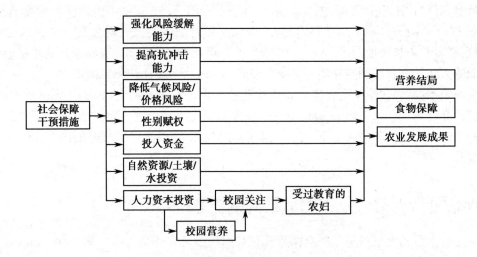

**图 12-1　社会保障和营养结局之间的概念路径**

参考：

Coady, P. D., 2004. Designing and Evaluating Social Safety Nets: Theory, Evidence and Policy Conclusions. International Food Policy Research Institute, Washington, DC, Food Consumption and Nutrition Division Discussion Paper No. 172.

Harvey P. Cash Based Responses in Emergencies. Humanitarian Policy Group report 24. Overseas Development Institute, London;

Arnold, C., Conway, T., Greenslade, M., 2011. DFID Cash Transfers Literature Review. GFID, London;

de Brauw, A., Hoddinott, J., 2011. Must conditional cash transfer programs be conditioned to be effective? The impact of conditioning transfers on school enrollment in Mexico. J. Dev. Econ. 96 (2), 359-370;

Ruel, M. T., Alderman, H., 2013. Nutrition-sensitive interventions and programmes: how can they help accelerate progress in improving maternal and child nutrition? Lancet 382 (9891), 536-551.

保障的扶贫计划和政策的设计来提高其成本效益。例如,通过移动技术和手机将资金转移给受益人,可减少偷窃的风险并且确保资金能准确到达目标人群。如果现金转移支付与成人营养教育和营养行为改变一起实施,将更有益于营养改善(Ruel 和 Alderman,2013)。

　　作为一种干预手段,技能发展可以减少贫困家庭对社会保障计划的依赖。以往的经验也表明,个人技能提高的贫困家庭确实能够受益并能摆脱对社会保障计划的依赖(FAO,2015)。这种附加投资对长期可持续性的营养收益是非常必要的。

　　社会保障计划除了关注农村以外,聚焦于城市的干预措施也有助于城市贫困人群融入主流经济体系之中。帮助提供农村信贷以及将更多贫困人群纳入就业保障计划和其他保险项目的相关计划都有助于提高贫困人群抵御风险的能力和保护其财产(FAO,2015)。

　　决策者常将社会保障计划作为帮助贫困人群脱贫的短期解决方案。该计划持续的时间取决于为贫困家庭成为主流经济体系一部分所创造的机会。因此,贫困人群对社会保障计划提供公共服务的依赖已经成为社会发展的问题之一。尽管如此,研究表明在某种制度环境下社会保障计划的参与者还是随着时间的推移而逐步减少。

　　一般而言,绝大多数的社会保障干预措施的终极目的是长期增加家庭的收入。因此,社会保障计划为参与者将来退出计划时提供有利的环境手段很重要。这通常以开发人力资本的方式来体现。例如在孟加拉国实施的"为教育提供食物"（Ahmed 和 Babu，2006），这项学校供餐计划旨在为一个月内出勤达到一定天数的贫困家庭孩子提供食物。

为家庭提供食物的社会保障计划会对当地市场发展及当地农民所生产食物的价格产生影响（Omamo，2010）。为了避免这些干预措施的不良影响，社会保障计划设计者试图从当地市场购买食物提供给家庭。当以食物形式为家庭提供保障时，该计划往往更关注于减少饥饿。这将对计划参与者的食物多样性以及营养素摄入产生影响（Rabbani 等，2006）。

提供现金有助于食物多样化，并且可以提高目标人群购买和消费高营养价值食物的能力。此外，社会保障计划可以激励食物生产和加工体系的多元化，如从谷类作物加工转向豆类的加工，这将增加膳食中优质蛋白质的摄入量（Audsley 等，2010）。

社会保障计划的设计者还面临着干预工具如何组合的问题，如食物与教育、食物与健康干预、食物配给水平以及食物配给种类等。实施干预的时机会对干预效果产生影响。在淡季实施干预可能对营养产生更好的影响（Babu 等，1993）。干预的性质因分配食物或资金所需的时间间隔而有所不同。

目标人群应该是容易受营养问题影响的人群。保障计划除了通过食物和其他福利方式达到最好的营养结局以外，还需考虑行为的改变和教育的因素。这些因素也会影响参与者如何在营养层面从保障计划中受益。最后，干预措施的经济效益也很重要，这取决于设计的成本，以及多少人能够摆脱饥饿、贫困和营养不良的影响。

## 设计与实施社会保障：最佳途径是什么

大多数发展中国家政府设计和实施有针对性的食物定量配给或现金转移支付政策，旨在减少食物短缺问题，从而起到营养改善作用。WFP 等国际援助机构把食物援助作为社会保障体系重要环节，通过食物援助保护脆弱人群。如何设计和实施符合成本效益的社会保障计划？什么时间、在什么条件下实施食物配给和现金转移支付的转换？一项措施可以同时使用食物配给和现金转移支付吗？家庭成员谁将获益，女性、男性还是孩子？干预工具的选择及其对营养结局的影响有哪些研究发现？保障计划是否会对当地的食物市场、农民自产的食物造成不利影响？受助者是否由于参与保障计划而产生依赖性？受助者是否会将援助的福利用于非食品和无营养价值的消费品？受助者的食物和营养摄入模式有哪些变化？以上的这些问题都需要计划的管理者和决策者在设计干预措施前慎重考虑。

研究表明，为实现食物保障和营养目标而设计和实施的社会保障计划并没有一套明确的方案。尽管食物配给可能会比现金转移支付的支出更高，但"食物与现金"哪种方式作为社会保障计划的首选工具仍存在争议（Gentilini，2016）。总的来看，随着计划实施过程中干预所提供的现金或食物逐渐增加，家庭食物的消费量也会随之增加。

如果市场能够提供种类丰富的食物，那么现金可能在增加人群膳食多样性方面产生更大的作用。干预工具的选择——现金、食物或食品券——取决于社会保障计划的目的和背景。例如当食物市场较为匮乏时，食物配给是较好的选择。如果干预目的仅为增加人群的能量摄入量，那么直接分配食物可能是最好的解决方案（Gentilini，2016）。

IFPRI 在多个国家开展了数年的调查研究（Hoddinott 和 Skoufias，2004；Coady，2004；

Hoddinott 等,2010;Hoddinott 和 Weisman,2010)。研究结果显示,现金转移支付可以改善人群的膳食多样性。食物配给增加了人群的食物消费量。非食物市场以及食物市场的可及性是决定社会保障计划采取哪种干预手段的关键因素(Harvey,2007;Harvey 和 Bailey,2011)。

食物配给和现金的受助者各自的食物支出占总支出的比例没有太大的不同。食物、现金和食品券都增加了食物支出份额并使恩格尔曲线发生变化(见第四章:营养政策的微观经济学分析)。目前并没有明确的证据表明现金转移支付被用于购买酒或其他与营养无关的消费品(FAO,2015)。然而,家庭中谁能够获得现金转移支付就会对家庭的支出模式和食物消费产生影响(Herrmann,2009;FAO,2015)。

由于食物配给对物流和管理人员的要求较高,因此与食物配给相比,现金转移支付的操作和配送成本更低。如果受助家庭能够将他们获得的福利用于增加微量营养素的摄入,那么现金帮扶则可以通过改善个人的营养状况来促进其认知能力的发展。决策者普遍担心现金转移支付可能会影响到当地市场价格。然而,并没有证据表明现金转移支付会产生这种市场效应。食物需求会对价格效应产生作用,因此市场的性质决定了价格效应。如果市场匮乏,那么设计计划时要考虑采用食物配给的方式来代替现金转移支付。无论怎样,社会保障计划设计中应考虑的重要因素包括:了解当地的市场情况,探讨现金转移支付在什么条件下会对当地的食物市场和家庭食物生产与消费产生价格效应(Gentilini,2016)。

IFPRI 研究小组关于社会保障计划的具体建议值得关注(Alderman,Gilligan 和 Leher,2012)。例如在乌干达,主要粮食作物的市场并不匮乏。他们认为,市场的匮乏度只有在真正匮乏的市场才会起到作用。当他们将现金转移支付和食物配给家庭与对照组家庭进行比较时发现,社会保障计划的设计及其实施效果取决于其管理者对于最终目标和实施环境的关注。

就营养结局而言,如果决策者关注减少人群的饥饿,并且社区食物购买是一个问题,那么只有通过提供有营养的食物才能达到营养目标。这种情况下,可以把营养强化食品配给作为一种选择。然而,对食物供应丰富的社区,食物配给不一定有助于营养改善。就支出成本和膳食多样性而言,现金转移支付可能是改善受助者营养状况的更好途径(Alderman 和 Mustafa,2013)。

## 目前的研究说明了什么

本节中,我们将探讨社会保障计划相关的挑战及其对营养结局的影响。发展新的研究领域,涉及研究观察社会保障计划是否具有提高农村食物和营养保障的潜能。多部门共同开展社会保障计划,对农村地区投资的协调工作至关重要。这种互补的投资途径可以帮助农村地区。FAO 发布的《社会保障的食物和农业状况报告》中提供了相关的依据(FAO,2015)。

《社会保障的食物和农业状况报告》中强调了几个与营养有关的问题。我们简单地讨论一下。社会保障计划由支持捐助的非政府组织进行资助和执行,以试点形式在许多国家持续开展。尽管由公共部门资助和实施的几个大型项目也取得了成功,但从这些项目执行过程中吸取的教训需要更好地进行交流沟通。

FAO 报告中一些重点内容如下:社会保障计划一般是由社会福利部门负责,但需要农业、卫生、财政和其他部门共同参与。社会保障计划面临的重要挑战是如何更好地组织协调这些部门来保证措施的及时实施。

需要全面理解社会保障计划与食物和农业系统之间的关系。例如,参加社会保障计划有相关条件限制,如果限制条件中包含现代化投入和农场水平的要求,将有助于农村家庭采纳相应技术。食物生产的激励措施、食物配给和现金转移支付所产生的影响需在不同背景下做进一步研究。在一些情况下,需要改变宏观层面和部门政策来帮助农村居民,特别是那些可以从社会保障计划中受益的女性等脆弱人群。巴西的 Bosa Familia 就是很好的例子。在海地,使用食品券的社会保障干预措施能够通过增加对当地食物生产需求来增加人群的营养。通过当地食物的生产,增加改善获得食物和营养的机会,这有助于更好地了解营养与农业之间的互补性。

在农业系统背景下,如果社会保障计划有助于农业资金投入和自然资源管理,并与生产性活动相关,那么就可以减少季节性迁移,就像埃塞俄比亚的生产性社会保障计划(Gilligan等,2008,2009)。

Porter(2010)针对食物配给对降低埃塞俄比亚农村儿童生长迟缓的长期影响进行了研究。该研究收集到了两次儿童体格测量数据:第一次是在 1995 年,这些儿童不到 5 岁,第二次是在 2004 年,他们大概长大了 10 岁。Porter(2010)的研究得出了两个重要结论:早期营养不良可能产生长期影响,甚至在 10 年后仍然如此,因此,早期干预是关键;食物配给作为一种社会保障,极大改善了儿童的营养状况并对其未来产生积极的溢出效应。

Broussard(2012)研究表明,埃塞俄比亚成年人也会从食物援助中受益。自食其力的成年农民和依赖非农业收入的贫困家庭中的成年人都受到不利条件的影响。Broussard 收集到多轮调查的 9 000 名成人的面板数据。数据包括消费情况、资产、受助收入、节省劳动力安排、女性赋权及牲畜饲养等信息。Broussard(2012)构建了几种面板数据回归模型,以证明食物援助对成年男性有利。然而发现,援助对低收入家庭的妇女产生了负面影响。这与第八章"营养的社会经济决定性因素:分位数回归的应用"观察一致,分析得出议价能力可决定家庭内部分配。Porter(2010)和 Broussard(2012)的研究结果强调了保障体系以及针对所有人群的其他公共援助项目的重要性。我们将在 STATA 操作实例和本章末尾的练习中进一步研究这些数据。

## 埃塞俄比亚的保障体系: 政策经验

近年来,经济学家和食物政策分析人员开始对社会保障措施和保障体系促使贫困人群克服不利条件的情况进行分析。在这方面,Hoddinott 等人(2012)的研究为决策者设计合理的干预措施提供了大量信息。Gilligan 等人(2009)的一项研究中评估了埃塞俄比亚生产保障体系计划(Productive Safety Net Programme,PSNP)的影响。PSNP 是该国最大的保障体系计划,覆盖 700 多万人。PSNP 向受灾最严重的地区和食物短缺的人群提供食物援助。

与 PSNP 一起在埃塞俄比亚开展的另一项补充行动是"其他食物保障计划"(Other Food Security Programme,OFSP)。OFSP 提供了一项生产力转移服务,包括可能会提高家庭生产力的任何转移:获得信贷、农业推广服务,以及技术、轮作、灌溉和集水方面的建议。Gilligan

等人(2009)的研究数据显示,一部分家庭接受了 PSNP 和 OFSP 两种类型的干预。数据的这一特征使研究人员可以了解 PSNP 参与者相对于其他参与者受到的影响。

研究人员发现,同时接受 PSNP 和 OFSP 干预的参与者更有机会获得食物保障。相对于非 PSNP 参与者或对照组,PSNP 和 OFSP 参与者为了生产目的借款、使用改进的技术并拥有非农商业。这些参与者也没有受制约因素的影响。

研究人员还发现,仅接受 PSNP 干预的影响微乎其微。Hoddinott 等人(2012)将 Gilligan(2009)的 OFSP 研究扩展到被称为家庭资产建设计划(Household Asset Building Programme,HABP)的研究中。该研究发现与接受 PSNP 或仅接受 OFSP/HABP 的人相比,同时参与 PSNP 和 OFSP/HABP 的人增加了对农业的投资,也获得了更好的收益。

在一项跟踪研究中,Berhane 等人(2014)发现仅实施 PSNP 可以提高 1.29 个月的食物保障。5 年干预可增加热带牲畜 0.38 个单位。PSNP 和 OFSP/HABP 的共同作用远大于仅参与其中任何一个项目。这两个项目共同作用使食物保障提高了 1.5 个月,热带牲畜增加了近 1 个单位。

上述研究表明,社会保障体系必须将收入转移和提高生产力的投资结合起来。还应该注意的是,在不考虑制度和社会特征的情况下直接在另一个环境中复制这些项目是很困难的。即使在埃塞俄比亚,当 PSNP 无限制地在牧区实施时也被证明是脆弱的(Sabates-Wheeler,2013)。

其中,有两个原因造成社会保障体系的脆弱性。首先,非正规部门掌握转移资助、执行目标随意并且操控这一系统。其次,在牧民家庭之间存在大量的转让,这种基于网络的从属关系导致保障体系功效的弱化。正如研究人员总结的,我们必须了解各地独特的社会、政治及生计体制特征,才能开发和设计出合理的项目。

## 巴西的家庭补助金计划:现金转移支付远远不够

有条件的现金转移支付(conditional cash transfer,CCT)计划被称为家庭补助金计划,是巴西消除贫困的标准社会政策。Hall(2008)对该政策进行了评价。现金转移支付可通过强制入学、参与卫生保健、加强人力资本和刺激有效需求来帮助缓解长期贫困。

Hall(2008)指出家庭补助金计划很受欢迎,覆盖了约 200 万个家庭,其中 73% 的家庭收入水平处于最低的 2%。与非参与家庭相比,参与家庭的营养和食物保障状况有所改善。参与家庭在教育和穿着方面也有所改善,收入差距缩小。女性参与者在民权和赋权方面都得到了加强。

然而,Hall(2008)发现与埃塞俄比亚的牧区实施 PSNP 一样,家庭补助金计划在巴西牧区也存在政治操控问题,对参与者的监测和对他们需求的核查无效。除了对组织者和参与者的政治操控外,CCT 计划也容易因选举而政治化,这点在家庭补助金计划上也得到了证明。最后,该措施也被评价会创造文化依赖性。

Hall(2008)指出,与该领域的其他研究类似,如果没有足够的创收计划,CCT 计划可能会适得其反;也就是说,家庭补助金的成本可能会超过收益。这些计划需要足够的社会基础设施来促进就业、提高卫生保健和卫生设施,这些与本书的其他主题一致。

## 印度的营养饼干、童工和保障体系计划

在本节中,我们将回顾一些关于印度保障体系计划的研究。正如前几章我们提到的,印度的营养不良发生率很高。Shah(2011)展示了一个来自孟买城市贫民窟的案例研究,该研究为 50 名 6 岁以下儿童提供 3 个月的营养饼干。尽管该研究的规模有限,但结果还是很令人兴奋的。项目参与者营养饼干的消费量与他们的身高、体重的增长呈正相关。严重营养不良的儿童改善程度更大。因此,这些结果呼吁该项目在其他地区扩大试点,并进行适当的监测和报告。

在前几章中我们呈现了对 ICDS 的不同评价。正如前面提到的,ICDS 是以儿童长期营养状况和生长发育为目标的一个宏大计划。Kandpal(2011)展示了对 ICDS 的新数据进行检验的优良计量经济学分析技术。Kandpal(2011)的估计说明了数据中的两个重要特征,首先,Kandpal(2011)校正了项目的内生性,其次是解决了数据覆盖中的负偏态问题。

关于 ICDS,这些额外的计量经济学新方法有哪些发现? 与前几章的研究结果相反,Kandpal(2011)研究表明 ICDS 可以改善儿童的营养状况,并提高 HAZ 评分约 6%。正如他所指出的,一旦一个村庄接受了 ICDS 干预,其慢性营养不良率会降低。然而,哪个村庄能够参与这个计划呢? 如果实施地区的选择是基于"平均水平",而不是最初的负偏态分布,则该计划不能有效地针对贫困地区。事实上,Kandpal(2011)发现性别比例和土地占有情况在项目安排中没有发挥重要作用。该项目选择的地区是有更多受过良好教育的母亲的地区,而不是更需要干预的有低教育水平母亲的贫困地区。项目点的安排受到政治背景影响,而不是由儿童营养不良率决定的。

除 ICDS 外,印度其他食物分配系统也存在争论。Suryanarayana 和 Silva(2007)指出针对贫困人群的食物分配系统容易受到第一类和第二类错误的影响。也就是说,这个系统将覆盖有食物保障的贫困人群,而覆盖不到食物短缺的非贫困人群。之所以会出现这样的问题,是因为印度的食物短缺人群比贫困人群多。作者指出,近年来,较富裕阶层已从谷物消费转为更多的非谷物和非食物消费。同时,贫困人群的谷物消费有所增加。因此,用金钱衡量贫困可能无法充分反映营养缺乏状况。在校正的估计中,研究人员发现消费者的选择是由多种因素决定,而不只是营养因素。所以,应该努力集中于对消费者的教育而不是直接增加其收入或给予食物援助。

## 孟加拉国行为变化因素下的社会保障

孟加拉国的一项研究表明,社会保障计划的现金转移支付可实现人力资本投资。Sunny Kim 和 Phuong Nguyen 追踪了孟加拉国 5 种不同的社会保障计划的相关影响:①只提供现金;②只提供食物;③提供现金和食物;④提供营养行为改变沟通(behavior change communications,BCC)和现金;⑤提供营养 BCC 和食物。该项目以 50 个村庄的 500 个家庭作为试点,并进行个体化设计。

基于随机对照设计和双重差分估计值的研究结果显示,第五条干预措施,即提供营养BCC 和食物的干预方式产生的效果最大。这种干预对改善北部农村地区的能量摄入及减少

生长迟缓有显著作用。只提供食物的干预对膳食质量的影响显著大于仅提供现金的干预。作者发现与营养 BCC 结合的干预有显著的改善效果。

研究结论表明,与行为改变有关的沟通措施相结合的食物和现金援助使社会保障对营养结局更有影响力。这在一定程度上是因为现金的灵活性可以让受助者消费多样化的食物。研究还显示,虽然社会保障能够提高食物和营养保障,但不一定总是建立在食物的基础上。结果也说明,应该取消无效的项目,节省的成本应该转移到其他与营养 BCC 结合的项目之中。

## 印度的保障体系与营养

印度国家农村就业保障计划(National Rural Employment Guarantee Scheme,NREGS)是一项保证有 100 天薪酬工作的重要计划。Ravi 和 Engler(2015)提供了 NREGS 的历史背景和基本原理;Amaral(2015)分析了 NREGS 对于性别暴力、绑架和嫁妆问题的影响。NREGS 已成为一种经过深入研究后证明可以直接向贫困人群提供现金转移支付的工作福利计划。该计划于 2006 年启动,目前覆盖整个印度。该计划可以在申请后 15 天内提供一份在家庭居住地点 5km 范围内的工作。此外,该计划还保证最低工资,目的是为贫困的农村家庭提供即时救助。一些研究分析了 NREGS 的经济效应,营养经济学家也对该计划是否影响食物保障和能量摄入非常感兴趣。Ravi 和 Engler(2015)对安得拉邦的 190 个村庄的大量数据进行分析,结果显示 NREGS 增加了人均每月食物支出,从而促进了食物保障。研究还发现 NREGS 对能量、蛋白质摄入以及资产积累均有显著的积极影响。

另外,Shah 和 Steinberg(2015)发现,NREGS 意外地阻碍了人力资本的形成,因为该项目导致入学率降低了 2%,同时 13~16 岁孩子的数学成绩下降 2%。大多数青少年放弃上学而进入了市场工作或家务劳动,这导致了潜在人力资本减少。

Jha 等人(2011)对 NREGS 和公共分配系统(Public Distribution System,PDS)进行研究,这是印度解决贫困和营养不良问题的两个重要的保障体系。Jha 等人假设在贫困和营养不良之间存在恶性循环,并用印度 3 个邦的农村地区(拉贾斯坦邦、马特拉邦和安得拉邦)的数据评估这些计划。研究者特别探讨了这些计划是否对整个家庭的营养状况产生影响,尤其是对包括能量和蛋白质在内的宏量营养素和其他微量营养素改善产生影响。

如果愿意从事最低工资的非技术性工作,NREGS 保证每个农村家庭中至少有一名成员在 1 年中可以获得 100 天的工作。印度的 PDS 是指政府以补贴的形式分配一些基本商品(如小麦、大米、煤油)。人们普遍希望这些转移资助计划有助于减少受助者的能量摄入不足问题。为了检验计划参与者的营养状况是否改善,研究者对每种营养素摄入量进行了回归估计:

$$n_i = \beta_1 PDS\ Participation_i + \beta_2 NREGWage_i + \beta_3 NonwageIncome_i + X_i\gamma$$

$n_i$ 代表家庭 i 对营养素 n 的摄入量,$X_i$ 是家庭特征向量。回归方程也包括被测试者的 PDS 参与情况,以及通过 NREG 和非 NREG 计划获得的工资。由于是否参与和工资是内生的,研究人员采用了工具变量估计法。对 3 个邦的 13 种营养素(蛋白质、脂肪、矿物质、碳水化合物、纤维素、能量、磷、铁、胡萝卜素、硫胺素、核黄素、烟酸和维生素 C)进行回归估计。

结果表明,NREG 工资和参与 PDS 显著增加了 3 个邦的人群对蛋白质、碳水化合物、能量、磷、铁、硫胺素和烟酸的摄入量,同时也影响了其中两个邦的人群对钙等矿物质的摄入量。

所以,这两项干预政策对 3 个邦的各种营养素摄入量产生了不同影响。除其他因素外,这反映了 NREGS 获得的收入和 PDS 带来的收入转移对消费方式的影响,以及 3 个邦的家庭饮食偏好。总体而言,研究结果表明印度的两个保障体系对改善营养素摄入状况有积极作用。该研究还发现两个保障体系的影响因邦而异,也因营养素摄入的不同而不同。两个保障体系的可行性关键取决于每个地区营养不良的比例。

Jha 等人(2009,2013,2015)研究了社会保障体系对 BMI 的影响。其中包括参与者的角色和工作时间对 BMI 的作用。他们用 tobit 估计检验了预测 BMI 时参与决策的内生性。有趣的是,预测的 BMI 越高,参与 NREGS 的概率就越大。而超重的可能性降低了参与项目的可能性。根据这些结果,Jha 等人(2013)得出结论,对广大儿童、哺乳期妇女和老年人有针对性的补贴项目与 NREGS 结合,将有助于营养不良人群摆脱贫困的恶性循环(见专栏 12.1)。

### 📷 专栏 12.1　应该给予移民营养补充援助吗?

从欧洲近年来发生的事件可以看出,接收移民并为他们提供服务已成为一项重大的国际挑战。地方政策如何影响移民的营养状况? Skinner(2012)发现,截至 2009 年,在美国 18 岁以下儿童中,超过四分之一的孩子出生在国外或与国外出生的父母一起生活,到 2020 年,这个数字将变为三分之一。在美国,人口增长最快的群体是与移民父母一起生活的儿童。难以置信的是其中约 24% 的儿童生活在贫困线以下,其中51% 在贫困线的两倍以下。

令人费解的是, 与本国同类人群相比, 有资格获得营养补充援助计划(Supplemental Nutrition Assistance Program,SNAP)的移民家庭无法获得援助。Skinner(2012)提出,与 65% 的合格家庭相比,只有 44% 的移民家庭参与了 SNAP 计划。此外,Skinner 还发现各州法律的规定限制了移民的参与,例如,从 2005 年到 2009 年,各州立法机构颁布和实施与移民相关法案的数量增加了四倍多。

Skinner(2012)指出,这些法案阻碍了 SNAP 的参与,并建议提供实质性外延服务来提高对低收入工作者(穷忙者)的可及性。尽管联邦政府花费近 1 800 万美元的配套资金来支持外延服务,但许多移民人口众多的州在这方面的支出还是低于全国平均水平,其中 16 个州根本没有外延服务方面的资金投入。

Skinner(2012)认为帮助参与 SNAP 的适度支出具有巨大的乘数效应,可以在很大程度上缓解未参与 SNAP 的贫困移民的困难。

## 美国大萧条和社会保障体系

SNAP 和失业保险计划(Unemployment Insurance,UI)是美国两个重要的保障体系计划。SNAP 设计目的是为贫困人群提供食物援助,截至 2013 年,大约有 4 800 万名受助者。UI 旨在为失业的中等收入家庭提供援助。Heflin 和 Mueser(2013)指出 2008 年经济放缓之后,SNAP 和 UI 参与者均大幅增加。他们就 SNAP 和 UI 计划对佛罗里达州居民的相对重要性进行了评估。研究中收集的数据非常独特,都来源于同时加入两个项目的个人。数据显示,在经济大萧条后接受 SNAP 援助的人数急剧增加。

此外,研究人员还发现许多受助者在接受 SNAP 援助的同时也接受了 UI 的援助,而后者相对更重要。对于同时接受 SNAP 和 UI 援助的受助者来说,在经济萧条之前,UI 对约三分之一的受助者是最重要的。然而,在经济衰退之后,UI 则对三分之二的受助者最重要。

研究人员指出,接受 UI 援助后还参与 SNAP 援助的人数增加纯粹归因于经济增长放缓。然而,对于同时接受 UI 和 SNAP 援助的受助者来说,确保 UI 实施的法规增加了 UI 的头等重要性。如果没有相关法规,三分之一的受助者将失去 UI 援助。

Heflin 和 Mueser(2013)的研究表明保障体系在美国的重要性。例如,在经济衰退之后,SNAP-UI 申请者的数量增加了 57%,大约相当于 75 万人,也就是说约每 15 名佛罗里达州居民中就有 1 个居民申请了 SNAP-UI。考虑到 SNAP 的增长速度超过联合 SNAP-UI 增长的 3 倍以上,作者认为 UI 在困难时期提供的援助有严重的局限性。

在一项针对密歇根州的相关研究中,O'Leary 和 Kline(2014)发现 SNAP 的参与者从 2006 年到 2010 年每年都在增加。在 2008 年,UI 申请增加了 23.6%。平均 20% 的 UI 申请人在前一年就接受了 SNAP 的援助。在 UI 申请人中,先接受 SNAP 的受助者的比例是最高的。在申请 UI 前一年没有接受 SNAP 援助的人中,有 13% 在申请 UI 后一年内得到 SNAP 援助。失业者、UI 援助结束、年龄在 25~44 岁之间、受教育程度较低、未从事零售业、服务业或医疗保健服务的人员在申请 UI 后,SNAP 的接收率最高。数据还显示,在经济大萧条时期,UI 申请人加入 SNAP 的速度比 2007 年 12 月经济衰退正式开始之前更快。

本章选择和回顾的上述研究为开展影响营养状况的社会保障计划的政策分析奠定了基础。同时也解决了其他相关问题,包括财产建设、适应能力建设、女性赋权、项目组合以及改进与营养领域工作人员合作的推广体系。

本章还指出了在不同的保障体系之间的协调问题。社会保障计划可以使人们依赖于福利或使其独立。埃塞俄比亚、印度和孟加拉国的经验表明,在将基本需求和支持系统(包括营养教育)的可及性考虑在内的情况下,提高收入的项目可能效果最好。在下一节中,我们将展示如何使用现有数据和统计分析来解决这些政策问题。特别是我们证明了面板数据分析的有效性,并提供了 Broussard(2012)的数据示例。

## 分析方法

在本节中,我们着重于使用面板数据模型来分析社会保障计划。面板数据模型计量方法越来越重要,它广泛应用于发展经济学中,处理与营养和健康结局相关的问题。继 Woolridge(2009)、Cameron 和 Trivedi(2010)和 Greene(2012)之后,我们提出了一个简单的线性方程:

$$y_{it} = \infty + x'_{it} x \beta + u_{it} \qquad\qquad (式 12.1)$$

其中 $y_{it}$ 是个体 i 在 t 时期的观测值,$x_{it}$ 为回归因子,$u_{it}$ 是经典的 OLS 中的随机扰动项。通常必须进行自相关检验和个体之间相关性检验,目前有多种方法来实施这些诊断,包括 FGLS 估计方法。

在方程(式 12.1)中与经典 OLS 估计量相关的一个重要假设是 $u_{it}$ 与 $x_{it}$ 无关。但是,随着时间推移我们观察到对于每个个体 i,数据可能并不满足 OLS 假设,包括 $E(x_{it}, u_{it}) = 0$。为了解释这种偏差，研究人员估计了不同数据特征的几种可能的误差。在此情况下，面板数据中最常讨论的就是固定效应模型（fixed-effects，FE）和随机效应模型（random-effects，RE）。

假设方程（式 12.1）中的 $u_{it}$ 可以进一步分解为个体效应和随机误差项，即：

$$y_{it} = \alpha_i + x'_{it}\beta + \varepsilon_{it} \qquad (式 12.2)$$

其中 $\alpha_i$ 表示个体效应，其在数据中因个体特性不同而不同，但在各时期保持固定不变。在成年人样本中，年龄别身高变量可能就是一个个体效应 $\alpha_i$。在这种情况下，$\alpha_i$ 与 $x_{it}$ 相关，此时方程（式 12.1）中 $u_{it} = \alpha_i + \varepsilon_{it}$，方程（式 12.1）转换为方程（式 12.2），这种模型是固定效应模型。当 $x_{it}$ 与 $\alpha_i$ 相关时，方程（式 12.2）仍然满足假设 $E(x_{it}, \varepsilon_{it}) = 0$。

Cameron 和 Trivedi（2010，第 237 页）列举了一个关于收入回归的例子，其中，自变量（如经验、年龄、教育程度）与工人的不可观测能力相关，仅限于不可观测能力 $\alpha_i$ 为确定值，不随时间而变化。

面板数据估计方法认为样本中不同个体 $i$ 之间，以及每个 $i$ 的不同时间 $t$ 之间存在变异，保持 $i$ 不变并观测其在时间 $t$ 上的变异称为组内变异，而在个体 $i$ 之间的变异称为组间变异。如果在 $T_i$ 时间段内观察到的个体数目为 N，设个体均值为 $\bar{x}_t = 1/T \sum_t x_{it}$，总体均值为 $\bar{x} = 1/NT \sum_i \sum_t x_{it}$，变异计算如下（Cameron 和 Trivedi，2010，第 244 页）：

$$组内变异：s_w^2 = \frac{1}{\sum_{i=1}^{N}(T_i - 1)} \sum_i \sum_t (x_{it} - \bar{x}_t + \bar{x})^2$$

$$组间变异：s_B^2 = \frac{1}{N-1} \sum_i (\bar{x}_l - \bar{x})^2$$

$$总体变异：s_T^2 = \frac{1}{\sum_{i=1}^{N}(T_i - 1)} \sum_i \sum_t (x_{it} - \bar{x}_t)^2$$

通过方差分析计算并检验这些值，有助于分析数据特征并解决不随时间变化但随个体而异的遗漏变量问题。FE 估计考虑到数据中的组内变异和组间变异，通过方程（式 12.2）两边对时间取平均可得：

$$\bar{y}_l = \bar{x}'_l \beta + \bar{\varepsilon}_t \qquad (式 12.3)$$

方程式（式 12.2）减去方程（式 12.3）可得原模型的离差形式：

$$(y_i - \bar{y}_l) = (x_{it} - \bar{x}'_l)\beta + (\varepsilon_{it} - \bar{\varepsilon}_i) \qquad (式 12.4)$$

方程（式 12.4）中的 β 称为组内估计量。Cameron 和 Trivedi（2010）对估计量优点进行了全面讨论，认为 β 估计量也是最小二乘虚拟变量（Least-Squares Dummy Variable，LSDV）估计量。Cameron 和 Trivedi（2010 年，第 259 页）提供了更多细节。

同样，FE 模型的组间估计值（between-estimator，BE）运用数据的横断面变化产生模型的 OLS 估计值：

$$\bar{y}_l = \alpha + \bar{x}'_l \beta + (\alpha_i - \alpha + \bar{\varepsilon}_t) \qquad (式 12.5)$$

此外，$\alpha_i$ 也可能完全随机，且与 $x_{it}$ 无关。则方程（式 12.2）称为 RE 模型，通常的表达形式如下：

$$y_{it} = x'_{it}\beta + (\alpha_i + \varepsilon_{it}) \qquad (式 12.6)$$

在方程(式 12.6)中,$\alpha_i \sim N(0, \sigma_\varepsilon^2)$,$u_{it} \sim N(0, \sigma_\alpha^2 + \sigma_\varepsilon^2)$,$\text{Cov}(u_{it}, u_{it+s}) = \sigma_\alpha^2$,研究人员对序列相关项进行计算得:

$$\rho_u = \text{Cor}(u_{it}, u_{it+s}) = \frac{\sigma_\varepsilon^2}{\sigma_\alpha^2 + \sigma_\varepsilon^2}$$

方程(式 12.6)中的 $\beta$ 用 FGL 进行估计,则 RE 的估计量为:

$$y_i - \hat{\theta}_t \overline{y_t} = (1 - \hat{\theta}_t)\alpha + (x_{it} - \hat{\theta}_t \overline{x_t})'\beta + \{(1 - \hat{\theta}_t)\alpha_i + (\varepsilon_{it} - \hat{\theta}_t \overline{\varepsilon_i})\} \qquad \text{(式 12.7)}$$

其中 $\hat{\theta}_t$ 是 $\theta_i = 1 - \sqrt{\dfrac{\sigma_\varepsilon^2}{T_i \sigma_\alpha^2 + \sigma_\varepsilon^2}}$ 的估计量。

最后,利用 Hausman 检验比较 FE 和 RE 的估计量。Greene(2012 年,第 419 页)提供了这个检验的详细步骤。在个体效应与自变量不相关的原假设下,FE 模型和 RE 模型估计量之间没有系统性偏差,个体效应是随机的,OLS 估计效率低。若个体效应与自变量相关,则 FE 模型和 RE 模型估计量之间存在系统性偏差。用 $V(\widehat{\beta_{FE}})$ 和 $V(\widehat{\beta_{FE}})$ 分别代表 FE 模型和 RE 模型的方差估计量,Hausman 检验计算 $V(\widehat{\beta_{FE}}) - V(\widehat{\beta_{FE}})$ 的差值,其分布服从自由度为 $K$ 的卡方分布。

近年来,面板数据模型有了一些扩展和发展,一个有趣的扩展出现在动态模型中,假设 $y_{it}$ 受其前期值的影响,即 $y_{it-k}$,则方程(式 12.2)可表示为:

$$y_{it} = \alpha_i + x'_{it}\beta + \gamma y_{it-1} + \varepsilon_{it} \qquad \text{(式 12.8)}$$

即使在简单的动态模型中,如方程(式 12.8),我们发现由于方程中的 RHS 存在滞后因变量,原模型中 FE 估计效率降低。这种情况下,采用工具变量法获得估计值,Arellano-Bond 估计正是这种情况下经常采用的有效估计方法。

## STATA 操作实例

STATA 中的 xtreg 命令是用于实现线性面板数据估计的程序。

Broussard(2012)在埃塞俄比亚农村的研究有一个很好的案例,我们可以使用 xtreg 程序来实现它。相关的数据和 STATA.do 文件可以访问网址:http://onlinelibrary.wiley.com/doi/10.1111/j.1574-0862.2011.00564.x/suppinfo

我们在 STATA 中输入以下命令运行此示例:

```
xtreg bmi aidmpc aidfpc fdid lnliv hhsize lncons frac_female frac_male lost_work
days_labor pa2_1 pa3_1 pa8_1 pa10_1 pa14_1 pa2_2 pa3_2 pa8_2 pa10_2 pa14_2 pa5_1
pa5_2 if sampl==1 & male==1, fe cluster(hhid)
```

其中,因变量($bmi$)是一种健康结局的克托莱指数(Quetelet index),它取决于调查第 $t$ 轮中村庄 $v$ 中第 $i$ 个家庭的健康状况的几个因素,是识别每个样本观测值的变量($hhid$)。

埃塞俄比亚向成人免费分发食物是否会影响他们的营养状况是一个实证问题,可用上述回归验证这项政策的影响。变量 $aidmpc$ 和 $aidfpc$ 是男性和女性获得的人均援助量。

虚拟变量($fdid$)表示样本中的个人是否为受助者,因为它可能对观察到的 BMI 产生影响,也会对其他观测变量产生影响。该模型还纳入了牲畜价值($lnliv$)、家庭人口数($hhsice$)、人均消费(*lncons*)、家庭男女比例(*frac_male*, *frac_female*)、无工作天数(*lost-work*)、体力劳动的天数(*days_labor*)。

该模型还包括其他虚拟变量,以追踪村庄 v 在第 1 轮或第 2 轮调查中的时变趋势。fe 模型用来估计男性数据(male == 1),fe cluster(hhid)命令产生以下具有稳健标准误的固定效应模型结果:

```
Fixed-effects (within) regression              Number of obs      =      1012
Group variable: pid                            Number of groups   =       363

R-sq:   within  = 0.1508                        Obs per group: min =         2
        between = 0.0225                                       avg =       2.8
        overall = 0.0012                                       max =         3

                                                F(22,291)          =      7.16
corr(u_i, Xb)  = -0.2854                         Prob > F           =    0.0000

                                    (Std. Err. adjusted for 292 clusters in hhid)

                        Robust
        bmi     Coef.    Std. Err.      t     P>|t|     [95% Conf. Interval]

     aidmpc  .0287061   .0124959     2.30    0.022    .0041122    .0532999
     aidfpc  .0295936   .0152562     1.94    0.053   -.0004329    .0596201
       fdid  .1265905   .1839174     0.69    0.492   -.2353865    .4885675
      lnliv -.0349666   .064115     -0.55    0.586   -.1611545    .0912213
     hhsize  .1131478   .0694733     1.63    0.104   -.0235862    .2498817
     lncons -.0337695   .1006085    -0.34    0.737   -.231782     .164243
frac_female -1.623966  1.092592     -1.49    0.138   -3.774351    .5264186
  frac_male  .4887894   .787952      0.62    0.536   -1.062018   2.039597
  lost_work -.0214815   .0099889    -2.15    0.032   -.0411412   -.0018218
 days_labor -.1114249   .0536665    -2.08    0.039   -.2170487   -.0058012
      pa2_1 -.0780871   .3149886    -0.25    0.804   -.6980318    .5418576
      pa3_1  .1594669   .3913142     0.41    0.684   -.6106979    .9296318
      pa8_1 -.4180449   .1379792    -3.03    0.003   -.6896087   -.1464812
     pa10_1 -.4734151   .3957527    -1.20    0.233   -1.252316    .3054854
     pa14_1  .0949303   .244069      0.39    0.698   -.385434     .5752945
      pa2_2 -.5410832   .2520476    -2.15    0.033   -1.037151   -.0450159
      pa3_2  .2823577   .3829243     0.74    0.461   -.4712945   1.03601
      pa8_2 -.0706846   .2300331    -0.31    0.759   -.5234241    .3820549
     pa10_2  .8229282   .2553687     3.22    0.001    .3203245   1.325532
     pa14_2  1.150351   .2652855     4.34    0.000    .6282291   1.672472
      pa5_3 -.4853533   .2800189    -1.73    0.084   -1.036472    .0657657
      pa5_2 -.8408908   .2480925    -3.39    0.001   -1.329174   -.3526076
      _cons  19.36141   .8264075    23.43    0.000    17.73491   20.9879

    sigma_u  1.8836504
    sigma_e  1.2197858
        rho  .70455272   (fraction of variance due to u_i)
```

F 值显示模型整体显著。在性别样本中,男性和女性获得的援助分别在95%和90%的显著性水平上是显著的,工作天数和无工作天数也通过了显著性检验。此外,我们还可以检验斜率系数 aidmpc 和 aidfpc 是否相等。以下是 STATA 的输入命令和输出结果:

```
. test aidmpc=aidfpc

 ( 1)  aidmpc - aidfpc = 0

       F( 1,   291) =    0.00
            Prob > F =    0.9534
```

F 检验显示接受相等的原假设。Broussard(2012)利用样本中女性数据估计了一个相似的模型,其中增加了一个虚拟变量来表示怀孕或母乳喂养状态(lact_bre),STATA 运行步骤如下:

```
. xtreg bmi aidmpc aidfpc fdid lnliv lact_bre hhsize lncons frac_female
  frac_male lost_work days_labor pa2_1 pa3_1 pa8_1 pa10_1 pa14_1 pa2_2 pa3_2 pa8_2
  pa10_2 pa14_2 pa5_1 pa5_2 if samp1==1 & male==0, fe cluster(hhid)
```

```
Fixed-effects (within) regression          Number of obs     =        970
Group variable: pid                        Number of groups  =        346

R-sq:  within  = 0.1233                     Obs per group: min =         2
       between = 0.0091                                    avg =       2.8
       overall = 0.0323                                    max =         3

                                           F(23,291)         =       4.17
corr(u_i, Xb)  = -0.1094                    Prob > F          =     0.0000

                        (Std. Err. adjusted for 292 clusters in hhid)
```

| bmi | Coef. | Robust Std. Err. | t | P>\|t\| | [95% Conf. Interval] | |
|---|---|---|---|---|---|---|
| aidmpc | -.0033293 | .0069473 | -0.48 | 0.632 | -.0170026 | .0103441 |
| aidfpc | .020969 | .0247004 | 0.85 | 0.397 | -.027645 | .0695831 |
| fdid | -.2259588 | .1873993 | -1.21 | 0.229 | -.5947887 | .1428711 |
| lnliv | .0058628 | .0674142 | 0.09 | 0.931 | -.1268184 | .138544 |
| lact_bre | .4853335 | .1584704 | 3.06 | 0.002 | .1734401 | .7972268 |
| hhsize | -.1299795 | .0847423 | -1.53 | 0.126 | -.296765 | .036806 |
| lncons | -.0246799 | .1112774 | -0.22 | 0.825 | -.2436905 | .1943306 |
| frac_female | -.7588874 | 1.151707 | -0.66 | 0.510 | -3.02562 | 1.507845 |
| frac_male | 1.584986 | .9693805 | 1.64 | 0.103 | -.3228995 | 3.492872 |
| lost_work | -.024671 | .0120529 | -2.05 | 0.042 | -.0483928 | -.0009491 |
| days_labor | .0879014 | .0545205 | 1.61 | 0.108 | -.0194031 | .195206 |
| pa2_1 | .9804731 | .3631399 | 2.70 | 0.007 | .2657594 | 1.695187 |
| pa3_1 | -.4126158 | .4646117 | -0.89 | 0.375 | -1.327041 | .5018096 |
| pa8_1 | -.3767912 | .2174849 | -1.73 | 0.084 | -.8048339 | .0512516 |
| pa10_1 | -1.216006 | .6683769 | -1.82 | 0.070 | -2.531471 | .0994601 |
| pa14_1 | .2235198 | .2733709 | 0.82 | 0.414 | -.3145149 | .7615546 |
| pa2_2 | .3828406 | .2633033 | 1.45 | 0.147 | -.1353796 | .9010608 |
| pa3_2 | -.2474584 | .3980453 | -0.62 | 0.535 | -1.030871 | .5359543 |
| pa8_2 | .3643752 | .1870547 | 1.95 | 0.052 | -.0037765 | .7325269 |
| pa10_2 | .5824278 | .510084 | 1.14 | 0.254 | -.4214937 | 1.586349 |
| pa14_2 | 1.22686 | .2574907 | 4.76 | 0.000 | .7200803 | 1.733641 |
| pa5_1 | -.2759374 | .2392636 | -1.15 | 0.250 | -.7468439 | .1949691 |
| pa5_2 | -.3820759 | .2204443 | -1.73 | 0.084 | -.8159432 | .0517914 |
| _cons | 20.77194 | .9009838 | 23.05 | 0.000 | 18.99867 | 22.54521 |

```
sigma_u   1.8423913
sigma_e   1.3020726
rho       .66690373   (fraction of variance due to u_i)
```

女性回归模型的 FE 估计表明,无论性别,接受援助时均没有产生显著影响。test 命令也可以验证这一点:

```
. test aidmpc=aidfpc

 ( 1)  aidmpc - aidfpc = 0

       F( 1,  291) =    1.00
            Prob > F =    0.3186
```

在下一节中,我们将演示如何生成 BE 和 RE 估计量。我们首先将 xlist 定义为一个 global 命令来列出所有的外生变量:

```
global xlist aidmpc aidfpc fdid lnliv hhsize lncons frac_female frac_male lost_work
days_labor pa2_1 pa3_1 pa8_1 pa10_1 pa14_1 pa2_2 pa3_2 pa8_2 pa10_2 pa14_2 pa5_1
pa5_2
```

我们用 quietly 命令抑制不同模型的输出,并生成一个包含所有结果的表格。与第一次固定效应估计相同,我们关注样本中的男性。我们从 regress 命令开始,使用 vce( cluster hhid)选项获得具有稳健标准误的 OLS 估计,然后生成 BE、FE,最后生成具有稳健标准误的 RE:

```
. quietly regress bmi $xlist, vce (cluster hhid)
. estimates store OLS_rob
. quietly xtreg bmi $xlist, be
. estimates store BE
. quietly xtreg bmi $xlist, fe
. estimates store FE
. quietly xtreg bmi $xlist, fe vce(cluster hhid)
. estimate store FE_rob
. quietly xtreg bmi $xlist, re
. estimates store RE
. quietly xtreg bmi $xlist, re vce(robust)
. estimates store RE_rob
```

最后我们使用 STATA 中的以下命令生成一个表示所有模型关键特征的表格:

```
estimates table OLS_rob BE FE FE_rob RE RE_rob, b se stats(N r2 r2_o r2_b r2_w sig-
ma_u sigma_e rho) b(%7.4f)
```

STATA 的输出结果如下所示,为了简单起见,我们限制了对虚拟变量的估计。对大多数变量,替代模型的估计没有什么不同。

有了 FE 和 RE 估计值,我们就可以用 hausman FE RE, sigmamore command 命令进行 Hausman 检验。下面是 Hausman 检验的结果,结果显示 $x^2(22)$ 的 $P<0.01$,拒绝"FE 与 RE 的估计一致"的原假设。

| Variable | OLS_rob | BE | FE | FE_rob | RE | RE_rob |
|---|---|---|---|---|---|---|
| aidmpc | 0.0161 | 0.0338 | 0.0134 | 0.0134 | 0.0153 | 0.0153 |
| | 0.0079 | 0.0140 | 0.0053 | 0.0059 | 0.0050 | 0.0059 |
| aidfpc | 0.0024 | -0.0129 | 0.0240 | 0.0240 | 0.0197 | 0.0197 |
| | 0.0175 | 0.0206 | 0.0096 | 0.0082 | 0.0089 | 0.0086 |
| fdid | 0.3716 | 0.4500 | 0.0748 | 0.0748 | 0.1804 | 0.1804 |
| | 0.1256 | 0.2344 | 0.0965 | 0.0888 | 0.0905 | 0.0866 |
| lnliv | -0.0073 | -0.0243 | -0.0039 | -0.0039 | 0.0207 | 0.0207 |
| | 0.0275 | 0.0305 | 0.0327 | 0.0419 | 0.0216 | 0.0229 |
| hhsize | -0.0024 | 0.0247 | -0.0037 | -0.0037 | -0.0510 | -0.0510 |
| | 0.0198 | 0.0232 | 0.0444 | 0.0479 | 0.0191 | 0.0189 |
| lncons | 0.2909 | 0.3822 | -0.0227 | -0.0227 | 0.1393 | 0.1393 |
| | 0.0677 | 0.1116 | 0.0539 | 0.0590 | 0.0481 | 0.0483 |

| | | | | | | |
|---|---|---|---|---|---|---|
| frac_female | -0.4005 | -0.1890 | -0.8543 | -0.8543 | -0.8828 | -0.8828 |
| | 0.4612 | 0.4684 | 0.5826 | 0.6495 | 0.3628 | 0.3906 |
| frac_male | -0.9564 | -1.1657 | 0.2334 | 0.2334 | -0.9130 | -0.9130 |
| | 0.3845 | 0.4173 | 0.5173 | 0.5719 | 0.3176 | 0.3178 |
| lost_work | -0.0184 | -0.0039 | -0.0200 | -0.0200 | -0.0184 | -0.0184 |
| | 0.0096 | 0.0151 | 0.0063 | 0.0062 | 0.0059 | 0.0064 |
| days_labor | -0.1094 | -0.1006 | -0.0307 | -0.0307 | -0.0652 | -0.0652 |
| | 0.0263 | 0.0496 | 0.0275 | 0.0298 | 0.0247 | 0.0239 |
| _cons | 18.8464 | 17.8850 | 19.9169 | 19.9169 | 19.7620 | 19.7620 |
| | 0.3622 | 0.5088 | 0.4874 | 0.5464 | 0.2940 | 0.2942 |
| N | 3171 | 3171 | 3171 | 3171 | 3171 | 3171 |
| r2 | 0.1349 | 0.1758 | 0.1449 | 0.1449 | | |
| r2_o | | 0.0943 | 0.0229 | 0.0229 | 0.1066 | 0.1066 |
| r2_b | | 0.1758 | 0.0014 | 0.0014 | 0.1061 | 0.1061 |
| r2_w | | 0.0139 | 0.1449 | 0.1449 | 0.1232 | 0.1232 |
| sigma_u | | | 2.0972 | 2.0972 | 1.7247 | 1.7247 |
| sigma_e | | | 1.2121 | 1.2121 | 1.2121 | 1.2121 |
| rho | | | 0.7496 | 0.7496 | 0.6694 | 0.6694 |

legend: b/se

```
. hausman FE RE, sigmamore
```

| | ——— Coefficients ——— | | | |
|---|---|---|---|---|
| | (b)<br>FE | (B)<br>RE | (b-B)<br>Difference | sqrt(diag(V_b-V_B))<br>S.E. |
| aidmpc | .0133696 | .0153151 | -.0019456 | .002022 |
| aidfpc | .0240369 | .0196987 | .0043383 | .0041613 |
| fdid | .0748209 | .1803588 | -.1055378 | .0393408 |
| lnliv | -.0039301 | .0206945 | -.0246247 | .0254375 |
| hhsize | -.0036735 | -.0509686 | .0472951 | .0411876 |
| lncons | -.0226774 | .1393109 | -.1619884 | .0269151 |
| frac_female | -.8543287 | -.8827688 | .0284401 | .4718921 |
| frac_male | .2334175 | -.9130282 | 1.146446 | .422545 |
| lost_work | -.019994 | -.0183506 | -.0016434 | .0024661 |
| days_labor | -.0306621 | -.0651791 | .034517 | .0133684 |

```
               b = consistent under Ho and Ha; obtained from xtreg
     B = inconsistent under Ha, efficient under Ho; obtained from xtreg

  Test:  Ho:  difference in coefficients not systematic

          chi2(22) = (b-B)'[(V_b-V_B)^(-1)](b-B)
                   =      172.09
          Prob>chi2 =      0.0000
```

Broussard(2012)还对一个动态面板数据模型进行了估计,假设过去的健康状况影响援助的接受情况,进而对当前的健康结局产生影响。为验证该假设是否成立,建立了以下动态模型:

```
xtabond bmi aidmpc aidfpc fdid lnliv hhsize lncons frac_female frac_male lost_work
days_labor pa2_1 pa3_1 pa8_1 pa10_1 pa14_1 pa2_2 pa3_2 pa8_2 pa10_2 pa14_2 pa5_1
pa5_2 if samp1==1 & male==1, lags(1) artests(1) nocons twostep vce(robust)
```

使用 xtabond 命令得出动态面板数据模型的 Arellano-Bond 估计,其中将 *BMI* 滞后一期变量设置为 lags(1),STATA 输出结果如下:

```
Arellano-Bond dynamic panel-data estimation    Number of obs       =       290
Group variable: pid                            Number of groups    =       290
Time variable: rnd
                                               Obs per group:  min =         1
                                                               avg =         1
                                                               max =         1

Number of instruments =        0               Wald chi2(17)       =     60.90
                                               Prob > chi2         =    0.0000
Two-step results
                                        (Std. Err. adjusted for clustering on pid)

                          WC-Robust
        bmi      Coef.    Std. Err.      z     P>|z|     [95% Conf. Interval]

        bmi
        L1.    .2330271   .1657915     1.41    0.160    -.0919182    .5579724

     aidmpc    .0406183   .0245185     1.66    0.098    -.0074371    .0886737
     aidfpc    .0330678    .020505     1.61    0.107    -.0071212    .0732569
       fdid    .1757765   .2146965     0.82    0.413    -.2450209    .5965739
      lnliv   -.068738    .1455712    -0.47    0.637    -.3540523    .2165763
     hhsize    .2049372   .1412398     1.45    0.147    -.0718877    .4817621
     lncons   -.1559416   .2245927    -0.69    0.487    -.5961351    .2842519
frac_female  -4.846888   1.959568    -2.47    0.013    -8.68757    -1.006206
  frac_male   1.586644   1.223098     1.30    0.195    -.8105841    3.983873
  lost_work  -.0251307   .0174743    -1.44    0.150    -.0593798    .0091184
 days_labor    .0007396   .0845565     0.01    0.993    -.1649881    .1664673
      pa2_2   -.6090621    .313544    -1.94    0.052    -1.223597    .0054728
      pa3_2    .3155677   .4031347     0.78    0.434    -.4745617    1.105697
      pa8_2   -.2936994   .3218059    -0.91    0.361    -.9244273    .3370285
     pa10_2    1.460776   .5702331     2.56    0.010     .3431393    2.578412
     pa14_2    1.500947   .4249343     3.53    0.000     .6680915    2.333803
      pa5_2   -1.028671   .3147991    -3.27    0.001    -1.645666    -.4116761

Instruments for differenced equation
    GMM-type: L(2/.).bmi
    Standard: D.aidmpc D.aidfpc D.fdid D.lnliv D.hhsize D.lncons
              D.frac_female D.frac_male D.lost_work D.days_labor D.pa2_1
              D.pa3_1 D.pa8_1 D.pa10_1 D.pa14_1 D.pa2_2 D.pa3_2 D.pa8_2
              D.pa10_2 D.pa14_2 D.pa5_1 D.pa5_2
```

该模型用 BMI 的滞后二期变量 lag(2)作为 BMI 一阶差分估计的工具变量。动态模型的估计结果与无滞后因变量的 FE 模型的估计基本一致。

　　决策者如何知道只有在特定条件下提高收入的措施才是最好的呢？为什么简单地增加现金转移支付不能改善所有家庭成员的营养状况？本章已解释了这个谜题中的几个部分，以说明为什么初始条件和假设很重要，以及为什么所说的营养效应不存在单一、特别的驱动因素。这种情况用面板数据分析方法非常重要，特别是在一段时间内收集到多个家庭数据信息。校正不同时间和不同家庭的变化，以发现因变量（如 BMI）的正确的潜在影响因素是重要的。

　　本章介绍的 STATA 示例通过真实数据阐明了经济计量学面板数据方法的应用。STATA 有助于找出能进行正确估计的方法，无论是 OLS，还是固定效应模型或随机效应模型。STATA 命令还可以识别和检验影响 BMI 的个体因素，比如家庭收入或家庭中女性的比例。决策者可以利用这些信息找出哪些家庭更容易受到经济冲击，而不是家庭特有的冲击。这些信息有助于确定食物援助措施应该采取现金方式还是食物援助的方式。最后，低收入家庭女性的 BMI 偏低吗？对于这个问题，如何构建回归模型并拒绝原假设？读者可以在本章最后的练习中探索这些答案。

## 结论

　　近年来，全球发展共同体制定了 SDGs，深入探讨了在多个领域将社会保障作为减贫战略的一项重要干预措施。研究人员和从业人员从多个角度对社会保障计划进行了剖析。从农村贫困的角度来看，在没有直接生产机会的地方，社会保障干预措施被认为是一种可以帮助那些深陷贫困人群的快速解决方法，同时还可以帮助那些在经济增长过程中落后的脆弱人群和贫困人群。从食物保障的角度来看，增加收入的社会保障计划可以促进食物保障。直接的食物援助和食物分配系统，如印度的食物分配系统，可以有效地实现基本食物保障。从营养的角度来看，虽然有可能获得营养改善，但可能需要补充干预措施，以便将收入和食物转化为营养结局。在副食品丰富的市场中提供的现金援助可以提升受助者膳食多样性和消费食物的质量。

　　在保障生计方面，有效的社会保障体系将福利与可持续的食物系统联系起来。农村贫困人群依赖农业，社会保障可以解决农村贫困者的食物保障问题。在许多发展中国家，将近80%的贫困人群生活在农村。在这种情况下，社会保障也被视为一种降低农业风险的策略，并且强化的社会保障体系改善了人们的生计状况。在食物危机时期，例如 2007—2008 年发生的食物危机，由于具有实地实施机制，社会保障计划能够对危机作出快速反应。南非和巴西就是典型案例（Babu，2015），这些计划可以预防贫困人群进一步加剧贫困。

　　社会保障计划也可以增加女性获得收入、食物和营养的机会，从而有助于减少营养方面的性别偏倚并改善性别赋权。作为健康相关干预措施的一部分，社会保障计划也促进了人力资本发展，并将让儿童继续上学作为获得项目福利的一个条件。在某些情况下，对借贷的依赖程度也有所降低。抵御气候变化的弹性对营养结局具有影响（Jones，2015）。在有外出工作移民的社会中，非正式现金转移支付和亲属的汇款补充了该计划在当地的福利。

　　大规模的社会保障干预措施将持续一段时间。例如，在印度，公共食物分配系统仍然是食物和营养保障的主要干预手段。他们还将儿童综合发展服务的有针对性的干预措施作为社会保障计划的一个补充（Jain，2015），这些措施以儿童营养强化为主要目标。这些大规模的项目表明,行为改变和现金转移支付模式对产生更好的营养结局至关重要。食物配给在设计上是有局限性的,且收入增加是不可替代的,因此会对膳食多样性产生负效应。

如果营养和膳食多样性都很重要,那么应同时采用食物和现金援助方式。正如孟加拉国的研究所示,伴随着行为改变的现金转移支付可使儿童生长迟缓降低 7%(Sunny Kim 和 Phuong Nguyen,2016)。农村人口的赋权是社会保障计划长期利益的关键。最后,需要长期的经济增长来改善人群贫困和营养不良状况。社会保障计划最多只能是短期干预,不能指望长期解决贫困和饥饿问题。

在为制定有效决策提供证据方面仍然需要解决若干研究问题,包括社会保障计划对季节性迁移、资产积累和受益家庭投资策略的影响,以及增强抗冲击的能力、促进多元化非农业活动、提高儿童和妇女劳动力对农业的贡献、提高现金转移支付的可预测性、提高对地方经济的倍增效应、增强干预措施的互补性、提高对农业的现代化投入以及避免营养过剩等。我们把这些问题留给读者和新的社会保障研究人员来解决。

## 练习

1. 使用 Broussard(2012)的数据,分别为样本中的低资产女性和高资产女性建立模型。命令如下:

```
.xtreg bmi aidmpc aidfpc fdid lnliv lact_bre hhsize lncons frac_female frac_male
lost_work days_labor pa2_1 pa3_1 pa8_1 pa10_1 pa14_1 pa2_2 pa3_2 pa8_2 pa10_2
pa14_2 pa5_1 pa5_2 if samp1==1 & male==0 & low_asst==1, fe cluster(hhid)
.estimates store FE4
.xtreg bmi aidmpc aidfpc fdid lnliv lact_bre hhsize lncons frac_female frac_male
lost_work days_labor pa2_1 pa3_1 pa8_1 pa10_1 pa14_1 pa2_2 pa3_2 pa8_2 pa10_2
pa14_2 pa5_1 pa5_2 if samp1==1 & male==0 & low_asst==0, fe cluster(hhid)
.estimates store FE6
```

注意,将估计值储存在 FE4 和 FE6 中,并生成一张表来显示这些估计值。Broussard(2012)从低资产女性家庭的这些结果中发现,家庭关于援助分配的决定对 *BMI* 非常重要。检验这些回归之间的 aidmpc 和 aidfpc 系数,看你是否可以得出类似的结论。

2. 在前一个问题和结论的基础上,Broussard(2012)希望检验低收入家庭中的女性是否受到不利影响。为了做到这一点,Broussard(2012)定义了一个新变量 land * aidmpc,如果离婚的妻子能获得一半的土地权,赋值大于 0,否则赋值为 0。使用 gen 命令定义这个变量并运行 FE 模型程序如下:

```
gen land_val_div = land_div_wife*aidmpc*land94
replace land_val_div = land_div_wife*aidmpc*(land94/2) if landhf_div_wife==1
xtreg bmi land_val_div aidmpc aidfpc fdid lnliv lact_bre hhsize lncons
frac_female frac_male lost_work days_labor pa2_1 pa3_1 pa8_1 pa10_1 pa14_1 pa2_2
pa3_2 pa8_2 pa10_2 pa14_2 pa5_1 pa5_2 if samp1==1 & male==0 & low_asst==1,
fe cluster(hhid)
```

变量 land_val_div 的符号是什么?有意义吗?这对于家庭议价能力和营养结局有何启示?

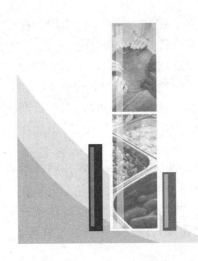

## 第十三章

# 学校营养经济学：
# 断点回归的应用

泰米尔纳德邦政府目前管理着世界上最大的学校和学龄前儿童供餐计划……把这项午餐计划解读为泰米尔纳德邦营养研究政策宣传的结果是错误的。实际上，它遭到了世界银行的营养学家和许多福利经济学家的反对，认为其过度承担义务，机会成本太高。

——Barbara Harriss(1991)

## 概述

长期以来，为学龄儿童提供食物的干预行为如何影响家庭经济一直是政策研究者的兴趣所在(Babu 和 Hallam，1989；Long，1991；Ahmed 和 Babu，2006；Alderman 和 Bundy，2011；Gelli 等，2015)。尽管学校营养计划被认为是第十二章"社会保障的营养意义：面板数据方法应用"所涵盖的社会保障计划的一部分，但是基于一些原因仍然应该独立成章。食物保障的定义包括可获得性、可及性、实用性和稳定性等关键方面。学校供餐计划(school feeding programs，SFPs)作为一种保障体系策略，有助于增加学龄儿童及其家庭成员对食物获取的保障。因此，在广泛的干预发展进程中，SFPs 将社会保障和食物获取联系起来。越来越多的国际组织(例如 WFP)的保障体系政策将人力资本发展与食物保障目标联系起来(Gelli 等，2015)。

营养敏感型保障体系有助于将当地的食物生产与学校食物供应联系起来。因此，SFPs 具有提高和重新定位当地食物生产对社区营养目标影响的潜力。此外，SFPs 通过将教育和社会保障目标与地方经济相联系，促成了社区层面的多部门合作。例如，教育质量以及入学率和出勤率的提高促进了教育部门与社会福利和农业部门的合作(Ahmed 和 Babu，2006)。

SFPs 有助于社会干预并且具有一定的社会经济效益(Ahmed 和 Babu，2006)。虽然 SFPs 旨在改善学龄儿童的食物和营养保障，但当孩子们被允许将配给食物带回家时，这也将促进其他家庭成员的食物获取。在某些水平的学校食物捐助中，SPFs 有助于帮助家庭将收入更多地用于其他非食品支出。它可以增加最贫困家庭的消费弹性，减少其脆弱性。通过让女孩入学，SFPs 可以帮助提高女孩的受教育水平，从长远来看可以减少性别不平等。学校供餐计划使用当地生产的食物则有助于刺激当地农业生产新作物，并建立作物价值链，还有助于增加膳食多样性、加大对人力资本建设和国家长期发展目标的投入（Alderman 等，1999；Afridi，2010）。

SFPs 计划也引入了创新，例如在市场上通过现金转移支付来获取食物（Bhattacharya 等，2006；Todd 和 Winters，2011；Conner 等，2012；Ishdorj 等，2013）。从农民群体采购食物有助于将自给自足的农民与市场链连接起来。通过对孩子们的教育，孩子们会把知识传递给他们的家人从而促使其家人产生了行为改变，这包括在学校提供适当类型的食物，并通过介绍良好饮食习惯进行营养教育。SFPs 的成本效益表明，在学校供餐中投入 1 美元，儿童在成年后的健康、教育和生产力方面的收益为 3~10 美元（Singh 等，2012）。

在本章中，我们将把对学校供餐计划的经济分析看作社会保障计划的特例，并说明如何运用选定的分析方法对其进行评价。

## 从现有文献中我们学到了什么

各国用 SFPs 来确保其人口的最低食物保障水平。例如，印度最高法院在 2001 年规定，所有公立学校都应提供煮熟的餐食。到 2003 年，印度的大多数州颁布了这一规定，覆盖了大约 1.2 亿在校儿童。Singh 等（2012）指出，印度的午餐计划（Midday Meals Scheme，MDMS）是世界上最大的学校午餐计划[①]。

与印度最高法院的规定不同，Alderman 和 Bundy（2011）指出，最好将为教育提供食物（Food For Education，FFE）计划视为一项收入转移支付措施。FFE 并不是营养方面最好的投资，FFE 计划可能也不是改善教育成果的最佳方法。事实上，Alderman 和 Bundy（2011）引用了美国总会计师事务所（United States General Accounting Office）的报告，该报告指出学校供餐计划可能不是最具成本效益的干预措施。

鉴于这两种对立的观点，研究什么工作机制可以提高学校供餐计划运行的效果，加强其积极影响是十分重要的。Singh 等人（2012）对在印度实施的 MDMS 行了广泛的评估。研究人员使用了来自印度安得拉邦的一组数据，涉及两个不同队列的儿童，分别在 2002 年和 2007 年进行了两轮调查。此外，他们还在结局变量中加入了体格测量的结果，以获得 MDMS 对健康的影响。

数据的一个重要特征是，两轮调查期间正是被调查家庭遭遇严重干旱的时期。因此，研究人员能够利用这些数据来评估学校供餐计划对家庭应对环境冲击能力的影响。作者发现受干旱影响的儿童会出现严重的身高不足和低体重问题。然而，在这种情况下，MDMS 可作为保障体系和对环境冲击的补偿。事实上，研究结果显示在受干旱影响的地区，MDMS 的收益远远超过了干旱带来的损失。WFP 和世界银行联合报告（2009）也提到了在出现社会危机时 SFPs 的效能有所增加。

尽管印度安德拉邦的 MDMS 的经验值得关注，但 Alderman 和 Bundy（2011）提供的关于

---

① 近年来，许多研究报告对印度的 MDMS 进行了评估。见 Afridi（2010，2011），Khera（2006），更多文献参见 Singh，Dercon 和 Smith（2012）。

SFPs 的调查证据并不都是正面的。Alderman 和 Bundy(2011)建议将 SFPs 视为一种收入转移支付的形式。WFP 的报告也提出了相同的观点,即在一些低收入国家,每个儿童的供餐成本与基础教育的成本是一样的。这意味着 SFPs 只是挤占了其他教育投资。因此,很难证明 SFPs 会提升教育成果①。

类似地,McEwan(2013)使用来自智利的数据进行断点回归分析,研究了高能量饮食对学校入学率和出勤率、一年级学生的入学年龄和留级情况,以及四年级学生的考试成绩(包括国家数学和语言测试成绩)的影响。总体而言,McEwan(2013)没有发现高能量饮食对任何被解释变量有显著的影响。

Alderman 和 Bundy(2011)收集了在乌干达、布基纳法索和老挝进行的研究证据。在乌干达和布基纳法索,与没有 SFPs 的对照组相比,在有 SFPs 的地方儿童入学年龄更小。根据对乌干达北部的一项随机对照研究的评估,Alderman 等(2010)认为,学校供餐计划会使饥饿的孩子推迟完成小学学业。

此外,在布基纳法索和肯尼亚西部,研究人员发现学生出勤率有所增加。Vermeersch 和 Kremer(2005)指出,尽管学校的师资力量和班级人数较多,但笔试和口试的分数均有所提高。此外,肯尼亚的 SFPs 经常与其他项目捆绑在一起,比如减少疟疾。因此,SFPs 对考试成绩的影响可能会与其他干预效果相混淆。例如,Kazianga 等(2008)利用一项随机评估程序,评估两种学校供餐计划对布基纳法索北部农村低收入家庭儿童的教育和健康结局的影响。虽然女孩的入学率提高了,受益人的兄弟姐妹的体重增加了,但那些接受干预的孩子的学业成绩和出勤率都较低。研究人员得出结论,替代工资性就业机会和家庭规模是 SFPs 成功的关键驱动因素。

Alderman 和 Bundy(2011)也认可 SFPs 作为社会保障体系在危机情形下的重要性。他们引用了证据将 SFPs 与正向外部效应联系起来,即受助儿童的兄弟姐妹的健康状况会通过家庭内部重新分配得到改善。但是作者警示说,在孩子们的脆弱时期即从胚胎期到两岁之间,却往往无法参与这些项目。

在对老挝的一项相关研究中,Buttenheim 等人(2011)发现,学校供餐计划对儿童入学或营养状况没有任何影响。有趣的是,作者发现,村民不参与计划的部分原因是食物分发点的距离较远,以及建造储存仓库存在困难。作者因此得出结论,如果 SFPs 要覆盖脆弱人群,就需要具备基本的社会基础设施建设水平。

## 国际机构评价的经验教训

鉴于上述两项研究的发现和观点的差异,对学校供餐计划的评价有一个全面的了解是非常重要的。基于这一目标,WB 和 WFP、儿童发展伙伴关系组织(Partnership for Child Development,PCD)合作,近年来发表了许多分析报告②。其中"全球学校供餐现状"(2009)和 Bundy 等(2009)的"对学校供餐计划的反思:社会保障计划、儿童发展和教育机构"是两

---

① Gelli 等人(2016)并没有从一系列干预研究中发现结果变量与学校供餐有任何实质性的差异,尽管作者指出,结果对研究设计和对照组的选择非常敏感。

② 这项分析是为了更好地理解各国对学校供餐计划日益增长的需求,尤其是在 2008 年的食物、燃料和金融危机之后。

份非常优秀的研究报告,对学校供餐计划的全球实践进行了综合评估。这些报告收集了几项研究成果及其合作者的详尽信息。"全球学校供餐现状"(2009)不仅非常有助于我们了解 SFPs 的优势,而且还列出了该领域从业者所面临的所有挑战。这两份研究报告都提供了关于全球学校供餐计划的一些见解。

## 有多少孩子在校就餐

根据 WFP 的报告(2009),来自 169 个国家的至少 3.68 亿学龄前儿童、小学和中学学生在学校就餐。这大约相当于 470~750 亿美元政府预算拨款。

## 最低收益

WFP 的报告(2009)进行了成本效益分析,其结论值得关注:学校供餐计划获得的收益(对儿童和青少年健康和教育程度的改善,以及生产力的提高)远远超过了项目成本。

WFP 的研究人员根据一项在 9 个国家开展的研究指出,成本效益比从 1:3 到 1:8 不等。因此,国家花费在学校供餐计划上的每一美元都至少会产生 3 美元的收益。

## 学校供餐计划的重要性

根据 WFP 的报告(2009),各国选择 SFPs 的原因主要有两个:
1. 解决社会需求问题并在危机期间提供社会保障体系。
2. 通过改善学习和增强营养来促进儿童发展。

在短期内,SFPs 作为社会保障体系的一部分能够提供良好的支持。SPFs 不仅间接地将收入转移到贫困家庭,还保障了儿童教育,尤其是女孩的教育。SFPs 还促进了人力资本的形成,提高了长期的认知和生产能力,特别是对女孩而言。

WFP 的报告(2009)指出,尽管自身总体预算水平很低,但在全球范围内仍有 8 个低收入国家实行了 SFPs,并且每个国家都希望进一步推广,以改善儿童青少年营养状况、提高食物营养质量、降低成本和提高效率。同时,SFPs 的一个重要特点是,为了应对危机,这些项目可以扩大覆盖范围。该报告指出,在武装冲突、自然灾害以及 2008 年金融危机期间,SFPs 为脆弱人群提供了帮助。该报告提供了来自 38 个国家的证据,证明 SFPs 可以充分应对外部冲击。

研究人员经常问的一个重要问题是:SFPs 是否有助于提高教育水平? SFPs 的确有助于提高教育水平,但成功的关键在于现有的教育资源配置,例如教师质量、教材选用、教室规模、课程设置,以及整体的学习环境等。在一些国家,教师和工作人员参与食物准备和供应,这些食物过度征税,造成了额外的机会成本。在这种情况下,将 SFPs 与其他针对贫困家庭的保障体系巧妙地结合起来,就能像巴西和墨西哥一样取得最佳效果。

## 学校供餐计划面临的挑战

目前世界上几乎每个国家都有学校供餐计划,但并不总是能有效地实施。在一些低收入国家,儿童所在学校的供餐费用要高于其教育费用。在这些国家我们必须寻找降低成本的机会。

WFP-WB 联合报告(2009)指出,学校供餐计划覆盖率最低的国家反而是需求最大的国家。换句话说,在食物方面需求最大的中低收入国家中,只有18%的在校儿童得到了食物保障,而在发达国家中这一比例为49%。学校供餐计划的低覆盖率归因于成本制约,因此,为了达到配置效率我们需要对成本结构有一个很好的了解。

只有在有利的学习环境前提下,SFPs 才能提高教育水平。WFP-WB 联合报告(2009)指出其他研究人员也提到的这一先决条件,并告诫教师和工作人员不应参与食物准备和相关活动。

最重要的是,WFP-WB 联合报告(2009)提到投资的关键时期是生命早期1 000 天,而SFPs 只能帮助维持早期发展阶段开始的增长。如果该供餐计划包括强化膳食、驱虫,以及最重要的安全饮用水,则可以更有效地改善健康状况。

根据 WFP-WB 联合报告(2009),各国之间建立正式的合作伙伴关系也是十分必要的。这样的合作能够传播知识、协调行动,并使学校供餐成为重要的社会支持和保障体系所必须的援助。当我们注意到发达国家的 SFPs 是通过监管体系建立起来的时候,这方面就变得更加重要。低收入国家没有这种制度化的环境,因此不得不依赖于合作伙伴,进而使得这些国家的 SFPs 很难具备可持续性。

报告还指出,将当地的供应商、农民和农业部门与学校供餐计划联系起来,需要作出巨大的努力。这将改善供应链,并确保该计划的可持续性。事实上,巴西、智利和苏格兰都是很好的例子,这些国家都是从当地小农场中购买食物。虽然当地种植的食物可能并未具备所有必需的营养要求。

虽然 SFPs 可以发挥作用并取得更好的效果,但 WFP-WB 联合报告(2009)指出,供餐计划必须有明确的目的、科学的设计和目标。监测和评估也应该是每个设计的关键组成部分。Bundy 等人(2009)为初期 SFPs 计划设置、设计工具、评估技术、评估指南和更新 SFPs 的工具提供了很好的指导(见专栏 13.1)。

### 🔲 专栏 13.1　食物与成绩：弗吉尼亚州和孟买缺乏问责制和管理

美国 2001 年通过了"不让一个孩子掉队"的计划,这是一部联邦法律,要求对学校实施有效的问责制度。该法律根据在州考试中达到精通水平的学生的比例来实施问责制。最重要的是,依据法律可以制裁那些达不到目标的学校。制裁的形式可能是减少资金投入和严格的预算审计。因此,新的法律和问责制使学生的表现成为了相当大的负担。学校有能力使这个系统良好运行吗?

Figlio 和 Winicki(2005)在一篇文章中论证了学校通过人为地改善考试期间学校午餐的营养成分来操纵考试成绩。Figlio 和 Winicki(2005)使用了来自弗吉尼亚州学校的数据,并将学校午餐的营养成分与考试日期和成绩的信息联系起来。此外,研究人员还将这些信息与学生考试成绩处于边缘的学校进行比较。

Figlio 和 Winicki(2005)指出,在至少有一所"未通过"或受到制裁的学校的地区,学校膳食的营养成分在考试期间有所改变。菜单调整是否有效?研究人员发现,通过增加 100 个单位的膳食能量,数学、英语和历史/社会研究的分数分别增加了 7%、4%

和 7%。

作者提出的争议是，国家学校午餐计划（National School Lunch Program，NSLP）是对贫困学生群体的补贴，对这一群体首要关注的问题不是问责标准，学校很自然就能找到规避方法以避免进一步的制裁。最后，负责监管 NSLP 的美国农业部（USDA）与要求教育成就的教育部脱钩，至此，美国农业部针对 NSLP 的规定允许学校灵活应对"不让一个孩子掉队"的问责条款。

Linden 和 Shastry（2012）在印度孟买的学校里也得到了类似于弗吉尼亚学校的发现。在孟买，有条件转移支付是"粮食分配计划"，这是 1995 年启动的小学教育的营养支持（Nutritional Support to Primary Education，NSPE）的一部分。该计划在每个月的月底，向出勤率超过 80% 的学生提供 3kg 的谷物。研究人员将官方的每日出勤记录与定期的每日出勤数据进行比较，证明了学生出勤情况报告与真实情况不符。

Linden 和 Shastry（2012）使用两年的学校数据发现，教师夸大了出勤记录。这些数据还显示出存在选择性裁量：教师对男孩、考试成绩较差的孩子、穆斯林儿童和高种姓学生的记录夸大频率较低。Linden 和 Shastry（2012）指出，教师可能知道更多关于当地情况的信息，这使得他们可以在实施时更有效地利用信息。因此，教师的自由裁量权可以有效改善儿童的营养状况。但是，出于同样的原因，这种行为也会影响到学校的出勤率。此外，教师可能会歧视特定的学生或群体。因此，当地的机构是否能够始终正确地使用他们的自由裁量权来提升营养和教育成果，仍然是一个待研究的开放领域。

## 美国学校供餐计划

Ishdorj 等人（2013）指出，NSLP 和学校早餐计划（School Breakfast Program，SBP）即使是在参与者回家之后仍会影响其膳食结构和饮食习惯的形成。研究人员调查了孩子们在离开学校和在家时水果和蔬菜的摄入量——这是一个很重要的问题，因为学校的营养摄入量有可能代替家里的营养摄入量。Ishdorj（2013）使用来自 2004—2005 年第三轮学校营养膳食评估研究的数据（School Nutrition Dietary Assessment Study-Ⅲ，SNDA-Ⅲ），样本包括来自 256 所学校的 2 096 名学龄儿童，提供了一些关于学校-家庭营养摄入可替代性的见解。研究结果表明，学校蔬菜消费量的增加与校外蔬菜消费量的减少有关。总体而言，他们发现学校午餐计划能够鼓励参与者食用更健康的食物，尤其是水果和蔬菜。

Ishdorj 等（2013）还指出，学校午餐计划中提出的诸如不提供炸薯条或甜点、不提供高脂肪牛奶、不提供点菜式的食物和饮料，而提供新鲜水果和生食蔬菜的政策，都对孩子们是否参与学校膳食计划的决定没有影响。作者的结论是这些政策并没有阻碍人们参与 NSLP。研究结果还显示，初中和高中的学生参加学校膳食计划的可能性较低。类似地，"禁止商店或小吃店"的政策会增加在学校的水果摄入量，而"禁止高脂肪的牛奶"会增加在学校的水果和蔬菜的摄入量。"不吃炸薯条"则降低了在学校的水果消费量，但对蔬菜消费量没有影响（Ishdorj 等，2013；第 357 页）。这些观察结果表明，我们需要充分了解营养的驱动因素，作者建议通过支持系统提高参与这些计划的家庭和儿童的营养意识。

如前所述，WFP-WB 联合报告的"全球学校供餐现状"(2009)表明，通过将学校食物采购与当地农民联系起来，可以促进 SFPs 的可持续性。Conner 等(2012)指出美国农业部的倡议——"了解农民，了解你的食物"——就是为了实现这一目标。Conner 等(2012)对这些工作进行了研究，并从美国农业部项目中获得了几个关键的观察结果。为了评估这项工作，研究人员使用了两个公立学区 K-12(幼儿园~12 年级)的经验：圣保罗公立学校(Saint Paul Public Schools,SPPS)(明尼苏达州)和丹佛公立学校(Denver Public Schools,DPS)(科罗拉多州)。这些学校为他们的学校膳食计划获得了更健康的、可追溯来源的、可持续种植的食物。

作者评估了价值链伙伴关系对 SFPs 可持续性的贡献程度。这项研究十分重要，因为学校和农民之间的联系并不像看上去的那么直接。营销商和农民的动机必须一致，而这一点在一个复杂的价值链中很难体现。谁能够得到什么样的合同，关键取决于价格。这个价格与提供给学校而不是餐馆和营销商的机会成本有关。营销商和农民面临着激烈的竞争，而不是以固定价格签订合同。纵向一体化也使情况变得更加困难，特别是当首先发起者是一个强大的公司时，例如家禽行业。作者建议，为了在系统内分担风险和分享回报，有必要改善农民和营销商之间的合作关系。

## 学校早餐计划起作用吗

在美国，美国农业部通过其食物和营养服务(Food and Nutrition Service,FNS)，建立了 SBP，为 89 000 多所学校的儿童提供营养均衡的低成本早餐。截至 2012 年，每天约有 1 290 万儿童参加该项目，每年的费用约为 33 亿美元。早餐通过果汁、水果、谷物和牛奶来满足最低的日常饮食需求，并提供了维生素 C、叶酸、钙、蛋白质和其他营养素。家庭收入在联邦贫困线 130%水平或以下的孩子可以享用免费早餐。那些家庭收入在贫困线 130%~185%之间的孩子可以享受一定的早餐补贴(见 http：// www. fns. usda. gov/sites/default/files/SBPfactsheet.pdf)。

Bhattacharya 等(2005)不仅研究了 SBP 对于儿童的影响，还研究了对其他家庭成员的影响。与 Ishdorj 等(2013)所做的研究类似，Bhattacharya 等(2005)指出，SBP 可能会改变家庭的预算限制，并将食物支出重新分配给其他家庭成员。

为了研究 SBP 对营养结局的影响，Bhattacharya 等(2005)使用了一项全国性调查——第三次全国健康和营养调查(National Health And Nutrition Examination Surveys,NHANES Ⅲ)，该调查除了健康和相关的社会经济变量，还包含了关于膳食摄入的信息。作者在 4 841 名儿童中拟合了双重差分模型，将没有参与 SBP 的学校儿童作为对照组。总体而言，Bhattacharya 等(2005)发现，SBP 能引导人们形成更好的饮食习惯。SBP 增加了健康膳食指数的得分，减少了脂肪摄入量和维生素缺乏，SBP 还增加了维生素 C、维生素 E 和叶酸较高摄入水平的可能性，此外，一些证据显示 SBP 能增加其他家庭成员的健康指数得分。

在一项关于美国的 SFPs 研究中，Long(1991)研究了食物补充的关键问题。SFPs 有可能在家庭层面补充正常的食物消费支出。当 SFPs 提供的福利没有减少家庭在食物上的支出时，就出现了食物补充。利用 NSLP 和 SBP 的数据，Long(1991)发现 SFPs 确实补充了受益者的食物支出。NSLP 福利中的一小部分被抵消了，而 SBPs 则得到了全部的福利补充。Long(1991)的结果表明，家庭仅将不到一半的 NSLP 收益用于补充他们的食物支出。此外，

SPB 的所有津贴都被用到了补充食物支出中。Long(1991)估算过程包括利用 probit 模型分析通过参与方程来控制选择偏倚。Amin 等人(2015)在一项研究中指出,要求孩子在学校吃饭也不一定有效,因为餐盘里大部分水果和蔬菜都被丢弃了。

## 学校供餐计划的全球演变

Skoufias(2005)评估了墨西哥的一项重要扶贫计划"PROGRESA"。1999 年,PROGRESA 计划覆盖了大约 260 万个家庭。其目标是改善人力资本开发,并在教育、卫生和营养方面制定计划,通过综合性措施减少贫困。例如,该计划赋予母亲在家庭中分配决策的权力。

PROGRESA 中一个重要的方案是向儿童提供现金转移支付和营养补充,条件是定期上学和到卫生保健中心就诊。Skoufias(2005)使用了一组包括 24 000 个家庭的面板数据,结果显示该计划对入学率有显著影响,特别是对于中学阶段的女孩。事实上,由于 PROGRESA 计划,孩子们接受了大约 0.7 年的额外教育,从而可使他们的终身收入增加 8%。

总的来说,PROGRESA 在膳食和营养改善方面有很好的效果,是 SFPs 与综合扶贫项目相结合的一个很好的例子。尽管该项目取得了全面的成功,但 Skoufias(2005)指出,其对参与者的考试成绩并没有可测量的影响。因此,与所有的 SFPs 一样,应该更多地关注学校的教育质量。Todd 和 Winters(2011)也对墨西哥的"Oportunidades"计划(即之前的 PROGRESA 项目)进行了研究,并指出早期的营养干预措施对学校入学率产生了积极影响,同时对缺勤有负向作用。

非洲的 SFPs 的经验也与其他国家非常相似。Burchi(2010)发现,在莫桑比克,学校教育(尤其是母亲的营养知识)是儿童健康状况的主要影响因素。Beesley 和 Ballard(2013)研究了 KwaZulu-Natal 省政府发起的 SFPs 的作用。项目伊始,小型、中型和微型企业负责供应食物原料。而当政府用妇女合作社替代这些企业时,研究人员发现,由于缺乏弹性的指导方针和制度僵化,SFPs 开始陷入困境。

南非的经验更令人鼓舞。Oldewage-Theron 和 Napier(2011)表明,当营养教育是小学教育的一部分时,SFPs 的效果更好。研究人员为开发和实施简单策略提供了工具,这些策略在改善南非瓦勒地区的儿童健康状况方面非常成功。

Babu 和 Hallam(1989)量化了 SFPs 的影响。通过回归分析和线性方程表明,学校入学情况和家庭收入、成人教育水平和学校是否有营养课程等决定因素之间存在显著线性关系。他们的研究还表明,在 SFPs 实施之后,摄入不平等的基尼系数有所降低。在另一项针对印度的综合研究中,Afridi(2010)表明 SFPs 使每日的营养素摄入量增加了 49%~100%。根据 Afridi(2010)估计,只要每天为每个孩子花费 3 美分,SFPs 就可以使小学生每日蛋白质摄入不足减少 100%,能量摄入不足减少 30%,铁摄入不足减少约 10%。这些研究有力地支持了 SFPs 的营养收益。

同样,Takeuchi(2015)指出,全球在改善儿童福利的许多方面都取得了重大进展。Takeuchi(2015)的研究使用了 20 个发展中国家两个时期多项福利指标的数据。利用该数据通过 L-Theil 方法建立了一个总体不平等指数,并被分解为家庭间和家庭内两个部分。

Takeuchi(2015)还指出,尽管整体上福利有了改善,但这一过程并不公平。此外,不平等方式在福利的各个维度都有差异,比如女童和男童在入学率和生长迟缓方面存在显著差异,这些不平等在家庭间表现更为突出。

尤其令人感兴趣的是,在总体不平等程度较低的国家,家庭内部在出生登记和入学率方面的不平等程度往往较高。Takeuchi(2015)认为,这些出现在家庭内部的差距很难解决,而家庭间男孩和女孩在生长迟缓和出生登记方面的差异性很小。另外,家庭内对女童的入学存在偏倚,而在工作时间方面则存在对男孩的偏倚。Takeuchi(2015)建议针对性别差异制定具体政策目标。

针对 Takeuchi(2015)提出的不平等和性别差异问题,Alderman 等(2001)对巴基斯坦的研究显得更为重要。Alderman 等(2001)指出,营养状况的改善增加了女孩的入学率,从而缩小了一部分性别差距。世界银行贫困和人力资源部门的研究人员构建了一个包含 45 个村庄大约 800 户家庭的面板数据,对每个家庭进行为期 5 年的观察并收集了 15 轮数据。他们研究的一个重要方面是观察儿童的健康和学习成绩是否受到家庭决策中人力资本投入因素的影响。为了克服这一限制,作者在学龄前儿童时期使用了价格冲击变量。这个变量提供了关于儿童健康基础的信息。由于在这段时间观察到的价格波动与随后的入学决定时的价格冲击无关,因此评估能够将儿童健康影响因素与入学因素区分开来。

校正这些未观察到的影响因素后,作者发现儿童的健康和营养对入学率的影响是 OLS 估计值的三倍,后者假定儿童的健康和营养是预先确定的,而不是由家庭选择行为决定的。这是一项重要的研究,因为它表明影响儿童健康和营养的个人行为和公共政策对入学率和最终的生产力有更大的影响。

## 分析结果：断点回归的应用

正如第十二章"社会保障的营养意义:面板数据方法应用"所讨论的,断点回归(RD)是一种准实验设计,实验对象根据研究人员建立的一些规则纳入不同组中。通常,如果受试者处于或高于某个最低阈值,则将他们纳入干预组中。Lee 和 Munk(2008)提供了几个案例,在这些干预项目中均使用一个临界值作为判定是否入选干预组的标准。例如,为那些低于某个 SAT 分数的人开设阅读和数学课程。McEwan 和 Shapiro(2008)也使用了类似的方法来研究延迟入学对智利学生成绩的影响。

在本章中,我们设计一个为家庭收入低于某个临界值的孩子提供免费餐食的项目。假设被解释变量(如考试分数)为 Y,解释变量为 X,它们之间的关系由以下简单回归给出:

$$Y = a + bX + \varepsilon$$

在提供免费餐食后,一些被干预的受试者可能最终会得到更高的分数,这些受试者的回归线可能会被因素 d 改变,从而上述回归方程可以表示为:

$$Y = a + dT + bX + \varepsilon$$

其中的 T 是虚拟变量,当这个学生得到免费餐食的时候,其值等于 1,否则为 0。RD 的最初设计是估算项目的效果或得到 d 值。Lee 和 Lemieux(2010)在一项研究中使用了该方法,图 13-1 通过 x 轴上不同断点 C 来说明被解释变量 Y 的差异。假设干预效应用 τ 来表示,则这些断点 C 附近的观测值例如 A″和 B′之间的差别,就是 τ,C 接近对应的 C″与 C′的估计值。

Lee 和 Lemieux(2010)指出了这种方法的许多局限性。数据局限、线性规范、平滑度以及断点附近的平均因果效应都是必须要处理的重要问题。近年来,项目评估和干预研究已经产生了许多改进的方法来估计 τ。首先,对于在样本中的个体 $i$,有两种可能的结果:$Yi(1)$,即 $i$ 接受了干预;$Yi(0)$,即没有干预。其基本思路是通过计算 $Yi(1)-Yi(0)$,将其与估计值 τ 联系起来。

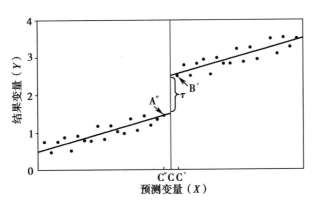

图 13-1　断点处的干预效应和差异

见 Lee,D.S.,Lemieux,T.,2010. Regression discontinuity designs in economics. J. Econ. Lit. 48,281_355.

　　然而,它并不像看起来那么简单,因为一个受试者要么是在干预组,要么不是,因此,$Y_i(1)$ 和 $Y_i(0)$ 不会成对出现,即如果个体在接受干预的情况下,我们无法观测到其没有接受干预的情况。正如 Lee 和 Lemieux(2010)指出的那样,只有那些在 C 的右边的人接受干预,因此,我们在右边观测到 $E[Y_i(1)|X]$,在 C 的左边所有未接受干预的个体可以观测到 $E[Y_i(0)|X]$。因此,RD 程序是试图通过检验两组的平均值,即通过检验下列表达式两边干扰趋于零时的极限值,来获得平均干预效应:

$$B-A=\lim_{\varepsilon\downarrow 0}E[Y_i|X_i=C+\varepsilon]-\lim_{\varepsilon\uparrow 0}E[Y_i|X_i=C+\varepsilon]$$

由于在 $X_i=C$ 附近的局部平均干预效应为:

$$E[Y_i(1)-Y_i(0)|X_i=C]$$

进而,在条件期望函数连续时,我们得到干预效应为:

$$B-A=\lim_{\varepsilon\downarrow 0}E[Y_i|X_i=C+\varepsilon]-\lim_{\varepsilon\uparrow 0}E[Y_i|X_i=C+\varepsilon]=\tau$$

研究人员通常将数据绘制成与图 13-1 非常相似的图形,将参考变量(或提供断点的变量)划分为若干个区间,然后将所有区间里个体被解释变量的平均值与区间的中点进行描点(Lee 和 Lemieux,2010)。为了构造这些区间,研究人员还定义了断点左右所划分的区间的数量(通常写作 $K_0,K_1$),并且还指定了相应的带宽(通常写作 h),例如:

$$b_k=C-(K_0-k+1)h$$

每个区间里的平均值和观测次数都可以计算出来。标准的做法是通过不同阶的多项式回归方程分别对断点两边的点进行拟合,同时将拟合的曲线描在图上。

Lee 和 Lemieux(2010)指出,断点附近的平均因果效应也可以从构建不同的数据区间所生成的散点图来显示。目前有几种不同的方法可以构建区间并计算平均结果——核估计,在区间之间计算被解释变量平均值之差的方法称为矩形核估计。在实际应用中,还采用了三角核、Epanechnikov 核和其他核估计方法,以产生可比较的估计量。

多年来已经开发出许多实质性的检验方法来检查带宽的大小及其稳定性。Calonico、Cattaneo 和 Titiunik（2014）开发出一种稳健方法称为 CCT，来构建断点附近非参数估计量和置信区间（confidence intervals，CIs）。CCT（2014）在断点两侧使用基于核估计的多项式模型求出 $\hat{\tau}_p(h_n)$。它们使用文献中的一种通用方法生成 CIs，并根据下列方法生成偏差调整后的 CIs：

$$\hat{\tau}_p(h_n) \pm \text{核函数加权后的高斯分布值}$$

最后，CCT（2014）根据带宽区间的不同结构，提供了三种数据驱动的 RD 干预效应点估计值：

$$\hat{\tau}_p(\hat{h}_{IK,n,p}), \hat{\tau}_p(\hat{h}_{CCT,n,p}) \text{ and } \hat{\tau}_p(\hat{h}_{CV,n,p})$$

第一个估计值 $\hat{\tau}_p(\hat{h}_{IK,n,p})$ 来自 Imbens-Kalyanaraman（2012），第二个来自 CCT（2014），最后一个来自 Ludwig 和 Miller（2007）得出的交叉验证替代法。CCT（2014）表明，这三种估计值都是一致的和最优的（MSE-optimal）。

在 CCT（2016 年）中，这些方法得到进一步改进，以产生具有新带宽选择程序和 RD 图中置信区间的稳健估计。我们将在下面演示这些方法。

## STATA 操作实例

为了便于说明，我们使用了 66 名学生在校考试成绩（按分数计算）的记录数据。基于收入情况，一些孩子有资格享受免费餐食。如果收入范围高于临界值（为正值），则这个孩子就没有资格享受免费餐食。所有临界值以下的孩子都可以免费用餐。我们的目标是看看在临界点处是否存在跳跃，其中临界值为 0。

| Obs | Score | Cut-off | Obs | Score | Cut-off | Obs | Score | Cut-off |
|---|---|---|---|---|---|---|---|---|
| 1 | 48.44 | −0.97 | 23 | 54.59 | −0.03 | 45 | 56.62 | 0.67 |
| 2 | 29.48 | −0.85 | 24 | 29.96 | −0.02 | 46 | 53.14 | 0.68 |
| 3 | 33.36 | −0.77 | 25 | 57.65 | 0.04 | 47 | 65.97 | 0.69 |
| 4 | 39.31 | −0.73 | 26 | 56.85 | 0.09 | 48 | 52.75 | 0.70 |
| 5 | 47.24 | −0.69 | 27 | 61.08 | 0.10 | 49 | 48.84 | 0.71 |
| 6 | 42.46 | −0.59 | 28 | 62.49 | 0.16 | 50 | 54.72 | 0.72 |
| 7 | 49.34 | −0.59 | 29 | 56.79 | 0.23 | 51 | 37.30 | −0.37 |
| 8 | 51.84 | −0.55 | 30 | 40.46 | 0.25 | 52 | 43.21 | −0.19 |
| 9 | 41.45 | −0.53 | 31 | 48.37 | 0.34 | 53 | 53.59 | −0.12 |
| 10 | 43.55 | −0.48 | 32 | 51.70 | 0.34 | 54 | 28.96 | −0.08 |
| 11 | 41.27 | −0.43 | 33 | 47.46 | 0.35 | 55 | 49.84 | −0.07 |
| 12 | 44.84 | −0.42 | 34 | 51.06 | 0.40 | 56 | 55.72 | −0.06 |
| 13 | 47.81 | −0.42 | 35 | 39.05 | 0.43 | 57 | 38.30 | −0.05 |
| 14 | 29.95 | −0.39 | 36 | 45.58 | 0.43 | 58 | 44.21 | −0.04 |
| 15 | 37.30 | −0.37 | 37 | 47.45 | 0.44 | 59 | 54.59 | −0.03 |
| 16 | 43.21 | −0.19 | 38 | 55.52 | 0.46 | 60 | 29.96 | −0.02 |
| 17 | 53.59 | −0.12 | 39 | 52.04 | 0.56 | 61 | 57.65 | 0.04 |
| 18 | 28.96 | −0.08 | 40 | 64.87 | 0.56 | 62 | 56.85 | 0.09 |
| 19 | 48.81 | −0.07 | 41 | 51.65 | 0.61 | 63 | 61.08 | 0.10 |
| 20 | 30.95 | −0.06 | 42 | 47.74 | 0.64 | 64 | 62.49 | 0.16 |
| 21 | 38.30 | −0.05 | 43 | 53.62 | 0.65 | 65 | 56.79 | 0.23 |
| 22 | 44.21 | −0.04 | 44 | 48.55 | 0.66 | 66 | 40.46 | 0.25 |

我们从 CCT(2014)开发的 rdplot 命令开始,该命令可以根据选项将数据编制成不同的分组。我们可以用它来描述我们的数据,并得出估计的回归方程(图 13-2)。

```
. rdplot score cutoff, graph_options(title(RD Plot - Score-Meals data) ytitle(Score) xtitle(cutoff))

RD Plot with evenly spaced mimicking variance number of bins using spacings estimators.

            Cutoff c = 0 │ Left of c  Right of c          Number of obs  =          66
                         │                                Kernel         =     Uniform
          Number of obs       34          32
     Eff. Number of obs       34          32
     Order poly. fit (p)       4           4
       BW poly. fit (h)     0.970       0.720
  Number of bins scale     1.000       1.000

Outcome: score. Running variable: cutoff.

                         │ Left of c   Right of c

  Selected number of bins          5           8
               Bin length      0.194       0.090

         IMSE-optimal bins          3           7
    Mimicking Variance bins         5           8

Relative to IMSE-optimal:
           Implied scale      1.667       1.143
    WIMSE variance weight     0.178       0.401
        WIMSE bias weight     0.822       0.599
```

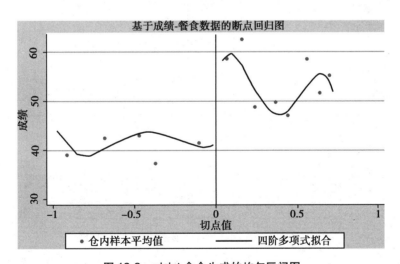

图 13-2　rdplot 命令生成的均匀区间图

上面的数字是默认值,间隔均匀$(-1,-0.5,0,+0.5,+1)$。"模拟方差区间"告诉我们对照组和干预组的最优区间数是 $\hat{J}_{-,n}=5$ 和 $\hat{J}_{+,n}=8$,区间宽度为 $0.19\%$ 和 $0.09\%$。多项式拟合时设置阶数为 $4[p=4]$。附加信息与算法的区间选择和适当的权重有关。

使用 binselect(es)选项,我们可以生成另一个均匀区间图(图 13-3)来获得基本的回归函数。命令和输出如下所示:

```
. rdplot score cutoff, binselect(es) graph_options(title(RD Plot - Score-Meals data) ytitle(Score) xtitle(cutoff))

RD Plot with evenly spaced number of bins using spacings estimators.
```

| Cutoff c = 0 | Left of c | Right of c |
|---|---|---|
| Number of obs | 34 | 32 |
| Eff. Number of obs | 34 | 32 |
| Order poly. fit (p) | 4 | 4 |
| BW poly. fit (h) | 0.970 | 0.720 |
| Number of bins scale | 1.000 | 1.000 |

```
Number of obs  =        66
Kernel         =   Uniform
```

Outcome: score. Running variable: cutoff.

| | Left of c | Right of c |
|---|---|---|
| Selected number of bins | 3 | 7 |
| Bin length | 0.323 | 0.103 |
| IMSE-optimal bins | 3 | 7 |
| Mimicking Variance bins | 5 | 8 |
| Relative to IMSE-optimal: | | |
| Implied scale | 1.000 | 1.000 |
| WIMSE variance weight | 0.500 | 0.500 |
| WIMSE bias weight | 0.500 | 0.500 |

图 13-3 显示,回归拟合度很好,也显示了在临界点处的轻微不连续性。

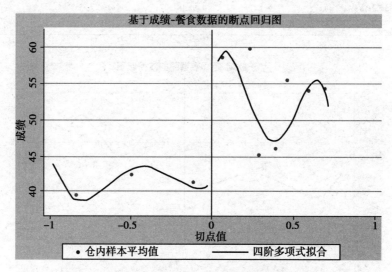

图 13-3　用 binselect(es)选项生成的均匀区间图

这两个图(图 13-2、图 13-3)都可以用来描述数据并捕捉分数的变化。在 binselect(es)选项中,该图很贴合数据,并考虑了数据中的均方误差和方差(参见 CCT,2014,第 937 页)。

我们还可以使用 binselect(qsmv)选项来生成一个分位数间隔图(图 13-4)。注意,最优区间数是 $\hat{J}_{-,n}=6$ 和 $\hat{J}_{+,n}=8$。

我们还可以使用 CCT(2016)的以下命令:

```
rdplot score cutoff,binselect(es) ci(95) graph_options(title("RD
Plot:Scores Meals")ytitle(scores)xtitle(cutoff)graphregion(color
(white)))
```

```
. rdplot score cutoff, binselect(qsmv) graph_options(title(RD Plot - Score-Meals data) ytitle(Score) xtitle(cutoff))

RD Plot with quantile spaced mimicking variance quantile spaced using spacings estimators.
```

| Cutoff c = 0 | Left of c | Right of c |
|---|---|---|
| Number of obs | 34 | 32 |
| Eff. Number of obs | 34 | 32 |
| Order poly. fit (p) | 4 | 4 |
| BW poly. fit (h) | 0.970 | 0.720 |
| Number of bins scale | 1.000 | 1.000 |

```
Number of obs   =      66
Kernel          =  Uniform
```

```
Outcome: score. Running variable: cutoff.
```

| | Left of c | Right of c |
|---|---|---|
| Selected number of bins | 6 | 8 |
| Bin length | 0.162 | 0.090 |
| IMSE-optimal bins | 4 | 7 |
| Mimicking Variance bins | 6 | 8 |
| Relative to IMSE-optimal: | | |
| Implied scale | 1.500 | 1.143 |
| WIMSE variance weight | 0.229 | 0.401 |
| WIMSE bias weight | 0.771 | 0.599 |

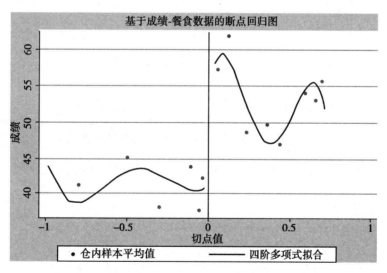

**图 13-4　用 binselect(qsmv)选项生成的分位数间隔图**

使用相同的数据生成以下输出(图 13-5)：

```
RD Plot with evenly spaced number of bins using spacings estimators.
```

| Cutoff c = 0 | Left of c | Right of c |
|---|---|---|
| Number of obs | 34 | 32 |
| Eff. Number of obs | 34 | 32 |
| Order poly. fit (p) | 4 | 4 |
| BW poly. fit (h) | 0.970 | 0.720 |
| Number of bins scale | 1.000 | 1.000 |

```
Number of obs   =      66
Kernel          =  Uniform
```

```
Outcome: score. Running variable: cutoff.
```

|  | Left of **c** | Right of **c** |
|---|---|---|
| Selected number of bins | 3 | 7 |
| Bin length | 0.323 | 0.103 |
| IMSE-optimal bins | 3 | 7 |
| Mimicking Variance bins | 5 | 8 |
| Relative to IMSE-optimal: | | |
| Implied scale | 1.000 | 1.000 |
| WIMSE variance weight | 0.500 | 0.500 |
| WIMSE bias weight | 0.500 | 0.500 |

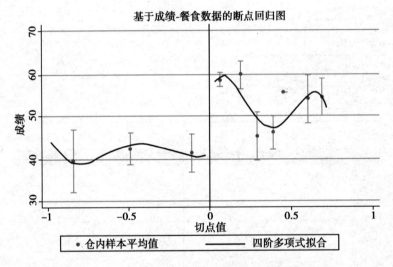

**基于成绩-餐食数据的断点回归图**

图例: ● 仓内样本平均值　　——— 四阶多项式拟合

图 13-5　CCT(2016) 的 rdplot 命令生成的均匀区间图

rdrobust 命令实现了 RD 干预效应的估计和推理过程。STATA 的默认命令和输出如下所示:

```
. rdrobust score cutoff

Sharp RD estimates using local polynomial regression.
```

| Cutoff c = 0 | Left of **c** | Right of **c** |  |  |
|---|---|---|---|---|
| Number of obs | 34 | 32 | Number of obs = | 66 |
| Eff. Number of obs | 16 | 6 | BW type = | mserd |
| Order loc. poly. (p) | 1 | 1 | Kernel = Triangular |  |
| Order bias (q) | 2 | 2 | VCE method = NN |  |
| BW loc. poly. (h) | 0.130 | 0.130 |  |  |
| BW bias (b) | 0.287 | 0.287 |  |  |
| rho (h/b) | 0.452 | 0.452 |  |  |

```
Outcome: score. Running variable: cutoff.
```

| Method | Coef. | Std. Err. | z | P>\|z\| | [95% Conf. Interval] | |
|---|---|---|---|---|---|---|
| Conventional | 15.947 | 8.8135 | 1.8094 | 0.070 | -1.32693 | 33.2213 |
| Robust | – | – | 1.1506 | 0.250 | -9.21835 | 35.4265 |

结果表明,对照组有 34 个观测值,干预组有 32 个。估计值是一个局部线性估计,多项式阶数选择 $p=1$。通过三角核估计,局部偏差调整多项式阶数为 2。

由 CCT(2014)开发的带宽选择过程显示当 $p=1$ 和 $q=2$ 时 $[\hat{h}_{CCT,n,p}=0.13,\hat{b}_{CCT,n,p+1,q}=0.287]$。重要的是,点估计值和置信区间(CI)为:

$$\hat{\tau}_p(\hat{h}_{CCT,n,p})=15.947,\hat{CI}_{1-\alpha}^{rbc}(\hat{h}_{CCT,n,1},\hat{b}_{CCT,n,2,2})=[-9.21,35.42]$$

rdrobust score cutoff, all 命令可以生成关于方差和 CIs 的更详细的信息。下面是来自 STATA 的命令行和该部分的输出。通常方差估计生成 $\hat{\tau}_p(\hat{h}_n)$,而偏差修正方差估计生成 $\hat{\tau}_{p,q}^{bc}(h_n,b_n)$,偏差修正的稳健估计生成 $\hat{\tau}_{p,q}^{bc}(h_n,b_n)$。

```
. rdrobust score cutoff, all

Sharp RD estimates using local polynomial regression.

          Cutoff c = 0 | Left of c  Right of c       Number of obs  =        66
                       |                              BW type        =     mserd
         Number of obs |       34          32         Kernel         = Triangular
      Eff. Number of obs |     16           6         VCE method     =        NN
     Order loc. poly. (p) |     1           1
        Order bias (q) |      2           2
      BW loc. poly. (h) |   0.130       0.130
          BW bias (b) |    0.287       0.287
          rho (h/b) |      0.452       0.452

Outcome: score. Running variable: cutoff.

       Method |    Coef.   Std. Err.     z     P>|z|    [95% Conf. Interval]

 Conventional |  15.947    8.8135    1.8094   0.070   -1.32693    33.2213
 Bias-corrected | 13.104   8.8135    1.4868   0.137   -4.17001    30.3782
      Robust |  13.104   11.389    1.1506    0.250   -9.21835    35.4265
```

利用 rdrobust score cutoff,all 选择最优带宽,命令和输出如下所示。该过程为 RD 干预估计值生成 5 个 MSE 和 CER 最优带宽选择值。这些基于是否使用一个共同的 MSE 或 CER 最优带宽或两个不同的 MSE 最优带宽选择值[①]。其中,MSE(mean square error)指的是均方误差,而 CER(coverage error rate)指的是覆盖误差率。有关详细信息,请参见

http://www-personal.umich.edu/Bcattaneo/software/rdrobust/stata/rdbwselect.pdf(Calonico 等,2016)。

```
. rdbwselect score cutoff, all

Bandwidth estimators for sharp RD local polynomial regression.

          Cutoff c = 0 | Left of c  Right of c       Number of obs  =        66
                       |                              Kernel         = Triangular
         Number of obs |       34          32         VCE method     =        NN
        Min of cutoff |     -0.970       0.040
        Max of cutoff |     -0.020       0.720
     Order loc. poly. (p) |     1           1
        Order bias (q) |      2           2
```

---

① MSE 指的是均方误差,CER 指的是覆盖误差率。更多信息请参见 http://www-personal.umich.edu/Bcattaneo/software/rdrobust/stata/rdbwselect.pdf(Calonico,Cattaneo,Farrell,and Titiunik,2016)

Outcome: score. Running variable: cutoff.

| Method | BW loc. poly. (h) | | BW bias (b) | |
|---|---|---|---|---|
| | Left of c | Right of c | Left of c | Right of c |
| mserd | 0.130 | 0.130 | 0.287 | 0.287 |
| msetwo | 0.231 | 0.104 | 0.399 | 0.203 |
| msesum | 0.129 | 0.129 | 0.315 | 0.315 |
| msecomb1 | 0.129 | 0.129 | 0.287 | 0.287 |
| msecomb2 | 0.130 | 0.129 | 0.315 | 0.287 |
| cerrd | 0.105 | 0.105 | 0.226 | 0.226 |
| certwo | 0.187 | 0.084 | 0.314 | 0.160 |
| cersum | 0.104 | 0.104 | 0.248 | 0.248 |
| cercomb1 | 0.104 | 0.104 | 0.226 | 0.226 |
| cercomb2 | 0.105 | 0.104 | 0.248 | 0.226 |

正如我们所看到的,带宽选择程序根据选择和带宽选项生成对 $h_n$ 和 $b_n$ 的估计。如上所示,多年来,RD 方法和评估过程已经得到了改进。RD 的应用范围也不局限于我们这里列举的学校营养实例;我们鼓励读者在其他项目评估中进一步对其进行探索。

这一章的主题是了解学校供餐项目是否能改善营养和相关的结果。当有充分证据表明上述干预措施能够较好地实现预期目标时,决策者才会对 SFPs 作为良好的保障体系投资充满信心。断点回归技术是另一种计量经济学方法,它使我们能够评估如免费学校午餐这样的政策干预是否是有效的。

STATA 的示例通过提供有关干预效应的信息来帮助聚焦疑点。STATA 的示例和估计表明学校供餐计划对干预组有积极的干预效应。这些信息对系统中的所有利益相关方都是有用的。近年来,断点回归方法已经得到进一步改进,我们鼓励读者在本章结尾的练习中探讨这些改进对政策评估的影响。作为人类发展关键干预手段的各种形式的学校供餐计划正在推广,这是一个有待进一步研究的广阔领域。

在此背景下,WFP(2009)报告列出了需要进一步研究的主要领域:

(1)高收入国家构建学校供餐计划的数据库至关重要。这个数据库必须以这样的方式构建:复制中低收入国家的可用信息,必须收集包括项目规模和覆盖率等技术细节在内的所有项目数据。

(2)目前缺少对低收入国家的 SFPs 项目有效性的准确评估。这些项目是否惠及低收入人群?在不同背景和国家中进行 SFPs 的评估非常重要。

(3)SFPs 的成本构成还不清楚。对 SFPs 的成本动因的分析将是确定项目有效性的一个良好方法,并且使跨国比较更加容易。例如,在赞比亚,学校供餐的费用约为小学教育年人均费用的一半,而在爱尔兰,这一数字仅为 10%(见 Bundy 等,2009)。

(4)各国应当对不同项目进行效应评估,并建立健全监测和评估系统。

(5)评估从小农户购买食物对学校供餐计划的影响。这会提供供应链管理方面的信息,并有助于提高食物系统的效率。

(6)来自高收入国家的儿童支付他们的餐费并负担部分费用,并补贴来自贫困家庭的儿童。中等收入国家和低收入国家也必须制定适当的目标,以弥补部分成本,而且有必要确定其中一些成本回收机制。

（7）有必要了解各国如何解决食物质量标准和学校供餐计划的营养指南的问题。

## 结论

本章首先介绍了学校供餐计划在家庭层面增加食物可及性的作用，这是实现所有人的食物保障的主要措施。除了为在校儿童提供营养保障的潜在来源外，学校供餐计划也有可能增加参与家庭的人力资本收益。国家和地方政府越来越多地投资于学校营养项目。经济学家和营养专家的兴趣在于，找到能够证明用于学校供餐计划的公共资金能为社会带来必要收益的证据。由于数百万在校儿童供餐的问题并非遵循简单的设计或专注于特定的目标，因此目标和设计应根据本地情况和资源可用性而有所不同。WFP（2009）指出，根据包括乌干达、老挝和布基纳法索在内的几个国家的经验，仍然需要大量的工作来充分了解 SFPs 的成本和收益。

本章还介绍了目前国际社会为通过有效的学校供餐计划来解决儿童营养不良问题而采取的若干政策建议。通过断点回归方法的分析结果及其相应的 STATA 操作，我们演示了其干预效应。

正如 Bundy 等（2009）所指出的，如果我们必须充分利用 SFPs 作为营养改善干预措施，那么政府和合作伙伴就需要采取一种更系统化和政策驱动的方法。

## 练习

1. 为你感兴趣的国家准备一份关于学校供餐计划的研究报告。计划背景是怎样的，计划设计发生了哪些变化调整，为什么？这个计划对于预算的影响是什么，以及它如何与其他社会福利计划竞争？

2. 使用上面的数据并在 STATA 中尝试以下命令：

（1）rdrobust score cutoff,kernel（uniform）。

（2）rdrobust score cutoff,p（2）q（4）。

（3）rdrobust score cutoff,vce（resid）。

参考 CCT（2014）和 CCT（2016），看看估计的置信区间是否存在差异，并注意它们之间的差异。

第六部分

# 三重经济负担：营养不足、营养过剩、微量营养素缺乏

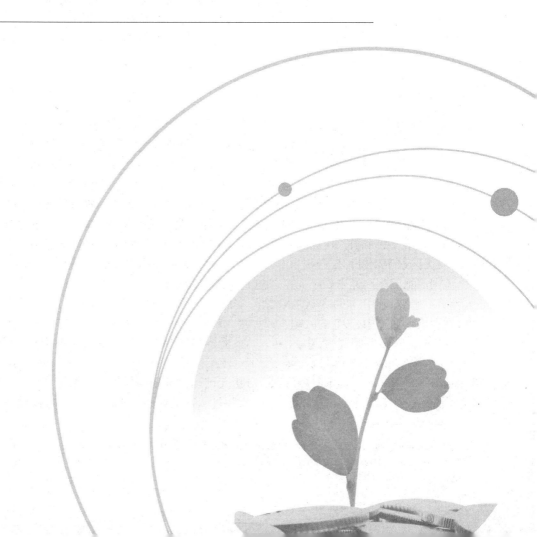

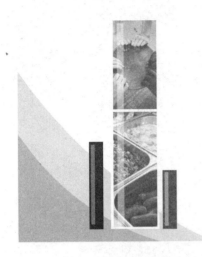

## 第十四章

# 肥胖的经济学分析及其对生活质量的影响：非参数方法的应用

*最后，作为第一夫人，对于我来说这不仅仅是一个政治问题，而是一种情怀。这是我的使命，我决心与全国各地的人们一起努力，改变这一代孩子们对食物和营养的认识。*

*——美国前第一夫人米歇尔·奥巴马在"让我们动起来"*

*网站的发言（www.letsmove.gov/about）*

## 概述

本部分的多数章节是在营养不足的背景下讨论营养不良的问题。本章我们将讨论营养过剩的问题。在发展中国家，经济增长、收入增加和城市化程度提高等共同推动了超重和肥胖的增长。食物保障只关注粮食作物生产和实现粮食自给自足，这不仅限制了作物的多样性，也限制了膳食的多样性。植物油成为一种廉价的脂肪来源。随着家庭收入的增长，糖的消费量、外出就餐、特别是高油和高糖食物的消费量均不断增加。城市化程度提高伴随着工作劳动强度的降低、使用机动车的交通方式增加和身体活动机会的减少，这些因素共同促成了过去 20 年发展中国家居民膳食结构的转变（Hawkes 等，2007；Alston 等，2010）。

美国国家卫生统计中心报告显示 2/3 的美国成年人超重或肥胖。自 20 世纪 60 年代以来，美国的肥胖率已经增长了 35%。这种增长的趋势确实令人担忧。该部门指出，67% 的白人超重或肥胖，其中约 34.3% 的人肥胖；在黑人中，77% 的人超重或肥胖，其中约 50% 的人肥胖；在西班牙裔人中，79% 的人超重或肥胖，其中约 40% 的人肥胖；在美国所有种族的成年人中，68% 的人超重或肥胖，其中约 36% 的人肥胖（US Department of Health, USDH, 2016）。美国卫生部下属的国立糖尿病、消化和肾脏疾病研究所（National Institute of Diabetes and Digestive and Kidney Diseases, NIDDK）分析美国国家健康与体检调查数据发现，约 1/3 的 6~19 岁的儿童青少年处于超重或肥胖状态，超过 1/6 的 6~19 岁的儿童青少年肥胖[①]。

---

① 参阅 niddk.nih.gov，了解美国肥胖问题的最新进展情况。Nutrition Economics. DOI：http：// dx.doi.org/10.1016/B978-0-12-800878-2.00014-1

图 14-1 和图 14-2 显示了过去 50 年中美国肥胖的流行趋势(Duffy 等,2012)。

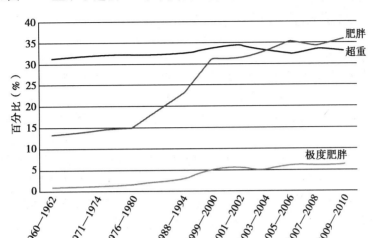

图 14-1　20 世纪 60 年代以来美国成人超重和肥胖的流行趋势

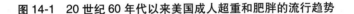

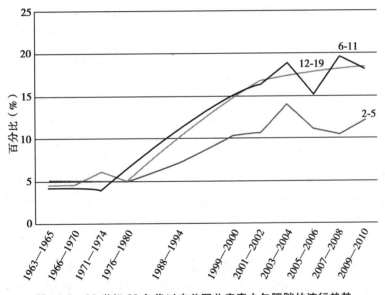

图 14-2　20 世纪 60 年代以来美国儿童青少年肥胖的流行趋势

　　图 14-1 显示了自 20 世纪 60 年代以来美国成人超重和肥胖的流行趋势。图 14-2 显示了儿童青少年肥胖的流行趋势。这两张图反映了总体上美国成人、儿童青少年超重和肥胖率都呈现出随时间推移逐步升高的趋势,尤其是在 20 世纪 70 年代之后。上述事实引起了美国公共卫生官员、医务人员、卫生经济学家、营养专家和许多其他相关领域学者的关注。研究显示,美国人普遍认为童年时期的肥胖与成年后的肥胖有关;女性比男性更容易肥胖;美国的中部和南部地区肥胖率更高。肥胖率是由经济、社会和文化因素之间的复杂交互作用所决定。在这一章中,我们主要研究肥胖和食物价格之间的关系,社交网络和同伴效应的影响,健康食品、垃圾食品和加工食品的可及性以及身体活动对肥胖的影响,力求了解肥胖的成因和经济后果。

## 肥胖在人力资本方面的经济学影响

肥胖与工资,以及肥胖与长期的人力资本之间的联系是重要的经济因素。Averett 和 Stifel(2013)的研究表明,儿童肥胖对认知发展的早期效应可能是造成肥胖对人力资本长期影响的原因。为了验证这一假设,Averett 和 Stifel(2013)利用 1979 年美国青年纵向队列调查数据(National Longitudinal Survey of Youth 1979,NLSY79),对体重和认知能力的关系进行了研究。

固定效应模型显示,与体重相关的种族及性别差异会影响认知能力、考试成绩和学业成就,进而影响潜在的人力资本。例如,研究人员发现超重的白人男孩的数学和阅读成绩比学生总体平均值低一个标准差,超重的白人女孩的数学成绩也较低,超重的黑人男孩和女孩的阅读成绩均较低。从这些结果我们可以得到一些启示:健康-营养-教育政策会影响潜在的终生收入[1]。

虽然研究人员已开始探讨肥胖是否通过较低的认知能力及相关的社会经济因素对劳动力市场产生影响,但目前还未得到明确的研究结果。例如,Amis 等人(2014)发现,肥胖并不影响高中毕业,但是肥胖对大学毕业生及其未来的收入潜力有负面影响。

利用第三次全国健康与营养调查的数据,Wada 和 Tekin(2010)对 NLSY79 中受访者的工资模型进行了估算。他们发现无论白人还是黑人,其体脂与男性和女性的工资下降都有关。研究人员还发现去脂体重与工资的增加有关[2]。

有趣的是,Fox 和 Hutto(2013)也使用了 NLSY79 数据,研究表明肥胖会抑制女性工资上涨的倾向,增加工资下降的倾向。相比之下,肥胖男性工资更有可能增长。这项研究的意义在于,女性在成年早期的肥胖状况使她们的终生收入状况不佳。这是在营养经济学中为数不多的追踪肥胖、收入和性别差距问题的研究之一。

与这些研究结果不同的是,Majumder(2013)等的研究推翻了工资和肥胖呈现负相关的结果。他们利用 1997 年 NLSY 数据得出了相反的结论,即高 BMI 的白人男性往往会获得更多工资上涨。但该研究还发现,其他种族-性别群体的工资不受肥胖影响。

Lempert(2014)也对在这种情况下产生的内生性问题进行了分析,发现超重和肥胖会导致工资下降,低家庭收入和低工资也是造成超重和肥胖的原因。事实上,Lempert(2014)发现,肥胖对工资水平较高的工薪群体产生了负面影响,女性更甚。也就是说,在高的工资水平上,超重对女性的负面影响更大。

美国以外的其他国家也对肥胖和工资之间的关系进行了研究。例如,Lundborg 等(2014)研究了来自瑞典军队应征入伍的 15 万名男性的数据,其结果也显示出体型和认知能力的家庭效应。由于超重和肥胖的瑞典青少年对技能学习掌握较差,导致其在劳动力市场上明显处于劣势(专栏 14.1)。

---

[1]　Zavodny(2013)研究显示,超重儿童更容易得到比实际考试成绩更低的教师评价。

[2]　与此同时,Kosteas(2012)使用 NLSY 数据显示,在美国,定期锻炼可以使工资提高 6%~10%。

**专栏 14.1    肥胖的不均衡现象**

Carson(2015)观察到,从历史上看,非洲裔美国人和白人的体重在 19 世纪和 20 世纪初都有所下降。美国南方工人的身高、BMI 比美国其他地区更高,而且体重也更重。结论是,尽管该地区非常容易受到疾病的影响,但南方工人的营养状况应该更好。Carson 的结论对美国现代肥胖症的流行有着重要的影响。

Broady 和 Meeks(2015)指出,由于食物准备、消费和实践的背景文化不同,南方各州的肥胖率一直较高。研究人员还发现,SNAP 的资助和缺乏身体活动与肥胖率高度相关。但最重要的是,非洲裔美国人口占比与人群整体肥胖水平高度相关[a]。

自第二次世界大战以来,黑人和白人女性的身高差距增加了 1.95cm,此外,Komlos(2010)指出,年龄在 20~39 岁的黑人女性的体重比相应年龄段白人女性重 21 磅。Komlos(2010)的研究结论认为,肥胖流行是导致这一群体身高下降的原因,这导致了双重负担,因为身高下降反映了系统性的健康缺陷问题,这些发现与"同伴效应"[b]一致。Walker 和 Kawachi(2011)的发现与上述观察结果一致。他们指出,过度饮食、由于种族造成的职业隔离、文化背景、建筑环境以及对基于电视的食物营销手段的敏感性等是导致肥胖流行的原因。

Johnston 和 Lee(2011)等人发现,黑人和白人女性间体重存在很大的差距。研究人员将这种体重差距归因于黑人与白人在能量摄入和能量消耗上的差异。由于超重会导致潜在的医疗成本,而医疗成本的增加将对该群体造成更大的影响,因此了解这种差异很重要。Condliffe 和 Link(2014)的研究结果显示了这些群体医疗成本之间的差异:肥胖且高血压的白人,其医疗费用增加了 25%,西班牙裔增加了 48%,非洲裔美国人增加了 70%。

此外,Johnston 和 Lee(2011)的研究表明,产生体重差距的主要原因是由于饮食不同,而不是由于缺乏身体活动。包括饮食干预和教育在内的适宜政策对于降低黑人女性未来的医疗成本非常重要。正如 Broady 和 Meeks(2015 年)指出的那样,增加居民区半英里内的健康食品商店的数量似乎与降低肥胖水平有关。

[a]与此相关的,Lee 和 Wildeman(2013)讨论了对非洲裔美国女性的大规模监禁如何导致肥胖在内的健康状况恶化环境。作者还记录了在这些危险环境中白人和非洲裔美国女性之间的差异。

[b]参见 Fletcher(2014)),Ali 等(2014),及 Forste 和 Moore(2012)的研究。

## 肥胖的医疗成本

决策者和卫生经济学家非常关注肥胖的医疗成本。Hoque 等(2010,2013)对德克萨斯州成年人超重的情况进行了研究,预计到 2040 年,超重人数将增加到 1 600 万人,肥胖人数将增加到 1 460 万人。到 2040 年,与之相关的年度医疗成本将达到 403 亿美元。

调查和研究结果指出,需要制定针对拉美裔和其他少数族裔的相应政策以应对不断增加的肥胖成本。Nayga(2013)发现，非白人、低受教育程度以及低收入人群不太可能知道超重与心脏病之间有关联。从政策的角度来看，食物政策和针对肥胖及心脏病的健康教育非常关键。

有一些关于肥胖医疗费用的估算数字，例如在 Cawley 和 Meyerhoefer(2012)的研究中，肥胖使人均每年医疗成本增加了 656 美元，使用工具变量估算后，该数字为 2 741 美元。Thorpe 等(2015)估计，在某些特定的慢性病中，不断上升的肥胖水平导致医疗保健支出增加了 11%~23%。

如果肥胖同时伴有其他健康问题，会对医疗成本产生显著的影响。除了 Condliffe 和 Link(2014)所指出的不同种族对医疗成本的影响外，Condliffe 等在 2013 年的研究结果表明，肥胖的糖尿病患者的医疗保健支出比非肥胖的糖尿病患者高出 14%。重要的是，合并有肥胖症和高血压的糖尿病患者是糖尿病患者中数量增长最快的，并且其医疗保健支出比非肥胖患者提高了 40%。

MacEwan 等(2014)估计，美国每个成年人的 BMI 增加 1 个单位，每年的医疗支出就可能会增加 60 亿美元。如果每位肥胖的美国成年人的 BMI 下降到 $25kg/m^2$，那么每年的医疗支出将减少 1 660 亿美元，如果肥胖人群的 BMI 没有降低，就会导致 1 480 亿美元的净损失。这与 Finkelstein 等(2010)报告的肥胖直接成本相同，此外还有每年 730 亿美元的间接成本。

Finkelstein 等(2010)指出，2010 年可负担医疗法案(Affordable Care Act)的实施(即大公司要为员工提供医疗保险，否则将面临重大财务处罚)可能会激励企业投资于预防，继而公司可以受益于一支更加苗条、健康、医疗费用更低、生产能力更强的劳动力队伍。

Mehta 和 Chang(2011)发现，在美国与肥胖有关的死亡率一直在下降，尤其是在 I 级肥胖人群中，尽管 II 级和 III 级肥胖可能与较高的死亡风险有关。此外，由于肥胖青少年还未充分利用现有的服务，因此，青少年肥胖的实际成本会被低估(Wright 和 Prosser，2014)。

压力和抑郁心理也会导致肥胖，并且导致医疗成本显著增加。例如，Dave 等(2011)发现重度抑郁会使女性超重的可能性增加 7%，由此造成抑郁症的经济成本增加约 90 亿美元。

抑郁程度的提高和抗抑郁药的使用也会增加 BMI。为了区分两者对 BMI 增加的影响，Wehby 和 Yang(2012)使用了一阶差分模型，证明使用抗抑郁药物的抑郁症患者会使 BMI 增加 1 个百分点，同时也使超重或肥胖的概率增加大约 9.2%。此外，该研究还发现这种影响对未婚者或社会经济地位较低的人影响更大。该研究还有一个重要的发现，即 BMI 的增加主要归因于抗抑郁药物的使用，而不是抑郁症。在美国，抗抑郁药物的使用越来越多，这可以部分解释肥胖率上升的问题。

## 造成美国人肥胖的原因

多个因素导致了美国肥胖人群越来越多的趋势。让我们从一个颇有争议的原因开始思考：美国的保障体系是导致人们体重增加的原因吗？

### 美国保障体系提供了哪些保障

Huang(2012)研究结果显示，20 世纪 80 年代以来美国成年人的肥胖率从 15% 上升到了

35%。作者把 SNAP 参加者与成年人 BMI 联系起来，构建了与 SNAP 项目参与者和价格有关的 1986—2006 年间个人水平的面板数据库。最小二乘法工具变量估计表明，SNAP 使女性的 BMI 增加了约 1.1%，同时使女性肥胖的可能性增加了约 2.6%，使用复杂的模型校正混杂因素后，女性 SNAP 参与者 BMI 降低了 1.12%，肥胖的可能性降低了 3.76%。因此，Huang（2012）的研究表明，SNAP 有助于减少肥胖。Huang 等人（2011，2012）进行的其他研究也得出了类似的结论。

本书前几章已经提到美国的 NSLP 为符合收入条件的学生提供免费和优惠的午餐，并为不符合收入条件的学生提供最低限度的午餐补贴。许多研究人员怀着极大的兴趣寻求 NSLP 项目对学生健康的影响效应。Peckham（2013）比较了各学区的菜单，并将菜单的差异与社会经济变量联系起来。Peckham（2013）发现富裕学区的学校每周给学生提供更多的主食、水果和蔬菜选择，这些食物有较高的营养价值；同时，接受免费午餐的学生比花钱购买午餐的学生选择高脂肪、高碳水化合物、低蛋白质的主菜的概率更高。

Lakdawalla 和 Philipson（2009）、Grecu 和 Rotthoff（2015）假设非劳动收入与体重之间的关系呈倒 U 型曲线。也就是说，随着收入的增加，食物的相应增加会带来体重增长。但是当超过一定的收入水平时，家庭会逐步消费质量更好的食品，因此体重开始下降。Akee 等人（2013）用来自美国北卡罗来纳州的印第安家庭的数据验证了这个假设。这项研究结果表明使用外生性现金转移支付来确定家庭绝对收入对青少年 BMI 有正向影响。这项研究也涵盖了居住在同一地区的非参与者。Akee 等人（2013）的研究显示，与富裕家庭的同龄人相比，额外的收入转移支付增加了贫困家庭儿童的 BMI。

Fan（2010）和 Baum（2011）使用了 NLSY79 数据，在各自独立的研究中证明食品券不是肥胖的主要影响因素，尤其对女性肥胖没有影响[①]。同样，Burgstahler 等（2012）的研究也表明，参与 SNAP 项目和儿童肥胖呈现负相关。这项研究把家庭的财务压力作为决定 BMI 状态的关键因素。类似地，Schmeiser（2012）的研究显示，SNAP 项目的参与实际上降低了 BMI 的百分位数，降低了 5～11 岁的男孩和女孩以及 12～18 岁的男孩肥胖的可能性。对于 12～18 岁的女孩来说，SNAP 的参与对肥胖无显著影响。与这些发现不同的是，Robinson 和 Zheng（2011）的研究表明，参与 FSP 可能会导致老年女性肥胖。Kreider 等人（2012）的研究表明，SNAP 对儿童健康有良好的影响。这项研究控制了内生性参与和对参与状态的潜在低估问题。这两个问题在计量经济学中都需要进行甄别，作者使用了潜变量选择方程和辅助管理数据来解决这些问题。

Jensen 和 Wilde（2010）的研究对 SNAP 参与、食物短缺和肥胖之间关系进行了很好的概括。SNAP 参与和肥胖之间的关系非常复杂。首先，在中等程度食物短缺的家庭中，女性的平均体重往往比有食物保障家庭中的女性要高。Jensen 和 Wilde（2012）指出，造成这种状况的原因可能是食物摄入的"充足和短缺"循环。也就是说，食物短缺家庭会牺牲健康食物来换取廉价和不健康的食物。其他如财务压力和缺乏身体活动等因素也会导致体重增加。其次，Jensen 和 Wilde（2012）注意到，每月一次的 SNAP 福利通常在月底前就已经早早耗尽，因此形成了食物充足和不足的循环。这项研究表明，解决食物短缺的政策必须更加全面，并且将多方面的因素纳入考虑范围。

---

① 也可参见 Parks（2011）和 Ver Ploeg（2011）的研究。

Jensen 和 Wilde(2012)的研究表明社会保障计划对体重的影响更多地是由个体特定的固定效应驱动的。Morrow(2013)展示的社会保障计划与肥胖关系的相关研究结果也间接地支持了这一观点。Morrow(2013)的研究涵盖了几类脆弱人群,其结果表明,对于一般人群,社会保障计划有助于改善白人和西班牙裔儿童的健康状况。但是,参加"启蒙计划"项目的 5~6 岁黑人孩子比未参加该项目的同龄孩子更容易超重和肥胖。Morrow(2013)还研究了参与项目的低收入墨西哥裔女性的食物选择和肥胖之间的关系。Morrow(2013)发现社会保障计划并不是 BMI 的重要驱动因素,这一结果与之前的一些研究结果相同。但是 Morrow(2013)的发现与 Carneiro 和 Ginja(2014)的发现形成了鲜明对比。后者发现,参与"启蒙计划"可以减少男孩的行为问题、健康问题和降低肥胖的发生率。Carneiro 和 Ginja(2014)在其研究中纳入了入选规则,并允许数据中存在不连续性。

Belfield 和 Kelly(2013)还研究了早期保健和教育对儿童肥胖的影响,发现通过参与"启蒙计划"和中心性学前教育计划可以减少儿童肥胖。Belfield 和 Kelly(2013)的研究验证了健康儿童在早期儿童教育中的自我选择能力。

Roy 等人(2012)对美国最流行的三个解决营养问题的联邦援助计划作了一个很好的总结:SNAP(或 FSP)、SBP 和 NSLP。我们在前几章中已经就这些计划的各个方面作了一些讨论[①]。

Roy 等人(2012)研究了参与援助计划和儿童健康之间的关系,针对各计划之间的"溢出效应"做了重点研究。例如,Roy 等(2012)指出,参与 SNAP 计划可能会改变家庭消费的食物类型,从而可能导致在学校选择食物时发生类似的变化。同样有可能的是,SNAP 计划的参与者在家里吃更健康的食物,在自助餐厅则选择不太健康的食物。

因此,政策改变需要关注家庭对政策的看法,避免在各个计划之间进行不健康的替换。研究人员发现贫困家庭成员的健康状况相对较差,并且在儿童看护上花费更多的时间。花费在儿童看护上的时间因素促使参与者同时参加三个援助计划,这对青少年的 BMI 产生了有益的影响。研究人员发现,由于父母花费了时间用在监控孩子看电视和电影时长等儿童看护上,三个援助计划的联合参与对儿童 BMI 具有有益的影响。

最重要的是,较贫困的家庭基于其对补贴的需求参与了这些援助计划,而富裕家庭由于其方便性也参与其中,这对政策有重大影响。例如,作者发现年收入低于 7.5 万美元的 SNAP 计划参与者,花在基本饮食上的时间较少,看电视和电影的时间更长,照顾孩子的时间更少,购物时间也更少。他们的劳动参与率较低、收入较低、整体健康状况较差。这些家庭通常是非白人的单亲家庭,他们在儿童保育和食品杂货店购物上分配的时间较少。因此,决策者必须考虑家庭影响,类似教育补充营养援助计划(Supplemental Nutrition Assistance Education Program,SNAP-Ed)的援助政策在推广过程中必须考虑"膳食指南"之外的问题。

研究人员正在逐步深入了解接受援助对象在个人决策过程中涉及的"时间成本"因素。Davis 和 You(2010)的研究在这个问题上提供了一个很好的例子,他们用市场替代法和机会成本法计算用于食物制备的时间成本。

市场替代法用食品行业工人的工资作为替代变量,计算了家庭食物制备时间的货币(美元)价值。机会成本法则估计了与非市场活动相关的收益。这个计算取决于个人的时间分

---

① 请参见 Millimet 等(2010)进一步阐述 SBP 和 NSLP 的效果。也可参考 Yin 等(2011)研究。

配和影子工资。

通过计算这两种成本,作者发现对于一般人群来说,机会成本或时间成本约占总食物成本的 35%,使用替代法的成本约占总成本的 21%。然而,研究表明,FSP 参与者的这些成本分别为 48% 和 35%,对于那些遵循美国农业部 TFP 的人来说,成本分别是 63% 和 53%。从 Davis 和 You(2010)的研究中我们可以得出结论,对于 FSP 参与者来说,巨大的时间成本造成了强烈的外出就餐动机,进而导致了不健康的饮食。

"时间成本分配"问题也存在于儿童保育的决策中。Herbst 和 Tekin(2011)研究了非父母监护的学龄前儿童的肥胖问题。显然,决策者更关注集中保育的类型,以及集中保育如何影响儿童的健康结局。Herbst 和 Tekin(2011)还指出,有许多联邦和州政府提供儿童保育的政策,如儿童保育和发展基金(Child Care and Development Fund,CCDF),该基金提供基于就业的补贴。家长可以使用补贴购买儿童保育服务,从而使他们能够进入劳动力市场。显然,孩子们的体重取决于儿童保育服务的质量,更重要的是补贴增加了父母的可支配收入,他们可能会选择用健康的食物代替不健康的食物。

为了深入了解这一问题,Herbst 和 Tekin(2011)收集了在上幼儿园前一年接受补贴的孩子入园后的秋季和春季的几项儿童体重相关指标。

作者通过普通最小二乘法、固定效应模型和分位数回归等方法,证明了补贴效果取决于给定的 BMI 分布。处于 BMI 分布曲线顶端的儿童,育儿补贴与 BMI 的增加有关,从而使超重和肥胖的可能性增加。但是,对处于 BMI 分布曲线底端的儿童,补贴对 BMI 没有影响。在 BMI 分布曲线中间位置,补贴对 BMI 的影响不一致。

补贴效应发挥作用的关键机制是采取非父母儿童保育,而不是母亲就业。此外,儿童保育补贴可能会有意外后果,作者对各州 CCDF 计划的设计特点提出了质疑。这些计划可能会阻碍父母选择高质量的儿童保育服务,同时也会阻碍儿童保育服务提供者进行成本高昂的保育服务质量改进。美国的许多儿童保育中心没有为儿童提供健康的食物和充足的身体活动机会,而使接受补贴的儿童在测试中表现更差(Cesur 等,2010)。

Mandal 和 Powell(2014)也提出了类似的发现,他们使用了 2001—2008 年的 NSLY 有关的上万份报告,研究表明儿童保育服务环境影响儿童肥胖的可能性。如果保育服务环境的质量很高,或者是有偿且受监管的保育服务环境,那么儿童对水果和蔬菜的消费量会比较高。

最重要的是,来自单亲母亲家庭的儿童,由于软饮料的摄入从每周 4 次增加到每周 6 次,使肥胖的概率增加了 15%;由于快餐的摄入从每周 1~3 次增加到每周 4~6 次,使肥胖的概率增加了 25%。双亲家庭的孩子由于每天多吃了一次蔬菜,而使肥胖的可能性降低了 10%。

儿童保育服务和补贴的可及性也是重要的问题。Herbst 和 Tekin(2012)研究了公共服务机构的距离是否对获得补贴产生影响,并最终对低收入家庭儿童的肥胖产生影响。研究结果表明,到公共服务机构距离的增加对获得补贴有负面影响,而补贴儿童保育服务导致低收入家庭儿童超重和肥胖率增加。

在这方面,丹麦的成果是非常值得关注的。Greve(2011)的研究表明,由于丹麦的儿童保育服务质量优于美国,因此增加母亲的工作时间并不一定意味着儿童体重的增加。而且在丹麦,孩子的父亲也会为儿童的保育和健康作出贡献。

## 收入效应和儿童肥胖

Millimet 和 Tchernis(2015)揭示了美国儿童 BMI 的两个有趣特征。这两个特征都与特定类型的差异有关。第一个特征是在比较幼儿园时期处于 BMI 分布低百分位数的男孩和女孩的时候发现的。作者指出,幼儿园时期 BMI 处于低百分位数的男孩,到八年级时,在 BMI 分布上的位置至少提高了 10%。第二个特征是白人、黑人和西班牙裔孩子 BMI 的变化趋势不同。尽管白人孩子在小时候处于 BMI 分布的最高分位数位置,但是在成长过程中,白人比黑人或西班牙裔孩子在 BMI 分布上的位置更有可能下降至少 10%。

家庭收入与儿童肥胖有什么关系吗? 目前的研究中有部分证据表明,收入确实对儿童的 BMI 有影响。Chia(2013)使用 NLSY 数据的研究揭示了低收入家庭中儿童肥胖较为普遍。收入本身可能不是儿童肥胖的唯一决定因素,因为家庭收入追踪到了未观察到的家庭特征。

Hussain(2012)指出,生活在有经济压力和净收入不稳定的家庭的人,其 BMI 更高。这项研究还观察到了高 BMI 从经济压力大的母亲转移到他们的孩子的轨迹现象[①]。Wisman 和 Capehart(2010)进行的一项社会学研究指出,美国肥胖流行是由日益增长的经济无保障、压力和对现代社会的无力感造成的,而在这种情况下,更容易选择高糖和高脂肪的食物。

Jo(2014)指出,低收入家庭中,收入与儿童 BMI 之间存在着很强的正相关关系。在高 BMI 的儿童中,家庭收入与 BMI 之间存在显著的正相关关系。Jo(2014)和 Gius(2011)的研究都发现,低收入和高收入家庭的儿童肥胖率的差异随着儿童年龄的增长而增加。随着年龄的增长,孩子的体重比身高增长得更快。由此可见,不同收入群体的儿童肥胖有不同的驱动因素。

Kuku 等人(2012,2013)使用非参数方法研究发现,儿童肥胖与儿童期所经历的食物短缺的程度有关,这种关系在不同性别、种族、民族和收入组中有所不同。

## 郊区的肥胖情况

近年来,由于上述事实,对肥胖及其影响的研究激增。Mandel 和 Chern(2011)综合研究了 BMI 的社会和环境决定因素。他们利用横断面数据分析表明,在校正了快餐店和饮酒场所的数量后,快餐店和饮酒场所较高的人均消费额与女性较高的肥胖和超重率有关。

在人口密集的城市地区,男性和女性的肥胖率都较低。对整个人群来说,较高的教育水平和较多的水果和蔬菜消费与 BMI 较低有关。有趣的是,收入的增加会给女性带来更健康的生活,但会增加男性肥胖的风险。在本节中,我们将就以上观点展开讨论。

近年来,研究人员将城市扩张与肥胖联系起来。美国郊区化以及由此导致的城市人口密度下降带来了一系列的问题。由于城市的扩张、人口密度降低与肥胖的增长同时发生,研究人员对这个研究方向充满了兴趣。

很明显,城市扩张迫使人们出行更频繁,增加了对汽车的依赖,因此增加了出行和在家

---

① Pickett 和 Wilkinson(2012)提供的证据也表明,经济不稳定和收入不平等产生了导致肥胖的经济和心理压力源。

烹饪的"时间成本"。通勤时间还会挤占锻炼的时间，如果步道、小径和公园的数量再减少，锻炼就会更加困难。

郊区化也带来了像沃尔玛这样的超级购物中心，其食品更便宜，也因此增加了不健康的膳食习惯。经济学家还将郊区肥胖与犯罪率和缺乏体育锻炼联系起来。目前的肥胖水平在多大程度上可以归因于城市扩张？Zhao 和 Kaestner（2010）调查了 1970—2000 年间发布的数据，这些数据将城市居民的肥胖与人口密度联系起来，表明人口密度与肥胖之间存在着统计学上的显著负相关。如果人口密度没有像现在这样下降，那么目前的肥胖率可能会下降 13%。

近年来的一些研究，从不同的角度探讨城市扩张与肥胖的关系：偏远地区、沃尔玛的存在、食物荒漠、缺乏公园和步道等。是否是其中某一个因素或这些因素的共同作用促使了肥胖的发生，仍然是一个悬而未决的问题，但从这些调查中我们也可以得到很多好的经验。

## 城市扩张、偏远地区与建筑环境

城市扩张和建筑环境是研究偏远地区与肥胖联系的关键问题。一个县的肥胖率是否与地理位置偏远有关？与公园的可及性问题的情况类似，Guettabi 和 Munasib（2014）指出，在偏远地区健康食品不容易获得。Guettabi 和 Munasib（2014）在其研究中根据医院、设备齐全的健身房、连锁商店、公园和步道的可获得性对县区进行分类。研究人员的假设是，研究地点离更高层级的中心区距离越远，相关人群肥胖率越高。事实上，Guettabi 和 Munasib（2014）的研究结果也证实了他们的假设，到中心城市的距离和县域肥胖之间是正相关的，特别是在偏远的大都市郊区。偏远郊区限制了人们获得高层次服务的机会，由此产生的"体重惩罚"会导致空间性肥胖[①]。

## 提高汽油价格能减少肥胖吗

汽油价格和肥胖之间有联系吗？根据 Courtemanche（2011）的研究结果，答案是肯定的。他发现汽油价格的上涨为人们提供了行走的机会，同时也减少了外出就餐，尤其是餐厅就餐。美国肥胖率的上升与 1979—2004 年间汽油价格下降存在很强的相关性。Courtemanche（2011）指出，美国汽油价格每上涨 1 美元将导致肥胖人口减少大约 7%~10%。

Li 等人（2011）的研究也得到相似的结果，美国的汽车需求也与肥胖流行有关。因为超重的消费者的比例上升，因此对大排量新车的需求增加。BMI 上升 10% 会使新车的每加仑汽油行驶的英里数（miles per gallon，MPG）减少 5%，这需要汽油价格上涨 54 美分来抵消。

Sen（2012）的研究表明，汽油价格的上涨也会导致家务、户外清洁、园艺和庭院工作等身体活动的增加。一系列的研究有力地表明，征收汽油税可能对健康有积极的影响，也会给环

---

① Levine 等（2011）研究发现，家住农村的牙买加人锻炼水平比城市居民高 60%。肥胖的城市居民步行的时间比体重健康的城市居民要少。肥胖的美国人比乡村牙买加人多静坐了将近 4 个小时。最后，城市化与低水平的运动有关。Reifschneider 等（2011）也发现，健康状况良好美国人，可能会花更多的时间用于锻炼。

境带来积极的影响。

## 城市扩张与沃尔玛效应

城市扩张的一个重要表现是像沃尔玛这样的超级购物中心的激增。事实上，沃尔玛与不断增加的肥胖水平有关。例如，Courtemanche 和 Carden（2011）使用行为风险因素监测系统（the Behavioral Risk Factor Surveillance System，BRFSS）数据，并将这些信息与沃尔玛门店的位置联系起来。研究显示一家额外的超级购物中心会导致相关人群的 BMI 增加 0.25 个单位。这是否意味着沃尔玛类超级购物中心毫无疑问地减少了社会福利？不一定，因为健康不佳增加的医疗成本必须与从购买廉价消费品节约的费用相比较。作者的研究结果发现，增加的医疗成本只会抵消掉消费者结余的 6%。Bonanno 和 Goetz（2012a）的研究结果也支持这一观点。

Marlow（2015）的研究表明，以类型来区分商店，可能会有更微妙的解释。Marlow（2015）确定了 4 种类型的食品零售商店：超市、超级购物中心和仓储会员店（在该文献中被称为"大盒子"商店）、便利店和专卖店。结果显示，拥有更多食品零售商店的县区成人肥胖率较低。这种反向关系的主要驱动力是超市和特色食品商店的数量增加。有趣的是，这项研究表明，肥胖水平与"大盒子"和便利店的市场份额呈正相关。

## 建筑环境：肥胖、公园和娱乐活动

当城市扩张、沃尔玛购物中心及人口密度与肥胖水平相关时，社区公园和健身房是否能帮助减少肥胖问题？这个问题也引起了研究人员的极大兴趣。Kostova（2011）在研究中使用了 2005 年 BRFSS 的数据，发现身体活动水平和 BMI 之间没有显著的关系。Kostova（2011）应用单一方程模型发现较低的城市扩张与肥胖呈负相关，而更好的公园可及性与较低的肥胖水平有关，当使用工具变量，用两阶段最小二乘法建模时，这两种结果就都消失了。

与 Kostova（2011）的研究相比，Fan 和 Jin（2014）利用 2007 年美国儿童健康调查数据分析显示，儿童肥胖与社区公园和游乐场的可及性呈显著的负相关[①]。

Cawley 等人（2013）的研究证明，幼儿园时期参加体育课（physical education，PE）有助于减少五年级学生的肥胖。作者使用 1998—2004 年 NLSY 的数据，并使用工具变量估算，结果显示幼儿园时期体育课参与者有较低的 BMI Z 评分值。对男孩来说体育课对身体的影响更大，因为体育课是对男孩参与其他身体活动的补足。然而，体育课只是女孩的选择之一。尽管更多的体育活动可能会减少肥胖，但这也可能挤占学习时间。但是，作者也发现无论对男孩还是女孩，活动并没有因为挤掉学习时间而影响到学习成绩[②]。

---

① 关于方法问题和对这方面的调查，参见 Sallis 等（2011）、Ding 和 Klaus（2012）的研究。对于这些研究的致胖环境评论，请参见 Guthman（2013）的研究。Fitzpatrick 等（2010）也注意到，经济衰退可能通过降低健身房和健身课程的会员对肥胖产生影响。

② Sallis 等（2011）和 Sarma 等（2014）注意到加拿大体育运动和肥胖的重要性。Rashad 等（2006）早期的一项研究确定了人均餐厅数量、汽油税、香烟税、室内空气污染、家庭收入、正规学校教育年限，以及婚姻状态是美国成年人中肥胖的驱动因素。

## 建筑环境：垃圾食品、自动售货机、电子游戏和学习成绩

Cawley 等（2013）的研究表明,学校建筑环境可能会对儿童肥胖产生额外的影响。研究人员也开始关注这些效应。Bauhoff（2014）在洛杉矶联合学区（Los Angeles Unified School District）的一项研究中发现,清除不健康的食物和饮料在降低 BMI 方面基本上是无效的。

尽管碳酸饮料和油炸食物的消费量大幅下降,但学生们仍在继续从碳酸饮料和油炸食物的替代品中摄取所需的能量。Datar 和 Nicosia（2012）的研究表明,垃圾食品对 BMI 的影响也可以忽略不计。研究人员对全国五年级学生进行抽样调查研究发现,尽管在学校购买垃圾食品的可能性增加,但是垃圾食品的可获得性并没有显著增加 BMI 或肥胖。与此类似,Nakamuro 等（2015）在一项研究中表明,看电视或玩电子游戏的时间长短对 BMI 的影响是微乎其微的[①]。

如果把肥胖的流行程度与学业和成绩联系起来,学校建筑环境的重要性就变得很关键。Gurley-Calvez 和 Higginbotham（2010）针对这一问题在西弗吉尼亚州的学校里进行了一项研究,该校五年级学生的肥胖率已经接近 30%。作者发现,在高度贫困地区,肥胖对学生的阅读能力有负面影响,但在低度贫困地区,肥胖对学生阅读能力影响甚微。

这项研究的意义在于对高度贫困地区,需要大幅度增加指导性教育支出,以抵消肥胖对学业成绩的影响。

## 食物荒漠

美国农业部将食物荒漠定义为无法及时获得新鲜、健康和可负担的食物的城市社区和农村乡镇。估计约有 2350 万人生活在食物荒漠中（见 https：// apps.ams.usda.gov/fooddeserts/fooddeserts.aspx）。新鲜健康食物供给的缺乏可能导致不健康的饮食选择,从而推高肥胖水平。

Chen 等人（2010）研究了连锁杂货店的供给及其与 BMI 的关系。通过对印第安纳州马里恩县成年人的调查数据分析发现,肥胖和食物获取途径间的关系取决于社区的特征,特别是位置和收入。在他们的分析模拟中,作者发现在多个低收入社区增加连锁杂货店的设置,可以降低每个参与社区居民的 BMI 均值。

然而,这一领域现有研究并没有为食物荒漠的概念提供有力的支持。例如,Ver Ploeg（2010）的研究表明只有小部分人存在获得健康食物方面的问题,低收入消费者在食物价格较低的地方购物。Bonanno 和 Goetz（2012b）还研究了成人肥胖水平与食品商店的位置、密度和 SNAP 教育的支出之间的关系。即使是在考虑到商店位置和消费之间的内生性问题后,他们也未能发现食物供应环境与 BMI 之间的显著关系。Alviola 等人（2013）使用了覆盖阿肯色州的 2007—2009 年的面板数据进行分析,也没有发现在相关学区的食物荒漠和儿童

---

① Price（2012）表明,自动售货机的消失改善了学生的行为,减少迟到或给校长办公室的报告。

BMI 之间存在显著关系[1]。

如果食物荒漠和供给缺乏不是主要问题，是否可以认为"本地种植的食物"有助于减少肥胖及其相关的健康问题？Salois(2012)使用美国肥胖和糖尿病的县级数据，并将这些信息与建筑环境联系起来。Salois(2012)研究了农贸市场的密度和直接销售当地农产品，发现强大的当地食品经济有助于预防疾病，并建议在全社区范围内进行干预来审视这一重要的供给侧问题。

## 快餐与肥胖

廉价快餐的供应和消费也是导致超重和肥胖的关键因素。快餐的消费也与城市的扩张和到高速公路的距离有关。在 Dunn 等人(2010,2012)的研究中，将连锁快餐店位置数据、县区类型(人口密度)以及个人特征相结合，来探讨这个问题。

Dunn 等人(2010,2012)将州际高速公路出口作为外生工具变量，发现随着快餐供应的增加，中等人口密度县的女性 BMI 会随之增加。此外，黑人和西班牙裔的 BMI 与快餐店位置也呈现正相关。这种关系与城市扩张和超市增多所观察到的情况相吻合。

Chen 等(2013)的研究也发现了人群的 BMI 与快餐连锁店密度存在正相关的部分证据。Lhila(2011)等通过将"出生率详述文件""区域资源文件"和"县区商业模式"相结合进行研究显示，快餐店密度与孕妇体重过度增加的可能性呈正相关。然而这种关系假设并没有延伸到婴儿的出生体重。

从这些调查中可以得出一个重要的结论，大多数快餐连锁店位于中等人口密度区域，这些区域的人口由女性和少数族裔等特定人群组成。因此，Dunn(2010)质疑征收"碳酸饮料-快餐税"政策的有效性，因为由该税产生的无谓损失可能无法抵消"时间成本"，也没有增加获得健康膳食的机会。Anderson 和 Matsa(2011)也利用州际公路沿线餐厅的分布位置进行了类似的分析，并得出餐厅分布不是超重问题的主要驱动因素。消费者可通过在其他时间的少量进食取代在餐厅的能量摄入[2]。

Qian(2014)使用阿肯色州公立学校系统的数据对快餐和肥胖的关系进行了研究。首先，他的研究结果显示向学生免费发放新鲜水果和蔬菜与其 BMI 显著降低相关。其次，将学校地区的数据与快餐连锁店的位置联系起来，研究表明快餐食品供应的增加与儿童 BMI 值的增加密切相关[3]。事实上，越是富裕的家庭、农村地区、非少数族裔的和女孩子越容易受地理位置因素的影响。第三，无论是在城市还是农村地区，社区公园的存在对儿童 BMI 下降都有显著作用。对于女孩和农村地区的男孩，这种影响尤为明显。Alviola 等人(2014)对阿肯色州公立学校系统的研究也得出了同样的结果。

在这种背景下，Tomer(2011)提出了阐释消费者是如何被"垃圾食品"工业操纵的经济学模型，该模型与理性经济行为标准模型形成了鲜明的对比。这一模型进一步说明了快餐食品工业体系是如何诱导经济上的脆弱人群产生不健康的饮食习惯和行为固化的。

---

① 在某些情况下，尽管价格可能是购买食物的重要决定因素，但超市的供给可能不会产生如此重大的影响。Lin 等(2014)指出，价格-供给协同作用可能是健康和消费的重要驱动因素。

② 也可参见 Marlow 和 Shiers(2012,2013)研究。

③ 这些发现类似于 Parr(2012)的研究发现。

针对儿童体重的驱动因素，Lakdawalla 和 Zheng（2011）也提出了一个模型，虽然提高快餐价格会降低儿童体重，但是考虑到儿童体重的驱动因素，提高水果蔬菜的价格可能会产生相反的效果。在卫生经济学的文献当中（Grossman 等，2014）也有类似的发现。

Tomer 的模型非常符合"食物份量"的观察研究。例如，Kral 和 Rolls（2011）的研究显示食品零售业提供的食物份量大小与肥胖之间存在关联。饮料和其他高能量食物的份量大小会影响能量摄入并产生满足感。作者呼吁制定针对市场营销的政策，其中包括消费者教育和意识提升、食物标签和购买地点、食物定价、包装大小和适度份量包装。

Wansink（2011）将食物份量大小与建筑环境联系起来，在这类场所，无意识进食成为消费习惯，往往伴随着能量摄入的低估。Redden 和 Haws（2013）展示了"消费量"的信息如何帮助那些自我控制力差的人监控其摄入量并克服过度消费。这一发现与 Fan 和 Jin（2014）的发现非常吻合，后者表明基于信息的减肥干预措施对提高自我控制能力的影响非常有限。

## 政策挑战：脂肪税和碳酸饮料税会起作用吗

一个明显的经济对策是对不健康食物征税以限制消费，从而减少负面的外部效应。然而，与任何经济政策一样，征税也存在成本和收益。经济学家和决策者在碳酸饮料税和糖税的作用上存在分歧，双方的观点同样令人信服[1]。首先，我们研究征税问题。

Miao 等（2013）认为，能量税是否有效取决于消费者对高能量食物价格变化的反应，以及可接受的低能量替代品的可及性。他们指出，对一种营养素的征税将反映在食物价格的变化中，这将导致食物需求的变化，并最终导致营养素摄入的变化。研究人员估计了征税对添加糖、高能量甜味剂和固体脂肪的替代和健康效应。

Miao 等（2013）对一个 LINQUAID 需求系统进行了评估，这是一个由 4 种替代成分组成的 CES 公式（固定替代弹性公式），构成了糖和固体脂肪高添加、低添加共 4 种状态。他们纳入了 25 个与肥胖有关的食物组合，并使用 NHANES 的数据进行了弹性的计算。他们实证评估的一个重要方面是找到在一个食品类别内部高、低脂肪或糖之间替代的可能性。这一策略方便他们对食物集合群组进行计算替代[2]。

食物内部类别表明，税收促使消费者转向更低脂、更清淡的食物选择。因此，税收的无谓损失也要低得多。与糖税比，脂肪税在增加财政收入的同时，在每一美元财政收入中的无谓损失更低。在一项相关的研究中，Miao 等人（2012）指出，对甜味剂征税导致消费者盈余的损失要比最终对加糖产品征税的损失少得多。Durham 和 Eales（2010）在一项类似的研究中使用 QUAIDS 模型，对太平洋西北部的两家零售商店的水果消费的需求进行了估算，也得到了类似的结果。Durham 和 Eales（2010）表明，新鲜水果的价格弹性很大，对水果进行 20% 的价格补贴将使新鲜水果的消费量增加 7%～18%，从而使普通消费者更接近其日常需求量。

---

① 参见 Runge（2011）对这场政策辩论的详尽论述。
② Riera-Crichton 和 Tefft（2014）指出，碳水化合物的增加与肥胖的流行程度是最强烈和正相关的。研究表明，在五年内，碳水化合物摄入量增加 1%，导致肥胖患病率增加 1.01 个百分点。

Chaloupka 等人(2011a,b)认为,对含糖饮料(Sugar-Sweetened Beverages,SSBs)征税是减少 SSB 消费的最佳政策措施。研究人员指出,碳酸饮料税的影响应该与烟草税类似。他们还指出,碳酸饮料税很可能会产生大约 150 亿美元的税收收入,这可用于肥胖预防[①]。

Zhen 等人(2014)使用 178 种饮料产品的超市扫码数据也得到类似的结果。这项研究表明,如果对所有来源的产品征收一种以能量为基础的饮料税,那么对含糖饮料征收每千卡0.04 美分的税,将使从饮料摄入的年人均能量减少 5 800kcal。Alston 和 Okrent(2012)也认为,对能量征税将会产生最低的无谓损失,如果将对公共卫生保健支出的影响也考虑在内,甚至会产生净收益。Todd 和 Chen(2010)、Lopez 和 Fantuzzi(2012)的研究也表明,基于营养素征税比对增加能量的含糖饮料征收一般性销售税更重要。

在一篇非常引人注目的征税专题文章中,Zheng 等人(2012)提出,对食物和饮料征收消费税是一种比征收营业税更好的政策工具。研究人员指出,消费者只会对最终的市面价格作出反应,而实际的营业税上调通常不会在货架上或零售商那里被提及。此外,全国各地的食物和饮料营业税收政策都不统一。有些州没有营业税,有些州只对食物征税,而有些州则只对软饮料征税。此外,从他们的调查结果中研究人员发现,消费者对确切的税率或相应的价格上涨没有正确的了解,这就引发了对这项税收作用的疑问。

最重要的是,如果消费者是 SNAP 项目受益人,他们可能不必为符合条件的食物或饮料缴纳任何营业税。Zheng 等人(2012)证明,对不健康食物征收消费税比提高营业税的标准对抑制消费需求更有效[②]。

虽然以上提到的研究多数都支持征收能量税,但有研究表明由于替代效应导致这种政策存在一些困难。例如,Fletcher 等人(2010a,b)和 Fletcher(2011)的研究表明,软饮料税对BMI 的影响很小,部分原因是该税允许以果汁和全脂牛奶代替软饮料,但是替代品的能量也很高。同样,Dharmasena 和 Capps(2012)研究表明,碳酸饮料和其他饮料(如果汁、低脂牛奶、咖啡和茶)的替代效应都是正向性的。因此,如果忽略替代效应,那么征税对减肥的全面影响可能会有偏差。这些研究揭示了征税措施作为一种对抗肥胖的政策工具的局限性。

Dharmasena 等人(2014)的一项研究表明,产业的供给侧效应也很重要,而且弹性估值对供应曲线性质的假设非常敏感。事实上,研究人员使用的是随机平衡位移模型(stochastic equilibrium displacement model,SEDM),该模型允许不同的供给弹性值。SEDM 方法表明,供给侧的影响也很大,忽视这些影响也可能会使弹性估值上升。

在纳入了供给侧的反应后,研究人员发现,含糖饮料的消费减少幅度要小得多,由此他们对征收碳酸饮料税以达到降低肥胖的政策的有效性提出了质疑。这一发现与 Bauhoff(2014)在洛杉矶学区发现的清除含糖饮料和油炸食品对降低肥胖的无效性类似。

最后,Craven 等(2012)认为,私人市场倾向于为预防肥胖提供最好的应对措施,而任何政府干预措施都可能是低效的。与只针对吸烟者的烟草税不同,征收脂肪税或碳酸饮料税并不是只针对肥胖人群,而是针对每个人。由于政府无法正确评估最佳税额,而且在大多数

---

① 也请参阅 Powell 和 Chriqui(2011)的相关结果。

② 使用来自 258 名成年人的实验证据,Streletskaya 等(2014)研究显示,不健康食品税、健康食品广告和不健康食品税与反肥胖广告相结合,大大减少了对膳食选择中脂肪、碳水化合物和胆固醇的能量需求。然而,健康食品补贴和健康食品广告对营养素消费的影响很小。

情况下，这些税会落到贫困人群身上，因此其效率低下也随之而来①。例如，快餐影响低收入女性和有孩子的女性，对快餐征税很可能对这一群体的 BMI 产生更大的影响。

## 同伴效应、社交网络、约会与肥胖

同伴、朋友、同事、社交网络等能影响一个人的体重吗？对这个问题的研究表明，肥胖的蔓延确实有一种"传染效应"。例如，Ali 等（2012）使用全国青少年健康纵向研究（National Longitudinal Study of Adolescent Health，NLSAH）的详细数据表明，BMI 很大程度上受个人人际网络的影响。生命早期同伴体重的影响会持续到成年期。这项研究再一次表明，政策必须经过精心设计，教育引导儿童和青少年相关知识和偏好。

Yang 和 Huang（2014）使用相同的数据源，进一步探求同伴效应的不对称性：体重增加与肥胖朋友数量的增加有关，但是肥胖朋友数量的减少并不能转化为体重减轻。

Asirvatham 等（2014）对来自阿肯色州公立学校的数据进行了研究，也发现了类似的趋势：高年级学生较高的 BMI 与低年级时的肥胖率相关。这种影响效果一直从幼儿园持续到四年级②。

Fletcher（2011）对研究数据和可用的证据进行了批判性的研究，并指出研究人员在得出关于同伴效应的结论时应谨慎。例如，Fletcher（2011）指出了内生性问题，超重的人可能会选择超重的朋友，建筑环境也是如此，人际关系网也受到快餐店普及或缺乏健身设施的影响。

Forste 和 Moore（2012）发现超重青少年的生活满意度较低，这种负向关联是通过对自我、同伴、父母和学校的认知来起作用，多数情况下，女孩对体重的感知与较低的生活满意度的相关性比男孩更强烈③。

Fletcher（2014）分析了 15 000 名年轻成年人的调查数据，结果显示社会约束力对于对抗超重具有重大意义。但有趣的是，当被问及自我认知时，黑人女性似乎受到了较低的"肥胖惩罚"，换言之，黑人女性胖一些似乎被社会所接纳。

Ali 等人（2014）研究指出，肥胖的私人成本还包括被排除在社交生活之外，并失去潜在的外部人际网络。Ali 等人（2014）发现，与不肥胖的同伴相比，那些肥胖的白人少女拥有一段浪漫恋爱关系的概率更低。重要的是，这个群体有过性行为或亲密关系的概率也很小。研究人员注意到，这种状态与自卑、对性的态度以及面试官对其外表和个性的评估是一致的。

肥胖的黑人女孩并没有出现这种趋势，再次与弗莱彻（2014）的"肥胖惩罚"理论相一致。工具变量评估和体重滞后模型的估计也都证实了这种趋势（专栏 14.2）。

---

①　同样的结果也可以从肥胖的医学模型中得到，就像在 Dolar（2010）研究中所预测的那样，尽管对食物征税会影响人们的饮食，但总的 BMI 或肥胖可能不会受到影响。参见 Powell 和 Han（2011）、Han 和 Powell（2013），以及 Buttet 和 Dolar（2015）的反事实模拟。

②　有趣的是，Zagorsky（2011）发现大一新生在大一期间体重会增加 2.5～3.5 磅，尽管与非大学生的同龄人相比，增重幅度微乎其微。Price 和 Swigert（2012）同样没有发现兄弟姐妹之间的任何匹配趋势，也没有发现任何家庭内的同伴效应。

③　社会经济地位与健康结局交织在一起，Corsnoe（2012）发现，高中开始时的肥胖女孩会出现较高程度的内化症状，只有在家庭高度不稳定的情况下，学生的社会融合程度才会降低。

**⊙⊙ 专栏 14.2　肥胖？军事能力？**

　　Maclean 和 Cawley（2012，2013）在一系列重要的研究中发现，青少年肥胖的增加使美国征兵工作变得非常困难。这一结果对美国的军事准备也有影响。研究人员分析了 40 年来美国全国健康和营养检查的调查数据。

　　作者指出，截至 2008 年，约有 500 万男性和 1 600 万女性在体重和体脂方面超过了美国的应征入伍标准。事实上，整体人口中体重和体脂再增加 1%，就将进一步使超过 85 万男性和 100 万女性失去参军资格。这项研究表明，过去 50 年中，在征兵的适龄公民中，体重和脂肪超过征兵标准的男性是原来的 2 倍，而女性是原来的 4 倍。

　　与这些发现相关的是，Maclean 和 Cawley（2014）研究了美国公共卫生服务机构职员（United States Public Health Service Commissioned Corps，US PHSCC）的资格标准。US PHSCC 是穿制服的公共卫生服务机构。与军队的应征者类似，符合条件的公民中身高别体重和 BMI 超过体检标准的人数比例急剧上升（从 9% 上升到 18%）。

　　使用这些数据的模拟结果也与相关研究中得出的结果相一致，并发现在 PHSCC 数据中，人群每增加 1% 的体重，就会增加 3.42% 的男性和 5.08% 的女性体重超过 PHSCC 的标准。显然，这一发现对国家提供公共卫生服务的能力很重要。

　　就 BMI 和肥胖而言，退伍军人情况如何？Teachman 和 Tedrow（2013）通过对 6 000 多名退伍军人 13 年间的大量数据进行分析发现，由于退伍军人较难适应正常生活，他们的 BMI 和肥胖程度均更高。此外，在过渡期间的体重增加是永久性的。

## 其他发达国家的肥胖问题

### 加拿大的肥胖问题

　　导致美国肥胖问题的几个决定因素在加拿大也同样存在。例如，在加拿大也有同伴效应。在一项研究中，Averett 等人（2013）对 1994—2008 年的加拿大国家公共健康调查数据进行分析时发现，虽然婚姻产生了诸如增加收入、健康、长寿等形式的好处，但也有高 BMI 和运动量减少的代价。

　　此外，Latif（2014）使用加拿大宏观经济数据和加拿大人口健康调查数据的研究显示，失业率和超重肥胖的可能性之间存在显著关系。除了失业和经济保障问题外，Hajizadeh 等人（2014）在加拿大的数据研究中还揭示了社会经济决定因素的重要性。他们的研究发现，与收入相关的不平等对富裕人口和贫困人口的肥胖风险都有影响。例如，肥胖在位于大西洋沿岸各省的经济地位较低的女性中非常普遍，在阿尔伯塔省的富裕人群中也很普遍。在加拿大，与肥胖相关的收入不平等的主要驱动因素包括人口统计、收入、移民、教育、饮酒习惯和体育活动等[①]。作者指出，卫生政策应侧重于较贫困的女性和经济富裕的男性。

　　在加拿大，身体活动和肥胖水平也有联系。Sarma 等（2014）利用了来自加拿大全国人

---

　　① 也可参见 Fernando（2010）加拿大家庭以外食物对肥胖问题的影响的研究。

口健康调查的大量数据,收集了大约 16 年期间的个人信息。Sarma 等(2014)纳入了 4 项休闲时间身体活动(leisure-time physical activity,LTPA)和与工作相关的身体活动(work-related physical activity,WRPA)。两类身体活动对 BMI 都有负向影响。例如,与不运动的同伴相比,至少 30min 的步行能使男性 BMI 下降 0.11~0.14 个百分点,女性 BMI 则下降 0.2 个百分点。同样的,相对于那些久坐不动的人来说,在工作场所负重锻炼也会使男性 BMI 下降 0.2~0.3 个百分点,女性 BMI 则下降 0.3~0.4 个百分点。

### OECD 的肥胖情况

Devaux 等(2011)、Sassi(2010)、Economos 和 Sliwa(2011)、Branca(2007,2010)等对 OECD 和欧盟的肥胖原因和成本进行了详尽的调查。总的来说,这些政策研究强调了教育对遏制肥胖的必要性。在英国和美国,人种、种族和移民状况都与肥胖有很大的关系(Martinson 等,2012)。

许多研究人员还呼吁家庭成员,特别是家庭中的女性,应扮演更积极的角色。尤其是Schuring(2013)发现,在英国,职业女性的孩子肥胖的可能性更大,这意味着员工友好政策在工作场所的作用[1]。

### 拉丁美洲的肥胖问题:哥伦比亚、巴西、危地马拉和墨西哥

Fortich Mesa 和 Guitierrez(2011)指出,超重和肥胖是哥伦比亚的一个大问题,无论男性还是女性,BMI 值与家庭财富呈正相关,与学校教育年限呈负相关。研究人员注意到了肥胖导致公共卫生成本不断上升,并呼吁采取适当的公共行动。

在美国和加拿大观察到的 FAFH,也是巴西肥胖的驱动因素。Finocchio 等(2015)利用2002—2003 年和 2008—2009 年家庭预算研究(Family Budgets Research)的数据,发现收入和FAFH 支出直接相关,这导致的结果是超重和肥胖率更高,尤其是在巴西男性中。

Jolly 等(2013)选择了 25 个拉丁美洲和加勒比地区(American and Caribbean,LAC)的研究表明,对国家而言,食物进口和人均国民生产总值与 BMI 值呈负相关,而电视的总数量与总体肥胖水平呈正相关。在拉丁美洲及加勒比地区国家中,食物进口国的肥胖率较低[2]。Asfaw(2011)研究发现,在拉丁美洲肥胖程度增加的众多原因中,消费加工食品是危地马拉人群肥胖的主要原因。Asfaw(2011)研究显示,在家庭食物总支出中,当半成品加工食品占比增加 10%时,家庭成员的 BMI 值增加 3.95%。在家庭食物总支出中,当深加工食品占比增加 10%时,家庭成员的 BMI 值则增加 4.25%。在这些国家,加工食品支出占比高似乎是一个高风险因素。

Damon 和 Kristiansen(2014)检验了增加流动性和时间分配会影响 BMI 值的假设。他们选择了有一名男性或女性移民到美国,且有孩子留守墨西哥的家庭,研究家庭中留守墨西哥的孩子们的肥胖状况数据。结果表明,城市女孩做家务的时间相对较多,因此她们的肥胖程度也较低。然而,城市男孩未从事类似的活动,因此变得更加肥胖。

对社会保障体系影响的关注在墨西哥同样重要。正如本书中其他部分所提到的,"有条

---

① 这一发现也得到了 Hong 等(2015)研究的支持。

② Viego 和 Temporelli(2011)的研究显示了阿根廷营养双重负担情况普遍存在。

件现金转移支付计划"在墨西哥很受欢迎,而参与者在 BMI 上的获益则是一个很大的疑问。Andalon(2011)调查了参与计划的青少年的 BMI 水平,发现学校教育、健康信息课程和现金转移支付额度等方面的条款规定都可能会显著影响 BMI 等级。Andalon(2011)指出,女性参与者 BMI 值较低,可能是因为她们接触到更多的信息和教育,提高了膳食质量,并加强了对健康结局和身体活动的监测。

Prina 和 Royer(2014)的研究指出,信息和教育可能并不总能引起受影响各方的最佳响应。为了激励家长解决儿童肥胖问题,可以给父母发送体重报告卡,但是他们的行为并没有明显的改变。事实上,研究人员观察到与肥胖问题最小的班级的家长相比,肥胖问题最严重班级的学生家长主动报告自己孩子体重过高的可能性更小。由于 BMI 参考值是一动态曲线,在不被家长关注的情况下,针对公众意识的政策很难实施。

在美国与墨西哥的一项对比研究中,Monteverde 等(2010)发现,这两个国家肥胖和超重老年人的死亡率都很高。在美国老年人中,肥胖者罹患各种肥胖相关疾病的概率更大。然而,在墨西哥老年人中,肥胖者死于各种肥胖相关疾病的可能性更高。

## 其他肥胖人群

我们在营养的社会决定因素一章中讨论了文化适应的概念。Baker 等(2015)将这一观点扩展到了"移民流行病学悖论"。这个悖论指的是,移民和他们的孩子们比出生在美国的同龄人拥有健康优势;然而,随着文化适应能力的加深,这些优势逐渐消失。Baker 等(2015)检验了这一假说,并发现事实正好相反,即,出生在美国的母亲所生的孩子比在其他国家出生的母亲的孩子肥胖的可能性更小,而且,文化适应程度越低的移民母亲,所生的孩子可能越是肥胖。

在另一项关于文化适应的研究中,Wen 和 Maloney(2014)指出非法移民女性增重的可能性高于合法移民女性。非法移民女性肥胖的风险高出 10%,超重的风险高出 40%。同样的模式在男性移民中并未观察到[①]。Ulijaszek 和 Schwekendiek(2013)发现被美国家庭收养长大的韩国人,其超重的比例比那些被欧洲家庭收养长大的韩国人高出 11%。

## 政策：我们应该担心肥胖问题吗

解决肥胖问题并非易事。与所有经济政策的制定一样,解决肥胖问题也有许多方面需要讨论,还有许多观点需要考虑。我们首先要问的是:是否需要制定解决肥胖问题的政策?市场是否能产生最佳的肥胖水平? 此外,肥胖的外部溢出成本也是一个大问题,在决策者中也引起了激烈的争议。Bailey(2013)的研究表明,与肥胖相关的外部成本并不存在,这意味着肥胖人群以较低的工资支付自己的健康成本。Kalist 和 Siahaan(2013)指出,肥胖的社会成本可能被夸大了,因为肥胖人群成为罪犯的可能性更低,肥胖男子被逮捕的概率是健康男子的 64%。将这一发现与 Simmons 和 Zlatopper(2010)的研究结果进行对比,他们证明机动车死亡率与肥胖人口百分比之间在统计学上呈显著正相关。

---

① 也可参见 Zeng(2013)有关亚马逊土著人的肥胖研究。

　　Bhattacharya 和 Sood(2011)指出,虽然这种观点缺乏外部成本的考量,但并不能证明没有考虑到干预将产生的正向外部效应,而这种效应正是干预政策的结果。Bhattacharya 和 Sood(2011)指出,公共政策使人们了解不同的问题,消除无知、鼓励自我控制,因此这些政策是合理的[①]。

　　Roberto 和 Brownell(2011)的研究指出,保守的论证强调个人责任,因此导致了无力的政府行动。另一方面,Roberto 和 Brownell(2011)强调环境在肥胖发生中起重要作用,采取适当的行动解决学校食品环境、食物准入和成本、含糖饮料的消费、食物营销、餐厅食品营养成分和份量、恰当的标签、禁止某些类型广告等对控制肥胖蔓延都非常重要。

## 公众舆论是否会影响政策

　　公众舆论对政策的成败也起着非常重要的作用。尽管大量的信息和教育是为了警告市民关于肥胖的后果,但是对这些信息的普遍意识和信息处理并不是那么简单。Oliver 和 Lee(2005)使用非常特别的调查数据开展研究,注意到大多数美国人并不担心肥胖。因此,他们没有对干预建议给予太大的重视,宁愿把这个负担作为个人责任。此外,Oliver 和 Lee(2005)利用二级心理框架结构研究发现美国公众在吸烟或环境问题上态度,并将这种研究方式扩展到了肥胖问题。在美国,这样的公众舆论也会影响到政治辩论,使肥胖干预政策的制定变得相当困难[②]。

　　Martin 等(2010)对健康的未来前景进行了非常重要的评述。他们注意到,医学、技术和公共政策的巨大进步,已经为老年人口带来了更好的健康结局,而且这一现象一直持续到 21 世纪。然而,近几十年来,年轻人的肥胖率翻了一番。作者指出,宣传吸烟有害健康的信息正在慢慢进入公众论坛,而肥胖的增加也开始慢慢减少[③]。

　　Hong(2013)指出,从 1980 年到 2009 年,因体重超标个体的活动受限而造成的保健支出大幅下降。引起这一下降的原因是卫生保健部门的技术进步,以及能够负担得起的医疗服务。随着收入的增加,因美国的技术发展使 BMI 和活动受限之间的关系发生了变化,这带来了肥胖负担的减轻。

## 行为经济学的政策视角

　　近年来,决策者非常关注行为经济学,来自这一经济学分支的工具已经成为白宫肥胖问题工作组和医学研究所(Institute of Medicine,IOM)的重要组成部分。专题小组已经从餐厅、杂货店和实验室的实验环境中产生了许多基于程序的评估技术,这些技术在政策设计中有着重要作用。

　　这些新进展逐渐地产生了一定的效果。行为经济学的一个重要结论是,个体理性可能

---

　　①　关于个人责任和市场价格对肥胖的影响的保守观点,参见 Philipson 和 Posner(2011)研究文献。也可参考 Muth(2010)相关研究。

　　②　见 Kersh 和 Morone(2011)的政治上的渐进主义和"蒙混过关"短期解决办法的内容。从法律的角度来看,Marlow(2014)发现美国颁布肥胖相关法律的大多是肥胖率相对较低的州。

　　③　Auld(2011)将美国体重在时间和空间上的变异大多归因于个人和地区的特征。

会崩溃，成瘾者会表现出"双曲线贴现"，而肥胖与贴现率（Timothy 和 Hamilton，2012）呈正相关关系。因此，最好的政策应对措施可能不是对快餐或碳酸饮料征税，而是对这种行为的长期影响进行明智的信息传递。Gittlesohn 和 Lee（2013）提出了三项干预研究，整合了教育、环境和行为经济学，力求成功解决肥胖问题。

Liu 等（2014）提供了一些行为模型，以解决消费者表现出的选择偏好、本能因素和现状偏见等行为特征，这些模型可以用于制定餐馆管理规定和分析公立学校的同伴效应。Jones-Corneille 等（2011）应用自我监测、认知重构和刺激控制来帮助体重管理，并通过现场考察、电话、互联网和电子邮件联系等进行辅助。

Cash 和 Schroeter（2010）指出，尽管这些方法廉价、可实现且灵活，但其实验结果是否完全符合实际情况，始终存在疑问。Kenkel（2010）、Thapa 和 Lyford（2014）等许多经济学家认为，正如供给侧的问题不应该被边缘化一样，农业食品产业的变革非常迫切。

## 道德风险问题与政策难题

行为经济学还强调了固有的道德风险问题。Gustavsen 等（2011）比较了 BMI 值相似人群的就医情况。他们发现，道德风险对 BMI 值较高的男性就诊的影响会增加。事实上，男性的 BMI 值越高，道德风险越高。

在这种情况下，Bhattacharya 和 Packalen（2012）提出的观点值得我们关注。他们指出，在国家医疗保险制度引导下的健康医疗保险就像一个联合保险计划，在这个计划中，个人无需将肥胖的全部成本考虑在内，从而产生了负向的外部效应。这一论点使"碳酸饮料税"和"脂肪税"等公共政策得到了支持。

然而，Bhattacharya 和 Packalen（2012）发现了另一种道德风险，这可能会引发一种正向的外部效应，肥胖者可能会因此搭便车。Bhattacharya 和 Packalen（2012）认为，这里的正向的外部效应是指制药和卫生领域的创新，这对所有公民都有好处。因此，关注预防保健的消费者可能会过度投资于预防保健。

所以，在国家医疗保险制度引导下，健康医疗保险的负向外部效应和道德风险是否大于创新带来的正向溢出效应，是一个经验问题。通过检验，事实证明，创新的外部效应抵消了国家医疗保险制度引发的道德风险和问题。因此，"碳酸饮料税"和"脂肪税"等惩罚性策略在其最初的立场上是不合理的。

在接下来的几节中，我们将探讨一些经济学家和研究人员制定的政策标准。

## 营养标签、包装、广告、法律和教育有帮助吗

营养标签会对肥胖产生影响吗？这个问题也引起了许多研究人员的关注，他们试图通过标签标示和消费者教育来改善健康结局。Aresenault（2010）等研究人员提出了关于这些政策有效性的一些重要问题。自那时起，陆续收集了越来越多的证据，并在该领域进行了许多有趣的观察研究（Kiesel 等，2011）。

例如，Loureiro 等（2012）使用了一种转换回归模型来捕捉营养标签对肥胖的作用。研究人员发现阅读营养标签的男性的 BMI 值比不阅读营养标签的男性的 BMI 值低 0.12%。这种

影响在女性中更为显著,阅读营养标签的女性的 BMI 值比不读营养标签的女性的 BMI 值低 1.49%。类似地,Andreyeva(2012)讨论了 2009 年食品包装政策的修订如何帮助 WIC"的参与者在美国康涅狄格州实现了健康的饮食。

该类研究有助于向决策者提供教育活动的相关信息,Jordan 等(2012)指出,基于儿童体重增重的正向性情感培育和关注,进行目标导向的信息传递往往是最有效的。其中降低碳水化合物的信息传递也是促使消费者选择替代性健康食物的有效机制(Paudel 等,2013;专栏 14.3)。

**|Ｏ| 专栏 14.3　食物营销和儿童营养**

Kaur(2011)提供了来自印度的证据,表明市场营销人员使用各种方法来影响儿童饮食。营销渠道包括广告、互联网、校内促销、巧妙包装、捆绑销售儿童用品等。此外,广告还使用卡通人物、名人、动画、快节奏音乐、色彩效果、玩具、游戏和巧妙的包装。不幸的是,这些促销活动大多用于如即食谷物、水果零食、糖果、冷冻甜点、果汁、奶酪零食、薯片和肉类产品等食物类别。

Kaur(2011)提出了两个重要的发现。首先,孩子们很容易被这些策略所吸引,因此被如可口可乐、百事可乐、家乐氏、肯德基、麦当劳和雀巢等跨国公司(multi-national companies,MNCs)作为吸引目标。第二,最关键的是,大量的促销手段针对的是那些缺乏营养价值,以及高盐、高糖和高脂肪的食物。

在发达国家也发现了类似吸引年轻消费者的营销技巧,而 Kaur(2011)指出,儿童肥胖水平不断上升是将这种市场营销手段与这些国家的儿童营养结局联系起来的证据。

Kaur(2013)的研究也表明,各国的促销包装和促销活动都很相似,跨国公司的广告比非跨国公司的广告力度更大。因此,Kaur(2011,2013)和其他研究者[a]呼吁采取更严格的政府干预措施。

监管可以加强关于营养成分的准确信息,并鼓励更健康的消费。家长和消费者团体也可以形成一个有凝聚力的团体,以要求特定的监管。食品公司还必须生产和销售含有钙和铁的更健康的食物,同时又不损失味道或"酷爽"等因素。寄希望于公司能够作适当的自我调节来达到道德规范是徒劳的。总的来说,所有人都有必要提高对于健康饮食、身体活动和在家烹饪食物好处的认识。

[a]更多关于市场与营养之间的联系,请见 Kaur(2011,2013)等有关研究。

**政策视角 1：食品广告与促销活动**

一些来自美国和加拿大的实证调查,关注快餐和软饮料的广告及促销对儿童肥胖的影响。Timothy 和 Padilla(2009)基于加拿大数据的研究表明,快餐促销是肥胖的主要原因。Elliott(2012)也对来自加拿大的数据进行了验证分析,结果显示针对儿童食物使用不同的标签,如"对你更好",比任何营养知识更有可能获得营销成功。此外,Dhar 和 Baylis(2011)的研究也是加拿大的一项非常好的实证研究,该研究显示一项关于快餐广告的禁令每年减少了 800 万美元的快餐消费。

Andreyava 等（2011）基于对 ECLS 和尼尔森公司的相关数据研究表明，在美国，接触快餐广告导致儿童快餐消费增长 1.1%，两者呈正相关。Vandewater 和 Wartella（2011）也提供了一个关于广告对儿童饮食习惯影响的令人信服的案例。

所有类似的研究告诉我们，适当的促销政策、标签和营养指南在本质上是闪烁其词的。例如，即使是适当的标签也可能不是正确的策略。事实上，Kim 等人（2012）指出，美国消费者对饮料包装正面的营养标签的认知存在不一致性。例如，在对饮料健康的认知指数方面，消费者对于牛奶和果汁的认知指数降低了，而对于软饮料的认知指数却升高了。Maher（2012）也在美国儿童中发现了类似的研究结果，他们的信息处理（像食物的营养成分一样）似乎非常混乱。

因此，需要更新的、更具创新性的广告策略来促进健康的饮食习惯。Liaukonyte 等（2012）的一项研究表明，广泛地推广水果和蔬菜类别的广告，增加了消费者的购买意愿，同时也降低了人均能量摄入。研究表明，广告必须结合适当的触发因素，才能产生健康的生活方式。

Mello（2010）提供了联邦贸易委员会（Federal Trade Commission，FTC）所能执行的所有政策选项，事实上在这方面存在许多政治和法律上的障碍。尤其重要的是食品行业的说客们紧紧抓住这一证据，阻止了关于肥胖的适当政策（Smith 和 Tasnadi，2014）。

Mello（2010）指出，FTC 可以利用不公平的法律手段在欺骗的理论下行使其职权。Mello（2010）还提出了 FTC 可以采取的策略，以加强行业和广告公司的自我监管[①]。

### 政策视角 2：美国农业部膳食指南

Dharmasena 等（2011）研究了美国农业部对美国人从非酒精饮料中摄取能量、咖啡因和维生素 C 的指南的价值。研究人员使用一个大型的面板数据集，显示膳食指南有助于减少非酒精饮料的能量和营养素摄入。对于寻找证据证明膳食指南是有帮助的，上述对非酒精饮料类的研究是一个很好的开始。

其他研究人员也研究了美国膳食指南（Dietary Guidelines for America，DGA）的价值，并指出尽管已经发布此类指导方针几十年了，但美国人的饮食依然很差。因此，Duffy 等（2012）和 Knutson（2012）呼吁采取更加积极的综合干预措施。

Schuldt 和 Schwarz（2010）在这方面提供了一个非常有见地的视角。他们指出，给食物贴上"有机"标签并不能提供任何关于其能量含量的信息。具有讽刺意味的是，即使"有机"饼干的能量含量与"普通"饼干的相同，消费者也会认为他们可以吃更多的"有机"饼干，而这些消费者中的许多人也都是高度环保主义者。因此，DGA 不仅无效，而且在某些情况下还可能会无意中误导消费者。

---

① 有趣的是，Yu（2011）的研究表明，同伴效应通过塑造父母的沟通方式、态度和对孩子的投入来发挥作用。Hoy 和 Childers（2012）指出，近年来父母在"健康零食"的态度发生了变化，然而，许多 6~11 岁儿童的父母认为自己家人的饮食"非常健康"，即使他们吃的零食很多。此外，父母对快餐广告和促销活动的观点影响儿童对肥胖的态度，并最终影响孩子们的 BMI。可参见 Averett 等（2013）在这方面问题中对婚姻重要性的研究，因为在加拿大的相关数据中，婚姻与较高的 BMI、超重和肥胖以及较低的体育锻炼水平有关。

### 政策视角 3: 征收碳酸饮料税会有效吗

Mellor(2011)表示,当我们开始将脂肪税、碳酸饮料税与香烟税联系起来时,替代效应可能有点违反直觉。这是因为 Mellor(2011)的研究显示,如果母亲吸烟,香烟税会增加其孩子们的 BMI 值。也就是说,更高的香烟成本可能会减少吸烟,但会增加食物的开支,而这些食物是替代品。同样,工作场所的禁烟令也会增加 BMI 值(Liu 等,2010),这就是为什么工作场所的肥胖预防必须要巧妙地实施(Goetzel,2011)。

### 政策视角 4: 家庭问题和母亲角色

家庭和社会支持对于超重或肥胖的男孩和女孩的干预是非常重要的。这一群体之所以需要这种基于支持的干预,是因为与健康的同龄人相比,这一群体更倾向于采取不健康的减重行为,例如间歇地不吃饭甚至禁食。Vander Wal(2012)发现,那些与父母沟通困难、缺乏父母和学校帮助、遭受欺凌或同伴少的青少年更有可能采取不健康的体重控制行为。

Anderson(2012)指出,随着母亲工作时间的增加,一些好的饮食习惯(如家庭聚餐或按照餐次规律进餐)的驱动力往往会下降,而看电视的时间则会增加。由于此类活动多与肥胖有关,因此母亲的就业状况可能是肥胖的一个重要影响因素。正如 Ben-Shalom(2010)和 Miller(2011)所揭示的那样,母亲的就业和儿童肥胖普遍存在于弱势家庭。此外,Classen(2010)记录了肥胖在几代人中的代际传递:如果你的父母是肥胖的,那么你很可能也会肥胖[①]。

正如 Averett 等(2013)在加拿大的发现,Wilson(2012)指出,结婚与体重增加有关,离婚与体重减轻有关。Wilson(2012)将这一趋势归因于婚姻市场的压力,以及与伴侣 BMI 值有关的性别偏好。

### 政策视角 5: 早期筛查、母亲角色和母乳喂养

对潜在肥胖的早期筛查可以帮助降低潜在的健康成本。Yang 等(2013)利用美国儿童 BMI 数据发现,通过对儿童和较大年龄青少年的早期筛查可以最大程度地降低成人期高血压和糖尿病的患病率。

Belfield 和 Kelly(2012)也注意到母乳喂养在预防儿童肥胖方面的重要性。此外,母乳喂养也与较高的运动成绩有关。

在结束本节之前,我们将探讨 STATA 中非参数方法的使用问题,以便对该领域研究人员使用的一些新方法有更深入的了解。

在下一节中,我们将通过 STATA 操作对此类问题进行探索。下面的 STATA 示例也说明了非参数回归在这方面研究中的重要性。虽然研究人员已经使用潜变量模型来确定肥胖的可能性,但 STATA 练习显示,其他一些非参数模型也可以用来确定数据中潜在的因果关系,而这在参数模型中有时可能是无法捕捉到的。lowess 局部加权回归在研究人员中广泛使用,该练习的政策含义是展示数据诊断的重要性,以便制定适当的目标。本章末尾的 STATA 练习能够深入地进行这方面的探索。

---

① 实验经济学的结果(Emke 等,2012)显示了父母的地位与父母的慷慨程度之间存在显著的关系,这是家庭中导致肥胖的主要驱动因素。

## STATA 的非参数回归：测试肥胖问题和食物短缺

考虑以下 100 个孩子的数据集,其中包含如下信息:

| Obs | OBI | FI | G | R | Obs | OBI | FI | G | R | Obs | OBI | FI | G | R |
|-----|-----|-----|---|---|-----|-----|-----|---|---|-----|-----|-----|---|---|
| 1 | 1 | 3 | 1 | 1 | 35 | 1 | 1 | 1 | 0 | 69 | 0 | 1 | 1 | 0 |
| 2 | 1 | 3 | 0 | 1 | 36 | 1 | 1 | 0 | 0 | 70 | 0 | 1 | 0 | 0 |
| 3 | 1 | 3 | 1 | 1 | 37 | 1 | 3 | 1 | 1 | 71 | 0 | 2 | 1 | 0 |
| 4 | 1 | 3 | 0 | 1 | 38 | 1 | 3 | 0 | 1 | 72 | 0 | 2 | 0 | 1 |
| 5 | 1 | 2 | 1 | 1 | 39 | 1 | 3 | 1 | 1 | 73 | 0 | 2 | 1 | 1 |
| 6 | 1 | 2 | 0 | 0 | 40 | 1 | 2 | 0 | 1 | 74 | 0 | 2 | 0 | 1 |
| 7 | 1 | 2 | 1 | 0 | 41 | 1 | 2 | 1 | 1 | 75 | 0 | 3 | 1 | 0 |
| 8 | 1 | 2 | 0 | 0 | 42 | 1 | 2 | 0 | 0 | 76 | 0 | 3 | 0 | 0 |
| 9 | 1 | 1 | 1 | 0 | 43 | 1 | 1 | 1 | 0 | 77 | 0 | 3 | 1 | 1 |
| 10 | 1 | 1 | 0 | 0 | 44 | 1 | 3 | 0 | 0 | 78 | 0 | 3 | 0 | 1 |
| 11 | 1 | 1 | 1 | 1 | 45 | 1 | 2 | 1 | 0 | 79 | 0 | 1 | 1 | 0 |
| 12 | 1 | 3 | 0 | 1 | 46 | 1 | 1 | 0 | 1 | 80 | 0 | 1 | 0 | 1 |
| 13 | 1 | 3 | 1 | 1 | 47 | 1 | 3 | 1 | 1 | 81 | 0 | 1 | 1 | 1 |
| 14 | 1 | 3 | 0 | 1 | 48 | 1 | 2 | 0 | 0 | 82 | 0 | 2 | 0 | 1 |
| 15 | 1 | 2 | 1 | 0 | 49 | 1 | 1 | 1 | 1 | 83 | 0 | 2 | 1 | 0 |
| 16 | 1 | 2 | 0 | 0 | 50 | 1 | 3 | 0 | 1 | 84 | 0 | 2 | 0 | 0 |
| 17 | 1 | 2 | 1 | 0 | 51 | 0 | 1 | 1 | 0 | 85 | 0 | 3 | 1 | 1 |
| 18 | 1 | 1 | 0 | 1 | 52 | 0 | 1 | 0 | 0 | 86 | 0 | 3 | 0 | 0 |
| 19 | 1 | 3 | 1 | 1 | 53 | 0 | 1 | 1 | 0 | 87 | 0 | 3 | 1 | 1 |
| 20 | 1 | 2 | 0 | 1 | 54 | 0 | 1 | 0 | 0 | 88 | 0 | 1 | 0 | 0 |
| 21 | 1 | 1 | 1 | 0 | 55 | 0 | 1 | 1 | 0 | 89 | 0 | 1 | 1 | 1 |
| 22 | 1 | 3 | 0 | 0 | 56 | 0 | 1 | 0 | 1 | 90 | 0 | 2 | 0 | 0 |
| 23 | 1 | 2 | 1 | 1 | 57 | 0 | 2 | 1 | 1 | 91 | 0 | 2 | 1 | 1 |
| 24 | 1 | 1 | 0 | 1 | 58 | 0 | 2 | 0 | 1 | 92 | 0 | 3 | 0 | 0 |
| 25 | 1 | 3 | 1 | 0 | 59 | 0 | 2 | 1 | 1 | 93 | 0 | 3 | 1 | 1 |
| 26 | 1 | 3 | 0 | 1 | 60 | 0 | 2 | 0 | 1 | 94 | 0 | 1 | 0 | 0 |
| 27 | 1 | 3 | 1 | 1 | 61 | 0 | 2 | 1 | 0 | 95 | 0 | 1 | 1 | 1 |
| 28 | 1 | 3 | 0 | 0 | 62 | 0 | 3 | 0 | 0 | 96 | 0 | 1 | 0 | 0 |
| 29 | 1 | 3 | 1 | 1 | 63 | 0 | 3 | 1 | 0 | 97 | 0 | 2 | 1 | 1 |
| 30 | 1 | 2 | 0 | 1 | 64 | 0 | 3 | 0 | 0 | 98 | 0 | 2 | 0 | 0 |
| 31 | 1 | 2 | 1 | 1 | 65 | 0 | 3 | 1 | 0 | 99 | 0 | 2 | 1 | 1 |
| 32 | 1 | 2 | 0 | 1 | 66 | 0 | 3 | 0 | 1 | 100 | 0 | 3 | 0 | 0 |
| 33 | 1 | 2 | 1 | 1 | 67 | 0 | 1 | 1 | 1 | | | | | |
| 34 | 1 | 1 | 0 | 0 | 68 | 0 | 1 | 0 | 1 | | | | | |

在上表中，我们有以下信息：

OBI：虚拟变量，如果孩子肥胖，取值为 1，如果不肥胖，取值为 0。

FI：有序变量，反映了家庭食物短缺（1 = 没有食物短缺，2 = 中度食物短缺，3 = 食物短缺）。

G：虚拟变量，如果孩子是男性，取值为 1，如果是女性，则取值为 0。

R：虚拟变量，如果是白人孩子，取值为 1，如果非白人孩子，则取值为 0。

我们首先用 STATA 中的 probit 模型来估计似然函数（likelihood function）：

```
. probit obi fi g r

Iteration 0:    log likelihood = -69.314718
Iteration 1:    log likelihood = -68.091602
Iteration 2:    log likelihood = -68.091332
Iteration 3:    log likelihood = -68.091332

Probit regression                          Number of obs    =       100
                                           LR chi2(3)       =      2.45
                                           Prob > chi2      =    0.4850
Log likelihood = -68.091332                Pseudo R2        =    0.0176

      obi |     Coef.    Std. Err.       z     P>|z|     [95% Conf. Interval]

       fi |   .1908233    .160714      1.19    0.235    -.1241704    .505817
        g |  -.0237071   .2552404     -0.09    0.926    -.5239691    .476555
        r |   .1968171    .261163      0.75    0.451    -.3150529   .7086871
     _cons |  -.4871553   .3753415     -1.30    0.194    -1.222811   .2485005
```

使用标准的 probit 模型，我们可以看到没有一个变量有显著的统计学意义。我们现在用 STATA 中的 predict 命令生成预测概率，并将预测值命名为变量 *probi*。

基于 Kuku 等（2012，2013）的研究，我们应用局部加权回归 lowess 程序来获得非参数回归。利用预测值，运行 STATA 以下命令：

`lowess probi fi,bwidth(0.5) xlabel(1(0.5)3) ylabel(0.3(0.05)0.6)`

在 Fox（1997，第 420 页）中讨论了 lowess 程序。该程序使用 X 值的不同长度数据拟合非参数局部加权回归，并在每个子集中拟合不同的多项式回归曲线。详见 Fox（1997），以及 Gutierrez 等（2003）的文献。STATA 输出产生以下 lowess 平滑曲线（图 14-3）：

平滑程度表明，肥胖的预期概率随着食物短缺程度的增加而增加。通过对 G 和 R 的分类，我们可以得到更精细的图形（问题 1）。

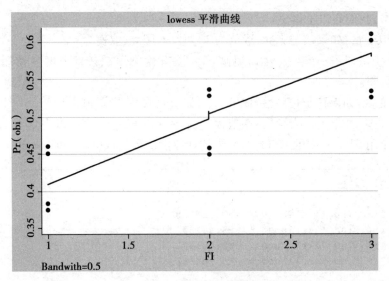

图 14-3　lowess 平滑曲线

# 结论

本章的目的首先是要解决美国、欧洲和其他发展中国家的肥胖问题。虽然肥胖问题和相应的健康成本是显而易见的，但肥胖的真正原因仍然难以捉摸。因此，决策者很难制定出有针对性的政策，例如碳酸饮料税和脂肪税，以应对肥胖问题。在本章中，我们讨论了饮食、锻炼、收入效应、同伴效应、快餐、郊区等一系列问题，并列举了解决这些问题所需的多方面政策措施。

Branca(2010)也出台了一系列政策支持欧洲母乳喂养计划①。Branca(2010)在斯堪的纳维亚提出多种类型的干预措施，有助于提高母乳喂养水平，如：①从问题出发的母乳喂养信息，主要针对妈妈们所需，也是由妈妈们所著，但读者也包括医务人员；②由于①的作用，更多的医务人员成功地进行了母乳喂养；③增加"母亲对母亲"支持小组和具有更好管理技能的医务人员的可及性；④增加带薪产假，并保证回到以前的工作岗位；⑤改变产科病房的操作习惯，促进母婴接触和自主性。

最后，我们将 Branca(2007)为欧洲提供的建议清单作为本节的结尾，这些建议在任何制度环境中都可以有效地复制（专栏 14.4）：

## 专栏 14.4　筛查和预防措施

（1）制定和监测有效的身体活动干预措施。
（2）促进家庭参与体重控制、体重维持和减肥干预。
（3）在运动管理方面的后续研究。

---

①　更多关于适当干预措施的详细信息请参考 Sassi(2010)、Economos 和 Sliwa(2011)和 Branca(2010)等文献。也可参考 Amin(2015)更多关于改善美国母乳喂养计划的内容。

（4）用于治疗儿童肥胖的特别干预措施。

（5）关于对抗肥胖的低脂肪饮食的建议。

（6）针对肥胖制定健康专业管理战略。

**母乳喂养措施和健康饮食**

（1）促进母乳喂养和婴儿成长。

（2）爱婴医院对母乳喂养时间的影响。

（3）为促进母乳喂养而采取的干预措施。

（4）告知母亲用配方奶和母乳喂养早产儿或低出生体重儿的差异。

（5）通过基本保健延长母乳喂养时间。

（6）巩固和更新促进母乳喂养的证据基础。

（7）促进 1 岁以下婴儿健康喂养的有效干预措施。

**学校政策**

（1）在学龄前儿童中增加水果和蔬菜消费的干预措施。

（2）基于学校的心血管疾病一级预防干预措施。

（3）促进终身健康饮食的学校健康计划指南。

（4）建立安全环境和开展体育活动的机会。

（5）将体育教育纳入促进身体活动生活方式中。

（6）支持健康饮食的健康教育课程。

（7）父母参与指导和支持身体活动。

（8）为评估和支持身体活动提供适当的健康服务。

（9）为社区拓展努力提供一系列的体育和娱乐项目。

（10）其他公共卫生干预措施。

（11）关于工作场所戒烟的干预措施。

（12）关于戒烟的个人咨询。

（13）关于防止向未成年人出售烟草的干预措施。

（14）基于学校的预防吸烟计划。

## 练习

1. 对于你所选择的国家，建立一种超重和肥胖类型的分析，并将其与第二章中研究过的其他营养不良指标进行比较。为什么说超重和肥胖的出现是对决策者应对营养不良的严重挑战？确定并讨论解决该国超重和肥胖问题正在实施的具体战略和政策。

2. 使用示例中的数据并在统计软件中执行以下程序：

```
lowess probi fi,bwidth(0.5) xlabel(1(0.5)3) ylabel(0.3(0.05)
0.6),if g == 1
```

这样就产生了样本中男性的 lowess 散点图。这个结果与 probit 估计有何不同？

# 第七部分

## 营养政策中的特色话题

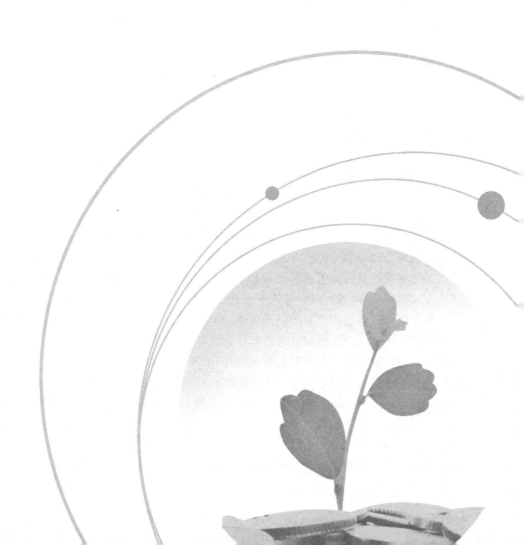

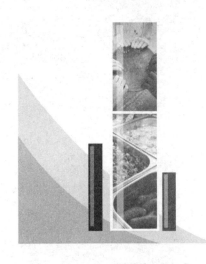

## 第十五章

# 农业、营养、健康：如何使多部门共同致力于营养目标

我们知道生物强化是有效的。现在需要的是在国家营养计划中增加对生物强化作物的需求量。这需要解决需求方面的限制和政策，以鼓励私营部门将这些营养作物纳入加工食品。

——Akinwumi A. Adesina 博士，非洲开发银行行长。2015 年，全球农业和食物系统营养问题小组第三届年会上的讲话。

## 概述

尽管利用农业促进营养改善已不是新的思路，但是直到近年来，农业、营养和健康之间的结合才被列入发展议程（Pinstrup-Andersen，2013）。例如，侧重于研究和技术发展的绿色革命，特别是在亚洲，其目标是为了解决许多发展中国家 50 年前面临的饥饿问题。这是一项通过改善农业及改进农作物来解决食物短缺和应对营养挑战的一个很好的例子。绿色革命技术侧重于能量和蛋白质等宏量营养素改善的目标，却严重忽视了微量营养素缺乏或隐性饥饿带来的挑战。对引进高产水稻和小麦作物品种的主要批评之一是：这些作物取代了其他富含微量营养素的作物，造成了作物多样性减少，从而导致水稻和小麦的单一栽培。

为了消除这些意想不到的负面影响，科学家们已经在国际农业研究中开始为作物改良设定优先事项，并在 40 年前就将营养作为目标之一（Pinstrup-Andersen 等，1976）。一些研究探索了改进食物系统对营养改善效果的作用（Kataki 和 Babu，2002），另一些研究则致力于寻求将营养目标纳入农业系统中的时机：在水稻-水产养殖系统（Rajasekaran Whiteford，1993；Murshed-e-Jahan 等，2010）、农林复合生态系统（Babu 和 Rajasekaran，1991a；Babuand Rhoe，2002）、先进生物技术的藻类种植（Babu 和 Rajasekaran，1991b），以及识别和促进本土植物物种（Babu，2001）中，引入动物生产和牲畜饲养（Leroy 和 Frangello，2007；Azzari 等，2015）。另外还研究了农业商业化对营养的影响（Kennedy 和 Von Braun，1987；Martin 和 Braun，1989）。

2007—2008 年的食物危机爆发,当时全球食物供应无法满足食物需求,食物价格持续上涨,利用农业系统促进营养改善的做法重新引起了人们的兴趣(Pinstrup-Andersen,2013;Webb 和 Kennedy,2014;McDermott 等,2015)。除了通过增加作物营养成分来提供营养之外,改进农业系统也被看作是提高收入和增加营养的一个途径。此外,改进农业系统还可以通过技术改良解放女性在农业上所投入的时间。农业和食物生产系统,特别是在高价值作物方面,也通过整个价值链的营养改善来影响营养结局,这些都涉及多部门共同努力来实现营养目标。

在本章中,我们将研究在多部门营养政策制定和规划的背景下选定的基于农业的干预机会。我们回顾了农业、营养与健康相联系的文献,以了解其营养意义,并确定新的研究领域。

## 概念框架

重新拟订第三章"营养投资的概念框架:问题、挑战与分析方法"中提出的概念框架,以确定基于农业的干预措施将通过何种理论途径影响营养结局。图 15-1 基于两类研究,一是在 20 世纪 90 年代初进行的研究,致力于将农业因素与营养结局联系起来(Babu 和 Mthindi,1994);二是近年来开展的研究,强调女性作为生产者和供养者在营养结局方面的作用(Herforth 等,2012;Webb 和 Kennedy,2014;Kadiyala 等,2015)。首先,农业生态系统在几个方面的功能是决定基于农业的干预措施有效性的关键。例如,政治制度和决策环境将决定能否大规模实施以农业为基础的干预。根据种植特定作物的农业生态条件、土地和水供应等自然资源的限制情况,可以确定相应的生产系统及其多样化,以及用一项干预取代另一项干预的能力。与此相关的是无地农户在土地使用权、用水权和分享作物种植方面所面临的挑战。

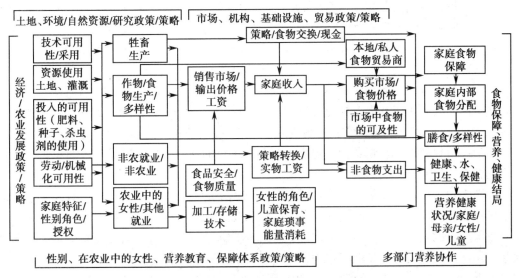

**图 15-1 农业-营养途径:政策干预的切入点**

来源:基于家庭的食物保障和营养监测:对发展规划和政策干预的马拉维方法, Babu,S.C.,Mthindi,G.B.,1994。
食品政策,19(3), 272284; Webb and Kennedy(2014); Kadiyala et al.(2014)

被小农户和无地劳动者包围的大规模生产系统是市场生产经济作物的主要形式,这种社会经济因素可能不允许营养作物的生产或多样化(Coates 和 Galante,2015)。在政策方面,肥料等投入和产品的价格政策对营养作物的多样化生产有促进或限制作用。例如,在印度,给予大米和小麦的最低支持价格(一个以食物保障为导向的政策目标)严重阻碍农民种植其他营养作物(如水果和蔬菜),限制了作物多样化生产的能力(Jones 和 Moffit,2015)。

市场和价格的不确定性在以营养为目标的作物多样化生产过程中发挥着重要作用。当水果和蔬菜的市场运行良好时,农民倾向于为市场生产水果和蔬菜,并可能获得更好的收入。尽管研究表明这种收入的增加有积极的影响,但是否会改善营养结局尚不清楚(Murshed-e-Jahan 等,2010)。在社区层面,土地可及性和家庭之间的分配方式将决定以农业为基础的营养干预能否成功。例如,在一些非洲国家,传统的土地保有制度不允许将土地分配给水产养殖等长期投资。

农业部门的发展日益被视为实现持续减少贫困、营养不良和饥饿等目标的途径之一。然而,作为农业部门的目标,要改善食物生产系统的生产力,使地方能够具备更好的加工和存储能力,确定和扩大当地和外部市场,将生产转化为收入等都需要在农业研究(Webb,2013)、市场基础设施,以及当地的贮存服务方面进行投资。近年来,研究人员开始强调价值链的发展及其在创造就业和减贫方面的潜力(Pandya-Lorch 等,2014)。

从营养的角度来看,家庭成员的营养状况取决于他们能否获得更多数量和更高质量的食物,特别是对妇女和儿童这样的脆弱人群(Ruiz 等,2015。在这方面,膳食多样性起着重要的作用。然而,依赖单一栽培的农业系统,例如单一谷物的生产,对提高膳食质量没有多大帮助。此外,清洁饮用水、卫生设施、初级卫生保健和儿童保育等非食物因素的消费和使用也有助于营养状况的改善。获得和消费所有这些非食物项目也受到收入、资源可及性以及获取这些资源所消耗的时间和精力的影响,特别是在农业系统中,女性大部分时间消耗在生产食物和提供营养上(Balagamwala 等,2015)。增加对健康和营养服务的投资,使用当地生产的食物提供营养膳食和利用教育改善营养行为,都是通过农业系统改善营养的关键因素(Webb 和 Block,2012;Olney 等,2015;Saaka 和 Larbi,2015)。食品安全问题已被确定为提供优质食物和营养的一部分(Leroy 和 Sununtnasuk,2015)。在非洲,暴露于黄曲霉毒素等污染物已经被证明会影响婴儿的成长(Turner 等,2007)。

将农业与营养联系起来的新模式着眼于三个主要途径:首先是食物生产;其次是农业和非农业来源的收入用于获得多样化食物,以及用于家庭所有成员,特别是妇女和儿童的清洁饮用水、卫生设施和卫生保健等非食物投入;第三是在农业中的性别角色,特别是作为生产者、加工者、销售者以及食物和营养提供者等不同角色的女性如何被赋予掌控自己的时间和资金的权力(McDermott 等,2015)。

如图 15-1 所示,了解农业因素和干预措施与营养目标之间的相互关系,有助于制定营养敏感和营养驱动的方案。我们在农业-营养规划的多部门合作的背景下探讨这一问题:图左侧是与广泛的农业发展战略相关的政策,它们与影响农业生产、销售和消费等若干因素相联系。从这些广泛的农业发展战略中,可能找出能够影响关键变量的关键部门政策。例如,图的左上角标识了与土地、灌溉、土壤和水等自然资源相关的政策,以及与环境和气候变化相关的问题。连同与劳动力和其他投入有关的政策,这些政策可以影响种植模式和农畜混合生产。图的右上角给出了与市场、基础设施和产品价格相关的政策。它们有助于将农业生产转化为农户收入。此外,这些政策还通过提供市场基础设施(如冷藏)来提高附加值,以便更好地加工和销售商品。它们还有助于通过管理政策和程序来提高食物的质量。贸易政策对宏观层面的食物供应有很大的影响,也有助于全球市场价格波动的管理。保障体系政策和影响性别关系和女性权益的政策位于图的左下角。最后,图的右下角显示了政策制定和计划实施的多部门性质。

总体而言,这些政策有助于在家庭和个人层面影响实现食物和营养保障的相关因素。利用上述概念框架,我们介绍了几种新方法来应对整个农业-营养途径中的营养挑战。

## 膳食多样性

我们很早就认识到膳食多样性对均衡营养的贡献。然而,在农业研究中,最初对减少饥饿和预防饥荒的努力多集中在水稻、小麦等主要的谷类作物。特别是在几个亚洲国家,虽然把投资集中在提高这些作物的产量上解决了饥饿问题,但也把种植这些作物的大片土地变成了单一作物土地。它还侵蚀了生物多样性,造成种植那些能够促进膳食多样化的农作物的土地面积减少。虽然大米和小麦等谷类作物的实际价格已经下降,使贫困人群更容易获得这些作物,但多年来,提供富含微量营养素的食物的成本已经增加,导致膳食多样性下降。鉴于目前有超过20亿人受到微量营养素缺乏的困扰,有必要增加膳食的多样性和农村家庭生产的作物的多样性。

有几种途径可以增加膳食多样性。首先,广泛的农业政策应考虑到膳食多样化的需要及其对营养福祉的贡献。鼓励单一种植水稻和小麦的政策在这方面并没有帮助。其次,需要在社区层面上努力增加作物、牲畜、小型反刍动物和水产养殖的多样性。增加高价值作物的产量可以改善农业生产的多样性,但这不能保证多样化的膳食消费。为此需要进一步的营养推广和营养教育,以指导农户增加能够提高家庭层面均衡营养可及性的项目数量。

家庭菜园种植水果和蔬菜也有助于增加膳食多样性。营养干预措施,如学校供餐计划(在"学校营养经济学:断点回归的应用"一章中已讨论),可以设计为:在当地购买供给学生食用的种类多样、营养丰富的食物。有条件的现金转移支付等社会保障体系计划,可以通过引入当地生产的食物进一步帮助增加膳食多样性(见第十二章"社会保障的营养意义:面板数据方法应用")。改善高价值商品的价值链,并确保这些商品也被生产家庭所消费,可以增加食物消费的多样性(我们将在后面展开论述)。通过生物强化增加已经种植的食物的营养成分可以增加膳食的多样性(见生物强化部分)。

营养教育是增加膳食多样性和营养素摄入的关键性干预措施。由于人们习惯摄入少量的传统上由他们种植和食用的食物,打破传统的膳食模式和禁忌需要营养教育。这有助于改变人们的饮食习惯,吃各种各样的食物。在这种情况下,修订大学课程以培养农业、营养和社会工作方面的一线专业人才是非常重要的。课程必须从传统的单一学科向多学科转化,须涵盖营养、农业、社会工作、家庭经济和健康等学科(Babu 等,2016)。

最后,增加膳食多样性需要根据具体情况采取干预措施,要考虑到人口中个体和群体所面临的具体营养挑战。农业干预需要将营养结局作为明确的目标。设计种植模式和选择作物品种及生产技术,然后可以分析他们对营养的贡献(见第十六章"设计营养需求导向的去中心化食物系统:最佳方法")。设计这种食物生产体系涉及加强推广人员的能力。他们必须接受监测和评估干预措施方面的培训,以了解膳食多样性如何有助于改善营养状况。这包括对膳食多样性和家庭获得食物的途径的全面了解(Hoddinott 和 Yohannes,2002)。在社区层面增加膳食多样性涉及多部门协作,需要营养、农业推广、初级卫生保健官员和社会福利方面的专业人员的共同参与。这在发展中国家仍然是一项挑战,我们将在本章后面进一步讨论。

## 生物强化

Bouis(2016)总结了将生物强化作为一种基于农业的营养干预措施的现状。自绿色革命时期开始以来,发展共同体一直注重农业和食物生产在改善人群营养状况方面的作用,特别是在发展中国家。最初投资于提高生产力的技术,如通过水稻和小麦育种培育出高产品种,促成了亚洲绿色革命。40 多年前,在多边和双边捐助者的支持下,国际农业研究咨询组织(Consultative Group on International Agricultural Research,CGIAR)成立,并利用农业的一些特定品种增加能量和蛋白质等宏量营养素方面,在家庭层面取得了一些突破。CGIAR 内部农业研究中心的研究仍然致力于作物的产量、植物保护、土壤和水的管理,以及与气候变化、土地和森林管理相关的可持续性问题。然而,正如我们在第二章"全球性营养挑战与目标:发展与政策视角"中所提到的,20 多亿人正面临着一种或多种微量营养素缺乏的威胁,而这些都是维持健康生活所必不可少的。这增加了国际农业研究系统对营养的关注。对作物,尤其是对贫困人群消费的农作物,进行生物强化,就是一个很好的例子。生物强化是通过培育富含微量营养的作物品种来增加其营养素含量的过程(Bouis,2016)。

这一过程包括挑选含有较高特定维生素和矿物质(如维生素 A 或铁)的作物品种,通过育种培育出可供人群食用的作物品种。这些作物包括红薯、玉米、豆类和小米。在生产生物强化作物以满足人群营养需求方面,有如下几个步骤(Boy,2016):首先在进行田间试验之前,需要确认育种计划中的作物和品种具有足够的营养;然后对这些品种进行试验,看它们在经过家庭常用的食品加工方法后,能否保持营养价值;接下来,需要检验食用这些生物强化作物是否能增加营养素摄入,并消除至少 25% ~ 50% 的特定营养素缺口。此外,还需测试引入生物强化作物的效果,以检验在受控条件下特定的微量营养素摄入状况是否得到改善。通过市场渠道大规模引进生物强化作物时,也需对其有效性进行测试。在涉及培育生物强化作物的农业研究方面的总体挑战是:在增加微量营养素含量的过程中不能牺牲作物产量水平(Lividini 和 Fiedler,2015)。

生物强化措施已成为公认的营养敏感型农业策略(Bouis,2016)。初步评估显示,生物强化作物确实改善了其生产者和消费者的营养素摄入。大约 30 个国家种植了生物强化作物,产量正在扩大。评估研究显示了生物强化作物的益处。然而,一些政策和规划方面的挑战仍然存在(Bouis,2016)。农业研究需要各国政府的投资。目前,培育富含微量营养素作物的努力主要依赖于外部援助,而且正在发挥作用。然而,在大多数国家,研究人员没有资金来保证捐助者资助的项目结束后能继续进行此类研究。育种计划必须维持种子质量,并持续投资于育种作物,以保持作物品种的质量和活力。这种长期的承诺只能来自将生物强化研究纳入国家农业研究系统主流的国家。生物强化作物的商业化需要监管机制,使私营部门能够参与种子品种生产和繁殖。在种植过程中,尤其是对于那些出于商业目的而种植作物的农民,产量和微量营养素含量之间的权衡仍然是一个问题,因为他们种植的生物强化作物的价格并没有提高。要了解生物强化影响营养结局的途径,并将此工具作为解决营养挑战的几种干预手段之一,需要如下文所述的针对具体情况采用多学科方法(Bouis,2016;http://www.securenutrition.org/blog-entry/financing-scale-nutritious-staple-food-crops#sthash.k7g4VUSP.dpuf)。

## 营养价值链

如本章开篇时拟订的概念框架所示,将农业干预措施与人群的营养状况联系起来的一个方法是增加商品生产链的营养价值。Gelli 等(2015)的一篇综述总结了使价值链对营养敏感的几个问题、制约因素和挑战。农业社区生产的水果蔬菜、乳制品、牛奶、肉类和鱼类等高价值商品,可以增加农村人群消费食物后的营养素摄入量。因此,引入高价值商品生产的干预措施有利于实现双重目标,即增加农户农业生产的价值,同时注重改善家庭成员(特别是妇女和儿童)的营养状况。商品价值链的发展有助于生产营养素丰富的商品,一方面使生产家庭能够获得这些营养丰富的商品,另一方面通过销售过程使有购买能力的家庭在市场上能购买到这些营养丰富的商品。

然而,决策者和管理人员在使传统市场为高价值、营养素丰富的商品服务时,面临着一些政策和制度上的限制。例如,高价值商品市场链通过冷藏和其他基础设施的投资来满足食品安全标准时,通常会将商品从生产地点转移到城市市场。然后,就像所有引入农业商业化的干预措施一样,通过这种方式产生的收入可能会、也可能不会带来更好的营养结局。对于市场链的发展如何直接或间接地改善营养结局,研究者们知之甚少。他们试图找出能产生足够的收入来有效地影响营养的渠道。这种政策困境在所有使农业商业化的干预措施中都很常见。

从政策和规划设计的角度来看,重要的是要了解农户如何在出售其产品以获得额外收入和消费以改善营养状况之间作出选择。销售高价值商品获得的收入用于营养和非营养支出,但是家庭对营养支出的选择可能会受到营养教育和行为改变教育的影响,而获得这些教育对于充分利用营养价值链作为营养干预措施是至关重要的。

## 通过多部门规划引导各个部门合作

加强农业的作用以实现营养目标是跨部门营养规划的第一步。除了农业,卫生、水、卫生设施和社会福利等其他部门也需要发挥各自的作用来实现营养目标。虽然在规划和政策制定层面可以进行某种程度的协调,但在"最后一英里"提供营养目标相关的服务仍然是一项挑战。如何与来自多个部门的专业人士合作以增加营养影响是决策者和营养规划管理者面临的主要问题。虽然农业部门通过生产营养食品和将营养目标纳入食物系统更趋近营养改善结局,但水、卫生设施、卫生、性别和社会福利等其他部门在类似的整合进程中面临更多的挑战。

多部门营养计划的政策和规划方面的创新不仅有助于更好地整合各部门的营养目标,而且可以使它们对营养结局负责。这样的过程从最高层面的策略流程开始。总统办公室或议会委员会的指令有助于展现国家的承诺,并指导各部门共同努力。跨部门整合之后,还必须通过协调管理分区域和地方各级的方案进一步实现各项目标的纵向整合。每个部门内的利益相关者、关键行动者和参与者不仅对营养目标和结局更加敏感,而且需要参与者之间进行磋商并举行联合会议,将所有部门聚集在一起进行规划、确定优先事项、设计执行计划、监测和评价以及分配资源。与支持这种多部门合作类似,每个国家的发展伙伴在将全球知识带到谈判桌都发挥着关键作用。

但是,应当指出,如果不是每一个部门都对营养目标高度敏感和高度重视,多部门合作的方法就不会成功。此外,磋商过程可能会耗费大量时间,而且可能不受欢迎。当前的管理机制可能并不完全支持多个部门为了共同的目标走到一起。甚至在各部门内部,如果没有适当的领导能力,在不同级别间开展营养活动的协调也会变得非常困难。在每个部门和通过特定部门支持具体营养干预措施的捐助者之间,在分配资源方面也面临很大的挑战。例如,当一个捐助方通过教育部门支持一项学校营养计划,而另一个捐助方通过社会福利部门支持一项类似的学校营养计划时,营养项目的协调、效应监测和资源调动就变得具有挑战性。此外,对于国家级的营养决策者来说,对改善营养结局的问责制以及对政策效益的监测和追踪也变得很繁琐(表 15-1)。

**表 15-1 使农业和食物系统对营养更加敏感**

**将明确的营养目标和指标纳入相关设计,**追踪和降低潜在损害,同时寻求与经济、社会和环境目标的协同作用。然而,这应该在国家级决策中进行,为食物、农业、农村发展、性别和社会福利等部门认真对待营养问题提供一定的过程。目前,只有少数几个部委的领导人对营养问题持这种多部门的观点。

**评估当地的环境,**设计适当的行动来确定营养不良的类型和原因,包括慢性或急性营养不良、维生素和矿物质缺乏,以及肥胖和慢性疾病。环境评估包括潜在的食物资源、农业生态、生产和收入的季节性、诸如土地、市场机会、基础设施等生产资源的可及性、性别动态和角色、与其他部门或方案计划合作的机会,以及地方优先事项。然而,所面临的挑战是,这种去中心化的能力几乎不存在。即使在国家层面,具有足够能力的国家也不存在。地方一级针对具体情况的营养干预措施需要具备基本的分析能力,以确定干预措施、评估其潜在效益,并在相同的农业生态区内扩大规模。大多数受营养挑战影响的国家不具备这种能力。对这类能力的投资将是第一步。

**面向脆弱人群,**通过参与、获取资源和适当就业来**提高公平性。**脆弱人群包括农民、妇女、青年、无土地者、城市居民和失业者。在聚焦于农业和食物系统相关领域时,大多数农民面临类似的挑战,确定目标说起来容易做起来难。然而,找出脆弱人群并设计具体的计划来帮助他们有效地利用农业项目来解决营养问题将很有帮助。

**与其他部门的合作和协调**(卫生、环境、社会保障、劳资、水和卫生设施、教育、能源等部门),通过具有共同目标联合策略,解决营养不良的多种根本原因。见上文关于多部门协调的章节。这种协调需要各级领导的参与。营养领导力是发展中国家最严重的制约因素。进一步的多部门协调需要明确的国家指令。

**维持或改善自然资源基础**(水、土壤、空气、气候、生物多样性),这对处于弱势地位的农民的生计和生存能力,以及所有人的可持续食物和营养保障至关重要。管理水资源,特别是减少传染病,并确保可持续、安全的家庭用水,这本身就是一项多部门行动,涉及农业、土地、水资源、卫生和林业等部门。同样,这必须在乡村层级做好协作(Babu 和 Reidhead,2000)。

**女性赋权,**通过确保妇女获得生产资源、收入机会、推广服务和信息、信贷、劳动和省时技术(包括能源和供水服务),并支持她们在家庭和农业决策中具有发言权。公平的挣钱和学习机会应该是与孕期安全和婴幼儿喂养相匹配。农业政策和计划可以专门针对妇女,鼓励她们参与营养教育和采用技术增加膳食多样性。

**促进生产多样化，增加营养密集型作物和小型家畜的生产**（例如小规模的园艺产品、蔬菜类、牲畜和鱼类，非常规作物和生物强化作物）。多样化的生产系统对弱势的生产者而言至关重要，这让他们有能力抵御气候变化和价格冲击，使食物消费更加多样化，减少季节性食物和收入波动，以及产生更高和更平等的性别收入。这同样要求农业的各分支部门共同努力，把营养作为一个共同的目标。例如作物、牲畜、园艺、渔业、市场营销、灌溉和机械化等部门能够在农业中发挥作用，但是在研究、推广和技术传播等方面的技术改进中需要进一步协作。被称为农业技术管理署（Agricultural Technology Management Agency）的印度推广模式就是朝着这个方向努力的（Babu 等，2015）。

**改善加工、贮存和保藏**，以保持营养价值、保质期和食品安全，减少季节性的食物短缺和收获后的损失，并使健康食品的制备变得更便利。各级市场营销的基础设施都需要改进。通过太阳能发电改进冷库建设虽然已初见成效，但是仍然需要下狠工夫。通过蔬菜市场将村庄、城镇和城市中心连接起来，可以大大减少对贮藏的需求。

**扩大脆弱人群的市场和完善市场准入机制，特别是销售营养食品**和产品方面，脆弱人群在生产这些产品方面具有比较大的优势。这包括创新的推广（如基于营养成分的营销）、增值、获取价格信息和农民协会。这同样需要收集、分析和传播实时营销数据的能力和基础设施，以便能够将生产者和消费者联系起来并找到适合的价格。

**营养促进和教育相结合**，围绕建立在现有环境知识、态度和实践基础上的食物和可持续食物系统。营养知识可以增强生产和收入对农业家庭的影响，特别是对妇女和儿童的影响，并可以增加普通大众对营养食物的需求。虽然通过电视和广播进行大众教育是最佳方式，但农业家庭助理和营养推广人员与农民个人交流的作用也不可低估。

来自：通过农业和食物系统改善营养的关键建议，世界粮农组织，2015 年。（评论中斜体部分由作者添加）。参考以下网站：www.fao.org/3/a-i4922e.pdf。

## 结论

当发展共同体面对令人沮丧的营养不良挑战时，多学科合作方式必然成为解决各个层面的营养问题，以实现可持续营养目标的应对措施。收入增长可以通过市场和贸易提供多样化食物来改善营养状况，这取决于一个国家的发展水平。但是，促进营养食品生产和消费的干预需要多个部门共同努力。近年来，发展共同体已开始探索可持续的食物系统，以求将对食物生产和自然资源的影响降低至最小程度。这种方法需要充分认识各种生态系统的作用，并保护生物多样性。社会所消费的食物的来源必须不会给土地、水和景观等自然资源造成过度负担。此外，必须积极改进易受自然灾害和文化变迁影响的食物生产系统的恢复能力。农业系统在可持续提供膳食方面发挥着关键作用。

## 练习

1. 想一想你在几个练习中研究过的国家。根据政策体系、发展伙伴运行状况、相关计划以及帮助国家有效利用农业作为营养改善途径的关键特征，制定以农业生产为基础的国家营养战略。

2. 针对你研究的国家，根据现有的营养政策框架制定多部门营养战略。目前在设计和执行多部门营养战略方面缺少哪些关联环节？

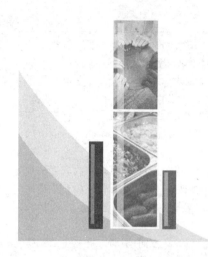

## 第十六章

# 设计营养需求导向的去中心化食物系统：最佳方法

食物系统不会自我纠正。我们需要更大的抱负、更多的创新和更强大的领导力，从而创造一种能给全世界每一个人提供健康且可负担的食物系统。

——Marc Van Ameringen，全球营养改善联盟（Global Alliance for Improved Nutrition，GAIN）

执行理事，2015（www.Huffingtonpost.com）

近来有许多关于营养敏感型食物系统的描述（Pinstrup-Andersen，2013）。然而，关于如何改进现有的食物系统以满足人群营养需求的证据资料却很少。很少有人尝试通过试点设计营养敏感型食物系统，而有关进一步扩大其规模潜力的文献记录就更少（FAO，2015）。由于营养敏感食物系统没有进入公共服务系统的主流，在一定程度上导致试点干预项目不能扩大规模。因此，许多试点干预项目在资助基金用完后便很快结束。我们需要为政府各部门中负责营养工作的决策者们提供基于食物系统的营养干预知识，使他们自己有能力，在很少或不需要借助外界帮助或依赖于技术支持的情况下就可以理解、掌握和改进食物系统（Glendenning 等，2010；Babu 等，2016）。只有当分配机制得到合理的设置并能覆盖目标人群时，连接农业和营养的创新及技术发展才能发挥作用（Kawtrakul，2012）。

本章内容主要聚焦于如何通过改变当地食物生产体系的构成来改善营养可及性和营养素的摄入。面临的主要问题是如何设计和实施营养导向的当地食物系统。正如上一章关于农业与营养的内容中所提及的，明确的营养目标、基于本地状况的解决方案、以社会脆弱人群为目标、赋予女性权力、通过种植营养素丰富的农作物促进膳食多样化、当地商品在社会保障体系中的使用、营养教育引起的行为改变，以及改善食品生产加工、贮存及销售等，这些方法通过对当地食物系统的干预对实现营养目标均具有重要意义（FAO，2015）。

为了指导农业地区种植更好的农作物以实现营养目标，研究人员需要了解农业目标、资源限制、膳食质量、农户营养状况及农作物生长的农业生态环境之间的相互联系，这对于一个长期食物匮乏和营养脆弱的地区尤其有用。模拟农户的营养需求，并从农场水平在对种植业、技术创新和食品加工等提出的建议中纳入营养因素，有助于优化资源贫乏的农户所拥有的微薄资源,并有助于改善其营养结局(Kataki 和 Babu,2002)。此外,将营养知识有效地用于提升农业发展水平的建议,并加强专业人员和营养学家的深层次交流,都将是减少营养不良的有效途径(Babu 等,2016)。本章内容将演示这种实用的方法。

人们高度认识到食物系统是营养福祉的一个来源,通过农业改善人群营养状况被认为是一种优先干预手段(McIntyre 等,2001;Gillespie 等,2012)。一段时间以来,在发展中国家,聚焦于实现家庭食物和营养保障的农业战略一直是国家发展的主要目标之一(Pinstrup-Andersen 和 Caicedo,1978;Delgado,1995;Pinstrup-Andersen,2013)。导致收入减少的低生产率以及对有限土地资源的过度依赖,继续影响着食物和营养保障的结局(Cleaver 和 Schreiber,1994;Leather 和 Foster,2009;Babu 等,2015)。其后果是,长期较低的食物保障水平会导致严重的营养不足(Webb 和 Kennedy,2014)。此外,来自自然和经济的外部冲击使食物系统变得脆弱(Babu 和 Blom,2013)。食物系统如何促进可持续的营养结局? 在家庭和社区层面上,农业在营养保障方面能发挥怎样的作用?

正如第五章"营养政策的宏观经济学"所述,宏观经济政策在决定行业政策效果方面发挥着关键作用。一些国家的研究案例强调了农业与营养之间脱节的问题(Gillespie 等,2012;Babu 等,2016)。这些研究提示农业有助于食物供应,从而有助于改善家庭营养状况。农业可以增加农民的收入,从而使他们获得营养。因此,政策是否有利于农业激励措施可能对食物和非食物价格产生正面或负面的影响。第九章"家庭内部分配和营养的性别偏倚:Heckman 两步法的应用"中指出,女性在农业中的角色可以通过家庭内部资源的分配影响她们的营养状况。此外,女性参与农业生产会相应地减少照看和喂养孩子的必要时间投入,从而影响孩子的营养状况。同时,也会影响女性自身的营养和健康状况(Quisumbing 和 Meizen-Dick,2012)。

Gillespie 等(2012)的研究指出,利用农业来改善人群营养状况所面临的三个主要挑战:政治与治理、知识与证据、能力与财政资源。基于东非一些国家的研究案例显示,为了更好地利用农业来改善人群营养状况,需要建立高水平协作机制促进多部门合作,设计并实施营养敏感型农业计划和政策(Gillespie 等,2013,in Lancent)。这些研究中还缺乏足够的证据表明农业如何提高营养福祉。

研究发现,具备及时收集营养与农业相关科研数据的能力,能够在社区和家庭层面上开发潜在的干预措施,是农业与营养脱节研究所面临的主要挑战,也是食物与营养干预去中心化计划中一个长期存在的问题(Babu 和 Pinstrup-Andersen,1994)。此外,教育决策者设计营养敏感型农业的干预措施,提高推广工作者将营养目标纳入农民培训课程中的能力,为制定涵盖农业和食物系统的计划而加强营养专业人才队伍建设,这三者仍然是将农业和食物系统干预措施转化为有效的营养结局过程中所面临的主要挑战(Babu 和 Rhoe,2002;Babu 等,2016)。

众所周知,与市场缺乏联系的农户极易受到影响。对食物和农业系统自给自足的自然属性产生影响的政策和计划也会影响这些家庭的食物和营养保障(Abdulai 和 Delgado,1995)。以生产为导向的政策影响生产的食物类型、季节性食物供应和食物的消费量,进而影响家庭成员的营养状况(von Braun 等,1992;Babu 等,1993)。因此,在去中心化计划实施过程中,必须了解生产体系、资源和持续存在的挑战对营养结局的作用。提高家庭的食物保障和营养水平需要深入了解其生产条件、资源限制以及物质和社会基础设施。了解这些信息有助于相关规划的设计,而这些规划将进一步对发展适当的研究策略、提供投入准备、确定优先研究领域和设计农业系统产生影响(Cleaver 和 Schreiber,1994)。

近年来的关注热点是将营养和健康目标与农业干预措施紧密联系起来(McDermott 等,2015)。此外,为了在家庭、社区和国家层面实现食物生产自给自足,以及为了营养与健康目标而设计的种植与食物系统也成为讨论的焦点(Pinstrup-Andersen,1985;World Bank,1994;Babu,2002b;Ruel 和 Alderman,2013)。设计去中心化的种植体系依赖于食物系统的资源禀赋、农业目标和其他农业生态特征(Babu 和 Rajasekaran,1991a,b)。然而,利用农业来实现营养目标的政策和计划主要聚焦在国家层面目标,因此往往忽略了国内不同的农业生态区域以及具体干预措施的差异性。

在这一章中,我们想要说明,农业推广和营养专业人员通过简单的分析工具,可以设计并实施符合不同农业生态区域具体条件和特征的去中心化政策。其他研究也强调了农村发展和营养干预的去中心化措施(Staatz 等,1990;Binswanger,1994;Fiorella 等,2016)。使用这些工具有助于在食物系统改革的基础上进行去中心化干预。随着信息通信技术的出现和地方行政管理机构中电脑的普及,调整地方性食物系统的措施变得更加切实可行(Peterson,1991;Gruber,1995)。越来越多的信息通信技术工具和知识门户网站帮助专业人员设计和实施干预计划。因此,通过适当的工具和技能开发,可以有效地利用新的信息通信技术来设计和实施机构干预计划(De Silva 等,2012;Walisadeera 等,2014)。

在以下内容中,以满足人群的营养需求为目标,基于当地食物系统,我们开发了一个设计干预措施的实用工具。本章以 Babu(1999)在非洲一个最贫困的农村自给型农业系统中开展的个案研究为基础,阐释了该模型及其应用。

## 设计去中心化食物营养干预措施的实用工具

以计算机为工具指导农业发展日益普遍(Balachandran 等,1989;Babu 和 Hassan,1995;Walisadeera 等,2013)。信息通信技术运用其知识体系能够执行分析和研究,并得出与专家水平相当或接近于人类思维水平的具有挑战性的结论。这种知识体系一旦建立,从业人员就可以自行使用,而很少或根本不需要专家的帮助。目前,这种知识体系已经成功应用于农业生产的技术选择决策中(McKinion 和 Lemmon,1985,1992),并且也被有效地用于指导农民进行品种选择、资源使用、农作物组合和农业规划中,以实现食物和营养保障(Babu 等,1990;Babu,2009)。

图 16-1 描述了在与营养结局相关的食物系统中应用知识体系进行决策的过程(Babu 和 Rhoe,2002)。农户首先要作出通过生产、购买或者两者结合的方式来实现食物保障的决定。这个决定影响了土地和农业活动中的劳动力配置等农业资源使用方式。例如,没有土地的劳动力家庭主要通过向其他农户提供劳动力而获得收入或食物。基于家庭成员的膳食消费模式,所得的收入水平决定了其营养状况。对于完全依赖于土地生产食物的家庭,食物产量取决于技术选择、生产中各种投入的可及性以及土地的生产力。此外,灌溉用水的可及性、不同品种农作物种子的及时性且可负担性,以及金融信贷的可及性,反过来影响到农民使用改良的种子和化肥的能力。农户这些特征和整个食物系统的数据资料可以通过农业调查获得,这在大多数国家都是可以实现的。

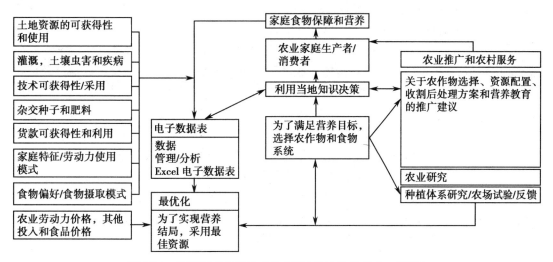

图 16-1　基于营养结局的食物系统设计(参考 Babu,1999)

研究人员得出的有关各种投入对农业和畜牧业产量贡献大小的知识和证据,为知识体系中的决策过程提供了数据信息。此外,资源可获得性、水资源利用率、土壤肥力、农作物生长期间的气候条件(包括温度、湿度和降雨模式、疾病和虫害的发生和杂草发生率)等数据有助于组织决策系统。另一方面,生产者的市场可及性、投入和产出的费用等外部因素也有助于农民对各种农业生产活动的土地资源配置作出决定。在利用农业和食物系统改善营养状况的过程中,需要在考虑上述信息需求的同时考虑食物保障和营养需求。

决策数据库一旦建立,就可以应用于农业生产的最优化框架中,从而制定与耕作制度、农作物和畜牧业选择、肥料和水的投入程度、机械化和劳动力使用的技术选择和资源保护有关的决策和建议,以及农产品营销决策、选择和时机(Ragasekaran 等,1995)。农业推广和营养专业人员可以利用最优化模型结果,为农民作出适当和具体的选择提供建议,从而实现其营养目标。此外,执行建议后农民的反馈可以纳入最优化模型以进一步对其更新。

下面我们要介绍的知识体系包含两个部分:知识库和推理工具。如上所述,知识库包括来自农民的信息、决策规则和农户解决特定问题的额外经验。推理工具是根据农民提供的信息或情况,采用逻辑推理和操作手段来解释知识库的各种规则,从而提出具体的建议(Liebenow,1987)。

在依托农业生产满足营养需求的过程中,以及为实现营养结局而设计的基于食物系统的去中心化决策中,有用的信息包括:农业系统的性质、家庭成员的食物和营养需求、食物和非食物消费模式、当地食物供应的季节性、各种食物的价格及其替代品,以及农户最优化模型的解决方案。此外,农民和专家在实施基于知识体系的具体建议后所取得的经验也非常有意义(Babu,2000)。知识体系的存储是有条件的,这个条件规定:满足一组条件将执行操作。下面我们将以马拉维小农场农民为例,说明如何利用知识体系来为基于食物系统的去中心化营养干预计划和项目提供建议(Babu 等,2014)。

图 16-1 展示了与营养结局相关的食物系统设计中各种投入的示意图。食物和营养保障取决于家庭通过食物或农作物生产或直接消费自产食物等方式来获得收入的能力。食物生产过程中,土地、劳动力、购买投入的资金,以及先进技术和灌溉的可及性决定了家庭食物

可获得性。收集这些农业特征数据有助于分析农户在满足食物和营养需求方面的各种选择。最优化模型有助于指导资源选择，从而实现最优营养结局。

采用先进技术可以改善家庭食物生产，提高食物可及性。这些技术可以从国家农业研究体系中获得，并由推广人员进行传播。通过深入的关联性研究，可以获得农业增产及可持续性利用农业资源的技术信息和机会。这些信息资源与家庭资源限制和营养目标相结合，有利于因地制宜地为农民提供技术选择（Ragasekaran 等，1995）。这些技术选择可以在农业推广体系中推广使用（Babu 等，2015）。

作为一种实用工具，基于计算机运行结果采用最优化模型的解决方案。然后，知识库作为设计基于规则的决策系统的基础，包含一系列解决方案，用于解决一系列农业生产中可能出现的各种状况。接着，推理工具展开对知识库的应用，采用逻辑推理解释知识体系的决策规则，并为其推广提供解决方案（Liebowitz，1996）。相关的农户特征信息是初始的知识库，最优化的结果成为指导农户实现营养目标的知识库。

## 模型在马拉维食物系统中的应用

马拉维的经济以农业为主，且 80% 以上的人口居住在农村地区。大部分贫困人口居住在远离市场的农村地区，并依赖自给自足的农业生产满足营养需求。农业产值占国民生产总值的 30% 以上，而且外贸出口总额的 60% 以上来自于农业。玉米、木薯和豆类是主要的粮食作物。小农户也种植花生、烟草、棉花和大米等经济作物。

随着人口的增长，人均土地面积持续减少。超过 50% 的农户土地种植面积小于 1.0 公顷（2.4 英亩），且将种植的农作物作为膳食营养的主要来源。土地的人口压力和农业低产量限制了家庭对食物与营养素的获取。在非洲和亚洲，许多国家的农业系统是相似的。要满足发展中国家的大多数营养不足且脆弱的贫困农户的营养需求，就需要他们正确、合理地种植农作物，从而实现其营养目标。尽管马拉维农业系统曾支撑自给自足的农业，并使绝大多数的农民在主要主食——玉米上实现自给自足（Liebenow 等，1989；Babu 等，2014），但是20 世纪 90 年代到本世纪初，气候和商品价格冲击引起的食物危机影响了当地居民的食物和营养保障。虽然通过肥料补贴方面的大量投资，马拉维近年来实现了食物自给自足，并能向邻国出口玉米（Sofranko 和 Fliegel，1989；Chirwa，2005）。但是，反复的气候变化仍使绝大多数小农户面临营养无保障的威胁（Babu 和 Chapasuka，1996）。

此外，多年来以自由化和结构调整为名义的市场和贸易政策，减少了农户进入有序市场的机会。从这个角度讲，食物和营养保障在很大程度上依赖于为食物系统设计创新以确保最佳营养结局的干预措施。遵循国家政策指令的地方性干预计划取得成效的可能性较高。但是，这些干预措施必须考虑到当地的农业生态、农民的资源限制、农业培训目标的性质（如自给、半自给和以市场为导向的农业）、口味和饮食文化偏好，以及产品的市场准入等。下面介绍的模型可以为最佳营养结局设计地方性的具体干预措施（Babu 和 Khaila，1996）。

### 最优化过程

制定农业发展政策和战略需要在国家层面采取措施，使各部门的目标与国家发展目标相一致。然而，去中心化政策需要根据具体情况采取措施。在本节中，我们介绍一个农户水平的模型,用以说明不同规模农户在特定食物系统中如何实现其营养目标。该模型已成功地用于指导决策者,并集合农业推广和营养专业人员的力量,以增加食物系统干预措施的营养效应(Calkins,1981;Babu 和 Hallam,1989;Babu 和 Ragasekaran,1991a)。

如上所述,农业生态和农户信息构成了分析的基础,从而为食物系统提供了去中心化的营养解决方案。模型选择取决于要分析的政策选项。下面介绍的农户线性规划模型,可以提供当地专业人员所需的信息,并指导他们为农户设计一种最优的农作物组合方案,从而实现营养目标。许多研究利用线性规划法,通过最低水平食物支出增加营养效果(Calkins,1981)、通过政策措施改变家庭消费模式(Babu,Hallam 和 Rajasekaran,1990)、通过了解味觉在食物摄入中的作用(Silberberg,1996)、通过评估引入新食物的影响(Babu 和 Rajasekaran,1991b)以及提高食物质量(Weiske,1981)等途径来改善营养结局。

Babu 等人(1999,2014)构建了一个简单的最优化模型,用于确定最优农作物组合:

$$Max\ J = C'X$$

约束条件如下:

$$AX \leqslant B;$$

$$DX \geqslant N;$$

及 $X \geqslant 0$。

其中,X 是潜在的农作物选择向量,C 是农作物纯收益的系数向量,A 是投入需求系数矩阵,B 是资源和投入可获得性向量,D 是作物旺盛期营养素含量矩阵,N 是食物保障和营养需求向量,X≥0 是一种包含家庭食物保障和营养考虑在内的非负约束。

农业推广与营养专业人员要在满足农民营养目标的前提下,为其制定实用性建议。这些专业人员仅具有各自领域内的专业技能,因此他们可能不会完全理解更高层次的建模。马拉维农村中很大一部分家庭是女性户主家庭,这一模型与这种人口统计学特征相适应。一个季节生产的食物将被储存一年,并考虑到历年的年度营养需求而将其纳入到模型中。该模型适用于各种类型的农户,既可以进行销售活动,也可以进行消费活动,而且仍然旨在达到营养目标。该模型考虑了不同性别和年龄组的不同营养需求,因职业和身体活动水平不同,这些群体可能有不同的能量消费模式。

受家庭和文化的影响,对各种食物类型和口味偏好可以作为模型中约束条件的一部分。一般来说,农民将最大限度地增加他们的净收入,而不是消费和满足营养需求。建模练习中的农户数据来源不同,投入产出系数来自农户调查(MOALD,1984),马拉维的年度农业调查提供了有关农作物产量的数据,投入和产出的市场价格数据来自多轮的数据采集(Govindan 和 Babu,1996)。

解决不同类型农户的农作物规划模型,以反映自给型和市场导向型的农业系统。在自给自足情况下,农户的营养需求完全靠自产的粮食作物来满足。在以市场为导向的情况下,农民最大限度地增加了农业的净收入。表 16-1 和 16-2 分别总结了上述两种情况下的最优化解决方案。他们提供了与 3 种农场规模有关的解决方案的信息,涉及农户的饮食偏好和技术需求。通过各种组合产生的 72 种解决方案,可以帮助决策者指导和开发农业系统,以满足当地的营养需求。

表 16-1 为食物保障和营养规划选择农作物组合的最优解决方案汇总(自给型农业)

| 农业类型 | 农业规模 | 食物偏好（主食） | 杂交(a)当地 & 杂交(b) | 化肥(1)有机粪肥(2) | 最大利润(K) | 农作物组合 | 面积/分配（公顷） |
|---|---|---|---|---|---|---|---|
| 自给农业 | 小规模（≤0.75公顷） | 玉米 | | 1 | 315.29 | HM,B | 0.39,0.36 |
| | | | | 2 | 286.17 | HM,B | 0.52,0.23 |
| | | | | | 296.37 | LM,HM,B | 0.28,0.33,0.14 |
| | | | | | 273.82 | LM,HM,B | 0.32,0.25,0.18 |
| | | 木薯 | a | 1 | 366.68 | CA,B | 0.47,0.29 |
| | | | | 2 | 316.14 | CA,B | 0.39,0.36 |
| | | | b | 1 | 366.69 | CA,B | 0.47,0.29 |
| | | | | 2 | 316.14 | CA,B | 0.31,0.44 |
| | | 玉米和木薯 | a | 1 | 376.74 | HM,CA,B | 0.11,0.29,0.26 |
| | | | | 2 | 383.65 | HM,CA,B | 0.19,0.26,0.36 |
| | | | b | 1 | 383.65 | HM,CA,B | 0.16,0.28,0.31 |
| | | | | 2 | 396.43 | HM,CA,B | 0.12,0.30,0.33 |
| | 中等规模（>0.75且≤1.50公顷） | 玉米 | a | 1 | 977.80 | HM,LM,B | 0.94,0.26,0.40 |
| | | | | 2 | 945.06 | HM,LM,B | 0.85,0.30,0.35 |
| | | | b | 1 | 988.08 | HM,LM,B | 0.70,0.21,0.59 |
| | | | | 2 | 985.04 | HM,LM,B | 0.79,0.18,0.56 |
| | | 木薯 | a | 1 | 1 108.46 | CA,B,GN | 0.47,0.36,0.72 |
| | | | | 2 | 1 106.08 | CA,B,GN | 0.46,0.32,0.72 |
| | | | b | 1 | 1 197.81 | CA,B,GN | 0.40,0.30,0.80 |
| | | | | 2 | 1 086.43 | CA,B,GN | 0.43,0.38,0.69 |
| | | 玉米和木薯 | a | 1 | 1 206.67 | HM,CA,B,GN | 0.33,0.24,0.21,0.72 |
| | | | | 2 | 1 199.72 | HM,CA,B,GN | 0.38,0.26,0.23,0.63 |
| | | | b | 1 | 1 206.67 | HM,CA,B,GN | 0.33,0.24,0.21,0.72 |
| | | | | 2 | 1 199.72 | HM,CA,B,GN | 0.38,0.26,0.23,0.63 |
| | 大规模（>1.50公顷） | 玉米 | a | 1 | 1 841.45 | HM,B,CA,GN | 0.88,0.29,0.41,1.42 |
| | | | | 2 | 1 632.78 | HM,B,CA,GN | 0.76,0.31,0.86,1.07 |
| | | | b | 1 | 1 743.66 | HM,B,CA,GN | 0.76,0.39,0.66,1.20 |
| | | | | 2 | 1 521.46 | HM,B,CA,GN | 0.66,0.47,0.83,1.04 |
| | | 木薯 | a | 1 | 1 816.40 | CA,B,GN | 0.81,0.43,1.76 |
| | | | | 2 | 1 705.06 | CA,B,GN | 0.93,0.51,1.56 |
| | | | b | 1 | 2 018.43 | CA,B,GN | 0.56,0.55,1.87 |
| | | | | 2 | 1 917.15 | CA,B,GN | 0.61,0.61,1.78 |
| | | 玉米和木薯 | a | 1 | 2 078.19 | HM,CM,CA,GN | 0.42,0.45,0.24,1.99 |
| | | | | 2 | 1 996.04 | HM,CM,CA,GN | 0.48,0.41,0.29,1.82 |
| | | | b | 1 | 2 066.52 | HM,CM,CA,GN | 0.46,0.50,0.21,1.83 |
| | | | | 2 | 1 997.06 | HM,CM,CA,GN | 0.47,0.42,0.34,1.77 |

注:HM,杂交玉米;CA,木薯;B,豆类;GN,花生。参考 Babu(1999)。

表 16-2 为食物保障和营养规划选择农作物组合的最优解决方案摘要(市场导向型农业)

| 农业类型 | 农业规模 | 食物偏好(主食) | 技术选择 杂交(a)当地&杂交(b) | 化肥(1)有机粪肥(2) | 最大利润(K) | 最优农业计划 农作物组合 | 面积/分配(公顷) |
|---|---|---|---|---|---|---|---|
| 市场导向农业 | 小规模(≤0.75公顷) | 玉米 | | 1 | 502.86 | HM,B,GN | 0.28,0.36,0.11 |
| | | | | 2 | 481.08 | HM,B,GN | 0.26,0.31,0.19 |
| | | | | | 497.88 | HM,B,GN | 0.26,0.28,0.21 |
| | | | | | 463.78 | HM,B,GN | 0.29,0.38,0.09 |
| | | 木薯 | a | 1 | 535.38 | CA,B,GN | 0.16 |
| | | | | 2 | 510.03 | CA,B,GN | 0.32,0.26,0.17 |
| | | | b | 1 | 490.29 | CA,B,GN | 0.33,0.29,0.41 |
| | | | | 2 | 462.81 | CA,B,GN | 0.31,0.31,0.13 |
| | | 玉米和木薯 | a | 1 | 585.46 | CA,HM,B,GN | 0.21,0.20,0.12,0.22 |
| | | | | 2 | 548.64 | CA,HM,B,GN | 0.25,0.18,0.16,0.16 |
| | | | b | 1 | 563.52 | CA,HM,B,GN | 0.23,0.18,0.19,0.16 |
| | | | | 2 | 530.14 | CA,HM,B,GN | 0.27,0.11,0.16,0.21 |
| | 中等规模(>0.75且≤1.50公顷) | 玉米 | a | 1 | 1 041.51 | HM,B,GN | 0.56,0.36,0.59 |
| | | | | 2 | 910.50 | HM,B,GN | 0.66,0.31,0.53 |
| | | | b | 1 | 1 041.51 | HM,B,GN | 0.56,0.36,0.59 |
| | | | | 2 | 910.50 | HM,B,GN | 0.66,0.31,0.53 |
| | | 木薯 | a | 1 | 1 107.25 | HM,CA,B,GN | 0.47,0.36,0.67 |
| | | | | 2 | 1 032.78 | HM,CA,B,GN | 0.33,0.24,0.36,0.57 |
| | | | b | 1 | 1 107.25 | HM,CA,B,GN | 0.47,0.36,0.67 |
| | | | | 2 | 1 032.78 | HM,CA,B,GN | 0.33,0.24,0.36,0.57 |
| | | 玉米和木薯 | a | 1 | 1 075.00 | HM,CA,B,GN | 0.28,0.24,0.35,0.63 |
| | | | | 2 | 1 075.00 | HM,CA,B,GN | 0.28,0.24,0.35,0.63 |
| | | | b | 1 | 1 075.00 | HM,CA,B,GN | 0.28,0.24,0.35,0.63 |
| | | | | 2 | 1 075.00 | HM,CA,B,GN | 0.28,0.24,0.35,0.63 |
| | 大规模(>1.50公顷) | 玉米 | a | 1 | 2 494.24 | HM,B,GN | 0.28,0.94,1.78 |
| | | | | 2 | 2 321.48 | HM,B,GN | 0.36,0.89,1.75 |
| | | | b | 1 | 2 494.24 | HM,B,GN | 0.28,0.94,1.78 |
| | | | | 2 | 2 321.48 | HM,B,GN | 0.36,0.89,1.75 |
| | | 木薯 | a | 1 | 2 537.35 | CA,B,GN | 0.47,0.67,1.86 |
| | | | | 2 | 2 537.35 | CA,B,GN | 0.47,0.67,1.86 |
| | | | b | 1 | 2 537.35 | CA,B,GN | 0.47,0.67,1.86 |
| | | | | 2 | 2 537.35 | CA,B,GN | 0.47,0.67,1.86 |
| | | 玉米和木薯 | a | 1 | 2 545.93 | HM,CA,B,GN | 0.28,0.23,0.65,1.83 |
| | | | | 2 | 2 545.93 | HM,CA,B,GN | 0.28,0.23,0.65,1.83 |
| | | | b | 1 | 2 545.93 | HM,A,B,GN | 0.28,0.23,0.65,1.83 |
| | | | | 2 | 2 545.93 | HM,A,B,GN | 0.28,0.23,0.65,1.83 |

注:HM,杂交玉米;CA,木薯;B,豆类;GN,花生。参考 Babu(1999)。

通过图 16-2 所示决策树构建 FOODEXPERT 决策体系,决策体系为以农业生态地区为特征的不同食物系统的最优化种植计划提供了建议。最优化过程如下:首先确定农业生态区,然后根据食物保障和营养需求选择农户类型。基于农户自给型或市场导向型的属性,根据其农场规模进一步分类。再根据他们在杂交玉米种子与化肥使用方面的技术偏好和技术选择情况来对其进一步划分。最后,根据他们对主食、玉米、木薯或两者组合的食物偏好,对他们应选择的农作物组合给予建议。

| 生态地区 | 农民类型（目标） | 农业规模 | 玉米多样性 | 肥料的使用 | 食品偏好（主食） | 农作物组合玉米+豆类 |
|---|---|---|---|---|---|---|
| 地区1 | 自给型农业 | 小 | 杂交 | 化学肥料 | 玉米 | -玉米+木薯+豆类 |
| 地区2 | | 中 | 组合 | | 木薯 | -豆类+花生<br>-仅花生<br>-木薯+花生<br>-木薯+玉米 |
| 地区3 | 市场导向型农业 | 大 | 当地 | 有机粪肥 | 玉米和木薯 | -仅玉米 |

**图 16-2 农户用于食物保障和营养规划的农作物组合选择决策树（参考 Babu,1999）**

图 16-3 描绘了基于知识库的农场作物决策体系。该体系包括 3 个主要部分:农民的投入列在第一部分"用户交互部分",建议也列在该部分;第二部分"决策体系部分"对用户的原始信息进行编码,用于形成决策规则,对农场类型进行数值编码用于决策规则。第三部分基于知识库系统决策程序中的正向链程序,选择农作物选项作为决策。该程序根据农场规模、营养需求、食物偏好和农民采用的现代技术等各种特征的输入,选择农民种植的最优作物组合。在图 16-3 所示的第一部分中,当输入如下:地区为 1,子女数量为 1,农场规模为 3,土壤类型为 2,拥有牛的数量为 2,农作物生长季节为 2,农业类型为 1,主食偏好为 1,农作物品种为 2,以及肥料选择为 2 时,对农户的建议是:种植面积分别为 0.5 和 0.25 公顷的玉米和大豆。

根据这些建议的反馈,农业推广和营养专业人员能够向农民推荐应种植的农作物类型,并为这些农作物分配土地种植面积,从而达到营养目标。知识库必须根据模型中参数的变化进行更改,并将它们作为其他参数纳入模型,这些参数也可以来自研究机构,相关研究机构通过开展地方性试验来测试他们的技术,从而开发新技术。根据地方的具体情况调整这些参数可以提高建议的实用性。

上述方案还有助于整合研究人员在当地进行的田野实验信息,在去中心化水平上改善最优化解决方案。

## Section 1
### User Interaction and Recommendations

| ALTP | To Start | |
|---|---|---|
| REGION | 1 | RECOMENDATION |
| ADULT MALE: | 1 | Crops: grow maize and |
| | | beans |
| ADULT FEMALE: | 1 | Area: 0.5ha and 0.25ha |
| CHILDREN: | 1 | |
| FARM SIZE: | 3 | |
| SOIL TYPE: | 2 | |
| OXEN: | 2 | |
| SEASON: | 2 | |
| FARM TYPE: | 1 | |
| STAPLE FOOD: | 1 | |
| VARIETY: | 2 | |
| FERTLIZER USE: | 2 | |

```
/wgra/agra
(goto)B5~/xiENTER THE REGION:~~
(goto)B6~/xnENTER THE NUMBER OF ADULT MALES:~~
(goto)B7~/ xnENTER THE NUMBER OF ADULT FEMALES:~~
(goto)B8~/ xnENTER THE NUMBER OF CHILDREN:~~

(goto)B9~/ xnENTER THE SIZE OF THE FARM IN ACRES:~~

(goto)B10~/xiENTER THE TYPE OF SOIL:~~

(goto)B11~/xiENTER THE NUMBER OF OXEN IN PAIRS:~~

(goto)B12~/xiENTER THE SEASON:~~
(goto)B13~/xiENTER THE FARM TYPE 1=SUBSISTANCE 2=MARKET:~~
/x1FARMTYPE=~1~~~
/xgi
/x1FARMTYPE=~2~~~
/xgi28~
```

## Section 2
### The Decision System

```
DECISION: USE YOUR OWN OXEN
RENT A PAIR OF OXEN
RENT A PAIR OF OXEN AND HIRE SOME LABOR

HIRE LABOR (MAN DAYS)

GROW MAIZE ONLY
GROW MAIZE AND BEANS
GROW MAIZE AND GROUNDNUTS
GROW GROUNDNUTS AND BEANS
GROW GROUNDNUTS ONLY
```

```
/xiFARMSIZE<=3#AND#OXEN>2~/CC45~F6~/CC47~F7~(goto)A3~/xq
/xiFARMSIZE<=3#AND#OXEN=2~/CC45~F6~/CC47~F7~/xq
/xiFARMSIZE<=3#AND#OXEN=1~/CC41~F6~/CC47~F7~/xq
/xiFARMSIZE<=3#AND#OXEN=0~/CC45~F5~/CC46~F7~/xq
/xiFARMSIZE<=3#AND#FARMSIZE<=7#AND#ODEN>2~/CC44~F5~/CC4
7~F7~/Xq
/xiFARMSIZE<=3#AND#FARMSIZE<=7#AND#ODEN=2~/CC44~F6~/CC4
7~F7~/Xq
/xiFARMSIZE<=3#AND#FARMSIZE<=7#AND#ODEN=1~/CC43~F6~/CC4
7~F7~/Xq
/xiFARMSIZE<=3#AND#FARMSIZE<=7#AND#ODEN00~/CC43~F6~/CC4
8~F7~/Xq
/xiFARMSIZE<=7#AND#OXEN>2~/CC44~F5~/CC49~F7~/xq
/xiFARMSIZE<=7#AND#OXEN=2~/CC43~F5~/CC48~F7~/xq
/xiFARMSIZE<=7#AND#OXEN=1~/CC43~F5~/CC48~F7~/xq
/xiFARMSIZE<=7#AND#OXEN=0~/CC43~F5~/CC47~F7~/xq
```

## Section 3
### Selection of Crops Choice using Forward Chain Procedure

```
/xiFARMSIZE<=3#and OXEN>2~/CC45~F6~/CC47~F7~(goto)A3~/xq
/xiFARMSIZE<=3#and OXEN>2~/CC45~F6~/CC47~F7~/xq
/xiFARMSIZE<=3#AND#OXEN>1~/CC41~F6~/CC47~F7~/xq
/xiFARMSIZE<=3#AND#OXEN>0~/CC45~F6~/CC46~F7~/xq
/xiFARMSIZE<=3#AND#OXEN>0~/CC45~F5~/CC46~F7~/xq
/xiFARMSIZE<=3#and#FARMSIZE<=7#AND#ODEN>2~/CC44~F5~/CC47~
F7~/Xq
/xiFARMSIZE<=3#and#FARMSIZE<=7#AND#ODEN=2~/CC44~F6~/CC47~
F7~/Xq
/xiFARMSIZE<=3#and#FARMSIZE<=7#AND#ODEN>1~/CC43~F6~/CC47~
F7~/Xq
/xiFARMSIZE<=3#and#FARMSIZE<=7#AND#ODEN>0~/CC43~F6~/CC48~
F7~/Xq
/xiFARMSIZE<=7#AND#OXEN>2~/CC44~F5~/CC49~F7~/xq
/xiFARMSIZE<=7#AND#OXEN=2~/CC43~F5~/CC48~F7~/xq
/xiFARMSIZE<=7#AND#OXEN=1~/CC43~F5~/CC48~F7~/xq
/xiFARMSIZE<=7#AND#OXEN=0~/CC43~F5~/CC47~F7~/xq
/xiFARMSIZE<=3#AND#OXEN>2~/CC45~F6~/CC47~F7~(goto)A3~/xq
/xiFARMSIZE<=3#AND#OXEN=2~/CC45~F6~/CC47~F7~/xq
/xiFARMSIZE<=3#AND#OXEN=1~/CC41~F6~/CC47~F7~/xq
/xiFARMSIZE<=3#AND#OXEN=0~/CC45~F5~/CC46~F7~/xq
```

图 16-3 为马拉维农户实现家庭食物保障而采用的基于知识库的农场作物决策体系

(参考 Babu,1999)

## 结论

近年来,通过利用食物系统来达到营养目标的方法受到了重点关注。新的食物系统需要遵循"更加重视食物和农业生产中每单位投入或资源的营养价值"这一原则(McClaferty 和 Zukerman,2014;Fan,2016)。必须重视食物的生产、加工、储藏、运输和销售,并适当关注食物损耗和浪费。在新的食物系统构建过程中,不能忽视消费者和私营部门。除了解决食物供应问题外,还需要解决食物可及性问题。在认识小农户的作物选择决策重要性的同时,还要认识到环境特异性的重要性。要考虑到女性在家庭中的作用,设计出能够减少女性劳动量和提高食物和营养消费性别平等性的食物系统,将是新的食物系统的一个关键成果。

本章列举了一种实用性工具并予以解释说明,该工具将有助于农业推广和营养专业人员设计新的去中心化营养干预的地方性食物系统,从而实现农业生态的可持续发展。模型的扩展可以包含农民在气象灾害、价格波动和市场上食物的季节性供应等方面所面临的风险,而且可以分析实现营养结局的农场层面解决方案的变化。这需要更好地了解农户面对风险的态度,以及他们在食物系统中面临的不确定性。解决此类风险的一种方法是在本章介绍的线性规划模型中引入风险变量。这通常是通过将模型重新构造为二次规划模型来完成,将净收益的方差最小化设为目标函数。在许多模型中,目标收入是一个参数约束(Hazell 和 Norton,1986;Babu 和 Rajasekaran,1991b;McCarl 和 Spreen,2004)。这种模型需要更多的时间服务方面的数据,即关于农作物产量和价格的信息,这在大多数发展中国家越来越普遍。同质化农业系统为了食物保障而在主要区域种植较少种类的农作物,尤其在产量稳定的情况下,通过限制这些农作物的种植面积以应对食物保障和营养挑战,这些可以反映出自给型农户的规避风险的能力(Calkins,1981)。

通过对食物系统的干预来实现营养目标是改善农村贫困人口营养状况的一种切实可行的去中心化策略。尽管已经尝试了将经济学家、营养学家和农学家整合在一起的综合性多学科方法(Donaldson 等,1995),但实际应用时仍需要开发基于真实数据分析的扩展工具。本章旨在基于农业的知识体系来讲解此类工具,在整合农业、营养和健康目标的过程中也需要使用这种工具。本章内容显示,通过使用电子数据表和宏编程工具,可以开发一个基于规则的系统,并在去中心化层面上使用该系统为不同农场类型提出相应的建议。这不需要额外具备计算机编程的专门知识。借助马拉维已公开的案例研究结果,本章介绍了利用食物系统干预实现营养目标的规划方法。营养最优化模型解决方案可以作为知识库存储,供田间推广和营养专业人员提供农作物选择的建议。如果能形成并存储适合各种农业生态区的知识库数据,这将大大减少对训练有素的、最优化建模人员的需求(Balachandran 等,1989;Babu 等,2016)。

本章所介绍的决策体系一旦在去中心化层面上形成,就可以有效解决与水资源管理、营养管理和最优化虫害控制决策等相关的地方性具体问题(Weiske,1981;McKinion 和 Lemmon,1985;Edward-Jones,1992;Hochman 等,1995)。随着信息通讯技术在农业领域的广泛应用,在社区层面上可能需要建立决策支持系统来应对营养挑战,并将对营养敏感的农业干预措施纳入实际规划活动中。形成并运用这些工具对于寻找能够应对贫困和营养不足人群所面临的营养挑战的去中心化解决方案至关重要。

　　然而，需要注意的是，尽管本章介绍的最优化模型是指导农作物选择、获得最优营养的一种有效工具，但仍需要适当注意农民对营养选择的动机和意识。涉及营养最优化的种植业和畜牧业干预措施应考虑影响农民选择的社区、机构和市场因素（Babu，2000）。此外，我们还需要支持农民选择种植更有营养的农作物的机制，包括投入供应体系的有效运行，尤其是新农作物的优质种子，以及农业与营养推广体系，以使农民对最优化模型所建议的新产业保持持续投资的兴趣（Babu，2002b）。最后，为了使食物系统在营养上具有可持续性，在调整和优化干预项目时，要强调监测和评价体系的重要性，这些监测和评价体系能够反映新农作物或新农作物组合的效益和成本，这一点再怎么强调也不为过。

## 练习

　　1. 根据你所选择的国家的农业社区目前所食用的食物，为其设计一种成本效益更高的膳食方案。是否可以通过改变膳食选择来改善营养的可获得性，同时进一步降低营养成本呢？

　　2. 为了增加膳食多样性和降低营养成本，哪些本土农作物最有可能进入食物生产体系呢？

　　3. 制定一项可供当地农业推广工作人员和营养专业人员使用的知识共享策略，以指导农户提高营养可及性和从当地农业系统中摄入的营养。

# 第八部分

# 总 结

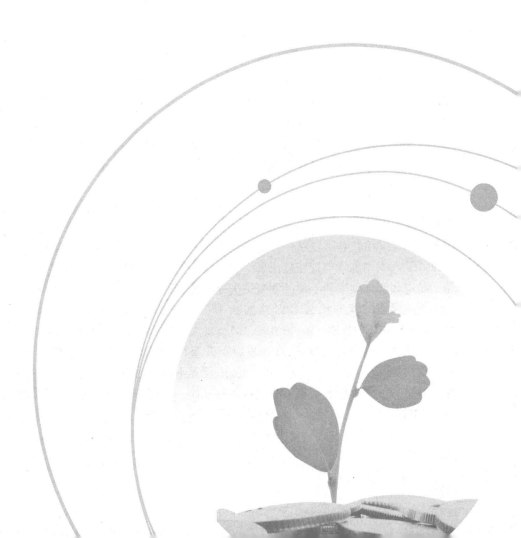

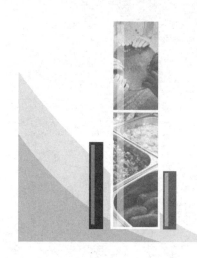

## 第十七章

# 营养政策制定与实施的未来方向

食物政策分析的历史演变提出了几个问题:由谁进行分析? 在什么地方培训分析人员? 什么层级的机构适合开展食物政策分析? 如果是"政策主导一切",为什么要开展这种困难的分析?

——Peter Timmer(2013)

PeterTimmer 有关食物政策分析的这句话同样适用于营养政策的制定。在营养领域回答他的问题会引出更基础的问题:为什么研究营养经济学很重要? 在制定营养政策时我们学会了什么? 还需要做些什么?

各种形式的营养不良都会给个体和其所居住的国家带来短期的和长期的经济影响。营养不良的孩子可能会终身面对发育和劳动能力问题的挑战。例如儿童期生长迟缓不仅可能导致其认知能力低下、受教育程度低,而且还可能导致成年后劳动力低下和收入潜力差,这些社会和经济影响将会贯穿其一生(Hoddinott 等,2013;Hoddinott,2016)。另外一项挑战是儿童早期因营养不良产生的损伤在整个生命周期都是不可逆的。因此,营养改善是经济发展的基础。解决营养不良是一项超越人权、道德和伦理需求的经济挑战(IFPRI-世界营养报告,2015)。本书各章节旨在提出各个国家所面临的各方面营养挑战,帮助发展分析技能,并通过制定和实施政策和干预计划来解决这些问题。

人类面临的营养挑战可以总结如下(FAO,2015;IFPRI-世界营养报告,2015;WHO,2015a,b;UNICEF/WHO/World Bank,2015):大约有 8 亿人每日膳食能量摄入不足;大约有 20 亿人面临微量营养素缺乏;在 5 岁以下儿童中,有 1.61 亿生长迟缓、5 100 万消瘦、4 200 万超重;大约 200 万人超重或肥胖。此外,营养不良约占发展中国家儿童死因的 45%(Black等,2013)。尽管营养不足和营养过剩能够在同一家庭、社区和国家同时存在,但是某些国家(绝大多数在撒哈拉以南非洲地区和南亚)的营养问题主要是以营养不足为主,另外一些国家(绝大多数在北美、欧洲、拉丁美洲、中东地区、北非和加勒比海)则面临营养过剩相关健康问题的挑战。

在过去 30 年中,营养计划和政策制定过程中积累了一些重要的经验,本书拟阐明以下内容:

1. 经济增长对减少贫困和营养不良至关重要。但是,营养不良率的下降幅度低于减贫率的下降幅度。

2. 营养不良是包括卫生和农业部门在内的多部门共同面临的挑战。干预策略需要水、卫生设施、性别、教育、社会保障,以及食物和农业等众多领域的关键部门共同协作完成。

3. 政策环境、领导力、管理、协作、经费和干预的可持续性是多部门共同开展行动的关键。

4. 除了食物消费和营养摄入之外,还要充分理解初级卫生保健、免疫、母乳喂养、母亲受教育程度、儿童生长环境以及其他社会经济和文化决定因素等相关问题。

5. 为了提高营养投资的有效性,需要采取有助于改善卫生设施、儿童保健、洁净饮用水和改变行为的营养教育等服务供应的干预策略。

6. 通过教育和干预给女性赋权,提高女性在家庭中的决策权是改善女性和儿童营养状况的关键。同时,需要持续了解家庭内部资源分配及营养和保健服务方面的动态变化。

7. 对计划实施过程进行监测和评估,以总结实施过程的经验和对其收益的影响。

8. 社会保障计划体系需要采取因地制宜的方法,只有在设计阶段明确营养目标,才能实现其营养收益。

9. 学校营养计划一直是最受欢迎的干预措施,可以吸引儿童上学、保证儿童留在学校,并提高儿童的学习能力。但是,不同的环境和不同设定的学校营养计划会产生不同的结果。

10. 即使在发展中国家,超重和肥胖的人数也在增加。解决同一社区和家庭中同时出现的营养过剩和营养不足问题的战略需要所有部门的创新。

11. 微量营养素缺乏仍然是主要的营养挑战。应对碘、铁、维生素 A 和其他微量营养素缺乏的挑战需要持续的多管齐下的干预措施。

12. 农业和食物系统在解决营养问题中发挥着重要作用。最重要的是通过研究和创新设计干预措施,在整个食物价值链中增加膳食多样性、生物强化、食品安全和营养改善。

13. 全球面临的营养挑战需要因地制宜采取干预措施,积极应对。设计和实施去中心化因地制宜营养干预措施需要通过多部门协作,并且在实施地方性干预措施时需要当地各层级实施机构具备相关的能力。

在全球,营养不良问题不仅仅是贫困的发展中国家所面临的挑战。世界上超过一半的贫困人口仍然生活在中等收入国家,这些国家中的贫困人口面临的营养问题最为严重。营养问题也影响着发达国家,主要以营养过剩的形式出现,在人口中所占比例越来越大,导致慢性非传染性疾病相关支出和医疗保健支出增加。因此,各种形式的营养不良是全球性的经济挑战,正如第二章"全球性营养挑战与目标:发展与政策视角"中所述:营养不良仍然是全球发展议程的首要问题(WHO 和 FAO,2014;IFPRI—世界营养报告,2015)。

国际社会为应对这一挑战制定了营养目标,具体包括:到 2025 年全球 5 岁以下儿童生长迟缓率下降 40%;育龄妇女贫血率下降 50%;低出生体重率下降 30%;控制儿童肥胖率的上升势头;出生至 6 月龄的纯母乳喂养率提高到至少 50%;儿童消瘦率减少到并维持在 5%以下(世界卫生大会,World Health Assembly,2012)。实现全球营养目标的战略,需要重点关注南亚和非洲撒哈拉地区 35 个受影响最严重的发展中国家,并推广具体的干预措施(Ruel

和 Alderman,2013)。

实现上述全球营养目标,在国家层面需要根据各国具体情况进行分析,并制定国家层面的政策和规划。在一些国家,虽然决策者已经认识到营养问题,但是国家层面尚未制定明确的行动计划来解决这类营养问题。一些国家即使已经出台了营养政策和干预策略,但可能缺乏制定干预方案的依据和实施这些策略的资源。将经济增长红利转化为更好的营养结局需要在国家层面制定适当的营养政策和干预策略。为应对营养挑战而设计的具体方案,需要将本书各章中讨论的方法及产生的证据纳入国家、区域和社区层面的政策讨论中。为了实现这一点,需要充分了解营养政策的制定过程(Resnick 等,2015;Badu 等,2016;Haggblade 等,2016),这将有助于了解营养政策领域的主要参与者和执行者所起到的作用以及对政策制定过程产生的影响。营养政策领域的主要参与者和执行者——在一个国家通常被称为营养社区——往往缺乏参与政策讨论和对话的能力,因此无法对全球和国家营养目标负责的决策者产生影响。加强营养社区在领导、研究、分析、宣传和影响预算分配方面的能力,对于制定和实施适当的营养政策和规划很重要(Haddad 等,2014)。Nisbett 等(2015)总结了国家层面需要的领导力的关键特征,他们认为营养领导力取决于个人能力、现有的知识库和国家的政治经济现状。如果没有培养当地领导者在营养政策制定、研究、推广和实施方面的领导能力,外部设计的措施很可能会失败或不具有可持续性。

因此,制定政策和计划以应对特定背景下的营养挑战,不仅需要专业人员具备良好的专业技能,以理解一系列常见的营养问题和挑战,而且还需要具有解决这些问题所需的工具。在国家、地区和社区层面缺乏综合能力和多学科方法是解决营养问题失败的主要原因之一。本书的前几章旨在传授主题和分析技能,将营养挑战作为一个多部门问题进行分析,由来自不同学科和部门的专业人员组成的多学科团队来解决。虽然每个专业人员都可能在各自的领域接受过良好的培训,但解决营养问题需要多学科参与者对这些问题有共同的理解,需要在理论发展方面取得进展,并需要采用定量方法来为政策和干预计划提供证据。本书的各章旨在实现这一目标。

营养政策和计划有助于实现全球发展共同体的营养目标,在本书的相关章节中回顾了决策者在设计和实施营养干预计划和政策时面临的关键问题、制约因素和挑战。本书各章节将主要问题的现有证据、政策含义及处理这些问题的分析方法汇总起来,并演示了如何通过实证研究为政策讨论和对话提供依据。本章聚焦于组织一个由营养学家、农业学家、人类学家、经济学家、政策研究者和专业分析人员组成的多学科团队,能够在国家需要解决营养挑战的时候,具备解决本国营养挑战的能力。本书的内容是基于这样一种理念,即如果没有这样的多学科共同应对挑战的能力,不仅决策者缺乏针对营养挑战和营养目标采取行动的证据,在解决营养挑战方面的进展也将更为缓慢。虽然这一挑战已被充分认识,但在学术和研究领域一直采用单一学科的方法来解决问题,因此在提高应对挑战能力方面所作的贡献仍微乎其微,本书试图填补这个空白。

我们基于营养学和经济学两大学科背景,在发展研究中介绍了各种分析方法。将这两门学科结合起来至关重要,这是开始整合其他相关部门制定营养政策和实施干预计划的第一步。在营养政策的制定和实施过程中,可以通过类似方式融合人类学、社会学、农学和公共卫生等其他相关学科。因此,我们在本书中强调应用多学科的和实用的方法产生证据并理解政策分析结果的重要性。

虽然个别的专业人员在制定营养政策和干预计划中可以发挥决定性作用,但必须认识到专业人员必须以综合的、多学科的方式开展工作。虽然几乎在所有重要会议上都会讨论这一点,甚至在某种程度上这已经成为陈词滥调(类似于"政治意愿"和"支持性环境"这类术语),但是发达国家和发展中国家都还没有认真努力发展在决策各个层面解决营养问题所需的多学科能力。不仅如此,发达国家和发展中国家的学术研究机构也没有通过其讲授的课程或采用的研究方法来充分发展这种跨学科能力。在经济学和公共政策部门聘用营养学研究人员,同时在食品科学、营养部门和家政学院中为经济学家提供职位,都将是一个良好的开端。鼓励营养学专业毕业生继续学习公共政策和社会科学是培养未来解决多学科问题人才的关键,而且在这方面已经取得了一些进展。在过去的 20 年里,将营养问题置于政策制定的最前沿得到了很高的回报。

正如本章开头所述,一个国家国民的营养福祉是其发展进程的核心。如何达到最佳营养越来越成为一个全球性挑战。由于不同国家面临不同的营养问题,一些国家把营养不足作为优先解决的问题,另一些国家可能在其政策议程中强调营养过剩。但是各国都需要有一套通用工具,利用这套工具寻找有效的措施以及有关的证据,将这些证据应用于营养干预计划的设计和实施,对其改善效果进行评价和改进推广。

营养挑战可以被看作是一个连续的过程,一方面是营养不足,另一方面是营养过剩。然而,许多国家同时面临着这两种极端,以及被称为营养双重负担的这两种极端的结合所带来的挑战,因此在研究、宣传和推广活动中要兼顾这些营养问题。此外,微量营养素缺乏将导致一些国家出现三重负担。根据国家的发展水平,一种或多种形式的营养不良会在不同程度上共存,这对社会各阶层都有影响。因此,在发展中国家和发达国家,均需要改变大学的课程设置,从而培养具备应对这些挑战能力的人才。

国家的收入增长确实会对减少营养不足带来积极的影响,但对营养过剩也产生了消极的影响。国民收入增长 10% 会使生长迟缓率下降 6%,而同样水平的收入增长也将导致女性超重和肥胖率上升 7%(Ruel 和 Alderman,2013)。各国的经济转型是该国营养变迁的重要决定因素之一(Webb 和 Black,2013)。无论该国处于经济转型道路上的哪个阶段,从聚焦营养不足的政策和规划转变为面对营养过剩的挑战,并最终促使世界上所有居民达到最佳营养状况,所有这些都将成为发展中所面临的挑战的一部分。虽然这似乎是一个雄心勃勃的目标,但这个目标肯定能够实现。就像"引言"中提到的,出于经济、道德、伦理、人权和健康的原因,至少各国都应该为实现这个目标而努力,从而改善居民的总体生活质量。

农村和城市居民在获得食物、营养和健康方面存在差异。在国家层面应该增加应对这两种地理环境下的营养挑战的措施。各国既要关注如何养活日益增长的人口,也要关注如何让居民实现高质量的生活。从最佳营养和健康角度衡量,这将是未来面临的主要发展挑战。本书各章节探讨了影响食物保障、营养和健康状况的各类因素,以及那些相互关联的因素。我们需要从当地社区的角度衡量和分析这些因素对国家的作用。掌握这些营养指标和因果关系是制定营养政策和实施干预计划的基本前提(Babu 和 Pinstrup-Andersen,1994)。本书各章节展示了如何将这些数据和信息分析转化为政策和规划。

仅仅使对营养结局负责的部门变得对营养更加"敏感"可能还不够。以往发展规划中都包含营养的内容,但不一定是发展规划的核心,并且没有起到应有的作用。这很容易让规划管理者将营养问题当作交叉性问题,并将责任转移到其他部门。营养敏感型农业就是一个很好的例子。食物是获得营养的主要途径,无论是数量上还是质量上,农业和食物系统应当在提供营养方面发挥关键作用。从食物系统的角度来看,如何处理营养不良的问题——包括营养不足和营养过剩的挑战?需要具有发现当前食物系统中营养缺口的能力,并且通过创新改进的食物系统来填补这些差距,实施新的变革。农业学家、营养学家、推广和咨询服务机构、信贷机构、加工部门和农业经济的专家都需要朝着这个目标共同努力。

在过去的 20 年里,全球研究体系,如 CGIAR,已成功地组建了一个多学科研究团队,从食物系统的角度应对营养挑战(Kataki 和 Babu,2007;McDermott 等,2015)。如果食物系统的设计是为了满足当地社区的营养需求,那么就应该能够找到地方层面解决营养不良的方案。但是,实施这一方案需要多学科的专家共同了解当地具体的营养问题、农业生态条件、农户的资源局限、市场的供应状况,以及当地贮存和加工的机会等。全球计划一直在寻求农业如何帮助改善营养和健康状况这个问题的解决办法,而农业自身无法解决问题(McDermott 等,2015)。同时,国家和地方层面的政策协调也很重要。

目前,如何扩大规模仍然是一个悬而未决的问题。在大多数情况下,我们知道要做什么,但是如何大规模地实现这一目标仍然是发展过程中的一项挑战。Gillespie 等(2015)提出了几个有助于成功扩大营养计划规模的因素。具有较高影响力的营养干预计划都具有明确且可以实现的具体目标。通常,在有多个目标相互竞争的情况下,营养目标常常被忽视。

通过设计、采纳、实施、监督和评估来构建更加完善的政策体系和规划过程,不仅需要透明,而且需要实行责任制。这可以确保实施过程所需的可靠的治理结构。当地有可靠的营养领导人和有长期利益的政治领袖的参与,有助于将营养问题列入可持续政策议程中。通过设计可以满足当地社区特殊需求的方案,来确定当地环境和扩大规模的机会,是成功推广营养干预的关键。虽然充足的资金是项目实施的前提条件,但地方各级人员的能力也是实现项目收益所必需的条件。最后,有效的食物监测和营养干预计划制度框架是完善干预计划并使其可持续发展的基础(Gillespie 等,2015)。

全球营养界一直努力通过发布各种宣言和制定全球目标使营养成为各国发展的优先事项(FAO 和 WHO,2014;WHO,2014)。但是,各国在签署宣言后所做的工作,以及他们如何利用国际社会的支持仍然需要更进一步的研究。将这类外部援助转化为国家层面的影响,还需要加强政策进程、提升产生证据的研究能力和分析能力,并加强执行能力。比如,第二届国际营养大会(ICN2)是各国共同承诺应对营养挑战的一个全球性计划。第一届国际营养大会(ICN1)成功地强调了发展中国家面临的营养挑战,但是在千年发展目标制定之前,发展中国家还没有应对营养挑战所需的驱动力。在 ICN2 阶段,更加重视将农业纳入营养体系,并加大营养规划、资金和循证干预的力度。虽然 SDGs 通过几个分目标直接或间接聚焦于营养问题(IFPRI—全球营养报告,2015),然而从国家层面设计和实施干预计划以解决营养问题仍然是一项重大挑战。

如何通过培养那些负责制定政策、在国家政策系统中采纳政策、实地落实这些政策的人员,使其提高相关能力来改善居民营养状况,如何调动所需资源来应对营养挑战,各个国家对此有多少贡献,如何引导投资进程朝着正确的方向发展,以及如何最大限度地提高此类投资的回报率,都是至关重要的问题。一项投资营养的倡议估计,到 2025 年,除了用于解决生长迟缓、消瘦、贫血和母乳喂养目标的费用外,每年还需要额外增加 70 亿美元的投资(Shekar

等,2016)。在调动资源和投资营养方面,国家层面的主导作用是十分重要的。

目前,普遍的共识是:国家体制和伙伴关系对辨识问题、形成证据、监控成效和问责等都至关重要。2014 年《太阳报》的评估报告显示,虽然营养目标没有完全实现,但是在提高发展中国家政府的认识方面发挥了很好的作用,促使其将营养问题列入国家政治、政策和战略议程。然而,在政策制定、知识管理和共享,以及营养政策和规划的管理方面,我们从中学到了什么仍然存在疑问。

为了改进具体的营养行动,有必要加强对所作投资的问责制。通过有效的监测、评估和评价体系,收集有关结果的数据来提供反馈。这需要加强食物保障和营养监测系统,将各种来源的项目执行情况数据汇总到一起,对其整合并在开放的数据环境下加以分析。但是,这需要国家层面具备数据收集、处理和分析能力。

评估一个国家在制定实施方案和政策、监测计划和进一步完善干预措施的能力是首要任务。食物保障和营养监测系统需要具有包容性,并且能够实时访问。但是,缩短数据收集和决策之间的时间间隔需要各级信息价值链的能力,从基于数据政策分析的数据到信息,从信息到决策数据(Babu,2015)。本书提供了多学科分析的必要工具。

最后,目前在全球层面应对营养挑战的努力需要多部门的协作。这一做法使我们意识到,用于社会部门投入的资源与其他长期发展优先事项之间存在着竞争。例如,减贫、食物保障和营养目标应该通过互惠互利的方式来实现。卫生、营养和农村发展目标等需要共同投资(如改善乡村道路),且一组目标将成为实现另一组目标的先决条件。例如,严重营养不良者往往居住在偏远地区,那里没有供营养工作者和医务人员到达的道路,他们种植的农产品也与市场隔绝,农村公路的缺乏也影响了农业服务的提供。因此,以实现营养目标为重点的基础设施建设为发展其他经济领域提供了机会。

近年来,包括 SDGs 在内的各种全球报告都呼吁采取行动解决营养问题。在国家层面,如果没有能力采纳这些建议并付诸行动,它们将仍然只是"呼吁"。在全球范围内,与营养相关的资金投入一直在增加,但仍不足以应对所面临的诸多问题。以多学科的方式将减贫、健康、营养改善和消除饥饿的目标联系起来,有助于以经济高效的方式实现这些目标。遗憾的是,这种解决问题的方法在各个层面依然缺失。高等教育和研究界刚刚开始反思发展中国家面临的这些发展挑战。但是,在提升高质量的多学科营养能力方面的投资,以及在设计适当的课程和开发实现 SDGs 的技能的方法方面的挑战尚未得到足够的重视。

公共卫生和营养服务以更协同的方式提供了一系列重要机遇(Wage 等,2015)。这种协作起始于国际层面,相关机构跨越他们各自的领域,致力于综合性应对措施,并且能够在国家和国家以下的层面开展类似的尝试。在这方面努力中,加强国内能力(本书内容旨在强化这一点)以应对多部门营养挑战的作用再怎么强调都不为过。

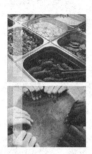

# 参考文献

Abubakar, A. , Uriyo, J. , Msuya, S. E. , Swai, M. , Stray-Pedersen, B. , 2012. Prevalence and risk factors for poor nutritional status among children in the Kilimanjaro Region of Tanzania. Int. J. Environ. Res. Public Health 9, 3506-3518.

Abuya, B. A. , Onsomu, E. O. , Kimani, J. K. , Moore, D. , 2011. Influence of maternal education on child immunization and stunting in Kenya. Matern. Child Health J. 15( 8 ) , 1389-1399.

Adair, L. S. , Fall, C. H. , Osmond, C. , Stein, A. D. , Martorell, R. , Ramirez-Zea, M. , et al. , 2013. Associations of linear growth and relative weight gain during early life with adult health and human capital in countries of low and middle income: findings from five birth cohort studies. Lancet 382( 9891 ) , 525-534.

Adhau, B. P. , 2011. The problem of malnutrition in tribal society( with special reference to Melghat Region of Amravati District) . Int. J. Res. Commerce Manag. 2( 9 ) , 109-111.

Afridi, F. , 2010. Child welfare programs and child nutrition: evidence from a mandated school meal program in India. J. Dev. Econ. 92( 2 ) , 152-165.

Afridi, F. , 2011. The impact of school meals on school participation: evidence from rural India. J. Dev. Stud. 47 ( 11 ) , 1636-1656.

Agoramoorthy, G. , Hsu, M. J. , 2009. India needs sanitation policy reform to enhance public health. J. Econ. Policy Reform 12( 4 ) , 333-342.

Ahmed, A. U. , Babu, S. C. , 2007. The impact of food for education programs in Bangladesh. Education 3, 8.

Akee, R. , Simeonova, E. , Copeland, W. , Angold, A. , Costello, E. J. , 2013. Young adult obesity and household income: effects of unconditional cash transfers. Am. Econ. J. Appl. Econ. 5( 2 ) , 1-28.

Alderman, H. , 1988. An analysis of food demand in Pakistan using market price aggregates. Pak. Dev. Rev. 27, 89-108.

Alderman, H. , 2010. The economic cost of a poor start to life. J. Dev. Origins Health Dis. 1( 1 ) , 19-25.

Alderman, H. , Bundy, D. , 2011. School Feeding Programs and Development: Are We Framing the Question Correctly? The World Bank Research Observer, lkr005.

Alderman, H. , Gertler, P. , 1997. Family resources and gender differences in human capital investments: the demand for children's medical care in Pakistan. Intrahousehold Resource Allocation in Developing Countries: Models, Methods, and Policy. Johns Hopkins University Press for the International Food Policy Research Institute,

Baltimore and London, pp.231-248.

Alderman, H., Mustafa, M., 2013. Social Protection and Nutrition. FAO, Rome, Note prepared for the technical panel discussions on What are the policy lessons learned and what are the success factors for the ICN2.

Alderman, H., Timmer, C.P., 1980. Food policy and food demand in Indonesia. Bull. Indonesian Econ. Stud. 16, 83-93.

Alderman, H., Yemtsov, R., 2013. How can safety nets contribute to economic growth? World Bank Econ. Rev.

Alderman, H., Behrman, J. R., Lavy, V., Menon, R., 1999. Child Nutrition, Child Health, and School Enrollment: A Longitudinal Analysis. < http://dx.doi.org/10.1596/1813-9450-1700 >.

Alderman, H., Behrman, J. R., Lavy, V., Menon, R., 2001. Child health and school enrollment: a longitudinal analysis. J. Hum. Resour. 185-205.

Alderman, H., Hoogeveen, H., Rossi, M., 2006. Reducing child malnutrition in Tanzania: combined effects of income growth and program interventions. Econ. Hum. Biol. 4(1), 1-23.

Ali, M.M., Amialchuk, A., Gao, S., Heiland, F., 2012. Adolescent weight gain and social networks: is there a contagion effect? Appl. Econ. 44(22-24), 2969-2983.

Ali, M.M., Rizzo, J.A., Amialchuk, A., Heiland, F., 2014. Racial differences in the influence of female adolescents' body size on dating and sex. Econ. Hum. Biol. 12, 140-152.

Allais, O., Bertail, P., Nichele, V., 2010. The effects of a fat tax on French households' purchases: a nutritional approach. Am. J. Agric. Econ. 92(1), 228-245.

Alston, M.J., Rickard, J.B., Okrent, M.A., 2010. Farm policy and obesity in the United States. Choices, 3rd Quarter 25(3).

Alviola IV, A. P., Nayga Jr, M. R., Thomsen, M., 2013. Food deserts and childhood obesity. Appl. Econ. Perspect. Policy 35(1), 106-124.

Alviola, A. P. IV, Nayga, M. R. Jr., Thomsen, R. M., Danforth, D., Smartt, J., 2014, The effect of fast-food restaurants on childhood obesity: a school level analysis. Econ. Hum. Biol. Jan(12), 110-119.

Amaral, S., Bandyopadhyay, S., Sensarma, R., 2015. Employment programmes for the poor and female empowerment: the effect of NREGS on gender-based violence in India. J. Interdiscip. Econ. 27(2), 199-218.

Amin, S.A., Yon, B.A., Taylor, J.C., Johnson, R.K., 2015. Impact of the National School Lunch Program on fruit and vegetable selection in Northeastern Elementary Schoolchildren, 2012-2013. Public Health Rep. 130(5).

Amis, J. M., Hussey, A., Okunade, A. A., 2014. Adolescent obesity, educational attainment and adult earnings. Appl. Econ. Lett. 21(13-15), 945-950.

Andalon, M., 2011. Oportunidades to reduce overweight and obesity in Mexico? Health Econ. 20(Suppl. 1), 1-18.

Anderson, L.M., Matsa, A.D. 2011. Are restaurants really supersizing america? Am. Econ. J.: Appl. Econ. 3(1), 152-188.

Anderson, M.P., 2012. Parental employment, family routines and childhood obesity. Econ. Hum. Biol. 10(4), 340-351.

Andres, L.A., Briceno, B., Chase, C., Echenique, J. A. 2014. Sanitation and Externalities: Evidence From Early Childhood Health in Rural India. The World Bank, Policy Research Working Paper Series: 6737.

Andreyeva, T., 2012. Effects of the revised food packages for women, infants, and children (WIC) in Connecticut. Choices, 3rd Quarter 27, 3.

Andreyeva, T., Kelly, I. R., Harris, L. J., 2011. Exposure to food advertising on television: associations with children's fast food and soft drink consumption and obesity. Econ. Hum. Biol. 9(3), 221-233.

Angrist, J., Kruegger, A., 1991. Does compulsory school attendance affect schooling and earnings? Q. J. Econ. 106(4), 979-1104.

Angrist,J.D.,1990.Lifetime earnings and the Vietnam era draft lottery:evidence from social security administrative records.Am.Econ.Rev.80(3),313-336.

Arifeen,S.,Black,R.,Caulfield,L.,Antelman,G.,Baqui,A.,2001.Determinants of infant growth in the slums of Dhaka:size and maturity at birth,breastfeeding and morbidity.Eur.J.Clin.Nutr.55,167-178.

Arnold,C.,Conway,T.,Greenslade,M.,2011.DFID Cash Transfers Literature Review.GFID,London.

Asfaw,A.,2011.Peer-effects in obesity among public elementary school children:a grade-level analysis.Health Econ.20(2),184-195.

Asirvatham,J.,Nayga Jr.,R.M.,Thomsen,M.R.,2014.Race and gender differences in the cognitive effects of childhood overweight.Appl.Econ.Perspect.Policy 36(3),438-459.

Aturupane,H.,Deolalikar,A.B.,Gunewardena,D.,2008.The Determinants of Child Weight and Height in Sri-Lanka:A Quantile Regression Approach.World Institute for Development Economic Research(UNU-WIDER).

Audsley,B.,Halme,R.,Balzer,N.,2010.Comparing cash and food transfers:a cost-benefit analysis from rural Malawi.In:Omamo, S. W., Gentilini, U., Sandström, S. ( Eds.), Revolution:From Food Aid to Food Assistance. Innovations in Overcoming Hunger.World Food Programme,Rome,pp.89-102.

Augsburg,B.,Rodriguez-Lesmes,P.,2015,Sanitation Dynamics:Toilet Acquisition and Its Economic and Social Implications.Institute for Fiscal Studies,IFS Working Papers:W15/15.

Auld,M.C.,2011.Effect of large-scale social interactions on body weight.J.Health Econ.30(2),303-316.

Averett,S.L.,Smith,J.K.,2014.Financial hardship and obesity.Econ.Hum.Biol.15,201-212.

Averett,S.L.,Stifel,D.C.,2013.The Applied Economics of Weight and Obesity.Taylor and Francis,Routledge Collective Volume Article,London and New York,pp.68-74.

Averett,S.L.,Argys,L.M.,Sorkin,J.,2013.In sickness and in health:an examination of relationship status and health using data from the Canadian National Public Health Survey.Rev.Econ.Household 11(4),599-633.

Babu,S.C.,1989.Challenges facing agriculture in southern Africa.In:A Conference Report:Inter-Conference Symposium of the International Association of Agricultural Economists,Badplass,South Africa,10-16August 1998.

Babu,S.C.,1997a.Rethinking training in food policy analysis:how relevant is it for policy reforms.Food Policy 22(1),1-9.

Babu,S.C.,1997b.Facing donor community with informed policy decisions lessons from food security and nutrition monitoring in Malawi.Afr.Dev.22(2),5-24.

Babu,S.C.,1997c.Multi-disciplinary capacity strengthening for food security and nutrition policy analysis:lessons from Malawi.Food Nutr.Bull.18(4),363-375.

Babu,S.C.,2001.Food and nutrition policies in Africa:capacity challenges and training options.Afr.J.Food Nutr.Sci.1(1),19-28.

Babu, S. C., 2002a. Food systems for improved human nutrition:linking agriculture, nutrition and productivity.J.Crop Prod.6(1/2),7-30.

Babu,S.C.,2002b.Designing nutrition interventions with food systems:planning,communication,monitoring and evaluation.J.Crop Prod.6(1/2),365-373.

Babu,S.C.,2009.Hunger and Food Security,World at Risk:A Global Issues Sourcebook.second ed.CQ Press, Washington,DC.

Babu,S.C.,2011.Developing multi-disciplinary capacity for agriculture,health,and nutrition challenges and opportunities.Afr.J.Food Agric.Nutr.Dev.11(6),1-3.

Babu, S.C.,2015a.Policy processes and food price crises:a framework for analysis and lessons from country studies.In:Pinstrup-Andersen,P.(Ed.),Food Price Policy in an Era of Market Instability:A Political Economy Analysis,Part Ⅱ:Syntheses of Findings from Country Studies. Oxford University Press, Oxford, UK, pp. 76-101. Chapter 4.

Babu, S.C., 2015b. Private sector extension with input supply and output aggregation: case of sugarcane production system with EID-Parry in India. In: Zhou, Y., Babu, S.C. (Eds.), Knowledge Driven Development: Private Extension and Global Lessons. Academic Press, London, UK, Chapter 4.

Babu, S.C., Andersen, P.P., 1994. Food security and nutrition monitoring: a conceptual framework, issues and challenges. Food Policy 19(3), 218-233.

Babu, S.C., Chapasuka, E., 1997. Mitigating the effects of drought through food security and nutrition monitoring: lessons from Malawi. U.N. Univ. Food Nutr. Bull. 18(1), 71-81.

Babu, S.C., Gajanan, S.N., Sanyal, P., 2014. Food Security Poverty Nut Policy, 2nd Edition. http://dx.doi.org/10.1016/B978-0-12-405864-4.00035-1 © 2014 Elsevier Inc. All rights reserved.

Babu, S.C., Hallam, A., 1989. Socio-economic impacts of school feeding programmes: empirical evidence from a south Indian village. Food Policy 14(1), 58-66.

Babu, S.C., Mthindi, G.B., 1994. Household food security and nutrition monitoring: the Malawi approach to development planning and policy interventions. Food Policy 19(3), 272-284.

Babu, S.C., Pinstrup-Andersen, P., 1994. Food security and nutrition monitoring: a conceptual framework, issues and challenges. Food Policy 19(3), 218-233.

Babu, S.C., Sanyal, P., 2008. Persistent food insecurity in Malawi and policy options. In: Pinstrup-Andersen, P. (Ed.), Globalization and Food Security. Cornell University Press, Ithaca.

Babu, S.C., Subramanian, S.R., 1988. Nutritional poverty—distribution and measurement. Indian J. Nutr. Diet. 25 (3), 75-81.

Babu, S.C., Thirumaran, S., Mohanam, T.C., 1993. Agricultural productivity, seasonality, and gender bias in rural nutrition: empirical evidence from South India. Soc. Sci. Med. 37(11), 128-1413.

Babu, S.C., Singh, M., Hymavathi, T.V., Rani, U., Kavitha, G.G., Karthik, S., 2016. Improved Nutrition Through Agricultural Extension and Advisory Services: Case Studies of Curriculum Review and Operational Lessons From India(English). The World Bank, Washington, DC.

Babu, S.C., Manvatkar, R., Kolavalli, S., 2016. Strengthening capacity for agribusiness development and management in Sub-Saharan Africa. Afr. J. Manag. 2 (1), 1-30. Available from: < http://dx.doi.org/10.1080/23322373.2015.1112714>

Bailey J., 2013. Who pays for obesity? Evidence from health insurance benefit mandates. Econ. Lett. 121(2), 287-289.

Baker, E.H., Rendall, M.S., Weden, M.M., 2015. Disease prevalence, disease incidence, and mortality in the United States and in England Banks. Demography 52(4), 1295-1320.

Ban, R., Das, G., Monica, R.V., 2008. The Political Economy of Village Sanitation in South India: Capture or Poor Information? The World Bank, Policy Research Working Paper Series: 4802, 48pp.

Banerjee, A.V., Duflo, E., 2007. The economic lives of the poor. J. Econ. Perspect. 21(1), 141-167.

Banerjee, A.V., Duflo, E., 2008. What is middle class about the middle classes around the world? J. Econ. Perspect. 22(2), 3-28.

Banerjee, A.V., Duflo, E., 2009. The experimental approach to development economics. Annu. Rev. Econ. 1(1), 151-178.

Bauhoff, S., 2014. The effect of school district nutrition policies on dietary intake and overweight: a synthetic control approach. Econ. Hum. Biol. 12, 45-55.

Baum, C.L., 2011. The effects of food stamps on obesity. South. Econ. J. 77(3), 623-651.

Becker, G.S., 1960. An economic analysis of fertility. In: Becker, G. (Ed.), Demographic and Economic Change in Developing Countries. Princeton University Press, Princeton, NJ.

Becker, S., Ichino, A., 2002. Estimation of average treatment effects based on propensity scores. Stata J. 2(4),

358-377.

Beesley, A., Ballard, R., 2013. Cookie cutter cooperatives in the KwaZulu-Natal school nutrition programme. Dev. South. Afr. 30(2), 250-261.

Begum, S., Ahmed, M., Sen, B., 2011. Do water and sanitation interventions reduce childhood diarrhoea? New evidence from Bangladesh. Bangladesh Dev. Stud. 34(i3), 1-30.

Behrman, J., 1988. Nutrition and Incomes: Tightly Wedded or Loosely Meshed? PEW/Cornell Lecture Series on Food and Nutrition Policy. Cornell University Food and Nutrition Policy Program, Ithaca.

Behrman, J. R., Alderman, H., 2004. Estimated Economic Benefits of Reducing Low Birth Weight in Low-Income Countries. HNP Discussion Paper, World Bank, Washington, DC.

Behrman, J. R., Deolalikar, A., 1987. Will developing countries' nutrition improve with income? J. Polit. Econ. 95, 492-507.

Behrman, J. R., Wolfe, B. L., 1984. More evidence on nutrition demand: income seems overrated and women's schooling underemphasized. J. Dev. Econ. 14(1), 105.

Behrman, J. R., Alderman, H., Hoddinott, J., 2004. Malnutrition and hunger. Global Crises Global Solutions. pp. 363-420.

Behrman, J. R., Alderman, H., Hoddinott, J., 2004. Hunger and Malnutrition. Challenge Paper for Copenhagen Consensus 2004.

Belfield, C. R., Kelly, I. R., 2012. Early Education and Health Outcomes of a 2001 U.S. Birth Cohort 6(3), 251-277.

Belfield, C. R., Kelly, I. R., 2013. Early Education and Health Outcomes of a 2001 U.S. Birth Cohort. Econ. Hum. Biol. 11(3), 310-325.

Ben-Shalom, Y., Moffitt, R. A., Scholz, J. K., 2011. An Assessment of the Effectiveness of Anti-poverty Programs in the United States. The Johns Hopkins University, Economics Working Paper.

Bertail, P., Caillavet, F., 2008. Fruit and vegetable consumption patterns: a segmentation approach. Am. J. Agric. Econ. 90(3), 827-842.

Bhargava, A., 2008. Food, Economics and Health. OUP, Oxford.

Bhattacharya, J., Packalen, M., 2012. The other ex ante moral hazard in health. J. Health Econ. 31(1), 135-146.

Bhattacharya, J., Sood, N., 2011. Who pays for obesity? J. Econ. Perspect. 25(1), 139-158.

Bhattacharya, J., Currie, J., Haider, S. J., 2006. Breakfast of champions? The school breakfast program and the nutrition of children and families. J. Hum. Resour. 41(3), 445-466.

Bhutta, Z. A., Das, J. K., Rizvi, A., Gaffey, M. F., Walker, N., Horton, S., et al., 2013. Evidence-based interventions for improvement of maternal and child nutrition: what can be done and at what cost? Lancet 382(9890), 452-477.

Black, R. E., Allen, L. H., Bhutta, Z. A., et al., 2008. Maternal and child under nutrition: global and regional exposures and health consequences. Lancet 371(9608), 243-260.

Black, R. E., Victora, C. G., Walker, S. P., Bhutta, Z. A., Christian, P., De Onis, M., et al., 2013. Maternal and child undernutrition and overweight in low-income and middle-income countries. Lancet 382(9890), 427-451.

Bonanno, A., Goetz, S. J., 2012a. Wal-Mart and local economic development: a survey. Econ. Dev. Q. 0891242412456738.

Bonanno, A., Lopez, R. A., 2012b. Wal-Mart's monopsony power in metro and non-metro labor markets. Reg. Sci. Urban Econ. 42(4), 569-579.

Bouis, H., Haddad, L., 1992. Are estimates of calorie-income elasticities too high?: a recalibration of the plausible range. J. Dev. Econ. 39(2), 333-364.

Branca, F., Nikogosian, H., Lobstein, T., 2007. The Challenge of Obesity in the WHO European Region and the Strategies for Response. WHO Publication, Europe Community Interventions for the Prevention of Obesity, xiv + 59 pages.

Briceno, B., Coville, A., Martinez, S., 2015. Promoting Handwashing and Sanitation: Evidence From a Large-Scale Randomized Trial in Rural Tanzania. The World Bank, Policy Research Working Paper Series: 7164.

Broady, K. E., Meeks, A. G., 2015. Rev. Black Polit. Econ. 42(3), 201-209.

Brody, A., Spieldoch, A., Aboud, G., 2014. Gender and Food Security: Towards Gender-Just Food and Nutrition Security. IDS, UK.

Broussard, H. N., 2012. Food aid and adult nutrition in rural Ethiopia. Agric. Econ. 43, 45-59. Brown, L., 2015. Rebalancing Agriculture Will Deliver for Nutrition and Gender Equality.

Brown, L., Deshpande, C., Hill, C. L. M. et al., 2009. Module 1: Gender and Food Security. In: Gender and Agriculture Sourcebook: Investing in Women as Drivers of Agricultural Growth. World Bank; Washington DC.

Browning, M., Chiappori, P. A., 1998. Efficient Intra-household allocations: a general characterization and empirical tests. Econometrica 66(6), 1241-1278.

Bundy, D., Burbano, C., Grosh, M., Gelli, A., Jukes, M., Drake, L., 2009. Rethinking School Feeding: Social Safety Nets, Child Development, and the Education Sector. World Bank, Washington, DC.

Burchi, F., 2010. Child nutrition in Mozambique in 2003: the role of mother's schooling and nutrition knowledge. Econ. Hum. Biol. Elsevier 8(3), 331-345.

Burgstahler, R., Gundersen, C., Garasky, S., 2012. The supplemental nutrition assistance program, financial stress, and childhood obesity. Agric. Resour. Econ. Rev. 41(1), 29.

Buttenheim, A. M., Alderman, H., Friedman, J., 2011. Impact Evaluation of School Feeding Programs in Lao PDR. World Bank Policy Research Working Paper, 5518.

Buttet, S., Dolar, V., 2015. Toward a quantitative theory of food consumption choices and body weight. Econ. Hum. Biol. 17, 143-156.

Calonico, S., Cattaneo, D. M., Farrell, H. M., 2016. rdrobust: Software for regression discontinuity designs. Stata J. (2), 1-30, forthcoming. <http://www-personal.umich.edu/~cattaneo/papers/Calonico-Cattaneo-Farrell-Titiunik_2016_Stata.pdf>.

Cameron, C. A., Pravin, K. T., 2010. Microeconometrics Using Stata. Stata Press, College Station, Texas.

Cameron, L., Shah, M., Olivia S., 2013. Impact Evaluation of a Large-Scale Rural Sanitation Project in Indonesia. The World Bank, Policy Research Working Paper Series: 6360.

Carneiro, P., Ginja, R., 2014. Long-term impacts of compensatory preschool on health and behavior: evidence from head start. Am. Econ. J. Econ. Policy 6(4), 135-173.

Carson, S. A., 2015. A weighty issue: diminished net nutrition among the U. S. working class in the nineteenth century. Demography 52(3), 945-966.

Cash, S. B., Schroeter, C., 2010. Behavioral economics: a new heavyweight in Washington? Choices Mag. 25 (3), 38.

Cawley, J., Maclean, J. C., 2012. Unfit for service: the implications of rising obesity for US military recruitment. Health Econ. 21(11), 1348-1366.

Cawley, J., Maclean, J. C., 2013. The consequences of rising youth obesity for US military academy admissions. Appl. Econ. Perspect. Policy 35(1).

Cawley, J., Meyerhoefer, C., 2012. The medical care costs of obesity: an instrumental variables approach. J. Health Econ. 31(1), 219-230.

Cawley, J., Frisvold, D., Meyerhoefer, C., 2013. The impact of physical education on obesity among elementary school children. J. Health Econ. 32(4), 743-755.

Cesur, R., Herbst, C.M., Tekin, E., 2010. Chapter 3 Child Care Choices and Childhood Obesity. Current Issues in Health Economics(Contributions to Economic Analysis, Volume 290), 290. Emerald Group Publishing Limited, pp.37-62.

Chaloupka, F.J., Powell, L.M., Chriqui, J.F., 2011a. Sugar-sweetened beverage taxation as public health policy-lessons from tobacco. Choices 26(3), 1-6.

Chaloupka, F. J., Powell, L. M., Chriqui, J. F., 2011b. Sugar-sweetened beverages and obesity: the potential impact of public policies. J. Policy Anal. Manag. 30(3), 645-655.

Chang, K.-L., Zastrow, M., Zdorovtsov, C., Quast, R., Skjonsberg, L., Stluka, S., 2015. Do SNAP and WIC programs encourage more fruit and vegetable intake? A household survey in the northern great plains. J. Family Econ. Issues 36(4), 477-490.

Charman, A.J.E., 2008. Empowering Women Through Livelihoods Orientated Agricultural Service Provision: A Consideration of Evidence from Southern Africa. UNU-WIDER, Helsinki, Finland.

Chen, S., Florax, R.J., Snyder, S., Miller, C.C., 2010. Obesity and access to chain grocers. Econ. Geogr. 86(4), 431-452.

Chen, S.E., Florax, R.J., Snyder, S.D., 2013. Obesity and fast food in urban markets: a new approach using geo-referenced micro data. Health Econ. 22(7), 835-856.

Chia, Y.F., 2013. Dollars and pounds: the impact of family income on childhood weight. Appl. Econ. 45(14), 1931-1941.

Chiappori, P.A., 1988. Rational household labor supply. Econometrica 56(1), 63-89.

Chiwaula, L.S., Kaluwa, B. M., 2008. Household consumption of infant foods in two low-income districts in Malawi. J. Int. Dev. 20(5), 686-697.

Chowhan, J., Stewart, M. J., 2014. While mothers work do children shirk? Determinants of youth obesity. Appl. Econ. Perspect. Policy 36(2), 287-308.

Classen, T.J., 2010. Measures of the intergenerational transmission of body mass index between mothers and their children in the United States, 1981-2004. Econ. Hum. Biol. 8(1), 30-43.

Cleveland, G., Krashinsky, M., 1998. The Benefits and Costs of Good Child Care. University of Toronto at Scarborough Report.

Coady, P.D., 2004. Designing and Evaluating Social Safety Nets: Theory, Evidence and Policy Conclusions. International Food Policy Research Institute, Washington, DC, Food Consumption and Nutrition Division Discussion Paper No.172.

Cohen, R.J., Brown, K.H., Canahuati, J., Rivera, L.L., Dewey, K.G., 1995. Determinants of growth from birth to 12 months among breast-fed Honduran infants in relation to age of introduction of complementary foods. Pediatrics 96, 504-510.

Condliffe, S., Link, C. R., 2014. Racial differences in the effects of hypertension and obesity on health expenditures by diabetes patients in the US. Appl. Econ. Lett. 21(4-6), 280-283.

Conner, D.S., Izumi, B.T., Liquori, T., Hamm, M.W., 2012. Sustainable school food procurement in large K-12 districts: prospects for value chain partnerships. Agric. Resour. Econ. Rev. 41(1), 100-113.

Courtemanche, C., 2011. A silver lining? The connection between gasoline prices and obesity. Econ. Inquiry 49 (3), 935-957.

Courtemanche, C., Carden, A., 2011. Supersizing supercenters? The impact of Walmart Supercenters on body mass index and obesity. J. Urban Econ. 69(2), 165-181.

Craven, B.M., Stewart, G.T., 2013. Economic implications of socio-cultural correlates of HIV/AIDS: an analysis of global data. Appl. Econ. 45(13-15), 1789-1800.

Craven, B.M., Marlow, M.L., Shiers, A. F., 2012. Fat taxes and other interventions won't cure obesity. Econ.

Aff.32(2),36-40.

Crosnoe,R.,2012.Obesity,family instability,and socioemotional health in adolescence.Econ.Hum.Biol.10(4), 375-384.

Crutchfield,S.,Kuchler,F.,Variyam,J.N.,2001.The economic benefits of nutrition labeling:a case study for fresh meat and poultry products.J.Consum.Policy 24(2),185-207.

Cuesta,J.,2007.Child malnutrition and the provision of water and sanitation in the Philippines.J.Asia Pac. Econ.12(2),125-157.

Damon,A.,Kristiansen,D.,2014.Childhood obesity in Mexico:the effect of international migration.Agric. Econ.45(6),711-727.

Dasgupta,P.,1995.The population problem:theory and evidence.J.Econ.Lit.33(4),1879-1902.

Dasgupta,S.,2012.Sex-Selective Abortions,Gender Discrimination in Child Health and Nutrition,and Marriage Patterns:Empirical Evidence From India.University of Colorado.

Datar,A.,Nicosia,N.,Datt,G.,Jolliffe,D.,Sharma,M.,2001.A profile of poverty in Egypt.Afr.Dev.Rev.13 (2),202-237.

Datta,U.,2015.Socio-economic impacts of JEEViKA:a large-scale self-help group project in Bihar,India. World Dev.68,1-18.

Dave,D.M.,Tennant,J.,Colman,G.J.,2011.Isolating the Effect of Major Depression on Obesity:Role of Selection Bias(No.w17068).National Bureau of Economic Research.

Davis,G.C.,You,W.,2010.The time cost of food at home:general and food stamp participant profiles. Appl.Econ.42(19-21),2537-2552,World Bank,DC,USA.

Davis,G.C.,You,W.,2013.Estimates of returns to scale,elasticity of substitution,and the thrifty food plan meal poverty rate from a direct household meal production function.Food Policy 43,204-212.

Dawson,P.J.,Tiffin,R.,1998.Is there a long-run relationship between population growth and living standards? The case of India.J.Dev.Stud.34(5),149-156.

de Brauw,A.,Hoddinott,J.,2011.Must conditional cash transfer programs be conditioned to be effective? The impact of conditioning transfers on school enrollment in Mexico.J.Dev.Econ.96(2),359-370.

de Onis,M.,Dewey,K.G.,Borghi,E.,Onyango,A.W.,Blössner,M.,Daelmans,B.,et al.,2013.The World Health Organization's global target for reducing childhood stunting by 2025:rationale and proposed actions. Matern.Child Nutr.9(Suppl.2),6-26.

Deaton,A.,2010.Instruments,randomization,and learning about development.J.Econ.Lit.48(2),424-455. Deaton,A.,Dréze,J.,2009.Food and nutrition in India:facts and interpretations.Econ.Polit.Wkly 14,42-65.

Dehejia,R.,2013.The Porous Dialectic.WIDER Working Paper No.2013/11,United Nations University. Dehejia,R.,Wahba,S.,2002.Propensity score matching methods for.Rev.Econ.Stat.84,151-161.

Deininger,K.,Liu,Y.,2009.Longer-Term Economic Impacts of Self-Help Groups in India.The World Bank, Policy Research Working Paper Series:4886.

Dekker,L.H.,Mora-Plazas,M.,Marín,C.,Baylin,A.,Villamor,E.,2010.Stunting associated with poor socio-economic and maternal nutrition status and respiratory morbidity in Colombian school children.Food Nutr.Bull.31, 242-250.

Delpeuch,F.,Traissac,P.,Martin-Prével,Y.,Massamba,J.,Maire,B.,2000.Economic crisis and malnutrition: socioeconomic determinants of anthropometric status of preschool children and their mothers in an African urban area.Public Health Nutr 3,39-47.

Deng,Z.(Ed.),2009.China's economy:rural reform agricultural development.In:Series on Developing China Translated Research from China,vol.1.World Scientific,Hackensack,NJ and Singapore.

Devaux,M.,Sassi,F.,Church,J.,Cecchini,M.,Borgonovi,F.,2011.Exploring the relationship between education and obesity.OECD J.Econ.Stud.5( 1 ) ,121-159.

Dewey,K.G.,Cohen,R.J.,2007.Does birth spacing affect maternal or child nutritional status? A systematic literature review.Matern.Child Nutr.3 ,151-173.

Dhar,T.,Baylis,K.,2011.Fast-food consumption and the ban on advertising targeting children:the Quebec experience.J.Market.Res.48( 5 ) ,799-813.

Dharmasena,S.,Capps,O.,2012.Intended and unintended consequences of a proposed national tax on sugar-sweetened beverages to combat the US obesity problem.Health Econ.21( 6 ) ,669-694.

Dharmasena,S.,Capps,O.,Clauson,A.,2011.Ascertaining the impact of the 2000 USDA dietary guidelines for Americans on the intake of calories,caffeine,calcium,and vitamin C from at-home consumption of nonalcoholic beverages.J.Agric.Appl.Econ.43( 1 ) ,13-27.

Dharmasena,S.,Davis,G.C.,Capps Jr.,O.,2014.Partial versus general equilibrium calorie and revenue effects associated with a sugar-sweetened beverage tax.J.Agric.Resour.Econ.39( 2 ) ,157-173.

Díaz-Bonilla,E.,2015.Macroeconomics,Agriculture,and Food Security:A Guide to Policy Analysis in Developing Countries.International Food Policy Research Institute.

Dickinson,K.L.,Patil,S.R.,Pattanayak,S.K.,Poulos,C.,Yang,J.-H.,2015.Nature's Call:Impacts of Sanitation Choices in Orissa.Econ.Dev.Cult.Change 64( 1 ) ,1-29.

Ding,D.,Klaus,G.,2012.Built environment,physical activity,and obesity:what have we learned from reviewing the literature? Health Place 18( 1 ) ,100-105.

Doepke,M.,Tertilt,M.,2011.Does Female Empowerment Promote Economic Development? NBER Working Paper No.19888.

Dolar,V.,2010.Assessing the Effect of Changes in Relative Food Prices and Income on Obesity Prevalence in the United States( Doctoral dissertation).University of Minnesota.

Doss,C.R.,1996.Testing among models of intrahousehold resource allocation.World Dev.24( 10 ) ,1597-1609.

Doss,C.R.,2001.Designing agricultural technology for African women farmers:lessons from 25 years of experience.World Dev.29( 12 ) ,2075-2092.

Duffy,P.,Yamazaki,F.,Zizza,C.A.,2012.Can the dietary guidelines for Americans( 2010)help trim America's waistline? Choices,1st Quarter 27( 1 ) .

Duflo,E.,2003.Grandmothers and granddaughters:old-age pensions and intra-household allocation in South Africa.World Bank Econ.Rev.17( 1 ) ,1-25.

Duflo,E.,Rachel,G.,Michael,K.,2007.Using randomization in development economics research:a toolkit.In: Schults,T.P.,Strauss,J.( Eds.) ,Handbook of Development Economics,vol.4.Elsevier Science Ltd.,North Holland, pp.3862-3895.

Duflo,E.,Kremer,M.,Robinson,J.,2011.Nudging farmers to use fertilizer:theory and experimental evidence from Kenya.Am.Econ.Rev.101( 6 ) ,2350-2390.

Duflo,E.,Greenstone,M.,Guiteras,R.,Clasen,T.,2015.Toilets Can Work:Short and Medium Run Health Impacts of Addressing Complementarities and Externalities in Water and Sanitation.National Bureau of Economic Research,Inc,NBER Working Papers:21521.

Dunn,R.A.,2010.The effect of fast-food availability on obesity:an analysis by gender,race,and residential location.Am.J.Agric.Econ.aaq041.

Dunn,R.A.,Sharkey,J.R.,Horel,S.,2012.The effect of fast-food availability on fast-food consumption and obesity among rural residents:an analysis by race/ethnicity.Econ.Hum.Biol.10( 1 ) ,1-13.

Durham,C.,Eales,J.,2010.Demand elasticities for fresh fruit at the retail level.Appl.Econ.42 ( 11 ) , 1345-1354.

Ecker,O.,Qaim,M.,2011.Analyzing nutritional impacts of policies:an empirical study for Malawi.World

Dev.39(3),412-428.

Economos,D.C.,Sliwa,A.S.,2011,Social Science Insights into Prevention,Treatment,and Policy:Community Interventions,in The Oxford Handbook of the Social Science of Obesity,pp.713-740,Collective Volume Article by John Cawley,Oxford Handbooks Series.Oxford University Press,Oxford and New York.

Engle,P.L.,Menon,P.,Haddad,L.,1999.Care and nutrition:concepts and measurement.World Dev.27(8), 1309-1337.

Fan,M.,2010. Do food stamps contribute to obesity in low-income women? Evidence from the National Longitudinal Survey of Youth 1979.Am.J.Agric.Econ.aaq047.

FAO,2006.Food Security.Policy Brief Issue 2,June 2006.United Nations Food and Agriculture Organization (FAO),Rome.Available from:< http://www.fao.org >(accessed October 2007.).

FAO,2009.Designing CCT Programs to Improve Nutrition Impact:Principles,Evidence and Examples:Working Paper #06.Research organized by the Hunger-Free Latin America and the Caribbean Initiative.

FAO,2015.The Stateof Food Insecurity in the World.FAO,Rome.

FAOSTAT,2015.<http://faostat3.fao.org/home/E>(accessed 23.01.13.).

Fernando,J.,2010.Three Essays on Canadian Household Consumption of Food Away From Home with Special Emphasis on Health and Nutrition(Doctoral dissertation).University of Alberta.

Figlio,D. N.,Joshua,W.,2005. Food for thought:the effects of school accountability plans on school nutrition.J.Public Econ.89(23),381-394.

Finkelstein,E. A.,Strombotne,K. L.,Popkin,B. M.,2010. The costs of obesity and implications for policy-makers.Choices,3rd Quarter 25(3).

Finocchio,C.P.S.,Dewes,H.,2015.Food away from home and obesity in Brazil.J.Agribusiness Dev.Emerg. Econ.5(1),44-56.

Fischer,E.,Qaim,M.,2012.Gender,agricultural commercialization and collective action in Kenya.In:Paper Presented at:the International Association of Agricultural Economists Triennial Conference,Foz do Iguaçu,Brazil, 18-24 August,2012.

Fitzpatrick,D.J.,Toner,E. A.,Sommers,P. M.,2010. The skinny on obesity rates and the US economy. Atl. Econ.J.38(1),119.

Fletcher,M.J.,2011. Peer effects and obesity. In:The Oxford Handbook of the Social Science of Obesity, pp.303-312,Collective Volume Article by John Cawley,Oxford Handbooks Series.Oxford University Press,Oxford and New York.

Fletcher,M.J.,2014.The interplay between gender,race and weight status:self perceptions and social consequences.Econ.Hum.Biol.14,79-91.

Fletcher,J.M.,Frisvold,D. E.,Tefft,N.,2010a.The effects of soft drink taxes on child and adolescent consumption and weight outcomes.J.Public Econ.94(11),967-974.

Fletcher,J.M.,Frisvold,D.,Tefft,N.,2010b.Can soft drink taxes reduce population weight? Contem.Econ. Policy 28(1),23-35.

Forste,R.,Moore,E.,2012. Adolescent obesity and life satisfaction:perceptions of self, peers, family, and school.Econ.Hum.Biol.10(4),385-394.

Fortich,M.,Roberto,G.,Juan,D.,2011. Los determinantes de la obesidad en Colombia. ( Determinants of obesity in Colombia.With English summary).Technological U Bolivar; Economia y Region 5(2),155-182.

Fox,J.,1997.Applied Regression Analysis,Linear Models,and Related Methods.Sage Publications,Inc,node/ 3608/3501/397795.

Fox,L.,Hutto,N.,2013. The effect of obesity on intergenerational income mobility. Appl. Demogr. Public Health.pp.33-44.

Gaiha, R., Jha, R., Kulkarni, V., 2013. Demand for nutrients in India: 1993 to 2004. Appl. Econ. 45 (14), 1869-1886.

Gavan, J.D., Chandrasekara, I.S., 1979. The Impact of Public Food Distribution on Food Consumption Welfare in Sri Lanka. IFFPRI Research Report 13. International Food Policy Research Institute, Washington, DC.

Gelli, A., Hawkes, C., Donovan, J., Harris, J., Allen, S., et al., 2015. Value Chains and Nutrition A Framework to Support the Identification, Design and Evaluation of Interventions. 01413. IFPRI Discussion Paper. Washington, DC.

Gelli, A., Masset, E., Folson, G., Kusi, A., Arhinful, D. K., Asante, F., et al., 2016. Evaluation of alternative school feeding models on nutrition, education, agriculture and other social outcomes in Ghana: rationale, randomised design and baseline data. Trials 17, 37. Available from: <http://dx.doi.org/10.1186/s13063-015-1116-0>

Gentilini, U., 2014. Our Daily Bread: What Is the Evidence on Comparing Cash Versus Food Transfers? Social Protection and Labour Discussion Paper No. 1420. World Bank, Washington, DC.

Gentilini, U., 2016. Revisiting the "cash versus food" debate: New evidence for an old puzzle? World Bank Res. Obs. 31 (1), 135-167.

Geruso, M., Spears, D., 2015. Neighborhood Sanitation and Infant Mortality. NBER Working Paper No. 21184.

Gibson, J., Kim, B., 2013. Quality, quantity, and nutritional impacts of rice price changes in Vietnam. World Dev. 43, 329-340.

Gibson, J., Rozelle, S., 2011. The effects of price on household demand for food and calories in poor countries: are our databases giving reliable estimates? Appl. Econ. 43 (25-27), 4021-4031.

Gillespie, S., 2013. Myths and realities of child nutrition. Econ. Polit. Wkly XLVII (34), 64-67.

Gillespie, S., Haddad, L., 2000. Attacking the double burden of malnutrition in Asia: a synthesis of findings from the ADB-IFPRI Regional Technical Assistance Project 5824 on Nutrition Trends, Policies and Strategies in Asia and the Pacific.

Gillespie, S., Haddad, L., 2002. Food security as a response to AIDS. AIDS Food Secur. 10-16.

Gillespie, S., Haddad, L.J., 2002. Food Security as a Response to AIDS: IFPRI 2001-2002 Annual Report Essay (No. 2002 Essay2). International Food Policy Research Institute (IFPRI).

Gillespie, S., Harris, J., Kadiyala, S., 2012. The Agriculture Nutrition Disconnect in India: What Do We Know? IFPRI Discussion Paper 01187. International Food Policy Research Institute, Washington, DC.

Gillespie, S., Menon, P., Kennedy, A. L., 2015. Scaling up impact on nutrition: what will it take. Adv. Nutr. Int. Rev. J. 6 (4), 440-451.

Gilligan, D.O., Hoddinott, J., Taffesse, A.S., 2008. The Impact of Ethiopia's Productive Safety Net Program and Its Linkages. IFPRI Discussion Paper 00839. International Food Policy Research Institute, Washington, DC.

Gilligan, D.O., Hoddinot, J., Kumar, N., Taqsesse, A.S., 2009. An Impact Evaluation of Ethiopia'a Productive Safety Nets Programme. IFPRI, Washington, DC.

Gittelsohn, J., Lee, K., 2013. Integrating educational, environmental, and behavioral economic strategies may improve the effectiveness of obesity interventions. Appl. Econ. Perspect. Policy 35 (1), 52-68.

Gius, P. M., 2011. The prevalence of obesity and overweight among young adults: an analysis using the NLSY. Int. J. Appl. Econ. 8 (1), 36-45.

Goetzel, Z.R., 2011. Workplace obesity prevention programs. In: The Oxford Handbook of the Social Science of Obesity, pp.683-712, Collective Volume Article by John Cawley, Oxford Handbooks Series. Oxford University Press, Oxford and New York.

Gopalan, C., Ramasastri, B.V., Balasubramanian, S.C., 1977. Nutritive Value of Indian Foods. National Institute of Nutrition, Hyderabad, India.

Grecu, M. A., Rotthoff, W. K., 2015. Economic growth and obesity: findings of an obesity Kuznets curve.

Appl.Econ.Lett.22(7-9),539-543.

Greve,J.,2011.New results on the effect of maternal work hours on children's overweight status:does the quality of child care matter? Labour Econ.18(5),579-590.

Grosh,M.,Del Ninno,C.,Tesliuc,E.,Ouerghi,A.,2008.For Protection and Promotion:The Design and Implementation of Effective Safety Nets.World Bank,Washington,DC.

Grosh,M.,Del Nino,C.,Tesliuc,E.,Ouerghi,A.,2008.The Design and Implementation of Effective Safety Nets for Protection and Promotion.World Bank,Washington,DC.

Grossman,M.,Tekin,E.,Wada,R.,2014.Food prices and body fatness among youths.Econ.Hum.Biol.12,4-19.

Guettabi,M.,Munasib,A.,2014."Space obesity":the effect of remoteness on county obesity.Growth Change 45(4),518-548.

Gunther,I.,Fink,G.,2013.Saving a life-year and reaching MDG 4 with investments in water and sanitation:a cost-effective policy? Eur.J.Dev.Res.25(1),129-153.

Gurley-Calvez,T.,Higginbotham,A.,2010.Childhood Obesity,academic achievement,and school expenditures.Public Finance Rev.38(5),619-646.

Gustavsen,G.W.,Nayga Jr,M.R.,Wu,X.,2011.Obesity and moral hazard in demand for visits to physicians.Contem.Econ.Policy 29(4),620-633.

Guthman,J.,2013.Too much food and too little sidewalk? Problematizing the obesogenic environment thesis.Environ.Plann.45(1),142-158.

Gutierrez,R.G.,Linhart,J.M.,Pitblado,J.S.,2003.From the help desk:local polynomial regression and Stata plugins.Stata J.3(4),412-419.

Habib,R.R.,2012.Understanding water,understanding health:the case of Bebnine,Lebanon.In:Charron,D.F.(Ed.),Insight and Innovation in International Development,Ecohealth Research in Practice,Innovative Applications of an Ecosystem Approach to Health.International Development Research Centre Ottawa,Ontario,Canada,pp.203-215.Springer,Chapter 19.

Haddad,L.,Kanbur,R.,1990.How serious is the neglect of intra-household inequality? Econ.J.100(402),866-881.

Haddad,L.,Hoddinott,J.,Alderman,H.,1997.Intrahousehold Resource Allocation:Policy Issues and Research Methods.Johns Hopkins University Press,Baltimore,MD.

Haddad,L.,Nisbett,N.,Barnett,I.,Valli,E.,2014.Maharastra's Child Stunting Declines:What Is Driving Them? Findings of a Multidisciplinary Analysis.Institute of Development Studies,UNICEF.

Haggblade,S.,Babu,S.C.,Harris,J.,Mkandawire,E.,Nthani,D.,Hendriks,S.L.,2016.Drivers of Micronutrient Policy Change in Zambia:An Application of the Kaleidoscope Model.Innovation Lab for Food Security Policy Working Paper No.C3-3.Michigan State University;International Food Policy Research Institute(IFPRI);and University of Pretoria,Lansing,MI,<http://ebrary.ifpri.org/cdm/ref/ collection/p15738coll2/id/130253>.

Hajizadeh,M.,Campbell,M.K.,Sarma,S.,2014.Socioeconomic inequalities in adult obesity risk in Canada:trends and decomposition analyses.Eur.J.Health Econ.15(2),203-221.

Hall,A.,2008.Brazil's Bolsa Familia:a double-edged sword.Dev.Change 39(5),799-822.

Hammer,J.,Spears,D.,2013,Village Sanitation and Children's Human Capital:Evidence From a Randomized Experiment by the Maharashtra Government.The World Bank,Policy Research Working Paper Series:6580.

Han,E.,Powell,M.L.,2013.Fast food prices and adult body weight outcomes:evidence based on longitudinal quantile regression models.Contem.Econ.Policy 31(3),528-536.

Hanbury,M.M.,2013.The US Safety Net and Obesity.University of California,Davis.

Handa,S.,King,D.,2003.Adjustment with a human face? Evidence from Jamaica.World Dev.31(7),

1125-1145.

Harding,M.,Lovenheim,M.,2014.The Effect of Prices on Nutrition：Comparing the Impact of Product-and Nutrient-Specific Taxes.National Bureau of Economic Research,Inc,NBER Working Papers：19781.

Harvey,P.,2007.Cash-Based Responses in Emergencies.Humanitarian Policy Group Report 24.Overseas Development Institute,London.

Harvey,P.,Bailey,S.,2011.Good Practice Review：Cash Transfer Programming in Emergencies.Good Practice Reviews No.11.Humanitarian Practice Network.Overseas Development Institute,London.

Hathi,P.,Haque,S.,Pant,L.,Coffey,D.,Spears,D.,2014.Place and Child Health：the Interaction of Population Density and Sanitation in Developing Countries.The World Bank,Policy Research Working Paper Series：7124.

Hawkes,C.,Ruel,M.,Babu,S.,2007.Agriculture and health：overview,themes,and moving forward.Food Nutr.Bull.28(2 Suppl.),S221-S226.

Heckman,J.J.,Urzuá,S.,2009.Comparing IV with Structural Models：What Simple IV Can and Cannot Identify.

Heflin,C.,Mueser,P.R.,2013.Aid to Jobless Workers in Florida in the Face of the Great Recession：The Interaction of Unemployment Insurance and the Supplemental Nutritional Assistance Program.

Herbst,M.C.,Tekin,E.,2011.Child care subsidies and childhood obesity.Rev.Econ.Household 9(3),349-378.

Herbst,M.C.,Tekin,E.,2012.The accessibility of child care subsidies and evidence on the impact of subsidy receipt on childhood obesity.J.Urban Econ.71(1),37-52.

Hernandez-Diaz,S.,Peterson,K.,Dixit,S.,Hernandez,B.,Parra,S.,Barquera,S.,et al.,1999.Association of maternal short stature with stunting in Mexican children：common genes vs common environment.Eur.J.Clin.Nutr.53,938-945.

Herrmann,H.2009.An Introduction and Review of Cash Transfer Experiences and Their Feasibility as a Food Security Tool for World Food Programme in Bolivia.Consultancy Report.Swiss Agency for Development and Cooperation and the World Food Programme,Bolivia.HLPE(High Level Panel of Experts of the United Nations Committee on World Food Security).

Himes,L.C.,2011.The demography of obesity.In The Oxford Handbook of the Social Science of Obesity,pp.35-47,Collective Volume Article by John Cawley,Oxford Handbooks Series.Oxford University Press,Oxford and New York.

Himes,L.C.,Episcopo,V.,2011,Obesity：a sociological examination.In：Handbook of Sociology of Aging,pp.513-531,Collective Volume Article,by Settersten A.Richard Jr,and Angel L.Jacqueline,Handbooks of Sociology and S1995aocial Research.Springer,New York and Heidelberg.

Hoddinott,J.,et al.,2013.The economic rationale for investing in nutrition.John Wiley & Sons Ltd,Matern. Child Nutr.9(Suppl.2),69-82.

Hoddinott,J.,2016.The Economics of Reducing Malnutrition in Sub-Saharan Africa.Global Panel on Agriculture and Food Systems for Nutrition.

Hoddinott,J.,Skoufias,E.,2004.The impact of PROGRESA(Programa de Educacio'n,Salud,y Alimenación) on food consumption.Econ.Dev.Cult.Change 53(1),37-61.

Hoddinott,J.,Wiesmann,D.,2010.The impact of conditional cash transfer programs on food consumption.In：Adato,M.,Hoddinott,J.(Eds.),Conditional Cash Transfers in Latin America.Johns Hopkins University Press,Baltimore,pp.258-283.

Hoddinott,J.,Maluccio,J.A.,Behrman,J.R.,Flores,R.,Martorell,R.,2008.Effect of a nutrition intervention during early childhood on economic productivity in Guatemalan adults.Lancet 371,411-416.

Hoddinott,J.,Berhane,G.,Gilligan,D.,Kumar,N.,Taffesse,A.S.,2012.The impact of Ethiopia's productive safety net programme and related transfers on agricultural productivity.J.Afr.Econ.21(5),761-786.

Hoddinott,J.,Behrman,J.R.,Maluccio,J.A.,Melgar,P.,Quisumbing,A.R.,Ramirez-Zea,M.,et al.,2013. Adult consequences of growth failure in early childhood.Am.J.Clin.Nutr.98(5),1170-1178.

Hoddinott,J.,Gilligan,D.,Hidrobo,M.,Margolies,A.,Roy,S.,Sandström,S.,et al.,2013.Enhancing WFP's Capacity and Experience to Design,Implement,Monitor,and Evaluate Vouchers and Cash Transfer Programs:Study Summary.International Food Policy Research Institute,Washington,DC.

Hong,H.G.,Yue,Y.,Ghosh,P.,2015.Bayesian estimation of long-term health consequences for obese and normal-weight elderly people.J.R.Stat.Soc.Ser.A(Stat.Soc.)178(3),725-739.

Hong,S.C.,2013.Has the burden of obesity declined in America since 1980? Korea World Econ.14(2), 343-379.

Hoque,N.,Howard J.,2013.The Implications of Aging and Diversification of Population on Overweight and Obesity and the Cost Associated With Overweight and Obesity in Texas,2000-2040.

Hoque,N.,McCusker,M.E.,Murdock,S.H.,Perez,D.,2010.The implications of change in population size, distribution,and composition on the number of overweight and obese adults and the direct and indirect cost associated with overweight and obese adults in Texas through 2040.Popul.Res.Policy Rev.29(2),173-191.

Horrell,S.,Oxley,D.,2015.Gender Discrimination in 19th c England:Evidence From Factory Children. University of Oxford,Discussion Papers in Economic and Social History,Number 133,February.

Horton,S.,Steckel,R.,2013).Global Economic Losses Attributable to Malnutrition 1900-2000 and Projections to 2050.Assessment Paper for Copenhagen Consensus on Human Challenges.

Horton,S.,Ross,J.,2003.The economics of iron deficiency.Food Policy 28(1),51-75.

Hoy,G.M.,Childers,C.C.,2012.Trends in food attitudes and behaviors among adults with 611 year-old children.J.Consum.Aff.46(3),556-572.

Huang,Y.,2012.An Econometric Study of the Impact of Economic Variables on Adult Obesity and Food Assistance Program Participation in the NLSY Panel.

Huang,Y.,Huffman,W.,Tegene,A.,2012.Impacts of economic and psychological factors on women's obe-sity and food assistance program participation:evidence from the NLSY panel.Am.J.Agric.Econ.94(2),331-337.

Hussain,Z.,2012.Three Essays on Health and Labor Economics.

Imbens,G.W.,2000.The role of propensity score in estimating dose response functions.Biometrika 87(3), 706-710.

Imbens,G.W.,2010.Better LATE than nothing:some comments on Deaton(2009)and Heckman and Urzua (2009).J.Econ.Literature 399-423.

IFPRI,2014.Global Nutrition Report 2014:Actions and Accountability to Accelerate the World's Progress on Nutrition.International Food Policy Research Institute(IFPRI),Washington,DC.Available from:<http://dx.doi. org/10.2499/9780896295643>

International Food Policy Research Institute,2015.Global Nutrition Report 2015:Actions and Accountability to Advance Nutrition and Sustainable Development.Washington,DC.<http://10.2499/10.2499/ 9780896298835>

Ishdorj,A.,Crepinsek,M.K.,Jensen,H.H.,2013.Children's consumption of fruits and vegetables:do school environment and policies affect choices at school and away from school? Appl.Econ.Perspect.Policy 35(2), 341-359.

Jámes,M.,Alastair,S.J.P.,2015.The effect of school district nutrition policies on dietary intake and over-weight:a synthetic control approach.Demography 47(Suppl),S211-S231.

Jegasothy,K.,Duval,Y.,2003.Food demand in urban and rural Samoa.Pac.Econ.Bull.18(2),50-64.

Jehn,M.,Brewis,A.,2009.Paradoxical malnutrition in mother-child pairs:untangling the phenomenon of over-

and under-nutrition in underdeveloped economies.Econ.Hum.Biol.7(1),28-35.

Jensen,H.H.,Wilde,E.P.,2010.More than just food:the diverse effects of food assistance programs.Choices, 3rd Quarter 25(3).

Jensen,R.,2011.Do labor market opportunities affect young women's work and family decisions? Experimental evidence from India.Q.J.Econ.127(2),753-792.

Jensen,R.,2012.Another mouth to feed? The effects of(in)fertility on malnutrition.CESifo Econ.Stud.58(2), 322-347.

Jensen,R.T.,Nolan,H.M.,2011.Do consumer price subsidies really improve nutrition? Rev.Econ.Stat.93(4), 1205-1223.

Jha,R.,Bhattacharyya,S.,Gaiha,R.,Shankar,S.,2009."Capture" of anti-poverty programs:an analysis of the National Rural Employment Guarantee Program in India.J.Asian Econ.20,456-464.

Jha,R., Bhattacharyya, S., Gaiha, R., 2011. Social safety nets and nutrient deprivation:an analysis of the National Rural Employment Guarantee Program and the Public Distribution System in India.J.Asian Econ.22(2), 189-201.

Jha,R.,Gaiha,R.,Pandey,M.K.,2013.Body Mass Index,participation,duration of work and earnings under the National Rural Employment Guarantee Scheme:evidence from Rajasthan.J.Asian Econ.26,14-30.

Jha,R.,Gaiha, R., Deolalikar, A.B. (Eds.), 2014. Handbook on Food: Demand, Supply, Sustainability and Security.Elgar,Cheltenham,U.K.& Northampton,MA.

Jha,R.,Gaiha,R.,Pandey,M.K.,Shankar,S.,2015.Determinants and persistence of benefits from the National Rural Employment Guarantee Scheme panel data analysis for Rajasthan,India.Eur.J.Dev.Res.27(2),308-329.

Johnston,W.D.,Lee,W.-S.,2011.Explaining the female black-white obesity gap:a decomposition analysis of proximal causes.Demography 48(4),1429-1450.

Jolly,C.M.,Namugabo,E.,Nguyen,G.,Diawara,N.,Jolly,P.,Ovalle,F.,2013.Net food imports and obesity in selected Latin American and Caribbean countries.Adv.Manag.Appl.Econ.3(6),159-177.

Jones,A.D.,Allison M.,2015.Examining the relationship between farm production diversity and diet diversity across subsistence-and market-oriented farms in Malawi.In:Paper Presented at the 5th AnnualLeverhulme Centre for Integrative Research on Agriculture and Health(LCIRAH)Conference,London,England,June 3,2015.<http:// lcirah.ac.uk/sites/default/files/FINAL_Abstract_Bookletv2.pdf>.

Jones-Corneille,R. L., Stack, M. R., Wadden, A. T., 2011. Behavioral treatment of obesity. In: The Oxford Handbook of the Social Science of Obesity, pp.771-791, Collective Volume Article by John, Oxford Handbooks Series.Oxford University Press,Oxford and New York.

Jones, W. P., Vavra, M., von Lampe, A., Fournier, L., Fulponi, C., Giner, P., et al., 2010. OECD-FAO Agricultural Outlook 2010 2019 Highlights,Food and Agricuture Organization and Organizaiton for the Economic Cooperaiton and Development,Rome and Geneva.

Jordan,A.,Piotrowski,J.T.,Bleakley,A.,Mallya,G.,2012.Developing media interventions to reduce household sugar-sweetened beverage consumption.Ann.Am.Acad.Polit.Soc.Sci.640,118-135.

Kabeer,N.,1994.Reversed Realities:Gender Hierarchies in Development Thought.Verso.

Kalist,E. D., Siahaan, F., 2013. The association of obesity with the likelihood of arrest for young adults. Econ.Hum.Biol.11(1),8-17.

Kandpal,E.,2011.Beyond average treatment effects:distribution of child nutrition outcomes and program placement in India's ICDS.World Dev.39(8),1410-1421.

Kaur, P., 2011. Food promotion to children: understanding the need of responsibility in marketing to children.Inf.Manag.Business Rev.2(4),133-137.

Kaur,P., 2013. Promoting foods to Indian children through product packaging. J. Competitiveness 5 (4),

134-146.

Kaushal, N. , Muchomba, F. M. , 2015. How consumer price subsidies affect nutrition. World Dev. 74, 25-42.

Kavitha, G. , Lal, B. S. , 2013. Economic impact of inadequate sanitation on women's health: a study in Warangal District. Int. J. Environ. Dev. 10( 2) , 209-220.

Kenkel, D. , 2010. Are health behaviors driven by information? In: Obesity and the Economics of Prevention: Fit Not Fat, pp. 141-145, in Collective Volume Article by Sassi Franco, in association with the Organisation for Economic Co-operation and Development. Elgar, Cheltenham, U. K. and Northampton, MA.

Kennedy, E. , Peters, P. , Haddad, L. , Biswas, M. R. , Gabr, M. , 1994. Effects of Gender of Head of Household on Women's and Children's Nutritional Status. Oxford University Press, pp. 109-124.

Kersh, R. , Morone, J. , 2011. Obesity politics and policy. In: The Oxford Handbook of the Social Science of Obesity, pp. 158 172, Collective Volume Article by John, Oxford Handbooks Series. Oxford University Press, Oxford and New York.

Khera, R. , 2006. Mid-day meals in primary schools: achievements and challenges. Econ. Polit. Wkly 4742-4750.

Kiesel, K. , McCluskey, J. J. , Villas-Boas, B. S. , 2011. Nutritional labeling and consumer choices. Annu. Rev. Resour. Econ. 3( 1) , 141-158.

Kim, H. , House, A. L. , Rampersaud, G. , Gao, Z. , 2012. Front-of-package nutritional labels and consumer beverage perceptions. Appl. Econ. Perspect. Policy 34( 4) , 599-614.

Kim, S. , Nguyen, P. H. , 2016. A follow-up study on the sustained impacts of A&T's behavior change communication interventions on infant and young child feeding( IYCF) practices in Bangladesh. Paper presented at IFPRI on September 27, 2016.

Knutson, D. R. , 2012. Potential impacts of ( 2010) dietary guidelines for Americans. Choices, 1st Quarter ( 1) , 27.

Komlos, J. , 2010. The recent decline in the height of African-American women. Econ. Hum. Biol. 8( 1) , 58-66.

Kostova, D. , 2011. Can the built environment reduce obesity? The impact of residential sprawl and neighborhood parks on obesity and physical activity. East. Econ. J. 37( 3) , 390-402.

Kosteas, D. V. , 2012. The effect of exercise on earnings: evidence from the NLSY. J. Labor Res. 33 ( 2) , 225-250.

Kral, V. E. T. , Rolls, J. B. , 2011. Portion size and the obesity epidemic. In: The Oxford Handbook of the Social Science of Obesity, pp. 367-384, in Collective Volume Article by John Cawley, Oxford Handbooks Series. Oxford University Press, Oxford and New York.

Kreider, B. , Pepper, V. J. , Gundersen, C. , Jolliffe, D. , 2012. Identifying the effects of SNAP ( food stamps) on child health outcomes when participation is endogenous and misreported. J. Am. Stat. Assoc. 107( 499) , 958-975.

Kuku, O. , Garasky, S. , Gundersen, C. , 2012. The relationship between childhood obesity and food insecurity: a nonparametric analysis. Appl. Econ. 44( 19-21) , 2667-2677.

Kuku, O. , Garasky, S. , Gundersen, C. , 2013. The Relationship between childhood obesity and food insecurity: a nonparametric analysis. In: The Applied Economics of Weight and Obesity, pp. 33-43, Collective Volume Article, by Taylor, Mark P. Taylor and Francis, Routledge, London and New York.

Kumar, D. , Goel, N. , Mittal, P. C. , Misra, P. , 2006. Influence of infant-feeding practices on nutritional status of under-five children. Indian J. Pediatr. 73, 417-421.

Kumar, S. , Vollmer, S. , 2013. Does access to improved sanitation reduce childhood diarrhea in rural India? Health Econ. 22( 4) , 410-427.

Lakdawalla, D. , Philipson, T. , 2009. The growth of obesity and technological change. Econ. Hum. Biol. 7( 3) , 283-293.

Lakdawalla, D. , Zheng, Y. , 2011. Food prices, income, and body weight. In: The Oxford Handbook of the Social

Science of Obesity, pp.463 479, Collective Volume Article by John, Oxford Handbooks Series. Oxford University Press, Oxford and New York.

Lamba, S., Spears, D., 2013. Caste, "cleanliness" and cash: effects of caste-based political reservations in Rajasthan on a sanitation prize. J. Dev. Stud.49(11), 1592-1606.

Latif, E., 2014. The impact of macroeconomic conditions on obesity in Canada. Health Econ.23(6), 751-759.

Lee, D.S., Lemieux, T., 2010. Regression discontinuity designs in economics. J. Econ. Lit.48, 281-355.

Lee, H., Munk, T., 2008. Using regression discontinuity design for program evaluation. In: Proceedings of the 2008 Joint Statistical Meeting, pp.3-7.

Lee, H., Wildeman, C., 2013. Things fall apart: health consequences of mass imprisonment for African American women. Rev. Black Polit. Econ.40(1), 39-52.

Lee, L.-F., Rosenzweig, M.R., Pitt, M.M., 1997. The effects of improved nutrition, sanitation, and water quality on child health in high-mortality populations. J. Econ.77(1), 209-235.

Leibenstein, H.A., 1957. Economic Backwardness and Economic Growth. Wiley, New York.

Lempert, D. A., 2014. The Economic Causes and Consequences of Overweight and Obesity in the United States. CUNY Academic Works, <http://academicworks.cuny.edu/gc_etds/246 >.

Levine, A.J., McCrady, K.S., Boyne, S., Smith, J., Cargill, K., Forrester, T., 2011. Non-exercise physical activity in agricultural and urban people. Urban Stud.48(11), 2417-2427.

Levinson, F. J., 1974. Morinda: An Economic Analysis of Malnutrition Among Young Children in Rural India. Cornell/MIT International Nutrition Policy Series, Cambridge, MA.

Lhila, A., 2011. Does access to fast food lead to super-sized pregnant women and whopper babies? Econ. Hum. Biol.9(4), 364-380.

Li, S., Liu, Y., Zhang, J., 2011. Lose some, save some: obesity, automobile demand, and gasoline consumption. J. Environ. Econ. Manag.61(1), 52-66.

Liaukonyte, J., Rickard, J.B., Kaiser, M.H., Okrent, M.A., Richards, J.T., 2012. Economic and health effects of fruit and vegetable advertising: evidence from lab experiments. Food Policy 37(5), 543-553.

Lin, B.-H., Ver, P.M., Kasteridis, P., Yen, T.S., 2014. The roles of food prices and food access in determining food purchases of low-income households. J. Policy Model.36(5), 938-952.

Linden, L. L., Shastry, G. K., 2012. Grain inflation: identifying agent discretion in response to a conditional school nutrition program. J. Dev. Econ.99(1), 128-138.

Linnemayr, S., Alderman, H., Ka, A., 2008. Determinants of malnutrition in senegal: individual, household, community variables, and their interaction. Econ. Hum. Biol. 6 (2), 252 263. UNICEF, 2008. Division of Communication. Tracking Progress on Child and Maternal Nutrition: A Survival and Development Priority. UNICEF, <http://www.unicef.org/publications/index_51656.htm l >(accessed March, 2015).

Liu, M., Kasteridis, P., Yen, S. T., 2013. Breakfast, lunch, and dinner expenditures away from home in the United States. Food Policy 38, 156-164.

Liu, P.J., Wisdom, J., Roberto, C.A., Liu, L.J., Ubel, P.A., 2014. Using behavioral economics to design more effective food policies to address obesity. Appl. Econ. Perspect. Policy 36(1), 6-24.

Lividini, K., Fiedler, J.L., 2015. Assessing the promise of biofortification: a case study of high provitamin a maize in Zambia. Food Policy 54(July), 65-77.

Logan, D.T., 2009. The transformation of hunger: the demand for calories past and present. J. Econ. Hist.69(2), 388-408.

Lokshin, M., Radyakin, S., 2012. Month of Birth and Children's Health in India. J. Human Resources 47(1), 174-203.

Lokshin, M., Das Gupta, M., Gragnolati, M., Ivaschenko, O., 2005. Improving child nutrition? The integrated child development services in India.Dev.Change 36(4),613-640.

Long,S.K.,1991.Do the school nutrition programs supplement household food expenditures? J.Hum.Resour.26 (4),654-678.

Lopez,A.R.,Fantuzzi,L.K.,2012.Demand for carbonated soft drinks:implications for obesity policy. Appl. Econ.44(22-24),2859-2865.

Loureiro,L.M.,Yen,T.S.,Nayga Jr.,M.R.,2012.The effects of nutritional labels on obesity.Agric.Econ.43 (3),333-342.

Lundberg,S.,Pollak,R.,Wales,T.,1997.Do husbands and wives pool their resources? Evidence from the United Kingdom child benefit.J.Hum.Resour.32(3),463-480.

Lundborg,P.,Nystedt,P.,Rooth,D.-O.,2014.Body size,skills,and income:evidence from 150 000 teenage siblings.Demography 51(5),1573-1596.

Lundh,C.,2013.Was there an urban-rural consumption gap? The standard of living of workers in Southern Sweden,1914-1920.Scand.Econ.Hist.Rev.61(3),233-258.

MacEwan,J.P.,Alston,J.M.,Okrent,A.M.,2014.The consequences of obesity for the external costs of public health insurance in the United States.Appl.Econ.Perspect.Policy 36(4),696-716.

Maclean,J.C.,Cawley,J.,2014.The effect of rising obesity on eligibility to serve in the U.S.public health service commissioned corps.Econ.Hum.Biol.15,213-224.

Mader,P.,2012.Attempting the production of public goods throughmicrofinance:the case of water and sanitation.Econ.Res.25(Special issue 1),190-214.

Maher,K.J.,2012.It's called fruit juice so it's good for me …right?:an exploratory study of children's fruit content inferences made from food brand names and packaging.J.Appl.Business Res.28(3),501-513.

Majumder,M.A.,2013.Does obesity matter for wages? Evidence from the United States.Econ.Pap.32(2), 200-217.

Malapit,H.J.L.,et al.,2013.Women's Empowerment in Agriculture,Production Diversity,and Nutrition: Evidence From Nepal.IFPRI,Washington,DC,USA,IFPRI.Discussion Paper 01313.

Mamiro,P.S.,Kolsteren,P.,Roberfroid,D.,Tatala,S.,Opsomer,A.S.,Van Camp,J.H.,2005.Feeding practices and factors contributing to wasting,stunting,and iron-deficiency anaemia among 3-23-month old children in Kilosa district,rural Tanzania.J.Health,Popul.Nutr.222-230.

Mandal,B.,Chern,S.W.,2011.A multilevel approach to model obesity and overweight in the U.S..Int.J. Appl.Econ.8(2),1-17.

Mandal,B.,Powell,M.L.,2014.Child care choices,food intake,and children's obesity status in the United States.Econ.Hum.Biol.14,50-61.

Mangyo,E.,2005.Who Benefits More From Higher Household Consumption? The Intra-household Allocation of Nutrients in China(University of Michigan Doctoral theses).

Mangyo,E.,2008.Who benefits more from higher household consumption? The intra-household allocation of nutrients in China.J.Dev.Econ.86(2),296-312.

Marjan,Z.M.,Kandiah,M.,Lin,K.G.,Siong,T.E.,2002.Socioeconomic profile and nutritional status of children in rubber smallholdings.Asia Pac.J.Clin.Nutr.11,133-141.

Marlow,L.M.,2014.Determinants of state laws addressing obesity.Appl.Econ.Lett.21(1-3),84 89.Marlow, L.M.,2015.Big box stores and obesity.Appl.Econ.Lett.22(10-12),938-944.

Marlow,L.M.,Shiers,F.A.,2012.The relationship between fast food and obesity.Appl.Econ.Lett.19(16-18), 1633-1637.

Marlow,L.M.,Shiers,F.A.,2013.The Relationship Between Fast Food and Obesity.

Martin,G.L.,Schoeni,F.R.,Andreski,M.P.,2010.Trends in health of older adults in the United States:past, present,future.Demography 47(Suppl.),S17-S40.

Martinson,L.M.,McLanahan, S.,Brooks-Gunn, J.,2012. Race/ethnic and nativity disparities in child overweight in the United States and England.Ann.Am.Acad.Polit.Soc.Sci.643,219-238.

Martorell,R.,Melgar,P.,Maluccio,J.A.,Stein,A.D.,Rivera,J.A.,2010.The nutrition intervention improved adult human capital and economic productivity.J.Nutr.140(2),411-414.

Mazumdar,D.,1959.The marginal productivity theory of wages and disguised unemployment.Rev.Econ.Stud.26 (3),190-197.

McDermott,J.,Johnson, N.,Kadiyala, S.,Kennedy, G.,Wyatt, A.J.,2015. Agricultural research for nutrition outcomes rethinking the agenda.Food Secur.7(3),593-607.

McEwan,P.J.,2013.The impact of chile's school feeding program on education outcomes.Econ.Educ.Rev.32, 122-139.

McGranahan,G.,2015.Realizing the right to sanitation in deprived urban communities:meeting the challenges of collective action,coproduction,affordability,and housing tenure.World Dev.68,242-253.

Mehta,K.N.,Chang, W.V.,2011. Obesity and mortality. In: The Oxford Handbook of the Social Science of Obesity,pp.502-516,Collective Volume Article by John,Oxford Handbooks Series.Oxford University Press,Oxford and New York.

Mellor,M.J.,2011.Do cigarette taxes affect children's body mass index? The effect of household environment on health.Health Econ.20(4),417-431.

Mello, M.M.,2010. Federal trade commission regulation of food advertising to children:Possibilities for a reinvigorated role.J.Health Politics Policy Law 35(2),227-276.

Miao,Z.,Beghin, C.J.,Jensen, H.H.,2012. Taxing sweets:sweetener input tax or final consumption tax? Contem.Econ.Policy 30(3),344-361.

Miao,Z.,Beghin,C.J.,Jensen,H.H.,2013.Accounting for product substitution in the analysis of food taxes targeting obesity.Health Econ.22(11),1318-1343.

Miller,P.D.,2011. Maternal work and child overweight and obesity:the importance of timing. J. Family Econ.Issues 32(2),204-218.

Millimet,L.D.,Tchernis, R.,2015.Persistence in Body Mass Index in a recent cohort of US children.Econ. Hum.Biol.17,157-176.

Millimet,L.D.,Tchernis, R.,Husain, M.,2010. School nutrition programs and the incidence of childhood obesity.J.Hum.Resour.45(3),640-654.

Mojduszka,M.E.,Caswell,A.J.,Harris,J.M.,2001.Consumer choice of food products and the implications for price competition and government policy.Agribusiness 17(1),81-104.

Molini,V.,Nube, M.,2007. Is the Nutritional Status of Males and Females Equally Affected by Economic Growth? Evidence From Vietnam in the 1990s. World Institute for Development Economic Research (UNU-WIDER),Working Papers:UNU-WIDER Research Paper RP2007/54.

Monteiro,C.A.,Benicio, M.H.D.A.,Conde, W.L.,Konno, S.,Lovadino, A.L.,Barros, A.J.,et al.,2010. Narrowing socioeconomic inequality in child stunting:the Brazilian experience, 1974 2007.Bull.W.H.O.88(4), 305-311.

Monteverde,M.,Noronha,K.,Palloni, A.,Novak, B.,2010.Obesity and excess mortality among the elderly in the United States and Mexico.Demography 47(1),79-96.

Morris,J.R.,1999.Market constraints on child care quality.Ann.Am.Acad.563,130-145.

Mu,R.,de Brauw,A.,2015.Migration and young child nutrition:evidence from rural china.J.Popul.Econ.28 (3),631-657.

Murty,K.N.,Radhakrishna, R.,1982.Agricultural prices,income distribution and demand patterns in a low-income country.In:Kalman,R.E.,Martinez,J.(Eds.),Computer Applications in Food Production and Agricultural Engineering.North Holland Publishing Company,Amsterdam.

Muth,M.K.,2010.Theme overview:addressing the obesity challenge.Choices,3rd Quarter(2010)25(3).

Nakamuro,M.,Inui,T.,Senoh,W.,Hiromatsu,T.,2015.Are television and video games really harmful for kids? Contem.Econ.Policy 33(1),29-43.

Nayga Jr.,M.R.,2013.Obesity and heart disease awareness:a note on the impact of consumer characteristics using qualitative choice analysis.Appl.Econ.Weight Obes.88-90.

Nelson,J.A.,2015.Husbandry:a(feminist)reclamation of masculine responsibility for care.Camb.J.Econ., pp.1-15.,Oxford University Press,Oxford,UK.

Nesbitt,et al.,2014.Baseline for consumer food safety knowledge and behaviour in Canada.Food Control 38, 157-173.

Ngnikam,E.,Mougoué,B.,Roger,F.,Isidore,N.,Ghislain,T.,Jean,M.,2012.Water,wastes,and children's health in low-income neighbourhoods of Yaoundé.In:Charron,D.F.(Ed.),Insight and Innovation in International Development,Ecohealth Research in Practice,Innovative Applications of an Ecosystem Approach to Health. International Development Research Centre Ottawa,Ontario,Canada,pp.215-231,Springer,Chapter 20.

Nisbett,N.,Wach,E.,Haddad,L.J.,El Arifeen,S.,2015.What drives and constrains effective leadership in tackling child undernutrition? Findings from Bangladesh,Ethiopia,India and Kenya.Food Policy 53,33-45.Available from:<http://dx.doi.org/10.1016/j.foodpol.2015.04.001>.

Novak,L.,2014.The impact of access to water on child health in senegal.Rev.Dev.Econ.18(3),431-444.

Okali,C.2011.Achieving transformative change for rural women's empowerment.In:Expert Group Meeting Enabling Rural Women's Economic Empowerment:Institutions,Opportunities and Participation.UN Women In cooperation with FAO,IFAD and WFP.

Okrent,M.A.,Alston,M.J.,2012.The effects of farm commodity and retail food policies on obesity and economic welfare in the United States.Am.J.Agric.Econ.94(3),611-646.

Oldewage-Theron,W.H.,Napier,C.E.,2011.Nutrition education tools for primary school children in the Vaal Region.Dev.South.Afr.28(2),283-292.

O'leary,C.J.,Kline,K.,2014.Use of Supplemental Nutritional Assistance Program Benefits by Unemployment Insurance Applicants in Michigan During the Great Recession.Available at SSRN 2401120.

Oliver,J.E.,Lee,T.,2005.Public opinion and the politics of obesity in America.J.Health Politics Policy Law 30(5),923-954.

Omamo,S.W.,Gentilini,U.,Sandstrom,S.,2010.Innovations in food assistance:issues,lessons and implications.In:Omamo,S.W.,Gentilini,U.,Sandström,S.(Eds.),Revolution:From Food Aid to Food Assistance. Innovations in Overcoming Hunger.World Food Programme,Rome,pp.1-18.

Palmer-Jones,R.,Sen,K.,2001.On India's poverty puzzles and statistics of poverty.Econ.Polit.Wkly 211-217.

Panagariya,A.,2013.Does India really suffer from worse child malnutrition than Sub-Saharan Africa? Econ.Polit.Wkly 48(18),98-111.

Parks,J.C.,Smith,A.D.,Alston,J.M.,2011.The Effects of the Food Stamp Program on Energy Balance and Obesity.University of California,Davis.

Parr,K.E.,2012.Three Essays on the Economics of Obesity(Doctoral dissertations).Paper AAI3510502. <http://digitalcommons.uconn.edu/dissertations/AAI3510502>.

Patil,S.R.,Arnold,B.F.,Salvatore,A.,Briceno,B.,Colford,J.M.Jr.,Gertler,P.J.,2013.A Randomized, Controlled Study of a Rural Sanitation Behavior Change Program in Madhya Pradesh,India,The World Bank,Policy Research Working Paper Series:6702.

Paudel,L.,Adhikari,M.,Houston,J.,Paudel,K.P.,2013.Low carbohydrate information,consumer health preferences and market demand of fruits in the United States. Appl. Econ. Weight Obes. 102-106.

Peckham, J. G., 2013. Three Essays Evaluating Health Impacts of the National School Lunch Program. All Dissertations. Paper 1235.

Persson, T. H., 2002. Welfare calculations in models of the demand for sanitation. Appl. Econ. 34 ( 12 ), 1509-1518.

Philipson, J. T., Posner, R. A., 2011. Economic perspectives on obesity policy. In: The Oxford Handbook of the Social Science of Obesity, pp. 609-619, Collective Volume Article by John, Oxford Handbooks Series. Oxford University Press, Oxford and New York.

Pickett, E. K., Wilkinson, R. G., 2012. Income inequality and psychosocial pathways to obesity. In Insecurity, Inequality, and Obesity in Affluent Societies, pp. 179 198, Collective Volume Article by, OfferAvner, Pechey Rachel and Ulijaszek Stanley, Proceedings of the British Academy, vol. 174. Oxford University Press, Oxford and New York.

Pinstrup-Anderson, P., 2013. Nutrition-senstive food system: from rhetoric to action. vol. 382, pp. 375-376. <www.thelancet.com>.

Pinstrup-Andersen, P., Caicedo, E., 1978. The potential impact of changes in income distribution on food demand and human nutrition. Am. J. Agric. Econ. 60, 402-415.

Pitt, M. M., 1983. Food preferences and nutrition in rural Bangladesh. Rev. Econ. Stat. 65, 105-114.

Pitt, M. M., Rosenzweig, M., 1985. Health and nutrient consumption across and within farm households. Rev. Econ. Stat. 67, 212-223.

Popkin, B. M., Adair, L. S., Ng, S. W., 2012. Global nutrition transition and the pandemic of obesity in developing countries. Nutr. Rev. 70( 1 ), 3-21.

Porter, C., 2010. Safety nets or investment in the future: does food aid have any long-term impact on children's growth? J. Int. Dev. 22, 1134-1145.

Powell, L. M., Chriqui, F. J., 2011. Food taxes and subsidies: evidence and policies for obesity prevention. In: The Oxford Handbook of the Social Science of Obesity, pp. 639 164, Collective Volume Article by John Cawley, Oxford Handbooks Series. Oxford University Press, Oxford and New York.

Powell, L. M., Han, E., 2011. Adult obesity and the price and availability of food in the United States. Am. J. Agric. Econ. 93( 2 ), 378 384, Projecting the Effect of Changes in Smoking and Obesity on Future Life Expectancy in the United States Press/IFPRI, 3-21, 1993.

Price, J., 2012. The importance of parental knowledge: evidence from weight report cards in Mexico. Agric. Resour. Econ. Rev. 41( 1 ), 92-99.

Price, J., Swigert, J., 2012. Within-family variation in obesity. Econ. Hum. Biol. 10( 4 ), 333-339.

Prina, S., Royer, H., 2014. The importance of parental knowledge: evidence from weight report cards in Mexico. J. Health Econ. 37, 232-247.

Qian, Y., 2014. The effect of school and neighborhood environmental factors on childhood obesity. University of Arkansas. Q. J. Econ. 112, 729-758.

Quisumbing, A., 2012. Innovative approaches to gender and food security: changing attitudes, changing behaviours. IDS Insights issue 82.

Quisumbing, A., Meizen-Dick, R., 2012. Women in Agriculture: Closing the Gender Gap, IFPRI Global Policy Report. IFPRI, Washington, DC, www.ifpri.org/gfpr/2012/women-agriculture.

Quisumbing, A. R., Brown, L. R., Feldstein, H. S., Haddad, L., Peña, C., 1995. Women: The Key to Food Security. IFPRI, Washington, DC, USA.

Rabbani, M., Prakash, V. A., Sulaiman, M., 2006. Impact Assessment of CFPR/TUP( Challenging the Frontiers of Poverty Reduction/Targeting the Ultra Poor ): A Descriptive Analysis Based on 2002-2005 Panel Data. CFPR/ TUP Working Paper 12. BRAC( Bangladesh Rural Advancement Committee ) Research and Evaluation Division and the Aga Khan Foundation, Dhaka and Ottawa.

Ramalingaswami, V., Jonsson, U., Rohde, J., 1996. "Commentary: The Asian Enigma," The Progress of Nations 1996. UNICEF, New York.

Ramli, Agho, K.E., Inder, K.J., Bowe, S.J., Jacobs, J., Dibley, M.J., 2009. Prevalence and risk factors for stunting and severe stunting among under-fives in North Maluku Province of Indonesia. Biomed Central (BMC) Pediatr. 9, 64.

Rashad, I., Grossman, M., Chou, S.-Y., 2006. The super size of America: an economic estimation of Body Mass Index and obesity in adults. East. Econ. J. 32(1), 133-148.

Ravallion, M., 1990. Reaching the Poor Through Rural Public Employment: A Survey of Theory and Evidence (No.94).

Ravi, S., Engler, M., 2015. Workfare as an effective way to fight poverty: the case of India's NREGS. World Dev. 67, 57-71.

Reardon, T., Chen, K., Minten, B., Adriano, L., 2012. The Quiet Revolution in Staple Food Value Chains. Asian Development Bank (ADB)/IFPRI, Manila/Washington, DC.

Redden, P.J., Haws, L.K., 2013. Healthy satiation: the role of decreasing desire in effective self-control. J. Consum. Res. 39(5), 1100-1114.

Reddy, A.A., 2010. Regional disparities in food habits and nutritional intake in Andhra Pradesh, India. Reg. Sect. Econ. Stud. 10(2), 125-134.

Reddy, B.S., Snehalatha, M., 2011. Sanitation and personal hygiene: what does it mean to poor and vulnerable women? Indian J. Gender Stud. 18(3), 381-404.

Reifschneider, J.M., Hamrick, S.K., Lacey, N.J., 2011. Exercise, eating patterns, and obesity: evidence from the ATUS and its eating and health module. Soc. Indicators Res. 101(2), 215-219.

Resnick, S.G., Rosenheck, R.A., 2015. Integrating peer-provided services: a quasi-experimental study of recovery orientation, confidence, and empowerment. Psychiatr. Serv. 59(11), 1307-1314.

Reyes, H., Pérez-Cuevas, R., Sandoval, A., Castillo, R., Santos, J.I., Doubova, S.V., et al., 2004. The family as a determinant of stunting in children living in conditions of extreme poverty: a case-control study. BMC Public Health 4, 57.

Rhoe, V., Babu, S., Reidhead, W., 2008. An analysis of food security and poverty in Central Asia case study from Kazakhstan. J. Int. Dev. 20, 452-465.

Richards, J.T., Padilla, L., 2009. Promotion and fast food demand. Am. J. Agric. Econ. 91(1), 168-183.

Riera-Crichton, D., Tefft, N., 2014. Macronutrients and obesity: revisiting the calories in, calories out framework. Econ. Hum. Biol. 14, 33-49.

Roberto, A.C., Brownell, D.K., 2011. The imperative of changing public policy to address obesity. In: The Oxford Handbook of the Social Science of Obesity, pp. 587 608, Collective Volume Article by John, Oxford Handbooks Series. Oxford University Press, Oxford and New York.

Robinson, A.C., Zheng, X., 2011. Household food stamp program participation and childhood obesity. J. Agric. Resour. Econ. 36(1), 1-13.

Roemling, C., Qaim, M., 2013. Dual burden households and intra-household nutritional inequality in Indonesia. Econ. Hum. Biol. 11(4), 563-573.

Rosenbaum, P.R., Rubin, D.B., 1983. The central role of the propensity score in observational studies for causal effects. Biometrika 70(1), 41-55.

Roy, M., Millimet, L.D., Tchernis, R., 2012. Federal nutrition programs and childhood obesity: inside the black box. Rev. Econ. Household 10(1), 1-38.

Ruel, M.T., Alderman, H., 2013. Nutrition-sensitive interventions and programmes: how can they help accelerate progress in improving maternal and child nutrition? Lancet 382(9891),536-551.

Runge,C.F.,2011.Should soft drinks be taxed more heavily? Choices,3rd Quarter 26(3).

Sabates-Wheeler,R.,Devereux,S.,2010.Cash transfers and high food prices:explaining outcomes on Ethiopia's Productive Safety Net Programme.Food Policy,35(4),274-285.

Sahn,D.,Alderman,H.,1997.On the determinants of nutrition in Mozambique:the importance of age-specific effects.World Dev.25(4),577-588.

Sahn,D.E.,1988.The effect of price and income changes on food-energy intake in Sri Lanka.Econ.Dev. Cult.Change 36,315-340.

Sallis,F.J.,Adams,A.M.,Ding D.,2011.Physical activity and the built environment.In:The Oxford Handbook of the Social Science of Obesity,pp.433-451,Collective Volume Article by John,Oxford Handbooks Series.Oxford University Press,Oxford and New York.

Salois,J.M.,2012.Obesity and diabetes,the built environment,and the "local" food economy in the United States,2007.Econ.Hum.Biol.10(1),35-42.

Sarma,S.,Zaric,G.S.,Campbell,M.K.,Gilliland,J.,2014.The effect of physical activity on adult obesity: evidence from the Canadian NPHS panel.Econ.Hum.Biol.14,1-21.

Sassi,F.,2010.The impact of interventions.In:Obesity and the Economics of Prevention:Fit Not Fat,Collective Volume Article,by Sassi,Franco,pp.175-209,in Association with the Organisation for Economic Co-operation and Development.Elgar,Cheltenham,U.K.and Northampton,MA.

Schmeiser,D.M.,2012.The impact of long-term participation in the supplemental nutrition assistance program on child obesity.Health Econ.21(4),386-404.

Schuldt,P.J.,Schwarz,N.,2010.The "organic" path to obesity? Organic claims influence calorie judgments and exercise recommendations.Judgment Decis.Making 5(3),144-150.

Schuring,J.,2013.The Impact of Maternal Occupation and Pre-pregnancy Weight Status on Childhood Obesity: A Comparative Analysis of the United States and the United Kingdom.

Scrimshaw,N.S.,SanGiovanni,J.P.,1997.Synergism of nutrition,infection,and immunity:an overview.Am. J.Clin.Nutr.66(2),464S-477S.

Semba,R.D.,de Pee,S.,Sun,K.,Sari,M.,Akhter,N.,Bloem,M.W.,2008.Effect of parental formal education on risk of child stunting in Indonesia and Bangladesh:a cross-sectional study.Lancet 371(9609),322-328.

Sen,A.,1981.Poverty and Famines:An Essay on Entitlement and Deprivation.Clarendon Press,Oxford.

Sen,A.,1985.Commodities and Capabilities.Oxford University Press,New York.

Sen,B.,2012.Is there an association between gasoline prices and physical activity? Evidence from American time use data.J.Policy Anal.Manag.31(2),338-366.

Sethuraman,K.,2008. The Role of Women's Empowerment and Domestic Violence in Child Growth and Undernutrition in a Tribal and Rural Community in South India.World Institute for Development Economic Research (UNU-WIDER),Working Papers:RP2008/15,28p.

Shah,M.,Steinberg,B.M.,2015.Workfare and Human Capital Investment:Evidence From India.National Bureau of Economic Research,Inc,NBER Working Papers:21543.

Shah,U.,2011.Impact assessment of nutritional supplement program in urban settings:a study of under nutrition in slum community of Mumbai.J.Soc.Dev.Sci.1(1),24-35.

Shekar,M.,Kakietek,J.,D'Alimonte,M.,Walters,D.,Rogers,H.,Dayton,E.J.,et al.,2016.Investing in Nutrition the Foundation for Development:An Investment Framework to Reach Global Nutrition Targets.World Bank.

Simmons,O.W.,Zlatoper,J.T.,2010.Obesity and motor vehicle deaths in the USA:a state-level analysis.J. Econ.Stud.37(5-6),544-556.

Singh, A., 2011. Inequality of opportunity in Indian children: the case of immunization and nutrition. Popul. Res. Policy Rev. 30(6), 861-883.

Singh, A., Park, A., Dercon, S., 2014. School meals as a safety net: an evaluation of the midday meal scheme in India. Econ. Dev. Cult. Change, University of Chicago Press 62(2), 275-306.

Skinner, C., 2012. State immigration legislation and SNAP take-up among immigrant families with children. J. Econ. Issues 46(3), 661-682.

Skoufias, E., 2005. PROGRESA and Its Impacts on the Welfare of Rural Households in Mexico, Research Report 139. International Food Policy Research Institute, Washington, DC, pp. xiv, 84.

Skoufias, E., Di Maro, V., Gonzalez-Cossio, T., Rodriguez Ramirez, S., 2011. Food quality, calories and household income. Appl. Econ. 43(28-30), 4331-4342.

Skoufias, E., Tiwari, S., Zaman H., 2011. Can We Rely on Cash Transfers to Protect Dietary Diversity During Food Crises? Estimates From Indonesia. The World Bank, Policy Research Working Paper Series: 5548.

Smed, S., Jensen, J.D., Denver, S., 2007. Socio-economic characteristics and the effect of taxation as a health policy instrument. Food Policy 32(5-6), 624-639.

Smith, G.T., Tasnadi, A., 2014. The economics of information, deep capture, and the obesity debate. Am. J. Agric. Econ. 96(2), 533-541.

Smith, L.C., Haddad, L., 2015. Reducing child undernutrition: past drivers and priorities for the post-MDG era. World Dev. 68, 180-204.

Spears, D., 2012. How Much International Variation in Child Height Can Sanitation Explain? Princeton University, Woodrow Wilson School of Public and International Affairs, Research Program in Development Studies, Working Papers: 1436.

Spears, D., Lamba, S., 2013. Effects of Early-Life Exposure to Sanitation on Childhood Cognitive Skills: Evidence from India's Total Sanitation Campaign, The World Bank, Policy Research Working Paper Series: 6659.

SPRING, 2014. Understanding the Women's Empowerment Pathway Brief #4. Improving.

Springmann, M., et al., 2016. Global and regional health effects of future food production under climate change: a modelling study. Lancet 387(10031), 1937-1946.

Stock, J.H., Watson, M.W., 2011. Introduction to Econometrics. third ed. Addison-Wesley, New York.

Strauss, J., 1982. Determinants of food consumption in rural Sierra Leone. J. Dev. Econ. 11, 327-353.

Strauss, Thomas, 1998. Health, nutrition and economic development. J. Econ. Lit. 36(2), 766-817.

Streletskaya, N.A., Rusmevichientong, P., Amatyakul, W., Kaiser, H.M., 2014. Taxes, subsidies, and advertising efficacy in changing eating behavior: an experimental study. Appl. Econ. Perspect. Policy 36(1), 146-174.

Subramanian, S., Deaton, A., 1996. The demand for food and calories. J. Polit. Econ. 133-162.

Suryanarayana, M.H., Silva, D., 2007. Is targeting the poor a penalty on the food insecure? Poverty and food insecurity in India. J. Human Dev. 8(1), 89-107.

Swain, R.B., Varghese, A., 2014. Evaluating the impact of training in self-help groups in India. Eur. J. Dev. Res. 26(5), 870-885.

Takeuchi, L.R., 2015. Intra-Household Inequalities in Child Rights and Well-Being: A Barrier to Progress? World Institute for Development Economic Research (UNU-WIDER), Working Paper Series: UNUWIDER Research Paper.

Teachman, J., Tedrow, L., 2013. Veteran status and body weight: a longitudinal fixed-effects approach. Popul. Res. Policy Rev. 32(2), 199-220.

Teshome, B., Kogi-Makau, W., Getahun, Z., Taye, G., 2009. Magnitude and determinants of stunting in children underfive years of age in food surplus region of Ethiopia: the case of west gojam zone. Ethiop. J. Health Dev. 23.

Thapa, R.J., Lyford, P.C., 2014. Behavioral economics in the school lunchroom: can it affect food supplier decisions? A systematic review.Int.Food Agribusiness Manag.Rev.17(Special issue A),187-208.

Thomas,D.,1990.Intra-household resource allocation:an inferential approach.J.Hum.Resour.25(4),635-664.

Thorpe,E. K., Allen, L., Joski, P., 2015. The role of chronic disease, obesity, and improved treatment and detection in accounting for the rise in healthcare spending between 1987 and 2011.Appl.Health Econ.Health Policy 13(4),381-387.

Tian,X.,Yu,X.,2013.The demand for nutrients in China.Front.Econ.China 8(2),186-206.

Tiffin, R., Dawson, P. J., 2002. The demand for calories: some further estimates from Zimbabwe. J. Agricu. Econ.53(2),221-232.

Timmer,C.P.,1981.Is there "curvature" in the Slutsky matrix? Rev.Econ.Stat.63,395-402.

Timmer,C.P.,2013.Coping with climate change:a food policy approach.In:2013 Conference(57th),February 5-8,2013,Sydney,Australia(No.152188).Australian Agricultural and Resource Economics Society.

Timmer,C.P.,2015.Food Security and Scarcity:Why Ending Hunger Is So Hard.University of Pennsylvania Press,Philadelphia.

Timmer,C.P., Alderman, H., 1979. Estimating consumption parameters for food policy analysis. Am. J. Agric. Econ.61,982-994.

Todd,E. J., Winters, P., 2011. The effect of early interventions in health and nutrition on on-time school enrollment:evidence from the oportunidades program in rural Mexico.Econ.Dev.Cult.Change 59(3),549-581.

Todd,E.J.,Zhen,C.,2010.Can taxes oncalorically sweetened beverages reduce obesity? Choices,3rd Quarter 25(3).

Tomer,J.,2011.What causes obesity? And why has it grown so much? Challenge 54(4),22-49.

Tsegai,W. D., Kormawa, P., 2009. The determinants of urban households' demand for cassava and cassava products in Kaduna,Northern Nigeria:an application of the AIDS model.Eur.J.Dev.Res.21(3),435-447.

Ukwuani,F. A., Suchindran, C. M., 2003. Implications of women's work for child nutritional status in Sub-Saharan Africa:a case study of Nigeria.Soc.Sci.Med.56(10),2109-2121.

Ulijaszek,S., Schwekendiek, D., 2013. Intercontinental differences in overweight of adopted Koreans in the United States and Europe.Econ.Hum.Biol.11(3),345-350.

UNICEF,2013.<http://www.unicef.org/publications/index_73682.html>.

UNICEF, World Health Organization, and World Bank, 2014. Joint Child Malnutrition Estimates: Levels and Trends(July 2015 update).

USAID,2014.DHS Program.US Agency for International Development.<http://dhsprogram. com/>

Van Hanswijck de Jonge, Waller, G., Stettler, N., 2003. Ethnicity modifies seasonal variations in birth weight and weight gain of infants.J.Nutr.133(5),1415-1418.

Vander,W.,Jillon,S.,2012.The relationship between Body Mass Index and unhealthy weight control behaviors among adolescents:the role of family and peer social support.Econ.Hum.Biol.10(4),395-404.

Vandewater,E.A.,Wartella,E.A.,2011.Food marketing,television,and video games.In:The Oxford Handbook of the Social Science of Obesity, pp. 35066, Collective Volume Article by John, Oxford Handbooks Series. Oxford University Press,Oxford and New York.

Varela-Silva,M.I., Azcorra, H., Dickinson, F., Bogin, B., Frisancho, A., 2009. Influence of maternal stature, pregnancy age, and infant birth weight on growth during childhood in Yucatan, Mexico: a test of the inter-generational effects hypothesis.Am.J.Hum.Biol.21,657-663.

Variyam,J.N.,1999b.Mother's nutrition knowledge and children's dietary intakes. Am. J. Agric. Econ. 81 ( 2 ), 373-384.

Variyam, J. N., Blaylock, J., Smallwood, D., 1998. Information effects of nutrient intake determinants on cholesterol consumption.J.Agric.Resour.Econ.23(1),110-125.

Variyam,J.N.,Blaylock,J.,Smallwood,D.,1999a.Information,endogeneity,and consumer health behavior:application to dietary intakes.Appl.Econ.31(2),217-226.

Variyam,J.N.,Blaylock,J.,Smallwood,D.,2002.Characterizing the distribution of macronutrient intake among U.S.adults:a quantile regression approach.Am.J.Agric.Econ.84(2),454-466.

Vecchi,G.,Coppola,M.,2006.Nutrition and growth in Italy,1861 1911:what macroeconomic data hide explorations.Econ.History 43(3),438-464.

Ver Ploeg,M.,2010.Food environment,food store access,consumer behavior,and diet.Choices,3rd Quarter 25(3).

VerPloeg,M.,2011.Food assistance and obesity.In:The Oxford Handbook of the Social Science of Obesity,pp.415-432,Collective Volume Article by Cawley,John,Oxford Handbooks Series.Oxford University Press,Oxford and New York.

Vermeersch,C.,Kremer,M.,2005.School Meals,Educational Achievement,and School Competition:Evidence From a Randomized Evaluation.World Bank.

Viego,V.N.,Temporelli,L.K.,2011.Sobrepeso y obesidad en Argentina.Un analisis basado en tecnicas de econometria espacial.(Overweight and obesity in Argentina:a spatial approach.With English summary).Estudios de Economia Aplicada 29(3).

Villa,K.M.,Barrett,C.B.,Just,D.R.,2011a.Differential nutritional responses across various income sources among East African Pastoralists:intrahousehold effects,missing markets and mental accounting.J.Afr.Econ.20(2),341-375.

Villa,K.M.,Barrett,C.B.,Just,D.R.,2011b.Whose fast and whose feast? Intrahousehold asymmetries in dietary diversity response among East African Pastoralists.Am.J.Agric.Econ.93(4),1062-1081.

Waage,J.,Yap,C.,Bell,S.,Levy,C.,Mace,G.,Pegram,T.,et al.,2015.Governing the UN sustainable development goals:interactions,infrastructures,and institutions.Lancet Glob.Health 3(5),e251-e252.

Wada,R.,Tekin,E.,2010.Body composition and wages.Econ.Hum.Biol.8(2),242-254.

Walker,E.R.,Kawachi,I.,2011.Race,ethnicity,and obesity.In:The Oxford Handbook of the Social Science of Obesity,pp.257-275,Collective Volume Article by Cawley,John,Oxford Handbooks Series.Oxford University Press,Oxford and New York.

Wamani,H.,Tylleskär,T.,Astrøm,A.N.,Tumwine,J.K.,Peterson,S.,2004.Mothers' education but not fathers' education,household assets or land ownership is the best predictor of child health inequalities in rural Uganda.Int.J.Equity Health 3,9.

Wansink,B.,2011.Mindless eating:environmental contributors to obesity.In:The Oxford Handbook of the Social Science of Obesity,pp.385-414,Collective Volume Article by Cawley,John,Oxford Handbooks Series.Oxford University Press,Oxford and New York.

Ward,J.O.,Sanders,J.H.,1980.Nutritional determinants and migration in the Brazilian Northeast:a case study of rural and Urban Ceara.Econ.Dev.Cult.Change 29,141-163,Washington.

Webb,P.,Block,S.,2012.Support for agriculture during economic transformation:impacts on poverty and undernutrition.Proc.Natl.Acad.Sci.U.S.A.109(31),12309-12314.

Wehby,L.,George,L.,Yang,M.,2012.Depression,antidepressant use and weight gain.Int.J.Appl.Econ.9(2),1-38.

Wen,M.,Maloney,N.T.,2014.Neighborhood socioeconomic status and BMI differences by immigrant and legal status:evidence from Utah.Econ.Hum.Biol.12,120-131.

Whittington,D.,Jeuland,M.,Barker,K.,Yuen,Y.,2012.Setting priorities,targeting subsidies among water,sanitation,and preventive health interventions in developing countries.World Dev.40(8),1546-1568.

WHO,2005 and 2006.Data tables on deaths by age,sex and cause for the year 2002;20 leading causes of deaths and burden of disease at all ages;20 leading causes of DALYs due to selected risk factors for each OECD countries, BRIICS countries and the world. Data provided by MHI/EIP/WHO between November 2005 and April 2006.

WHO, UNICEF, 2005. World Malaria Report 2005. Geneva(Switzerland) and New York(USA).

Willey, B. A., Cameron, N., Norris, S. A., Pettifor, J. M., Griffiths, P. L., 2009. Socio-economic predictors of stunting in preschool children: a population-based study from Johannesburg and Soweto. S. Afr. Med. J. 99, 450-456.

Williamson-Gray, C., 1982. Food Consumption Parameters for Brazil and Their Application to Food Policy. IFPRI Research Report 32. International Food Policy Research Institute, Washington, DC. Wilson, E. S., 2012. Marriage, gender and obesity in later life. Econ. Hum. Biol. 10(4), 431-453.

Wisman, D. J., Capehart, W. K., 2010. Creative destruction, economic insecurity, stress, and epidemic obesity. Am. J. Econ. Sociol. 69(3), 936-982.

Wolfe, B. L., Behrman, J. R., 1983. Is income overrated in determining adequate nutrition? Econ. Dev. Cult. Change 31(3), 525-550.

Wooldridge, J. M., 2002. Econometric analysis of cross section and panel data. MIT Press, Boston MA and nutrition: rice in a West African setting. World Dev. 16(9), 1083-1098.

World Bank, 2007. Global Monitoring Report 2007, Ch. 3. Washington, DC.

World Bank, 2008. World Development Report (WDR) 2008: Agriculture for Development, Ch. 7. Washington, DC.

World Bank, 2015a. World Development Indicators., http://data. worldbank. org/indicator. (accessed 07. 05.15.).

World Bank, 2015b. Global Monitoring Report 2015. <http://www.worldbank.org/en/publication/global-monitoring-report>(accessed 29.04.16.).

World Health Organization, 2014. Global Nutrition Targets 2025: Policy Brief Series.

Yang, M., Huang, R., 2014. Asymmetric association between exposure to obesity and weight gain among adolescents. East. Econ. J. 40(1), 96-118.

Yang, Y., Goldhaber-Fiebert, J. D., Wein, L. M., 2013. Analyzing screening policies for childhood obesity. Manag. Sci. 59(4), 782-795.

Yin, H., Wallace, H., Abebayehu, T., 2011. Impacts of economic and psychological factors on adult obesity and food program participation: evidence from the NLSY panel. Am. J. Agric. Econ. 94(2), 331-337.

You, J., Imai, K., Gaiha, R., 2016. Declining nutrient intake in a growing China: does household heterogeneity matter? World Dev. 77, 171-191.

Yu, H. J., 2011. Parental communication style's impact on children's attitudes toward obesity and food advertising. J. Consum. Aff. 45(1), 87-107.

Zagorsky, J. L., Smith, P. K., 2011. The freshman 15: a critical time for obesity intervention or media myth? Soc. Sci. Q. 92(Special issue), 1389-1407.

Zavodny, M., 2013. Does Weight Affect Children's Test Scores and Teacher Assessments Differently? Econ. Educ. Rev. 34, 135-145.

Zeng, W., 2013. Adult obesity: panel study from nativeAmazonians. Econ. Hum. Biol. 11(2), 227-235.

Zewdie, T., Abebaw, D., 2013. Determinants of child malnutrition: empirical evidence from Kombolcha District of Eastern Hararghe Zone, Ethiopia. Q. J. Int. Agric. 52(4), 357-372.

Zhao, Z., Kaestner, R., 2010. Effects of urban sprawl on obesity. J. Health Econ. 29(6), 779-787.

Zhen, C., Brissette, I. F., Ruff, R. R., 2014. By ounce or by calorie: the differential effects ofaltenative sugar-sweetened beverage tax strategies. Am. J. Agric. Econ. 96(4), 1070-1083.

Zheng, Y., McLaughlin, W. E., Kaiser, M. H., 2013. Taxing food and beverages: theory, evidence, and policy. Am. J. Agric. Econ. 95(3), 705-723.

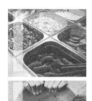

# 名词对照表

| 英文 | 中文 |
| --- | --- |
| Action Against Hunger, ACF | 反饥饿行动组织 |
| Affordable Care Act | 可负担医疗法案 |
| AID to Families with Dependent Children, AFDC | 有受抚养子女家庭的援助项目 |
| Almost Ideal Demand System, AIDS | 近似理想需求体系 |
| Average effect of Treatment on the Treated, ATT | 干预组被干预的平均效应 |
| Bayesian Markov chain Monte Carlo procedure | 贝叶斯-马尔可夫链蒙特卡罗方法 |
| Behavior Change Communications, BCC | 营养行为改变沟通 |
| Behavioral Risk Factor Surveillance System, BRFSS | 风险因素监测系统 |
| Between-estimator, BE | 组间估计值 |
| Body Mass Index, BMI | 体质指数 |
| Bolsa Familia | 家庭补助金计划 |
| Child Care and Development Fund, CCDF | 儿童保育和发展基金 |
| civil society organizations, CSOs | 民间社会组织 |
| Compact Fluorescent Lamps, CFLs | 紧凑型荧光灯项目 |
| Conditional Cash Transfer, CCT | 有条件的现金转移支付 |
| Confidence Intervals, CIs | 置信区间 |
| Consultative Group on International Agricultural Research, CGIAR | 国际农业研究咨询组织 |
| Continuing Survey of Food Intakes by Individuals, CSFII | 个人食物摄入量的持续调查 |
| Cournot Aggregation | 古诺合并条件 |
| coverage error rate, CER | 覆盖误差率 |
| Diet and Health Knowledge Survey, DHKS | 饮食与健康知识调查 |
| Dietary Guidelines for America, DGA | 美国膳食指南 |
| Difference-in-Difference, DD | 双重差分法 |
| Engel Aggregation | 恩格尔合并条件 |

| | |
|---|---|
| Engel Curves | 恩格尔曲线 |
| Euler's Theorem | 欧拉定理 |
| Family Budgets Research | 家庭预算研究 |
| Federal Trade Commission,FTC | 联邦贸易委员会 |
| fixed-effects,FE | 固定效应模型 |
| Flypaper Effect | 粘蝇纸效应 |
| Food and Agriculture Organization,FAO | 联合国粮农组织 |
| Food and Nutrition Service,FNS | 食物和营养服务 |
| Food away from home,FAFH | 在外就餐 |
| Food For Education,FFE | 为教育提供食物 |
| Food Stamp Programs,FSP | 食品券计划 |
| General Equilibrium,GE | 一般均衡模型 |
| Generalized Addilog Demand System,GADS | 广义可加对数需求系统 |
| Generalized version of LES,GLES | 广义线性支出系统 |
| Giffen Goods | 吉芬物品 |
| Gorman Engle forms | 戈尔曼-恩格尔模型 |
| Granger causality | 格兰杰因果关系 |
| Granger-causes | 格兰杰原因 |
| Height-for-Age,HAZ | 年龄别身高 |
| Hicksian Demand | 希克斯需求 |
| Home Meal Poverty Rate,HMPR | 家庭膳食贫困比 |
| Household Asset Building Programme,HABP | 家庭资产建设计划 |
| Indifference Curves,ICs | 无差异曲线 |
| Indirect Addilog Model,IAD | 间接可加对数模型 |
| Indirect Translog Demand System,ITDS | 间接超越对数需求系统 |
| Inferior Foods | 低档食物 |
| Inferior Good | 低档物品 |
| Instrumental Variables,IV | 工具变量 |
| Integrated Child Development Services,ICDS | 综合儿童发展服务 |
| International Congress of Nutrition,ICN | 国际营养大会 |
| International Development Research Centre,IDRC | 国际发展研究中心 |
| International Food Policy Research Institute,IFPRI | 国际食物政策研究所 |
| Kernel Matching | 核匹配 |
| Lagrangian multiplier | 拉格朗日乘数 |
| Least-Squares Dummy Variable,LSDV | 最小二乘虚拟变量 |
| Leisure-related Physical Activity,LTPA | 休闲时间身体活动 |
| Linear Approximate Almost Ideal Demand System,LA-AIDS | 近似理想的需求系统的线性近似模型 |
| Linear Expenditure System,LES | 线性支出系统 |
| Linkage Aggregate Variables,LAVs | 连锁聚合变量 |
| Living Standards Measurement Survey,LSMS | 生活水平测量调查 |
| Local Average Treatment Effect,LATE | 当地平均干预效果 |
| Marginal Rate of Substitution,MRS | 边际替代率 |
| Marginal Utility | 边际效用 |

| | |
|---|---|
| maximum likelihood procedures | 最大似然法 |
| mean square error, MSE | 均方误差 |
| Micro Impacts of Macroeconomic Adjustment Policies Project, MIMAP | 宏观经济调整政策的微观影响项目 |
| Midday Meals Scheme, MDMS | 午餐计划 |
| Millennium Development Goals, MDGs | 千年发展目标 |
| National Family Health Survey, NFHS | 全国家庭健康调查 |
| National Health And Nutrition Examination Surveys, NHANES | 全国健康和营养调查 |
| National Longitudinal Study of Adolescent Health, NLSAH | 全国青少年健康纵向研究 |
| National Longitudinal Survey of Adolescent Health, NLSAH | 全国青少年健康纵向调查 |
| National Longitudinal Survey of Youth, NLSY | 美国青年纵向队列调查数据 |
| National Rural Employment Guarantee Scheme, NREGS | 农村就业保障计划 |
| National Sample Survey, NSS | 国家抽样调查 |
| National School Lunch Program, NSLP | 国家学校午餐计划 |
| Nearest-Neighbor Matching | 近邻匹配 |
| Nigeria Living Standard Survey, NLSS | 尼日利亚生活水平调查 |
| Normal Good | 正常物品 |
| Nutritional Support to Primary Education, NSPE | 小学教育的营养支持 |
| Oral Rehydration salts, ORS | 口服补液盐 |
| Ordinary -least -squares, OLS | 普通最小二乘法 |
| Organization for Economic Co-operation and Development, OECD | 经济合作与发展组织 |
| Other Food Security Programme, OFSP | 其他食物保障计划 |
| Pakistan Social and Living Standard Measurement Survey, PSLM | 巴基斯坦社会和生活水平测量调查 |
| Partnership for Child Development, PCD | 儿童发展伙伴关系组织 |
| Pipeline Comparison | 管道比较 |
| Poverty Analysis Macroeconomic Simulator, PAMS | 宏观经济学分析模型 |
| Price-independent Generalized Logarithmic, PIGLOG | 与价格无关的广义对数 |
| Productive Safety Net Programme, PSNP | 生产保障体系计划 |
| pro-female bias | 女孩偏倚 |
| Propensity Score Matching, PSM | 倾向性评分匹配 |
| Public Distribution System, PDS | 公共分配系统 |
| Quadratic Almost Ideal Demand System, QUAIDS | 二次近似理想需求系统模型 |
| Radius Matching | 半径匹配 |
| random-effects, RE | 随机效应模型 |
| Randomised Controlled Trials, RCTs | 随机对照试验 |
| Regression Discontinuity, RD | 断点回归 |
| Representative Households, RHs | 典型家庭 |
| Rotterdam Model | 鹿特丹模型 |
| Roy's Identity | 罗伊恒等式 |
| Scaling Up Nutrition, SUN | 增强营养行动 |
| School Breakfast Program, SBP | 学校早餐计划 |
| School Feeding Programmer, SFP | 学校供餐项目 |
| School Feeding Programs, SFPs | 学校供餐计划 |
| School Nutrition Dietary Assessment Study-Ⅲ, SNDA-Ⅲ | 第三轮学校营养膳食评估研究的数据 |

| | |
|---|---|
| Seemingly Unrelated Regression, SUR | 不相关回归 |
| Self-help Groups, SHGs | 自助小组 |
| Social Accounting Matrix, SAM | 社会核算矩阵 |
| Social Dimensions of Adjustment, SDA | 社会调整维度 |
| Stochastic Equilibrium Displacement Model, SEDM | 随机平衡位移模型 |
| Stratification Matching | 分层匹配 |
| Sugar-Sweetened Beverages, SSBs | 含糖饮料 |
| Supplemental Nutrition Assistance Education Program, SNAP-Ed | 教育补充营养援助计划 |
| Supplemental Nutrition Assistance Program, SNAP | 补充营养援助计划 |
| Sustainable Development Goals, SDGs | 可持续发展目标 |
| system least squares | 最小二乘法 |
| Targeted Public Distribution System, TPDS | 目标公共分配系统 |
| Thrifty Food Plan, TFP | 食物节俭计划 |
| Total Sanitation Campaign, TSC | 全面卫生运动 |
| Trandcendental Logarithmic Demand System, TLDS | 超越对数需求系统 |
| Transcedental Logarithmic System, TLS | 先验对数系统 |
| Unemployment Insurance, UI | 失业保险计划 |
| United Nations Development Programme, UNDP | 联合国开发计划署 |
| United Nations International Children's Emergency Fund, UNICEF | 联合国儿童基金会 |
| United States Agency for International Development, USAID | 美国国际开发署 |
| United States Department of Agriculture, USDA | 美国农业部 |
| United States Public Health Service Commissioned Corps, US PHSCC | 美国公共卫生服务机构职员 |
| water, sanitation, and health, WASH | 与水、卫生设施和健康相关的因素 |
| Weight-for-Height, WHZ | 身高别体重 Z 值 |
| Woman, Infants and Children, WIC | 妇女、婴儿和儿童项目 |
| Work-related Physical Activity, WRPA | 工作相关的身体活动 |
| World Food Program, WFP | 世界粮食计划署 |

18检